MANUAL PRÁCTICO DE ENFERMERÍA Y VACUNAS

Directores:
José Antonio Forcada Segarra
Inmaculada Cuesta Esteve

Director editorial: Javier Ábrego Bonafonte

Razón social: C/ Rosa Chacel N.° 8 escalera 1° oficina 4° C. 50018 Zaragoza – España

Primera edición: mayo 2023

ISBN: 978-84-17403-41-6

Depósito Legal: Z 928-2023

Cómo citar este libro: Manual práctico de enfermería y vacunas, José Antonio Forcada Segarra, Inmaculada Cuesta Esteve. ISBN: 978-84-17403-41-6

La imagen de la página 16 ha sido obtenida de https://www.detectivesdelahistoria.es. Las imágenes de las páginas 15, 21 (Figura 7), 25, 27 y 28 han sido obtenidas de Wikipedia. Las imágenes de las páginas 17, 18, 19 han sido obtenidas de Wellcomecollection.

PRESENTACIÓN

Inmaculada Cuesta Esteve, José Antonio Forcada Segarra

Las vacunas y la vacunación, junto con la potabilización de agua, son las principales medidas sanitarias que considera la Organización Mundial de la Salud (OMS) para gozar de una buena salud.

El campo de las vacunas y las vacunaciones están en constante evolución y cambio, buena prueba de ello es la introducción en los últimos años de varios inmunógenos como los que hacen frente a meningococos (ACWY y B), la vacuna frente a papilomavirus 9 valente, las antigripales tetravalentes, de cultivo celular y de alta carga antigénica, frente a herpes zóster recombinante adyuvada y, por supuesto, el arsenal de vacunas desarrolladas para luchar contra el SARS-CoV-2 durante la pandemia.

Actualmente, tenemos en perspectiva varias vacunas de las que dispondremos en poco tiempo y que se están desarrollando a partir de las nuevas plataformas de fabricación, como son vacunas frente al virus respiratorio sincitial (VRS), frente al virus de inmunodeficiencia humana (VIH), citomegalovirus, malaria, ébola, meningocócica pentavalente, tuberculosis, y todas las que utilizarán la tecnología de ARNm, etcétera.

Para las enfermeras que trabajamos en el campo de la vacunología es imprescindible contar con formación y actualización continua para poder ofrecer nuestra profesionalidad y conocimientos a la población, así como la administración de los inmunógenos con seguridad y eficiencia antes, durante y después de la vacunación, en aras de mejorar la adhesión a las vacunas y, con los programas, contribuir frente a las enfermedades inmunoprevenibles y conseguir altas coberturas.

Otro aspecto a considerar es que la planificación y gestión de los programas y en materia de las campañas de vacunación, junto con la administración de las vacunas, el trabajo recae casi de forma exclusiva en las enfermeras, especialmente en las que desarrollan su labor asistencial en el ámbito de la Pediatría y Atención Comunitaria dentro de la Atención Primaria.

Las enfermeras poseemos una formación adecuada y contrastada para asignar a cada grupo poblacional los inmunógenos indicados conforme a su edad o grupo de riesgo, por lo que la recomendación y consejo vacunal debe ser una parte fundamental en nuestra labor de cuidados.

Como ejemplo más cercano y visible, podemos citar la gestión de la campaña de vacunación frente a SARS-CoV-2, donde las enfermeras hemos demostrado nuestra competencia, responsabilidad, compromiso e implicación en el eficaz desarrollo de esta, siendo actoras principales del éxito de la campaña y alcanzando un gran reconocimiento por parte de la población y de las autoridades sanitarias.

Un aspecto fundamental que nos gustaría señalar es que tenemos una historia y un futuro en las vacunaciones, y si lo primero es apasionante, lo que nos depara el futuro seguro que lo va a ser más.

Hemos elaborado un capítulo (al final del libro), en el que hablamos sobre este futuro, pero no solamente tratando la tecnología y las innovaciones que nos vamos a encontrar con la disposición de nuevas plataformas de fabricación, de nuevas vacunas y de novedosas vías de administración. Se trata fundamentalmente del futuro que debemos tener las enfermeras en los programas de vacunaciones.

Con las vacunaciones infantiles muy consolidadas (aunque jamás debemos olvidarnos de las vacunaciones infantiles), nuestro gran reto será las personas adultas en general, pero especialmente las que presentan patologías crónicas y las inmunocomprometidas.

Te invitamos a que conozcas la historia y que tras ello visites el capítulo del futuro, para que la lectura de este Manual suponga un acercamiento consciente a nuestro compromiso con la sociedad a través de nuestros cuidados enfermeros centrados en la prevención de las enfermedades mediante las inmunizaciones

Con esta obra buscamos acercar el mundo de las vacunas a todas las enfermeras, y concienciarnos sobre la importancia que tenemos y el valor que aportamos tanto como enfermeras vacunadoras como enfermeras gestoras, buscando acercarse a los puestos de gestión y decisión en los programas vacunales. El objetivo principal de ANENVAC es colaborar en la mejora de la salud de la población a través de la inmunización frente a enfermedades inmunoprevenibles, así como colaborar en la formación vacunal de las enfermeras y de la ciudadanía.

Esperamos que os resulte de interés.

Inmaculada Cuesta Esteve y José Antonio Forcada Segarra

Codirectores del manual

VÍDEO DE PRESENTACIÓN
INMACULADA CUESTA ESTEVE

VÍDEO DE PRESENTACIÓN
JOSÉ ANTONIO FORCADA SEGARRA

Índice de contenidos

Aval científico

EL CONSEJO GENERAL DE COLEGIOS OFICIALES DE ENFERMERÍA DE ESPAÑA

DECLARA

de Interés Científico y Profesional

Manual Práctico de Enfermería y Vacunas editado por la **Asociación Nacional de Enfermería y Vacunas (ANENVAC)**

a la vista del informe técnico elaborado por el Instituto Español de Investigación Enfermera con código: **INF10_2023**.

en Madrid, a 21 de febrero de 2023.

El Presidente,

30034420P FLORENTINO PEREZ (R: Q2866021E)

Firmado digitalmente por 30034420P FLORENTINO PEREZ (R: Q2866021E)
Fecha: 2023.02.21 09:42:51 +01'00'

Florentino Pérez Raya

El Secretario General,

DIEGO AYUSO MURILLO

Firmado digitalmente por DIEGO AYUSO MURILLO
Fecha: 2023.02.21 08:49:54 +01'00'

Diego Ayuso Murillo

INSTITUTO ESPAÑOL DE INVESTIGACIÓN ENFERMERA

Equipo de autores

DIRECTORES DE LA OBRA

Inmaculada Cuesta Esteve

Enfermera de Salud Pública y Matrona. Secretaria de ANENVAC.

José Antonio Forcada Segarra

Enfermero de Salud Pública. Diplomado en Salud Pública. Experto Universitario en Vacunas. Diploma en Gestión y en Investigación en Enfermería. Presidente de ANENVAC.

AUTORES

- **Miguel Ángel Alcántara González**

  Enfermero de Atención Primaria. Experto Universitario en Enfermería Comunitaria. Miembro del Grupo de Educadores en Vacunas. Vocal de ANENVAC.

- **Raúl Ayala Velasco**

  Enfermero y podólogo. Responsable de Enfermería y coordinador de Vacunas del Centro de Salud «El Sardinero». Santander. Vicepresidente de la Asociación Cántabra de Enfermería de Pediatría ACEP. Miembro del Grupo de «Educadores en Vacunas» Colaborador docente Venia Docendi de la Universidad de Cantabria.

- **Silvia Bernárdez Carracedo**

  Enfermera de Pediatría. CAP el Masnou, Barcelona. Experta Universitaria en Vacunas. Miembro de los Grupos de Trabajo del VACAP y Educadores en Vacunas. Comité Ase-sor de ANENVAC.

- **María Teresa Carceller Segura**
  Enfermera de Pediatría. Centro de Salud de Benicarló. Castellón. Comité Asesor de ANENVAC.

- **Guadalupe Fontán Vinagre**
  Enfermera. Coordinadora del Instituto de Investigación del Consejo General de Enfermería. Máster en Gestión y Planificación Sanitaria.

- **Juan Alfonso Martín Quintero**
  Enfermero de Pediatría. Experto Universitario en Vacunas. Máster en Ensayos Clínicos. Coordinador de Enfermería y Ensayos Clínicos del Instituto Hispalense de Pediatría. Sevilla. Profesor del Centro Universitario de Enfermería Cruz Roja. Sevilla. Tesorero de ANENVAC.

- **José Manuel Martínez Casas**
  Enfermero. Estadístico. Enfermero de Urgencias del Hospital San Cecilio (Granada).

- **Glòria Mirada Masip**
  Enfermera. Doctora en Salud. Experta Universitaria en Vacunas en la Práctica Clínica por la Universidad Complutense. Especialista Universitaria en Vacunas por la Universidad de Santiago de Compostela. Comité Asesor de ANENVAC.

- **Federico de Montalvo Jääskeläinen**
  Vicerrector de Relaciones Institucionales y Secretario General, Universidad Pontificia Comillas. Presidente del Comité de Bioética de España. Miembro del Comité Internacional de Bioética (IBC) de la UNESCO.

- **Julián Ojanguren Llanes**
  Enfermero del Servicio de Medicina Preventiva del Hospital General de Fuerteventura. Responsable Enfermero de la Unidad de Vacunación en Grupos de Riesgo. Vocal de la Asociación Canaria de Enfermeros en Vacunología (ACEVAC).

- **Begoña Reyero Ortega**
  Enfermera. Máster de Gestión Sanitaria. Coordinadora de la Estrategia de Vacunación COVID-19 Canarias. Presidenta ACEVAC. Vocal de ANENVAC.

- **Antonio Peña González**
  Enfermero de Atención Primaria. Experto en Programa de Vacunas de Cataluña. SAP Vallés Oriental. Comité asesor ANENVAC.

- **Inmaculada Sáez López**
  Enfermera de Salud Pública. Experta Universitaria en Vacunas. Responsable del Programa de Vacunaciones. Servicio de Epidemiología en la Subdirección de Salud Pública y Adicciones de Álava (Gobierno Vasco). Vocal de ANENVAC.

- **Rosa Sancho Martínez**
  Enfermera de Salud Pública. Experta Universitaria en Vacunas. Responsable del Programa de Vacunaciones de Guipúzcoa. Secretaria del Consejo Asesor de Vacunaciones de Euskadi. Vicepresidenta de ANENVAC.

- **María del Carmen Vara Benlloch**
  Enfermera Especialista en Pediatría. Profesora en la Universidad Católica de Valencia. Comité Asesor de ANENVAC.

- **María Enríquez Jiménez**
  Doctora en Enfermería. Supervisora de la Unidad de Neumología del Hospital 12 de Octubre. Máster en Gestión de Unidades Clínicas Asistenciales. Experto Universitario en Gestión y Calidad desde el Liderazgo Enfermero. Máster en Investigación de Cuidados de Salud.

- **Fernando Fariñas Guerrero**
  Director del Instituto de Inmunología Clínica y Enfermedades Infecciosas (Grupo YNMUN Biomedicina). Coordinador del Grupo de Estudio de la Infección, Inmunidad y Vacunación en el Paciente Inmunocomprometido y Geriátrico (GEVIG). Profesor colaborador honorario del departamento de Microbiología Médica de la Facultad de Medicina de la Universidad de Málaga.

CAPÍTULO 1

INTRODUCCIÓN: HISTORIA DE LAS VACUNAS Y DE LA VACUNACIÓN

José Antonio Forcada Segarra

VÍDEO DE PRESENTACIÓN DEL AUTOR:
INTRODUCCIÓN: HISTORIA DE LAS VACUNAS Y DE LA VACUNACIÓN

CAPÍTULO 1

INTRODUCCIÓN: HISTORIA DE LAS VACUNAS Y DE LA VACUNACIÓN

José Antonio Forcada Segarra

1.1 Antes de la primera vacuna. La variolización

No se conoce exactamente cuándo se inició el primer antecedente de la vacunación. Algunos autores refieren a la antigua India, donde se realizaba la práctica conocida como «variolización», que consistía en transmitir el contenido de pústulas de enfermos de viruela a personas sanas. Esta técnica de la variolización producía una infección más débil y benigna y salvaguardaba de padecer la

Figura 1

Figuras que muestran pústulas de vacunación

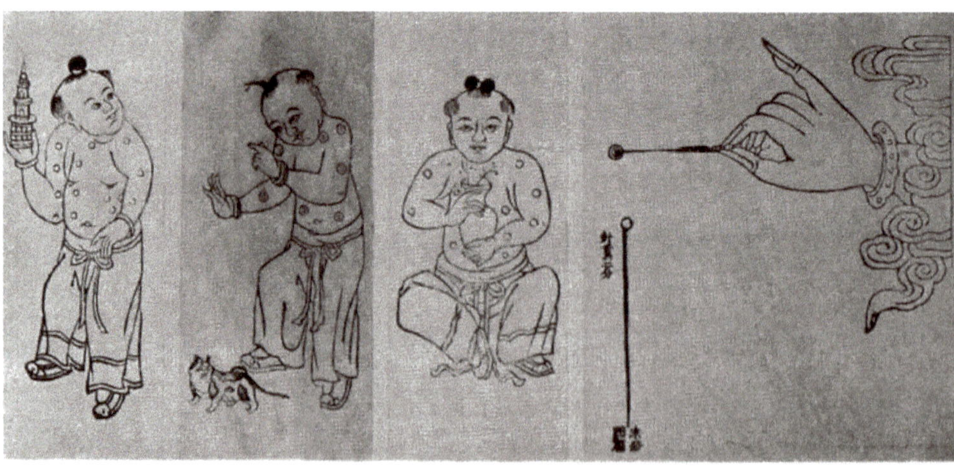

FIGURES SHOWING VACCINATION PUSTULES

From a Chinese work on Vaccination

enfermedad con gravedad (Figuras 1 y 2). Los chinos entre los años 1000 y 1100 utilizaban un procedimiento que consistía en aplicar costras variolosas en la mucosa nasal de sujetos sanos. Unos hilos o algodones impregnados de costras recogidas el año anterior y atenuadas por humos de plantas medicinales y conservadas en almizcle se introducían en las fosas nasales de los niños.

Figura 2

Vacunación nasal

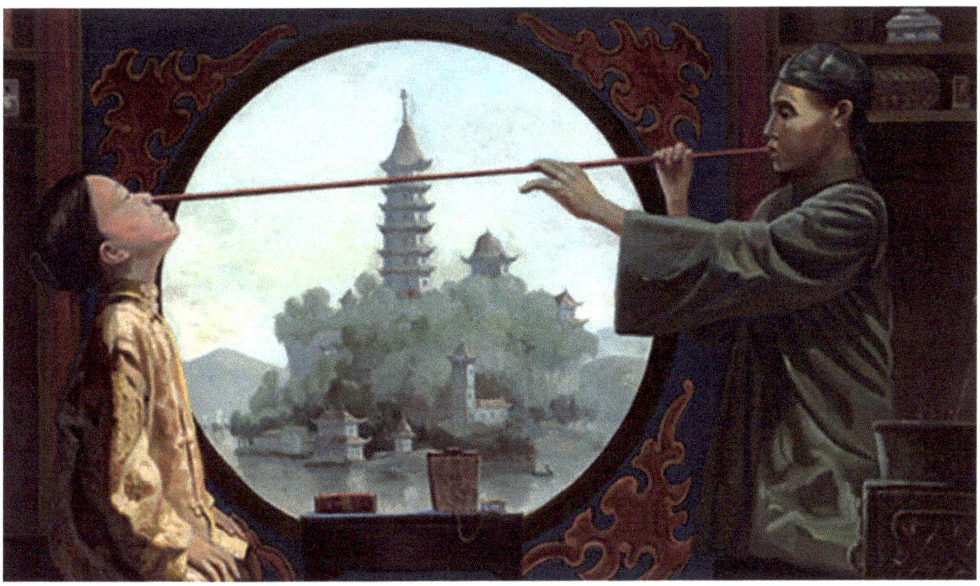

Estas técnicas se mantuvieron durante muchos años en Asia y en el oeste de África, hasta pasar a Europa a través de Turquía y Grecia, donde fueron conocidas en el siglo XVIII.

A través de esta técnica se habían demostrado dos importantes hechos en la historia de las vacunas. Por un lado, que se podía producir una inmunidad para proteger de la infección grave y, por otro, que se conseguía la atenuación de los gérmenes con medios físicos.

La gran impulsora de la variolización en Europa fue Lady Mary Wortley Montagu (Figura 3), esposa del embajador británico en Constantinopla, quien en 1717 para probar la eficacia de esta técnica hizo variolizar a su hijo de 3 años, bajo la inspección del médico de la embajada. Al regresar a Inglaterra, repitió con su hija bajo la inspección de tres médicos del Royal College of Physicians. Uno de ellos hizo variolizar, asimismo, a su hijo de 6 años. Después de variolizar con éxito a dos princesas de sangre real en 1722, la técnica se extendió por toda Europa, a partir de Ginebra, en el año 1749.

Figura 3

Lady Mary Wortley Montagu

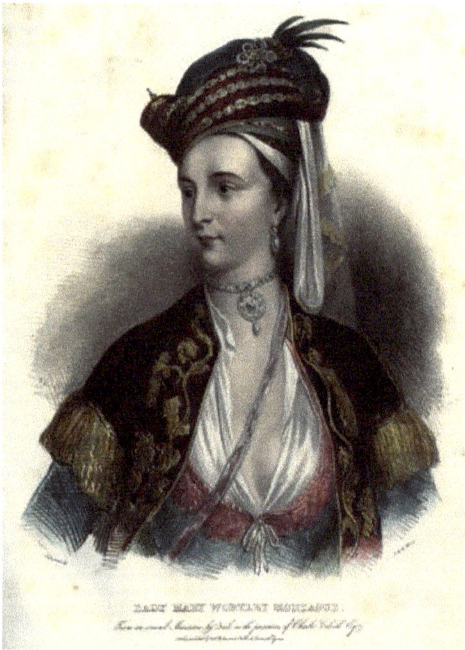

La práctica alcanzó gran popularidad. Numerosos variolizados alcanzaban inmunidad protectora, aunque en un 2-3 % de los casos se producía la muerte y un porcentaje no determinado sufría la enfermedad con sus secuelas. Esto hizo que perdiera popularidad por los peligros que comportaba.

En España se tienen antecedentes de utilización de la técnica de variolización en algunas aldeas de Lugo desde tiempo inmemorial, probablemente aprendida de los pueblos celtas, galos y godos, pero los antecedentes escritos hablan de un cirujano rural de Jadraque (Guadalajara), José Sánchez de Caseda, como el introductor de la técnica en el año 1730.

La variolización se fue extendiendo hasta que quedó superada por otra inoculación, también profiláctica, pero que alcanzó mejores resultados: la vacunación de Jenner, en el año 1776.

1.2 La primera vacuna. Edward Jenner

Edward Jenner nació en Berkeley, Inglaterra, en 1749 (Figura 4). A los 13 años, comenzó a trabajar con un cirujano local. En esta zona ejerció como médico y murió en 1823. En 1768, una ordeñadora le comentó que la experiencia popular ponía de manifiesto que las personas cuidadoras del ganado vacuno que se contagiaban de la viruela vacuna (enfermedad benigna, conocida como *cow pox* o *Variolae vaccinae*) no padecían aquella enfermedad que asolaba Europa. Padecer esta enfermedad-vacuna producía inmunidad eficaz frente a la terrible viruela humana (*smallpox*).

Figura 4
Edward Jenner

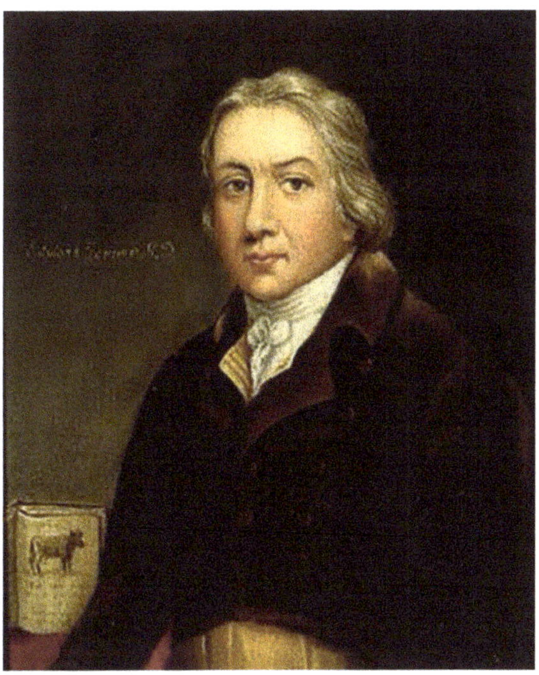

Jenner observo que las personas que habían sufrido la viruela-vacuna estaban inmunes a la viruela humana. Esta idea condujo sus investigaciones desde 1775 hasta 1796. Jenner, animado por su maestro y protector John Hunter, cirujano de la realeza y miembro del claustro en el Hospital Saint George, tomó con una lanceta linfa de la pústula de una ordeñadora, Sarah Nelmes, y la inoculó en el brazo derecho del niño James Phipps mediante dos pequeñas incisiones (Figura 5). A los siete días, el niño manifestó los síntomas de la enfermedad vacuna. Seis semanas más tarde, y una vez curado, Jenner inoculó linfa de la pústula de un enfermo de viruela humana en el otro brazo del niño, haciendo unas escarificaciones para asegurarse de que la linfa entraba en contacto con la sangre. No enfermó. Meses después repitió la experiencia con el mismo resultado. Inmune.

Figura 5

Edward Jenner (1749-1823) y su primera vacunación contra la viruela (1796)

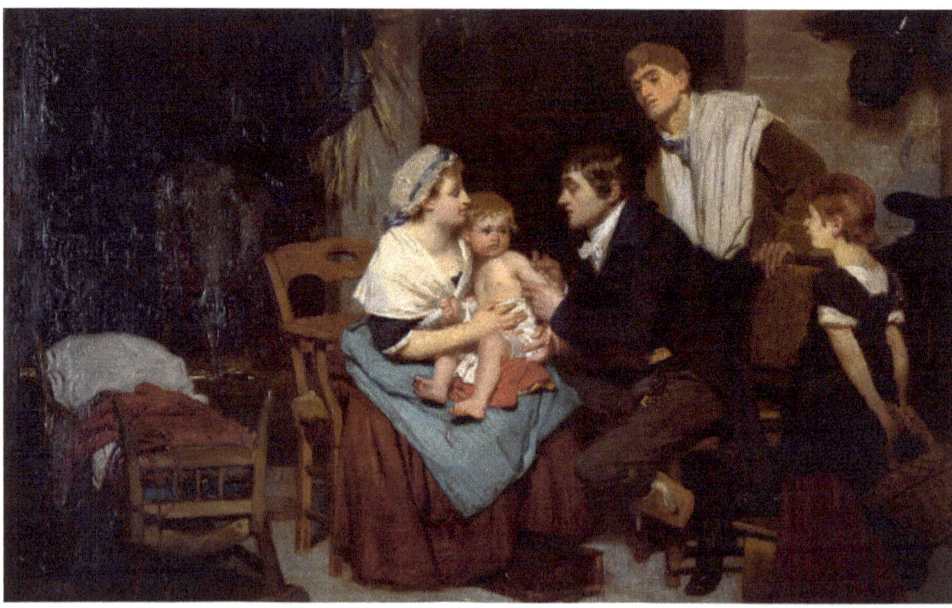

Jenner publicó su investigación en 1798. Continuó trabajando con la vacuna y en 1813 fue nombrado doctor por la Universidad de Oxford.

La vacunación fue durante más de un siglo el remedio único para una sola enfermedad. Hoy en día, las vacunas son un poderoso arsenal frente a múltiples enfermedades.

1.3 La introducción de la vacuna en España

Francesc Piguillem i Verdacer, nacido en Puigcerdà (Gerona) en 1771, conoce los estudios de Jenner y en noviembre del año 1800 solicita linfa vacunal a París. El 3 de diciembre vacuna en Puigcerdà a cuatro jóvenes. El 15 de diciembre, con la linfa extraída de las pústulas de los primeros vacunados, vacuna a otros seis niños. A partir de este momento comienza a extenderse la noticia por toda la comarca y por toda Cataluña. A los once meses habían sido vacunadas más de 7000 personas en toda la región. Se comprobó la eficacia de la vacunación al quedar inmunes los vacunados respecto a las epidemias de viruela que iban surgiendo.

En septiembre de 1801, Piguillem recibe el título de Introductor de la Vacuna en España y corresponsal de la Comisión Central de París.

También en 1801 se publican en España los dos primeros textos referidos a la vacunación jenneriana, la traducción de la obra del doctor Colón *Essai sur l'inoculation de la vaccine, ou moyen de se préserver pour toujours et san danger de la petite vérole*, y un estudio propio titulado *La vacuna en España o cartas familiares sobre la nueva inoculación escritas a la señora*, dirigidas a la madre de los primeros niños vacunados en Puigcerdà.

En 1801, la vacuna llega desde Cataluña a Aranjuez y, posteriormente, a Madrid. A partir de ese momento comenzó la extensión de esta por todo el territorio. En 1803, la vacuna es llevada a Canarias y América por los doctores Balmis y Salvany.

La vacuna fue declarada obligatoria en 1903, pero ya lo era desde 1830 para entrar en el colegio y desde 1860 para ingresar en el ejército. Sin embargo, en Inglaterra no se implantó por ley hasta 1853.

1.4 La Real Expedición Filantrópica de la Vacuna

Uno de los hechos más trascendentes desde el punto de vista de la prevención, de la salud pública y una de las hazañas más importantes de la historia de la medicina en España fue *La Real Expedición Filantrópica de la Vacuna*. Este viaje científico y humanitario dirigido por Francisco Xavier de Balmis (Figura 6), con la subdirección de José Salvany Lleopart, zarpó del puerto de A Coruña a bordo de la corbeta María Pita (Figura 7), el 30 de noviembre de 1803.

Figura 6

Francisco Xavier de Balmis

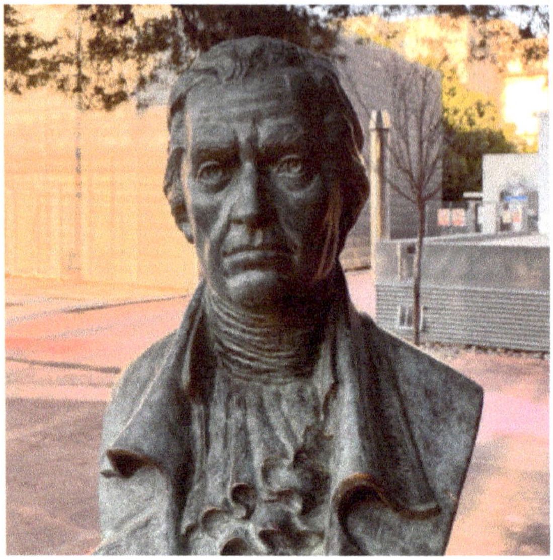

Figura 7

María Pita

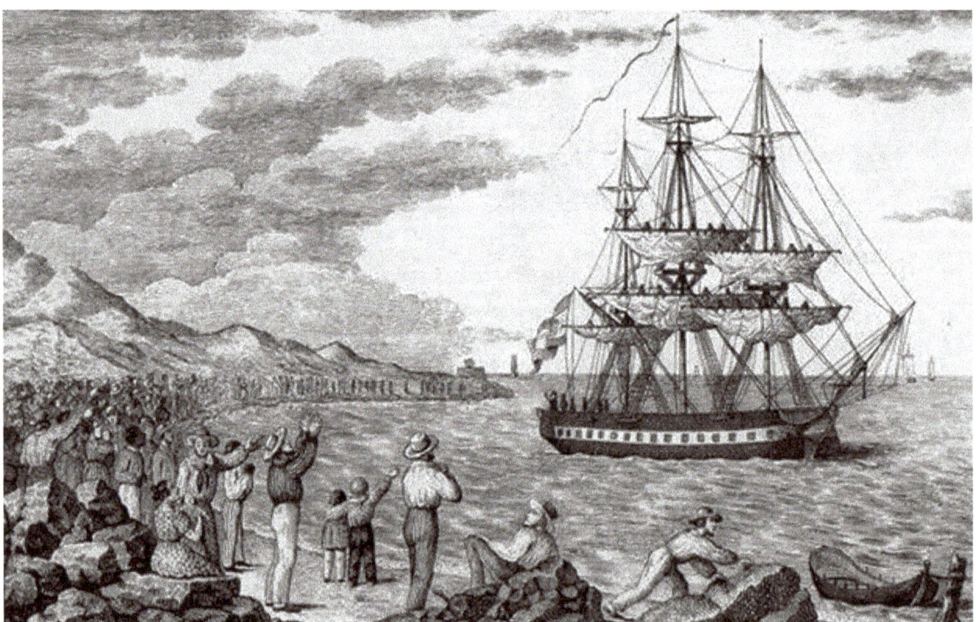

Francisco Xavier de Balmis había traducido, en 1801, la obra de Jacques Louis Moreau de la Sarthe *Tratado histórico y práctico de la vacuna*, con el fin de difundir la vacuna. Este libro ayudó a divulgar el nuevo sistema preventivo y se distribuyó también en la expedición entre los nuevos vacunadores (Figura 8).

Figura 8

Tratado histórico y práctico de la vacuna. Jacques Louis Moreau de la Sarthe. Traducido por Francisco Xavier de Balmis

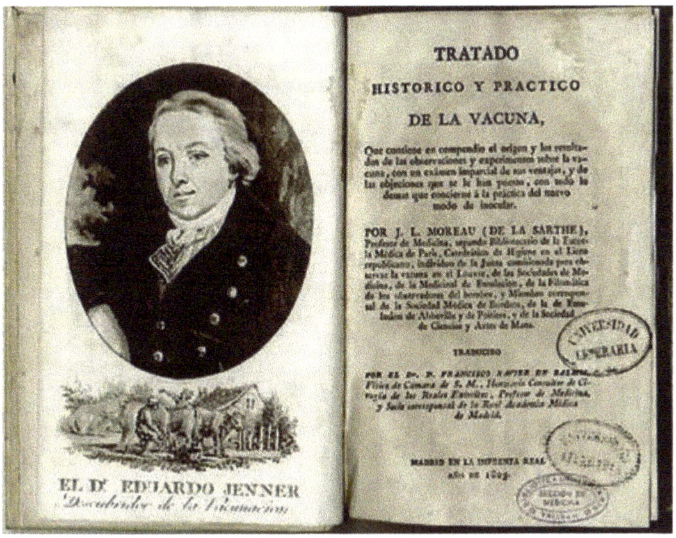

Fuente: Colección Historicomédica de la Universitat de València.
https://www.uv.es/fresquet/Expo_medicina/Ilustracion/vacuna.html

Un año más tarde, en 1802, el alcalde de Lima (Perú), solicitó ayuda a las autoridades españolas con motivo de una epidemia de viruela que padecía la ciudad desde hacía tres años y también lo hizo Santa Fe de Bogotá, asolada por una epidemia en 1802. Antes de la llegada de la expedición, el virus vacunal se transportó en cristales desde Cádiz a Lima, a Manila y a México en 1802, pero los resultados no fueron satisfactorios. La Corona y el Gobierno españoles solicitaron entre los médicos del Protomedicato la elaboración de un reglamento y un derrotero o itinerario para que una «expedición conduzca y prepare la inoculación de la verdadera vacuna en los cuatro virreinatos de América, provincias de Yucatán y Caracas y en las Islas Antillas». La junta de Cirujanos de la Cámara, nombró a Balmis director de La Real Expedición Filantrópica de la Vacuna en reconocimiento a su experiencia en viajes y estancias en América y por ser el traductor de la obra de Moreau. El doctor Josep Salvany fue nombrado subdirector. Balmis eligió la corbeta María Pita, que tenía al mando al teniente de fragata Pedro de Barco. Los miembros de la expedición fueron: tres médicos, además de Balmis, Joseph Salvany, Manuel Julián Grajales y Antonio Gutiérrez López y Robledo; dos practicantes, Francisco Pastor y Rafael Pastor, y cuatro enfermeros, Basilio Bolaños, Ángel Crespo, Pedro Ortega y Antonio Pastor, que tenían como funciones el cuidado de los niños, los verdaderos protagonistas de la expedición.

Balmis eligió a 18 niños de la Casa de Expósitos de A Coruña y ante la posibilidad de no encontrar virus fresco en esa ciudad había salido de Madrid con diez niños, que se fueron vacunando hasta llegar a la ciudad gallega, donde el médico de Betanzos, Vicente Antonio Posse, les proporcionó linfa vacunal. Balmis incluyó en la expedición a cuatro de estos niños madrileños. Por último, otra gran protagonista fue doña Isabel Zendal y Gómez, rectora de la Casa de Expósitos del recién fundado Hospital de la Caridad, que Balmis incluyó en calidad de enfermera para que durante la travesía asistiera y cuidara a los menores.

La finalidad de esta expedición fue transportar la vacuna de la viruela al continente americano, conservándose la linfa vacunal durante el viaje mediante el paso directo de persona a persona, concretamente los 22 niños. «Brazo a brazo» estos niños llevaron el fluido que permitió iniciar el camino de la eliminación de la viruela en América.

La expedición pasó por Santa Cruz de Tenerife rumbo a Puerto Rico. Una sencilla placa colocada en la Casa de los Prácticos del puerto de A Coruña, actualmente muy deteriorada, recuerda esta gesta: «El año de 1803 salió de este puerto el Dr. Francisco Xavier de Balmis al frente de la humanitaria expedición que llevó a México la vacuna contra la viruela. Los médicos mexicanos de la generación 1919-1924».

Después de pasar por Puerto Rico y organizar la Junta Central de Vacunación que se encargaba de registrar las vacunaciones y conservar suero para futuras inmunizaciones, llegó a Puerto Cabello, en Venezuela, en marzo de 1804. Desde este punto la expedición se dividió en dos grupos. El primero, dirigido por Balmis, partió para Venezuela, Cuba, México y Guatemala y, posteriormente, en

1805 a Filipinas, llegando después a China. Tras cuatro años de viaje, llegaron a España en 1806.

El segundo grupo, al mando de Salvany, fue a Panamá, Colombia, Ecuador, Perú, Brasil y Argentina. El viaje duró siete años y fue muy penoso. La distribución de la vacuna en estos lugares resultó extremadamente complicada por el difícil acceso a muchos lugares. Salvany falleció en pleno viaje, en 1810, afectado de tuberculosis.

En todos los lugares donde se vacunó se estableció la organización sanitaria necesaria para mantener las vacunaciones.

Al regresar a España, Balmis fue nombrado inspector general de la Vacuna en España y sus Indias. De esta forma concluyó la expedición sanitaria más importante realizada en el mundo en la que el espíritu científico y el humanitario fueron un verdadero ejemplo para todos los países: unos niños salvaron a millones de personas.

Balmis tuvo un gesto de reconocimiento a la única mujer que formó parte de la expedición y que le acompañó hasta la etapa en Filipinas, quizá a la que se deba considerar la primera enfermera española, Isabel Zendal: «La miserable rectora que con el expresivo trabajo y rigor de los diferentes climas que hemos recorrido perdió enteramente su salud, infatigable día y noche, ha derramado todas las ternuras de la más sensible madre sobre los 26 angelitos que tiene a su cuidado, del mismo modo que lo hizo desde A Coruña y en todos los viajes y los ha asistido enteramente en sus continuadas enfermedades».

El mismo Jenner, conocedor de la expedición, en carta fechada en 1806 se refería a ella de la siguiente manera: «No imagino que en los anales de la historia haya un ejemplo de filantropía tan noble y tan extenso como este».

1.5 Louis Pasteur

Nacido en 1822 en Dole, Francia, se doctoró en Ciencias en la Universidad de París en 1843 (Figura 9). En los años 60 del siglo XIX comienza a trabajar en la patología infecciosa, desarrollando su teoría de la existencia de gérmenes y de la transmisión de las enfermedades por la penetración de microorganismos en el cuerpo.

Figura 9

Louis Pasteur en su laboratorio

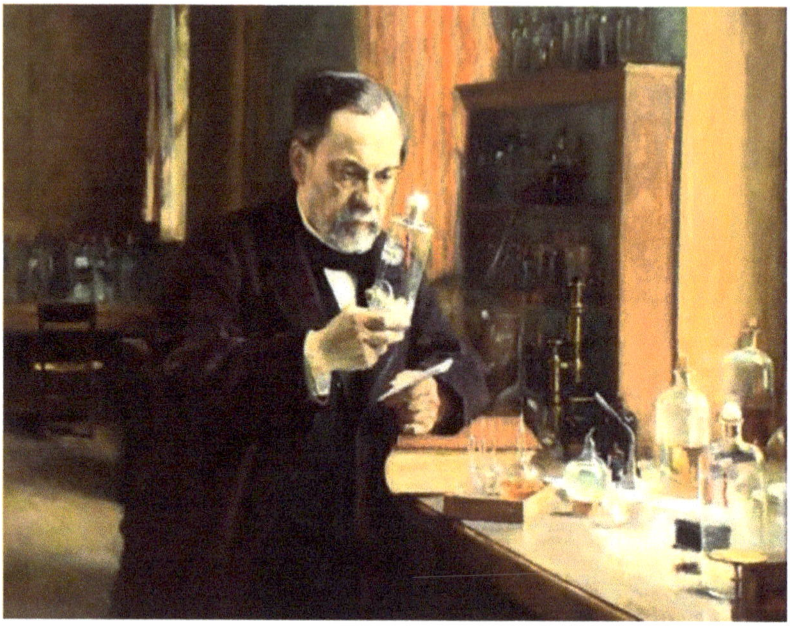

A partir de 1879, investiga en vacunas, comenzando por la del carbunco bovino y del cólera en los pollos. Durante las vacaciones del año 1879 dejó al aire libre un cultivo puro de *Pasteurella multocida*, agente causal del cólera en los pollos. A su regreso observó que las bacterias habían perdido su virulencia, pero mantenían su capacidad inmunógena, ya que los animales no enfermaban y quedaban protegidos tras una exposición posterior al cultivo fresco con esta bacteria. Había nacido la primera vacuna atenuada de aplicación en animales y el concepto de «atenuación». Este mismo concepto lo aplicó al bacilo del carbunco, sometiendo a este bacilo a una temperatura de 42-48 °C durante dos semanas y consiguiendo el mismo efecto que con la bacteria del cólera en los pollos. En poco tiempo se generalizó en Francia el uso de esta vacuna en la cabaña ganadera.

En 1885, decidió centrar sus trabajos en el estudio de una vacuna humana frente a la rabia. Pasteur y su equipo prepararon una vacuna consistente en médula espinal desecada de animales infectados, suspendida en una solución salina. Con la oposición de algunos de sus colaboradores, vacunó al niño Joseph Meister con la vacuna atenuada, a las 60 horas de haber sido mordido 14 veces por un perro rabioso. La vacuna fue un éxito, salvando la vida del pequeño. El logro de la vacuna despertó un enorme interés, dado el carácter mortal de la enfermedad.

En 1886 fundó el Instituto Pasteur de París. Esta vacuna fue fabricada hasta el año 1953, en el que se sustituyó por una vacuna inactivada. Durante más de 60 años, la vacuna salvó la vida a millones de personas en todo el mundo.

1.6 Las siguientes vacunas

A partir de ese momento comienza una carrera para desarrollar nuevas vacunas. En 1886, Pfeiffer y Kolle, en Alemania, y Wrigth, en Inglaterra, en trabajos independientes, desarrollan la primera vacuna inactivada frente a la fiebre tifoidea. También en 1896, Kolle desarrolló la primera vacuna inactivada para la prevención del cólera. En 1897, Haffkine, el colaborador de Pasteur, descubrió una vacuna frente a la peste.

Se llega al siglo XX con solo cinco vacunas, dos vivas atenuadas (viruela y rabia) y tres inactivadas (tifoidea, cólera y peste).

1.7 Jonas Edward Salk

Fue un investigador médico y virólogo estadounidense. En la Escuela de Medicina de la Universidad de Nueva York se destacó no solo por su destreza académica, sino porque también decidió realizar investigaciones médicas en vez de convertirse en médico.

Hasta 1955, cuando se presentó la vacuna Salk, la poliomielitis se consideraba el problema de salud pública más peligroso en los Estados Unidos de posguerra.

En 1947, Salk aceptó un nombramiento de la Escuela de Medicina de la Universidad de Pittsburgh. Al año siguiente, emprendió un proyecto creado por la Fundación Nacional para la parálisis infantil para determinar el número de tipos diferentes de virus de la poliomielitis. Salk vislumbró una oportunidad para extender este proyecto hasta llegar a desarrollar una vacuna contra la polio, trabajo al que se entregó durante los siguientes siete años.

Cuando se hizo pública la noticia del éxito de la vacuna, el 12 de abril de 1955, Salk fue aclamado como un «trabajador milagroso» y el día «se convirtió casi en una fiesta nacional». Había llevado a cabo su tarea únicamente para desarrollar una vacuna segura y efectiva lo más rápido posible, sin interesarse en su beneficio personal. Cuando le preguntaron en una entrevista televisiva quién poseía la patente de la vacuna, Salk respondió: «No hay patente. ¿Se puede patentar el sol?».

En 1960, fundó el Instituto Salk de Estudios Biológicos en California, el cual en la actualidad es un centro para la investigación médica y científica. Continuó coordinando investigaciones y publicando libros.

Figura 10

Jonas Salk en la Universidad de Pittsburgh en 1955

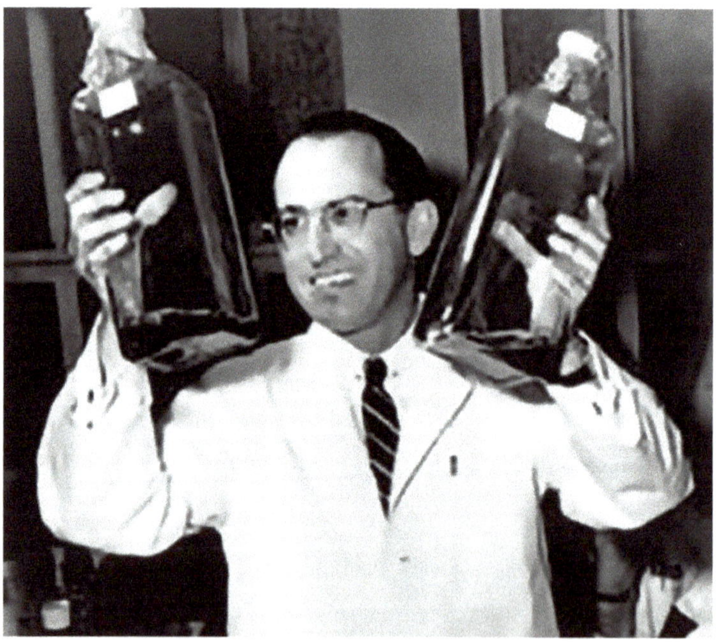

La vacuna llamada *Salk* fue una de las primeras vacunas eficaces para la inmunización contra un virus en general. Fue fundamental en la campaña mundial de erradicación de la polio, que era por entonces una de las enfermedades más letales, sobre todo en los niños.

1.8 Albert Bruce Sabin

Fue un virólogo polaco nacionalizado estadounidense.

En 1931, en EEUU Sabin obtuvo el grado de médico por la Universidad de Nueva York. Luego, llegó al Hospital Infantil de Cincinnati en 1939. Allí vio los terribles casos de niños atacados por la poliomielitis y la estudió, y descubrió que se transmitía por vía oral.

Jonas Edward Salk había encontrado una vacuna contra los tres tipos de virus de la poliomielitis, pero tenía el inconveniente de que era intramuscular. Sabin desarrolló una vacuna vía oral que se suministraba a los niños en un terrón de azúcar.

La primera vacuna oral contra la polio de Sabin fue aprobada por las autoridades sanitarias estadounidenses en 1961, pero solo servía contra una de las tres variaciones del virus. Versiones mejoradas fueron aprobadas en 1962 y, finalmente, en 1964 se aprobó una vacuna que actuaba contra las tres variaciones.

«Sabin renunció a todo beneficio económico con el objetivo de que el proceso de producción y distribución de la vacuna contra la polio fuese lo más barato posible y alcanzase al mayor número de personas».

Figura 11
Albert Sabin

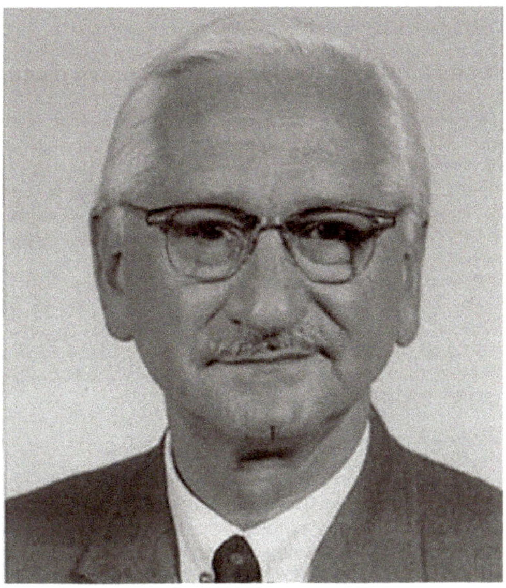

1.9 Stanley Alan Plotkin

Es un médico estadounidense que trabaja como consultor de fabricantes de vacunas, así como de empresas de biotecnología, organizaciones sin fines de lucro y gobiernos. En la década de 1960, desempeñó un papel fundamental en el descubrimiento de una vacuna contra el virus de la rubéola mientras trabajaba en el Instituto Wistar en Filadelfia. Plotkin fue miembro de la facultad de investigación activa de Wistar desde 1960 hasta 1991. Hoy, además de su nombramiento emérito en Wistar, es profesor emérito de Pediatría en la Universidad de Pensilvania. Su libro *Vacunas* (7ª Edición - 7 de abril de 2017. Autores: Walter Orenstein, Paul Offit, Kathryn M. Edwards, Stanley Plotkin) es la referencia estándar sobre el tema. Es editor de *Clinical and Vaccine Immunology*, que publica la Sociedad Estadounidense de Microbiología.

Durante su tiempo en Wistar, Plotkin trabajó en varias vacunas; las principales son las vacunas contra la rubéola, la rabia, el rotavirus y el citomegalovirus (CMV).

Desarrolló una vacuna para la rubéola que condujo a la erradicación de la enfermedad en los Estados Unidos, según los Centros para el Control y la Prevención de Enfermedades, en 2005.

Figura 12

De izquierda a derecha: Standley Plotkin; José Antonio Forcada; J.A. Navarro; J. Arstegui. 4° Simposio AEV, 2008

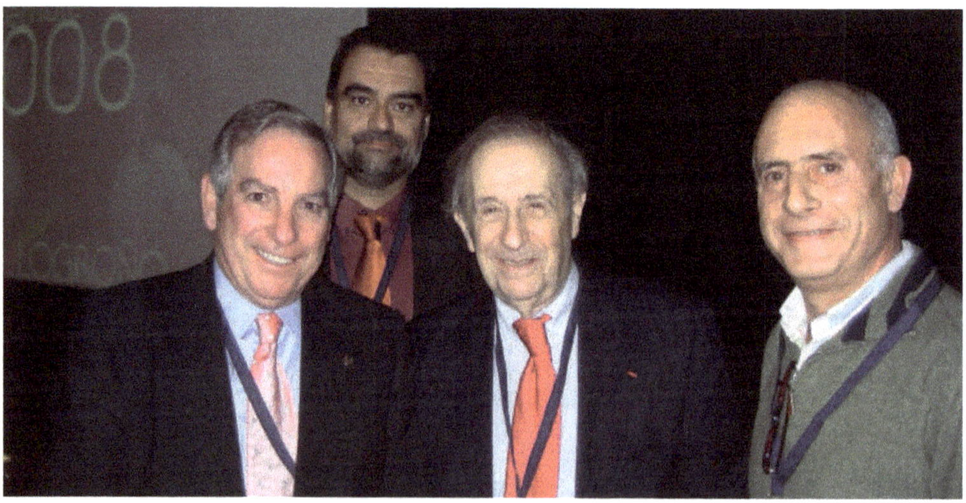

Fuente: elaboración propia

El Dr. Plotkin ha sido un incansable defensor de la protección de los seres humanos, y de los niños, en particular, de las enfermedades infecciosas prevenibles. Su trabajo de por vida en vacunas ha llevado a reducciones profundas tanto en la morbilidad como en la mortalidad no solo en los Estados Unidos, sino en todo el mundo.

1.10 Vacunas del siglo XXI

En estos momentos, ya en pleno siglo XXI, está en desarrollo una gran cantidad de vacunas con diferentes e innovadoras tecnologías de fabricación frente a numerosos microorganismos. Quizá las más esperadas sean las conocidas como las *big three* (malaria, tuberculosis y sida), frente a las que ya se han realizado grandes avances, un gran número de formulaciones frente a gripe pandémica (vacunas clásicas y otras fabricadas en células diploides humanas), hepatitis C, virus respiratorio sincitial, algunos tipos de cáncer, etc. El tiempo dirá qué vacunas alcanzan a ser comercializadas y cuáles quedan en el camino.

Como consecuencia de la pandemia mundial 2020 por el coronavirus SARS-CoV-2 se han desarrollado varias vacunas frente a este coronavirus, basadas en diferentes plataformas. En estos momentos disponemos de vacunas basadas en la tecnología de ARN mensajero, en adenovirus y en virus atenuados. Para los años 2022 y 2023, se están desarrollando nuevas de diferentes características.

1.11 Eliminación de enfermedades

1.11.1 Viruela

La Organización Mundial de la Salud (OMS) certificó la erradicación de la enfermedad de la viruela en el mundo el día 8 de mayo del año 1980, un acontecimiento único en la historia de la humanidad y el mayor logro de todos los tiempos en materia de salud pública. Se trata de la primera vez que el hombre consigue la eliminación de una enfermedad en todo el mundo por un medio exclusivamente preventivo. Este éxito es la consecuencia de un esfuerzo internacional sin precedentes, coordinado por la OMS.

No existe reservorio animal ni portadores humanos, por lo que el virus debía transmitirse de persona a persona para persistir. Hace cuarenta años la viruela era una enfermedad endémica en 31 países y entre 10 y 15 millones de personas contraían la infección cada año; de estos, aproximadamente, dos millones morían y millones de supervivientes sufrían secuelas durante toda la vida.

En 1958, la entonces URSS propuso a la Asamblea General de la OMS un programa de erradicación total de la viruela. En varios países se iniciaron campañas masivas de vacunación, consiguiendo su eliminación. En la India y África, por falta de recursos, los avances no fueron esperanzadores.

En 1966 se inició un programa intensivo para conseguir la erradicación de la viruela con una vacuna activa y unos equipos sanitarios especializados. Durante ese primer año, 44 países declararon más de 215.000 casos, aunque se calcula que en los países endémicos se produjeron ese año entre 10 y 15 millones de casos.

La erradicación de la viruela costó, aproximadamente, 313 millones de dólares americanos en diez años, una inversión que ha sido recuperada con creces por el ahorro en vacunas, cuidados médicos y actividades internacionales de vigilancia. Se calcula que el ahorro producido al año superaría los 1000 millones de dólares.

Diez años después, el 26 de octubre de 1977, se registró en Somalia meridional el último caso de viruela endémica en el mundo, el joven de 23 años Ali Maow Maalin (Figura 13) de la ciudad de Merka, cocinero de hospital, que se había contagiado catorce días antes de dos enfermos ingresados en el centro sanitario. Pasados dos años, al concluir 1979, la Comisión Internacional para la Erradicación Mundial de la Viruela certificó su desaparición definitiva. El 8 de mayo de 1980, la XXXIII Asamblea de la OMS declaró oficialmente erradicada la viruela en todo el mundo (Figura 14). La viruela es la primera enfermedad infecciosa epidémica que se consigue vencer de modo absoluto gracias a la vacunación sistemática de la población mundial. De esta forma se confirmaba lo que el director general de la OMS había afirmado a finales de 1974, cuando prometió la desaparición de la viruela del mundo en breve tiempo. Sin embargo, el 11 de agosto de 1978, casi un año después de la declaración del último caso de viruela endémica, enfermaba y, justo un mes después, fallecía a causa de la viruela (en el laboratorio de virología de Birmingham) la doctora Janet Parker, que contagió también a su madre, Helen Witcomb, quien se convirtió en el último caso en el mundo.

Figura 13

Ali Maow Maalin, la última persona en el mundo que se infectó con viruela natural. Falleció a los 59 años en su distrito natal de Merka el 22 de julio de 2013. En ese momento, todavía estaba sirviendo en la OMS como oficial de poliomielitis de distrito como parte del programa mundial de erradicación de la poliomielitis

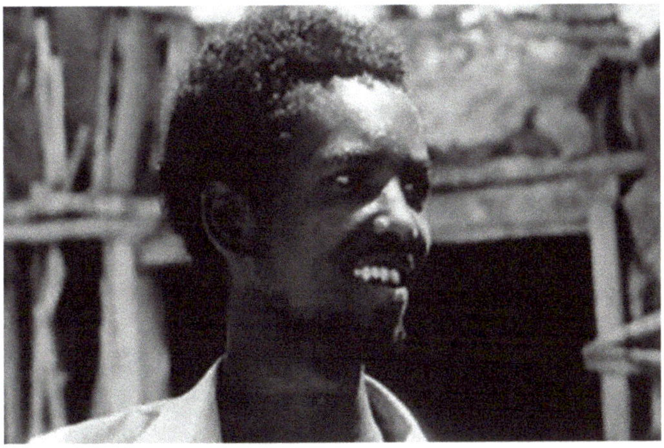

Fuente: Archivo de OMS. https://polioeradication.org/news-post/remembering-ali-maalin/

Figura 14

Pergamino firmado en Ginebra el 9 de diciembre de 1979 por los miembros de la Comisión Global para la Certificación de la Erradicación de la Viruela

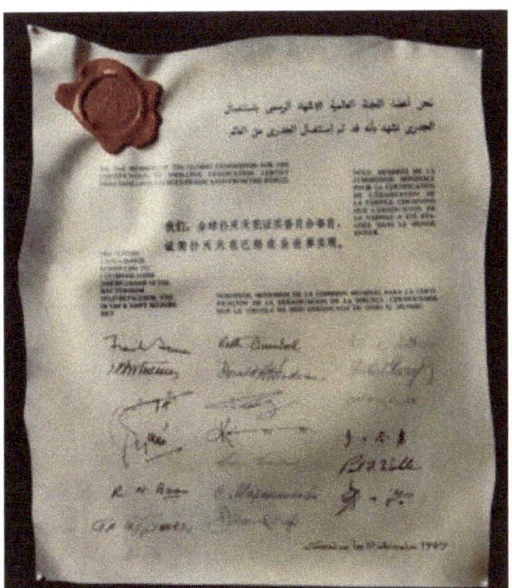

Fuente: Asociación Española de Vacunología.
https://www.vacunas.org/la-vacunacion-antivariolica-hitos-durante-el-mes-de-mayo/?print=print

En uno de los congeladores de este laboratorio se conservaba el virus de la viruela con el que se realizaban importantes trabajos sobre virus salvajes del grupo *Orthopoxvirus*. Un defecto en el cierre de los registros de tuberías facilitó el escape de aire contaminado que afectó a Janet Parker. Diez días antes de que esta muriera de viruela, Henry Samuel Bedson, jefe de dicho laboratorio, se suicidó.

1.11.2 Poliomielitis

El mundo camina hacia la segunda erradicación de una enfermedad infecciosa, la poliomielitis. Presenta una característica común con la viruela y es que el reservorio es únicamente humano. Libres de polio América, la zona del Pacífico y Europa, tan solo dos países endémicos (Afganistán y Pakistán) y algunos casos aislados en otros siguen engrosando el número de fenómenos.

En la región de las Américas, el último caso de polio paralítica por virus salvaje indígena ocurrió el 23 de agosto de 1991 en Perú. Tres años después, la Organización Panamericana de la Salud (OPS) y la OMS declaraban la región libre de polio. El último caso en la región del Pacífico occidental, la cual abarca a 37 países con una población de 1600 millones de personas, ocurrió en Camboya en 1997. El año 2000, la OMS declaraba esta región libre de polio. La región Europea está integrada por 61 países y engloba casi 900 millones de personas. En 1998, se registra el último caso en Turquía y, en el año 2002, la OMS declara esta región libre de polio.

En España, el último caso autóctono de polio salvaje data de 1988, pues aunque en el año 1989 se produjeron dos casos, uno de ellos era importado y el otro se debía a polio vacunal (VPO). En 1999, 2001 y 2002 se produjo un caso cada año, todos ellos debido a VPO.

En los últimos años, millones de personas han sido inmunizadas mediante campañas de vacunación sincronizadas en la India, Afganistán y Pakistán y Nigeria.

Como consecuencia de estas acciones, durante el año 2016 se produjeron en el mundo 37 casos de poliomielitis salvaje (directamente del virus) y cinco casos de polio vacunal (casos a partir de vacunas orales).

En septiembre de 2015, se declaró erradicado el VP2 (último caso en 1999). En abril de 2016, se abordó la sustitución, de forma sincronizada en todo el mundo, de la vacuna atenuada oral trivalente (VPO) por una vacuna atenuada bivalente (VPOb) con el VP1 y el VP3. Desde entonces, en los programas de vacunación básicos se han utilizado la vacuna atenuada VPOb y la vacuna inactivada inyectable trivalente (VPI), bien con programas mixtos o con solo VPI. Una vacuna atenuada monovalente con VP2 (VPOm) se viene utilizando de forma extraordinaria, solo en el control de brotes por VPdv2, mediante campañas masivas y breves en las zonas afectadas.

Durante la última semana de marzo de 2017, más de 190.000 vacunadores contra la poliomielitis en trece países de África occidental y central inmunizaron a más de 116 millones de niños para derribar el último bastión de la enfermedad en el continente.

La campaña sincronizada de vacunación, una de las más ambiciosas jamás emprendidas en África, forma parte de las medidas urgentes adoptadas para poner fin de forma permanente a la poliomielitis en el continente. Todos los menores de 5 años de trece países (Benín, Camerún, Chad, Costa de Marfil, Guinea, Liberia, Malí, Mauritania, Níger, Nigeria, República Centroafricana, República Democrática del Congo y Sierra Leona) han sido inmunizados al mismo tiempo en un esfuerzo coordinado por incrementar la inmunidad infantil a la poliomielitis en todo el continente.

Mientras tanto, en los países libres de polio salvaje se ha optado por la utilización de la vacuna inactivada (–VPI– inyectable Salk), dado que es más segura y no presenta casos de parálisis flácida postvacunal (polio postvacunal) ni se excretan virus vacunales que podrían afectar a personas inmunocomprometidas. A pesar de estar erradicada de muchos territorios y regiones del mundo, la estrategia aconseja mantener la vacunación hasta pasados años de su total erradicación, cosa que, como ya se ha visto, hasta el momento no se ha conseguido totalmente.

En octubre de 2019, se certificó la erradicación del virus de la polio tipo 3 (VP3) en el mundo. En noviembre de 2012 se había notificado el último caso de polio por VP3 salvaje en Nigeria. En diciembre de 2019, la OMS inició los trabajos de verificación de la situación (ausencia) de la polio autóctona en la región africana, una vez transcurridos tres años desde el último caso notificado en 2016 (por VP1 en Nigeria). Está previsto poder certificar que África se encuentra libre de polio autóctona en el mes de agosto de 2020.

Figura 15

Polio por virus salvaje en el mundo, 2011-2020

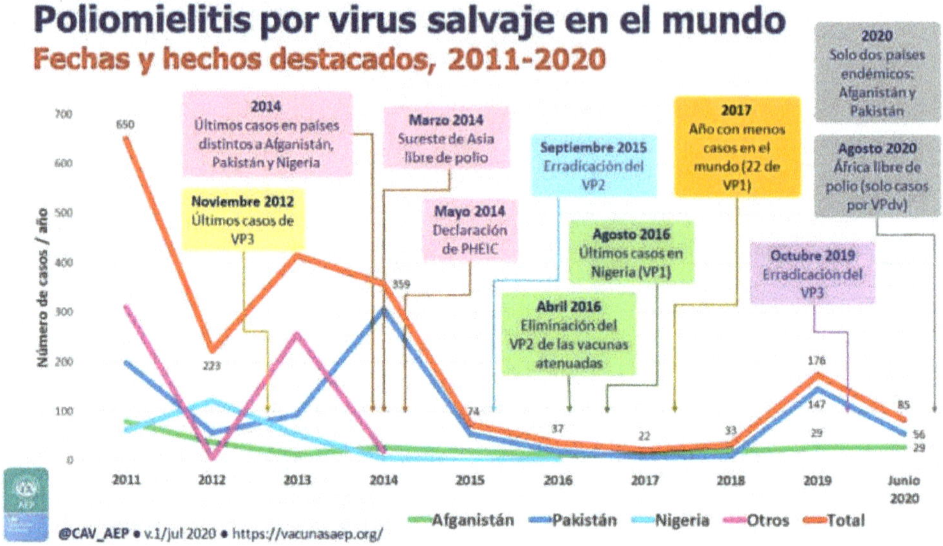

Fuente: Asociación Española de Pediatría. www.vacunasaep.org

En cuanto a la erradicación total, se han venido planteando diferentes fechas, pero hasta el momento no se ha conseguido. La pandemia ha imposibilitado seguir con los programas de inmunización en Afganistán y Pakistán, por lo que los objetivos planteados para 2020 no se han podido cumplir.

A principios de este año, los expertos en salud mundial estaban entusiasmados: la erradicación de la poliomielitis, un enemigo centenario que ha paralizado a legiones de niños en todo el mundo, parecía estar tentadoramente cerca. Pakistán, uno de los dos únicos países donde todavía circula el poliovirus salvaje, no había registrado casos en más de un año. Afganistán solo había notificado cuatro.

Pero en los últimos meses se han producido varios reveses inquietantes.

En febrero, Malawi anunció su primer caso en 30 años, una niña de 3 años que quedó paralizada tras infectarse con un virus que parecía proceder de Pakistán. El propio Pakistán informó sobre 14 casos, ocho de ellos en un solo mes esta primavera.

Figura 16

Casos detectados de polio salvaje y polio vacunal en los últimos 12 meses

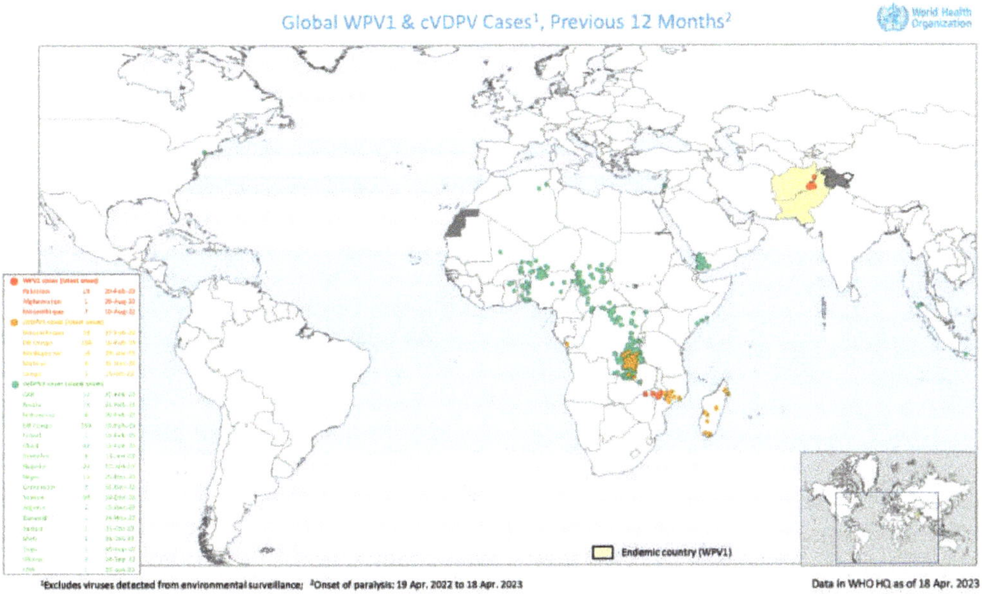

Fuente: Polio Global Eradication Initiative. https://polioeradication.org/polio-today/polio-now/

En marzo, Israel notificó su primer caso desde 1988. Luego, en junio, las autoridades británicas declararon un «incidente de preocupación nacional» al descubrir el virus en las aguas residuales. En agosto 2022, la ciudad de Nueva York detectó el virus en las aguas residuales, la erradicación de la polio parece más difícil que nunca.

Erradicar la poliomielitis para 2026, el objetivo actual, requerirá estrategias innovadoras, paciencia y persistencia, y unos 4800 millones de dólares.

«Ese último kilómetro, esos últimos casos, son siempre los más difíciles», dijo Simon Bland, director ejecutivo del Instituto Mundial para la Eliminación de Enfermedades

1.11.3 Sarampión

La siguiente enfermedad en vías de eliminación sería el sarampión, otra patología cuyo único reservorio es humano.

A pesar de los programas rutinarios de vacunación y las estrategias específicas aplicadas en algunos países, el sarampión continúa siendo una importante causa de morbilidad y mortalidad en el mundo. Así, la OMS estimó que durante 1998 se produjeron en el mundo unos 30 millones de casos de sarampión y, aproximadamente, 888.000 muertes asociadas, de las cuales un 85 % ocurrió en la Región de África (AFR) y en la Región del Sudeste Asiático (SEAR).

El sarampión es una de las enfermedades más contagiosas conocidas y continúa siendo una de las principales causas de mortalidad entre niños, a pesar de existir desde hace cuarenta años una vacuna segura, efectiva y barata para prevenir la enfermedad. La OMS estima que en el año 2006 murieron por esta enfermedad 242.000 personas, la gran mayoría niños, menos de 1000 en la región europea. Se vio un descenso de un 68% de la mortalidad por sarampión en el mundo en 2006 con respecto al año 2000 y de un 91 % en el caso de África.

En 2016, hubo 89.780 muertes por sarampión en todo el mundo. Se trata de la primera vez en que el número de muertes por sarampión es inferior a los 100.000 por año.

Así, la vacunación contra el sarampión ha reducido la mortalidad mundial por esta causa en un 84 % entre 2000 y 2016.

Asimismo, en 2016, aproximadamente un 85 % de la población infantil mundial recibió a través de los servicios de salud habituales una dosis de vacuna contra el sarampión antes de cumplir un año de vida. En 2000, ese porcentaje fue del 72 %.

Se estima que entre 2000 y 2016, la vacuna contra el sarampión evitó unos 20,4 millones de muertes, lo que la convierte en una de las mejores inversiones en salud pública. La mortalidad se produce habitualmente por las complicaciones de la enfermedad, que son más frecuentes en los menores de un año de vida y en los adultos. La más mortal es la neumonía.

La mortalidad se produce habitualmente por las complicaciones de la enfermedad, que son más frecuentes en los menores de un año de vida y en los adultos. La más mortal es la neumonía.

El éxito alcanzado desde la inclusión de la vacuna triple vírica en los calendarios de los países de todo el mundo ha sido espectacular. El sarampión autóctono ha sido eliminado en EEUU y en pocos años lo podría ser en todas las regiones de América. En Europa, los programas de eliminación llevan cierto retraso en comparación con América, aunque en algunas áreas geográficas se ha conseguido su eliminación. Este éxito puede ser efímero, pues se han dado casos de reaparición tras algunos años en los que no se habían reportado.

En España, en los últimos años, han aparecido brotes en algunas áreas (Almería, 2003; Canarias, 2005; Madrid, 2006; etc.). Según el Instituto de Salud Carlos III, durante los años 2015 y 2016, la incidencia en España por 100.000 habitantes fue del 0,08 (35 casos confirmados en 2016), con una cobertura de segunda dosis > 95 %.

Durante los años 2010 a 2012 se dio un número importante de brotes en Europa que afectaron a más de 15.000 personas. Según la OMS indican la existencia de bolsas de susceptibles entre la población de jóvenes, adolescentes y adultos jóvenes, principalmente. Esto puede ser debido a varios motivos, entre los que se podría citar la necesidad de una segunda dosis que no recibieron estas cohortes, la efectividad de la vacuna, que nunca alcanza el 100 % y los fallos vacunales, además de la existencia de población autóctona e inmigrante incorrectamente inmunizada.

En España se tomó la medida de adelantar la primera dosis de triple vírica en niños a los doce meses y de adelantar la segunda dosis a los 3-4 años. Incluso se están desarrollando medidas extraordinarias de Salud Pública, como la obligatoriedad de vacunar a niños no inmunizados en centros escolares con gran incidencia de enfermedad, como ocurrió en Granada.

Los casos de sarampión que han ocurrido en Europa durante el invierno último 2016-2017 se perfilan como una amenaza para los avances que se habían alcanzado en la eliminación de esa enfermedad, según la OMS.

Solo en enero de 2017 se reportaron más de 500 casos de sarampión en el viejo continente. Según la OMS, la enfermedad sigue propagándose dentro y entre los países europeos con el potencial de causar grandes brotes en lugares donde la cobertura de inmunización ha caído por debajo del umbral necesario del 95 %.

Dos tercios de los 53 países del continente han interrumpido la transmisión endémica del sarampión; sin embargo, la dolencia sigue siendo habitual en catorce países, según la Comisión de Verificación Regional para la Eliminación del Sarampión y la Rubéola (RVC). La mayor cantidad de casos se está presentando en Rumanía e Italia.

Bibliografía

1. Álvarez Pasquín MJ, Forcada Segarra JA. (Directores). Vacuna a Vacuna. Manual de información sobre vacunas online. Zaragoza: Amazing books; 2019.

2. Arístegui Fernández J. Vacunaciones en el niño: de la teoría a la práctica [Internet]. Sevilla: Junta de Andalucía. Consejería de Salud; 2006 [citado 20 agosto 2021]. Disponible en: https://www.juntadeandalucia.es/export/drupaljda/1337163277vacunaciones.pdf

3. Arístegui Fernández J, Ruiz Contreras J, Hernández Sampelayo T, Moreno Pérez D, Varandas L, Falleiros Arlant LH, et al. Documento de consenso de Sociedades Científicas sobre la vacunación de niños en situaciones especiales [Internet]. Madrid: Asociación Española de Pediatría; 2015 [citado 30 agosto 2022]. Disponible en: https://vacunasaep.org/sites/vacunasaep.org/files/vacunacion_de_ninos_en_situaciones_especiales._documento_de_consenso_de_sscc._2015.pdf

4. Asociación Española de Pediatría (AEP). Manual de Vacunas en Pediatría [Internet]. Madrid: AEP; 2017 [citado 30 agosto 2022]. Disponible en: https://vacunasaep.org/documentos/manual/manual-de-vacunas

5. Henderson DA, Borio LL, Lane JM. Viruela y vacuna. En: Plotkin SA, Orenstein WA, Picazo de la Garza JJ. Vacunas. Madrid: ACINDES; 2007. p. 123-54.

6. Picazo de la Garza JJ, González Fernando. Guía práctica de vacunaciones 2011. Madrid: FEI; 2011.

7. Plotkin SL, Plotkin SA. Breve historia de las vacunas. En: Plotkin SA, Orenstein WA, Picazo de la Garza JJ. Vacunas. Madrid: ACINDES; 2007. p. 1-15.

8. Tuells J, Ramírez SM. Balmis et variola. Valencia: Conselleria de Sanitat. Generalitat Valenciana; 2003.

9. World Health Organization (WHO). Global Health Observatory data repository [Internet]. Geneva: WHO; 2017 [citado 30 agosto 2022]. Available from: https://apps.who.int/gho/data/?theme=main#

10. World Health Organization (WHO). Immunization, Vaccines and Biologicals [Internet]. Geneva: WHO; 2017 [citado 30 agosto 2022].

Available from: https://www.who.int/teams/immunization-vaccines-and-biologicals#:~:text=Immunization%2C%20Vaccines%20and%20Biologicals&text=The%20Immunization%2C%20Vaccines%20and%20Biologicals,research%20and%20establishing%20immunization%20policy.

11. World Health Organization (WHO). Polio Eradication & Endgame Strategic Plan 2013-2018 [Internet]. Geneva: WHO; 2013 [citado 30 agosto 2022]. Available from: https://polioeradication.org/who-we-are/strategic-plan-2013-2018/ org/wp-content/uploads/2016/07/PEESP_EN_A4.pdf

12. World Health Organization (WHO). Polio Erradication initiative [Internet]. Geneva: WHO; 2017 [citado 30 agosto 2022]. Available from: http://polioeradication.org/polio-today/polio-now/

13. La polio estaba erradicada en casi todo el mundo. Pero este año reapareció (artículo). The New York Times. [citado 30 agosto 2022]. Available from: https://www.nytimes.com/es/2022/08/19/espanol/polio-casos-vacuna.html

14. Stanley Plotkin. Wikipedia. [citado 30 agosto 2022]. Available from: https://en.wikipedia.org/wiki/Stanley_Plotkin

15. Albert Sabin, el virólogo altruista. Ammistia Internacional España. [citado 30 agosto 2022]. Available from: https://www.es.amnesty.org/en-que-estamos/blog/historia/articulo/albert-sabin-el-virologo-altruista/

16. Albert Sabin. Wikipedia. [citado 30 agosto 2022]. Available from: https://es.wikipedia.org/wiki/Albert_Sabin

17. Jonas Salk y la vacuna que venció a la polio. OpenMind BBVA. Ciencia. [citado 30 agosto 2022]. Available from: https://www.bbvaopenmind.com/ciencia/apuntes-cientificos/jonas-salk-vacuna-polio/

18. Jonas Edward Salk. Wikipedia. [citado 30 agosto 2022]. Available from: https://es.wikipedia.org/wiki/Jonas_Salk

CAPÍTULO 2

GENERALIDADES: CLASIFICACIÓN DE LAS VACUNAS. COADMINISTRACIÓN DE VACUNAS. BENEFICIOS DE LA VACUNACIÓN

Rosa Sancho Martínez

VÍDEO DE PRESENTACIÓN DE LA AUTORA:
GENERALIDADES:
CLASIFICACIÓN DE LAS VACUNAS.
COADMINISTRACIÓN DE VACUNAS.
BENEFICIOS DE LA VACUNACIÓN

CAPÍTULO 2

GENERALIDADES: CLASIFICACIÓN DE LAS VACUNAS. COADMINISTRACIÓN DE VACUNAS. BENEFICIOS DE LA VACUNACIÓN

Rosa Sancho Martínez

2.1 Introducción breve

Las vacunas han hecho posible el control y erradicación de algunas enfermedades transmisibles que han generado gran carga de morbi-mortalidad en la población. Gracias al avance de la ciencia y al desarrollo tecnológico, disponemos de un mayor número de productos capaces de prevenir el desarrollo de dichas enfermedades.

La inmunización de la población es un término más amplio que el de vacunación, ya que hace referencia al proceso mediante el que conseguimos inmunidad (capacidad de nuestro organismo para defendernos de agentes invasores) mediante un producto inmunobiológico.

Con las vacunas o inmunización activa, conseguimos estimular a nuestro sistema inmunitario para que produzca una respuesta inmunitaria específica.

También podemos administrar anticuerpos producidos de forma exógena para proporcionar una protección inmediata, pero temporal frente al agente infeccioso.

La forma más común de inmunidad pasiva es la que recibe un bebé de la madre. Los anticuerpos, específicamente la clase de anticuerpo conocida como IgG, se transportan a través de la placenta, principalmente durante los últimos 1 a 2 meses del embarazo. Estos anticuerpos pueden proteger al bebé de ciertas enfermedades durante los primeros meses después del nacimiento.

La inmunidad pasiva también se puede adquirir a través de la administración de hemoderivados o anticuerpos humanos combinados homólogos, globulina hiperinmune humana homóloga y suero hiperinmune heterólogo.

Los productos de inmunoglobulina de origen humano son principalmente policlonales; contienen muchos tipos de anticuerpos. Los productos de anticuerpos monoclonales tienen muchas aplicaciones.

Las inmunoglobulinas interfieren con la respuesta inmunitaria a las vacunas de virus vivos y los productos de anticuerpos monoclonales no lo hacen porque están dirigidos contra un antígeno o un grupo de antígenos estrechamente relacionado.

2.2 Generalidades

Es importante conocer los conceptos básicos que se manejan en el campo de la vacunología, de manera que tengamos claro a qué nos estamos refiriendo.

La protección individual o inmunidad individual es la protección que obtiene un individuo cuando recibe vacunas que le protegerán frente a las enfermedades hacia las que vayan dirigidas.

La protección colectiva o inmunidad de grupo. Algunas vacunas pueden proteger a toda la población porque evitan la transmisión del agente infeccioso. Las enfermedades que pueden generar inmunidad de grupo son las que se transmiten persona a persona, tienen un huésped único y proporcionan inmunidad específica y duradera (sarampión, polio, varicela, etcétera).

2.2.1 ¿Qué es una vacuna?

Suspensión de microorganismos vivos, atenuados o partes antigénicas de dichos agentes, que, introducidos en un huésped, producen respuesta inmunitaria adaptativa (especificidad + memoria) para prevenir la enfermedad causada por dichos microorganismos.

Las vacunas tradicionales están hechas de patógenos completos, ya sea organismos vivos inactivados (hepatitis B) o atenuados (TV, varicela), productos secretados que incluyen toxinas (tétanos, difteria) o partes de la estructura del patógeno (neumococo contiene el polisacárido de la cápsula), ya sea como partículas virales o vacunas de subunidades (gripe, herpes zóster).

Se están desarrollando y produciendo vacunas más nuevas utilizando vectores virales recombinantes o ARN mensajero para producir el antígeno que genera la respuesta inmune.

Estas vacunas de ADN o ARN a menudo usan una capa externa de lípidos para facilitar la entrada en la célula y pueden tener nucleótidos o nucleósidos modificados para retrasar la degradación[1].

2.2.2 Inmunidad pasiva

La inmunización pasiva se basa en la administración de suero de donantes humanos o animales convalecientes/vacunados para intentar prevenir o controlar la infección. Mientras que las vacunas requieren tiempo para inducir la inmunidad y dependen de la capacidad del huésped para generar una respuesta inmunitaria, la inmunización pasiva puede brindar protección inmediata y, en teoría, es independiente del estado inmunitario del receptor[2].

Inmunoglobulina

Solución que contiene anticuerpos, obtenida a partir de sangre humana y utilizada para mantener la inmunidad en personas inmunodeficientes o para conseguir inmunización pasiva. Se administra de forma intramuscular, intravenosa o subcutánea[2].

Anticuerpos monoclonales

Un anticuerpo monoclonal es un anticuerpo producido por un solo clon de linfocitos B. Recientemente, se han autorizado fármacos que en su composición incluyen anticuerpos monoclonales y que pueden proporcionar esta inmunidad pasiva. Uno de los primeros utilizados en recién nacidos prematuros se ha dirigido a la prevención de la infección por el virus respiratorio sincitial[3].

Durante la pandemia de COVID-19 se han empezado a utilizar anticuerpos monoclonales en personas inmunodeprimidas que no respondían a la vacunación.

2.2.3 Pautas de vacunación

Determinan el momento de iniciar la administración de la vacuna y los intervalos óptimos entre cada una de las dosis. Establece el número de dosis y el tiempo que debe trascurrir entre las diferentes dosis para conseguir un estado de inmunización óptimo[4]. Se debe respetar la edad mínima de uso de la vacuna establecida en la ficha técnica de la vacuna.

En algunas ocasiones en que no se dispone del tiempo suficiente para completar la pauta recomendada pueden establecerse pautas de vacunación aceleradas con intervalos más cortos, pero suelen requerir de una dosis adicional para mantener una respuesta inmunitaria adecuada.

2.2.4 Primovacunación

Son las dosis iniciales de una vacuna que se necesitan para generar una respuesta inicial adecuada.

2.2.5 Dosis de recuerdo o refuerzo

Son las dosis adicionales que se requieren para mantener un nivel de protección adecuado a lo largo del tiempo.

2.2.6 Antígeno

Cualquier molécula capaz de ser reconocida por un anticuerpo o receptor de célula T. Los antígenos de las vacunas suelen ser bacterias o virus que a su vez pueden ser atenuados (vivos) o inactivados (muertos). Pueden ser enteros o una parte de ellos. Pueden ser:

T-dependientes

Requieren ayuda de los linfocitos T para inducir respuesta humoral en los linfocitos B. Inducen el fenómeno de la «memoria inmunológica». Producen una respuesta primaria (Ig M) y secundaria (Ig G).

T-independientes

No requieren ayuda de linfocitos T. Producen pocos anticuerpos Ig M[4].

2.2.7 Tipos de vacunas

Inactivadas. Son vacunas que contienen antígenos o partes antigénicas que no pueden replicarse y, por lo tanto, nunca podrán causar la enfermedad que previenen. Requieren múltiples dosis para conseguir una inmunidad duradera[2].

Atenuadas. Son vacunas que contienen el microorganismo vivo pero que ha sido atenuado, es decir, se ha eliminado la capacidad de producir daño. Para conseguir efecto inmune deben replicarse en el ser humano y simular el efecto de la infección natural.

2.2.8 Conservantes

Son sustancias que se añaden a las vacunas únicamente cuando existe riesgo de contaminación, para facilitar su conservación. Algunos de los más utilizados han sido: tiomersal (actualmente, no se utiliza), 2-fenoxietanol, formaldehído, fenol, cloruro de benzetonio y antibióticos.

El tiomersal es un compuesto mercurial inorgánico que contiene etilmercurio. Se ha estado utilizando con buenos datos de seguridad desde 1930, pero la controversia suscitada erróneamente con el mercurio y las vacunas hicieron que se dejara de utilizar, aunque nunca se ha demostrado que exista ningún problema de seguridad ni se ha establecido ninguna relación causal[2].

2.2.9 Estabilizantes

Productos que contribuyen a mantener la estabilidad térmica, humedad y pH de la vacuna. Los más utilizados son gelatina, lactosa y albúmina.

2.2.10 Adyuvantes

Sustancia que se añade a la vacuna para aumentar la inmunogenicidad de los antígenos vacunales. Nos permiten conseguir una respuesta inmunitaria adecuada utilizando una menor cantidad de antígeno y más purificados.

Actúan a partir de tres mecanismos: 1) Efecto sobre la liberación y presentación del antígeno; 2) Inducción de citoquinas inmunoreguladoras; 3) Efecto sobre las células presentadoras de antígenos[1].

1. Efecto de la liberación lenta por el que las sales minerales o emulsiones adyuvantes se asocian al antígeno, lo que contribuye a que desaparezcan más lentamente del punto de inyección y se liberen hacia el ganglio linfático eferente.
2. Los adyuvantes pueden estimular la producción de diferentes citosinas y quimiocinas que actúan sobre los linfocitos T para regular la respuesta inmune.

Existen diferentes tipos de adyuvantes, los más utilizados son: de sales minerales, emulsiones adyuvantes, sistemas adyuvantes.

- Sales minerales de aluminio:
  - Hidróxido de aluminio (Infanrix®, Infanrix-IPV+Hib®, Cervarix®).
  - Fosfato de aluminio (Prevenar®, Synflorix®).
  - Hidróxido y fosfato de aluminio (Twinrix®, Infanrix-hexa®).
  - Sulfato de hidrofosfato de aluminio (Gardasil®).
- Emulsiones: MF59 (Chiromas®, Focetria®).
- Sistemas adyuvantes:
  - AS03: compuesto de escualeno y DL alfa tocoferol (Pandemrix®).
  - AS04: compuesto de monofosforil lípido A (MPL) (Cervarix®).
  - $AS01_B$: extracto de *Quillaja saponaria* Molina, monofosforil lípido A (MPL) (Shingrix®).

2.2.11 Respuesta vacunal

La respuesta óptima a la vacuna depende de numerosos factores, como la naturaleza de la vacuna, la edad y el estado inmunitario del receptor.

En las recomendaciones respecto de la edad a la que se administran las vacunas influyen los riesgos de enfermedades y las complicaciones específicas para la edad, la capacidad de las personas de una determinada edad de responder a la vacuna y la posible interferencia con la respuesta inmunitaria a causa de la transferencia pasiva de anticuerpos maternales o la administración anterior de derivados de sangre que contengan anticuerpos[2].

La mayoría de las vacunas requieren más de una dosis en serie primaria para generar inmunidad y, en algunos casos, revacunaciones para mantener la inmunidad.

Una primera inyección de una vacuna inactivada o toxoide en un individuo sin exposición previa al antígeno produce una respuesta primaria de anticuerpos. Esta respuesta está dominada inicialmente por el anticuerpo IgM, seguido por el anticuerpo IgG. Es posible que se necesiten dos o más inyecciones para provocar tal respuesta en bebés pequeños. Esto, generalmente, se llama pauta primaria. Dependiendo de la potencia del producto y el intervalo de tiempo, las dosis de recuerdo conducirán a una respuesta acelerada dominada por IgG, lo que se llama respuesta secundaria[1].

Después de la primovacunación, los anticuerpos pueden persistir durante meses o años. Incluso si el nivel de anticuerpos detectables cae posteriormente, el sistema inmunitario ha sido estimulado y la persona puede estar protegida. Se utilizan dosis adicionales de refuerzo de la vacuna para mantener la inmunidad y proporcionar protección a más largo plazo.

En el caso de las vacunas atenuadas, una dosis es suficiente para conseguir una respuesta adecuada, pero hay personas que no son capaces de producir esa respuesta y se requiere administrar otra dosis; por eso, se ha establecido una segunda dosis en las vacunas frente a sarampión, rubéola, parotiditis o varicela. Esa segunda dosis constituye una dosis de rescate, para recuperar el pequeño porcentaje de personas no respondedoras.

2.2.12 Intervalos

En vacunología es importante conocer los diferentes intervalos de tiempo que se deben tener en cuenta porque se pueden producir interferencias en la respuesta adecuada que generan las vacunas: entre diferentes vacunas, entre vacuna y otros productos biológicos, así como los intervalos entre diferentes dosis de la misma vacuna[2].

2.2.13 Administración no simultánea de vacunas

En general, cuando administramos vacunas diferentes en distintas visitas debemos considerar mantener intervalos solo entre vacunas atenuadas.

No se requiere ningún intervalo entre vacunas inactivadas diferentes. Se pueden administrar con cualquier intervalo de tiempo[2].

Tampoco se requiere ningún intervalo entre una vacuna atenuada y una o varias inactivadas.

Solo es necesario mantener un intervalo de al menos 4 semanas entre vacunas atenuadas de administración parenteral (sarampión, rubéola, parotiditis, varicela). Las vacunas atenuadas de administración oral (polio oral, fiebre tifoidea, rotavirus) o intranasal (gripe atenuada) no requieren ningún intervalo entre ellas[5].

2.2.14 Intervalo entre dosis de la misma vacuna

Intervalos mínimos

El intervalo recomendado entre las diferentes dosis de una misma vacuna se establece en la pauta vacunal y es aquel considerado como óptimo para mantener una protección estable en todo momento.

El intervalo mínimo entre dosis de la misma vacuna es el tiempo que es necesario garantizar entre ellas para conseguir que la respuesta inmunitaria sea adecuada.

Una dosis que no haya respetado el intervalo mínimo establecido no se considerará válida. Sin embargo, ocasionalmente puede ser necesario realizar alguna excepción para no perder la oportunidad de la vacunación. Se puede considerar válida una dosis que se haya administrado hasta 4 días antes de la edad o intervalo mínimo con la dosis previa de la misma vacuna. No será válida la dosis con un intervalo mayor[2].

Intervalos máximos

Así mismo, debido a la memoria inmunológica, los intervalos más prolongados que los recomendados no hacen necesario reiniciar la pauta vacunal; se contabilizarán las dosis recibidas que hayan mantenido el intervalo mínimo y se continuará para completar la pauta[6].

El incremento del intervalo entre dosis de una misma vacuna en la pauta vacunal no disminuye la efectividad de la vacuna, pero acortar el intervalo mínimo establecido sí puede afectar a la respuesta inmunitaria. SIEMPRE DEBE RESPETARSE EL INTERVALO MÍNIMO ENTRE DOSIS[4].

Existe alguna excepción a tener en cuenta con algunas vacunas de uso en determinadas situaciones[2]:

- Vacuna antitifoidea oral atenuada (Ty21a). Si no se completan las 3 dosis en 10 días, se debe reiniciar la serie entera.
- Vacuna oral frente al cólera. Si han transcurrido más de 6 semanas entre dosis, debe reiniciarse la vacunación.
- Vacunación postexposición frente a la rabia. Un retraso en la administración de alguna dosis de la serie de vacunación no obliga a repetirla, pero en caso de desviaciones importantes deberá practicarse una serología específica a los 7-14 días de su finalización, para asegurar la efectividad de la inmunización[5].

Tabla 1

Intervalos mínimos entre dosis en población adulta a partir de 15 años (adaptada de[7])

Vacuna	Intervalo mínimo entre 1ª y 2ª dosis	Intervalo mínimo entre 2ª y 3ª dosis	Intervalo mínimo entre dosis recuerdo
Td	4 semanas	6 meses	1 año
VHB	4 semanas	8 semanas	
TV	4 semanas		
VPI	4 semanas	6 meses	
VHA			6 meses
VPH	4 semanas	3/5 meses*	
VVZ	4 semanas		
VNC		8 semanas con VNP 23	
VNP 23			5 años

*Según vacuna

Tabla 2

Edad mínima, máxima e intervalos mínimos entre dosis en población infantil (adaptada de[5])

Vacuna	Edad mínima	Edad máxima (según autorización)	Intervalo mínimo entre 1ª y 2ª dosis	Intervalo mínimo entre 2ª y 3ª dosis	Intervalo mínimo entre dosis recuerdo
DTPa-VPI-VHB-Hib	6 semanas	7 años	4-8 semanas(según marca)	6 meses	6 meses
DTPa-VPI	2-16 meses (según marca)	13 años	1 mes (Tetraxim®)	1 mes (Tetraxim®)	6 meses (Tetraxim®)
VPI	6 semanas		4 semanas	6 meses	
VHB	nacimiento		4 semanas	5 meses	
Hib	6 semanas		4 semanas		
VNC	6 semanas		4-8 semanas (según pauta)	4 semanas	5-7 meses (según pauta)
TV	12 meses		4 semanas		
Men C	2 meses		8 semanas		6 meses
VVZ	12 meses		4 semanas		
dTpa	4 años				Según recomendaciones oficiales
dTpa-VPI	3 años				Según recomendaciones oficiales
Men ACWY-TT	6 semanas/12 meses (según marca)				
Men ACWY-CRM	2 años				
Rotavirus	6 semanas	12-20 semanas (según marca)	4 semanas		
Men B 4cMenB	2 meses		4-8 semanas (según pauta)		2-12 meses (según pauta)
COVID-19	6 meses (según presentación)		Según presentación		Según recomendaciones oficiales
Gripe	6 meses		4 semanas		

2.2.15 Pautas aceleradas

Hace referencia a las pautas de vacunación que incluyen la administración de dosis en una serie de vacunas a intervalos más cortos de lo recomendado. Puede ser necesario recurrir a estas pautas cuando hay que actualizar el calendario de vacunación de una persona que no lo lleva al día y el riesgo de exposición es elevado, siendo necesario adquirir más rápidamente inmunidad protectora; es frecuente en viajeros a países de alta endemia que acuden con poco tiempo antes del viaje o por necesidades administrativas[2].

2.2.16 Interferencias entre vacunas y otros productos biológicos

Interferencia con inmunoglobulinas

Los anticuerpos adquiridos pueden interferir con la respuesta inmunitaria a determinadas vacunas. El resultado puede ser la ausencia de seroconversión o la disminución de la respuesta inmunitaria con concentraciones finales de anticuerpos más bajas. Sin embargo, los anticuerpos adquiridos por inmunidad pasiva no afectan la respuesta inmunitaria a todas las vacunas[2].

La respuesta inmunitaria a las vacunas inactivadas generalmente no se ve afectada por los productos que contienen anticuerpos. Las vacunas inactivadas se pueden administrar antes, después o al mismo tiempo que los productos de anticuerpos. Sin embargo, la presencia de anticuerpos circulantes contra el antígeno de una vacuna podría reducir o eliminar la respuesta inmunitaria a esa vacuna. La vacuna debe administrarse en un sitio distante de donde se inyectó la inmunoglobulina[2].

La respuesta inmunitaria a algunas vacunas vivas atenuadas puede verse afectada por la recepción de inmunoglobulina, según el tipo de vacuna, la cantidad de anticuerpos y el momento de la administración.

Para generar una respuesta inmunitaria adecuada, el virus vivo de la vacuna debe replicarse en el vacunado. El mecanismo probable por el cual la inmunoglobulina adquirida por inmunidad pasiva disminuye la respuesta inmunitaria es la neutralización del virus de la vacuna, que inhibe la replicación y genera una masa antigénica insuficiente.

Para evitar esto, se deben administrar al mismo tiempo que la inmunoglobulina, o bien estar separados por el tiempo suficiente para evitar que el anticuerpo interfiera con la replicación viral. Si estas vacunas vivas se administran primero, es necesario esperar al menos 2 semanas antes de administrar el anticuerpo. Si el intervalo entre la vacuna y el anticuerpo es inferior a 2 semanas, se debe repetir la dosis de la vacuna. Si el anticuerpo se administra primero, es necesario esperar hasta que el nivel de anticuerpos haya disminuido antes de administrar la vacuna. Esto reducirá la posibilidad de interferencia[8].

Algunas vacunas vivas atenuadas no requieren ningún intervalo tras la administración de inmunoglobulinas porque es muy poco probable que haya presencia

Tabla 3

Si primero administro	Y después administro	Intervalo a respetar
IG	Vacuna inactivada	Ninguno
Vacuna inactivada	IG	Ninguno
IG	Vacuna atenuada (Triple Vírica, Varicela, Tetravírica)	3-11- meses según IG*
Vacuna atenuada (Triple Vírica, Varicela, Tetravírica)	IG	2 semanas

* Ejemplo: 3 meses para IG antitetánica, 5 meses para vacuna varicela con IG inespecífica o IGVZ.

de anticuerpos específicos frente a ellas: BCG, gripe intranasal, fiebre amarilla, fiebre tifoidea oral, polio oral y rotavirus.

En el caso de administración de Ig antiD, se recomienda esperar 3 meses para la administración de vacunas atenuadas como la triple vírica y varicela. La recomendación de retrasar se basa únicamente en el principio de precaución. Se ha demostrado que el bajo contenido de IgG inespecífica del producto no reduce la respuesta a la vacuna de la rubéola[2].

Existe un producto para prevenir la infección por virus respiratorio sincitial en lactantes y niños pequeños que contiene anticuerpos monoclonales de ratón humanizado (palivizumab), que son exclusivos frente al citado virus y, por lo tanto, no interfieren en la respuesta inmunitaria a las vacunas de microorganismos vivos ni con las vacunas inactivadas.

2.2.17 Interferencia con otros medicamentos

Interferencia con antibióticos

No hay interferencia con las vacunas que contienen fracciones o microorganismos inactivados y aquí se incluyen todas las que se utilizan por vía parenteral.

Los antibióticos pueden interferir con vacunas bacterianas atenuadas como la vacuna oral antitifoidea, por lo que no debe vacunarse mientras el paciente esté en tratamiento antibiótico[5].

Interferencia con fármacos con efecto inmunosupresor

Los tratamientos farmacológicos que indiquen una inmunidad severa contraindican la administración de vacunas atenuadas por el riesgo de producir efectos adversos graves.

Las vacunas inactivadas no presentan contraindicación y pueden ver afectada su respuesta por lo que, si es posible, se recomienda que sean administradas antes del tratamiento o en los momentos en que la inmunosupresión sea menor[8].

Interferencia de vacuna triple vírica y varicela con Mantoux

No se produce interferencia en la respuesta a la vacunación, sino en la lectura del Mantoux. La prueba de la tuberculina (Mantoux) se debe realizar antes o simultáneamente a la administración de estas vacunas, ya que pueden producir una disminución temporal de la sensibilidad a la tuberculina. Si la prueba del Mantoux es posterior, debe esperarse al menos 6 semanas para evitar falsos negativos[4].

2.2.18 Administración simultánea de varias vacunas

Hace referencia a la administración de varias vacunas en una misma visita, en diferentes puntos anatómicos y en diferentes jeringas[5].

Durante la etapa infantil, la administración simultánea de las vacunas recomendadas en el calendario sistemático mejora las probabilidades de inmunización.

Todas las vacunas que contengan antígenos diferentes pueden administrarse simultáneamente a un mismo sujeto en una misma visita, pero en diferentes lugares anatómicos. Si debe administrarse más de una inyección en una sola extremidad, la distancia entre los pinchazos debe ser, al menos, de 2,5 cm, para minimizar la posibilidad de reacciones locales superpuestas[4].

La administración simultánea de vacunas asociadas con reacciones locales o sistémicas frecuentes puede acentuar esas reacciones, pero no se ha observado aumento de la gravedad ni de la incidencia de reacciones adversas después de la administración simultánea de la mayoría de las vacunas de administración sistemática.

La vacunación simultánea es una estrategia apropiada en poblaciones con problemas de adherencia al programa de vacunaciones, cuando se espera la exposición inminente a distintas enfermedades prevenibles por vacunación o cuando se va a realizar un viaje con poca antelación.

No deben mezclarse vacunas distintas en la misma jeringa, a menos que esté aprobado específicamente en la ficha técnica de las vacunas.

2.2.19 Realización de marcadores postvacunales

De manera general y sistemática, no se recomienda la realización de marcadores serológicos postvacunales para valorar inmunidad.

Cuando una vacuna dispone de autorización para su comercialización, ha tenido que superar diferentes fases de ensayos clínicos que nos permiten conocer su eficacia, efectividad y reactogenicidad. Posteriormente, se siguen realizando ensayos clínicos postcomercialización para seguir evaluando la eficacia a largo plazo, por ello no es necesario realizar marcadores postvacunales de manera sistemática.

Esto es lo que ocurre durante el desarrollo del Calendario Vacunal Infantil.

Pueden existir algunas situaciones en las que se puede recomendar chequear la situación de inmunidad[4]:

- En niños que proceden de otros países y que no disponen de documentación vacunal o esta no es fiable, se puede valorar su situación inmunitaria mediante pruebas serológicas que sean asequibles (determinación de IgG) de algunas de las enfermedades inmunoprevenibles (sarampión, rubéola, parotiditis, varicela, tétanos).
- Para valorar protección mediante vacunación en el caso de la hepatitis B se medirá el antiHBs, considerando positivo, valores > 10 mUI/mL.
- En el caso del tétanos, se consideran niveles protectores > 0,1 UI/mL.
- En personas con una reacción adversa local muy importante frente a la vacuna antitetánica y en la que se sospecha que pueda haber recibido un número excesivo de dosis vacunales, antes de indicar una nueva dosis de vacuna se puede plantear evaluar el nivel de anticuerpos circulantes frente a la toxina tetánica.

- En personas con riesgo elevado de exposición al virus de la hepatitis B es recomendable conocer si son respondedores o no a la vacuna. Se realizarán marcadores postvacunales (antiHBs) de 1 a 3 meses tras la última dosis. Si la respuesta es inferior a 10 mUI/mL, se administrará otra serie completa de vacuna (3 dosis) y se realizarán nuevamente los marcadores pasados 1 a 3 meses de la última dosis. Si se mantiene la no respuesta no se indicarán más dosis de vacuna y se le considerará como no respondedor. Se le informará de esta situación y, si es posible, se establecerán las medidas de prevención oportunas en cada caso[4].

  Algunas de las situaciones para realizar marcadores postvacunales son:

- En parejas sexuales de un portador crónico de hepatitis B es importante conocer si es un respondedor a la vacuna, ya que en el caso de que no responda a la vacunación se deberán recomendar otras medidas de prevención.
- En personal sanitario expuesto se debe conocer si es respondedor a la vacuna frente a la hepatitis B.
- En hemodializados u otras situaciones de inmunodepresión en que la respuesta puede estar disminuida y se requiere conocer su respuesta a la vacuna.

2.2.20 Revacunación fuera de pauta habitual

- No siempre más dosis de vacuna resulta un mayor estímulo de la inmunidad, existiendo estímulos nulos (sin efecto) e incluso paradójico (menor efecto). Es frecuente que personas que tras haber respondido inicialmente a la vacunación, en el transcurso del tiempo pierdan los anticuerpos. Como norma general, en personas inmunocompetentes, las vacunas generan memoria inmunológica residente en linfocitos B, de tal manera que persiste protección frente a una infección clínica incluso en ausencia o disminución de anticuerpos[10].
- Es frecuente que personas que respondieron inicialmente a una serie completa de vacuna antihepatitis B sean sometidos a repetidas revacunaciones por ausencia o disminución de anticuerpos antiHBs (< 10 mIU/ml). En individuos sanos no inmunodeprimidos, en esta situación no será preciso administrar ninguna dosis de recuerdo de vacuna antihepatitis B.

2.2.21 Intercambiabilidad de productos comerciales diferentes de la misma vacuna

- Algunas vacunas que ofrecen protección contra las mismas enfermedades están disponibles por diferentes fabricantes. Los fabricantes pueden utilizar diferentes procesos de producción y sus productos pueden contener diferentes concentraciones de antígeno por dosis o un adyuvante diferente.
- Es importante revisar siempre la ficha técnica del producto para asegurarse de la composición y conocer las recomendaciones oficiales para saber si es posible intercambiar en la misma pauta, vacunas frente a las mismas enfermedades de diferentes fabricantes.
- Cuando no puede usarse la misma vacuna para completar la serie de vacunación, se considera que vacunas similares producidas por diferentes fabricantes, o por el mismo fabricante, pero en diferentes países, son aceptables para completar un esquema de vacunación, siempre y cuando las vacunas se administren de acuerdo a la ficha técnica aprobada para la vacuna.
- Para considerar que son productos similares se debe comprobar que incluyen los mismos antígenos vacunales y el mismo número de dosis en la pauta de vacunación. Por ejemplo, las vacunas combinadas frente a hepatitis A y B no deben intercambiarse en la misma pauta con las vacunas monovalentes frente a hepatitis A y hepatitis B[8].
- Los datos disponibles indican que son intercambiables todas las marcas de vacunas monovalentes frente a hepatitis A, hepatitis B, meningococo C y vacunas que combinan varios antígenos iguales: hexavalentes (DTPa-VPI-VHB-Hib), pentavalentes (DTPa-VPI-Hib), dTpa, trivalentes víricas sarampión-rubéola-parotiditis o tetravalentes frente a sarampión-rubéola-parotiditis-varicela.

2.3 Contraindicaciones y precauciones de las vacunas

Una contraindicación es una condición en la persona que aumenta considerablemente las posibilidades de una reacción adversa grave.

Hay muy pocas contraindicaciones a las vacunas[9].

2.3.1 Contraindicaciones permanentes

- Reacción alérgica grave (anafiláctica) a algún componente de la vacuna o a una dosis previa.
- Encefalopatía no originada por otra causa identificable producida en los 7 días siguientes a una vacunación contra la tos ferina.

2.3.2 Contraindicaciones específicas

- Vacunas vivas atenuadas durante el embarazo.
- Vacunas vivas atenuadas en el caso de inmunosupresión grave.

2.3.3 Precauciones

Condición de una persona que puede aumentar la posibilidad o la intensidad de una reacción adversa o bien alterar la capacidad de la vacuna de producir inmunogenicidad:

- Enfermedad aguda moderada o grave, que cursa con fiebre > 38 °C.
- Administración de hemoderivados que contengan anticuerpos.

2.3.4 Falsas contraindicaciones para la vacunación

- Enfermedad leve con o sin febrícula.
- Tratamiento antibiótico: no disminuye la respuesta vacunal excepto en el caso de la vacuna tifoidea por vía oral.
- Prematuridad.
- Lactancia materna.

2.3.5 Reacciones adversas a las vacunas

Son efectos secundarios causados por la vacuna y se describen en la ficha técnica de la misma. Generalmente, son leves y autolimitados, siendo los más comunes de tipo local: dolor en el punto de inyección, enrojecimiento, inflamación o de tipo sistémico leve: cefalea, mialgia, pérdida de apetito[2].

2.4 Conclusiones (visión personal de la temática del capítulo)

Es fundamental conocer los aspectos básicos relacionados con las vacunas. Todo ello nos permite desarrollar con seguridad los programas de vacunación, así como hacer valoraciones adecuadas del estado inmunitario de la población y adaptar su historial vacunal a las recomendaciones vigentes.

Los conceptos clave en vacunología son de aplicación a la mayoría de las situaciones vacunales que debemos resolver como profesionales, por lo que dominarlos nos ayudará en nuestro día a día.

La enfermera que desarrolle acciones de vacunación debe dominarlos y tener claro que la vacunación no caduca y no es necesario reiniciar una pauta vacunal si se han respetado los intervalos mínimos. Dosis puesta, dosis que cuenta. Contabilizamos dosis.

Siempre hay que respetar los intervalos mínimos entre dosis de la misma vacuna o entre vacunas atenuadas.

La única contraindicación común para todas las vacunas es la anafilaxia a dosis previa o componente de la vacuna. Con vacunas atenuadas, además, se incluye embarazo o inmunodepresión.

Podemos adaptar la pauta de vacunación considerando los intervalos mínimos y administrando todas las vacunas posibles en la misma visita para conseguir el mejor estado inmunitario en poblaciones con problemas de adherencia.

Bibliografía

1. Plotkin's Vaccines. Seventh Edition 2018. Stanley A. Plotkin, Walter A. Orenstein
2. The Pink Book: Course Textbook - 14th Edition (2021). Disponible en https://www.cdc.gov/vaccines/pubs/pinkbook/index.html. (Consultado 2 mayo 2022).
3. Neil S. Lipman, Lynn R. Jackson, Laura J. Trudel, Frances Weis-Garcia, Monoclonal Versus Polyclonal Antibodies: Distinguishing Characteristics, Applications, and Information Resources, ILAR Journal, Volume 46, Issue 3, 2005, Pages 258–268, https://doi.org/10.1093/ilar.46.3.258

4. Manual de Vacunaciones de Euskadi. Disponible en https://www.euskadi.eus/informacion/manual-de-vacunaciones/web01-a2gaixo/es/. (Consultado 2 mayo 2022)

5. MANUAL DE VACUNAS EN LÍNEA DE LA AEP. Disponible en https://vacunasaep.org/documentos/manual/manual-de-vacunas. (Consultado 2 mayo 2022)

6. Immunity and how vaccines work: the green book, chapter 1. Published by The Stationery Office. Department of Health. UK. 2021. Disponible https://www.gov.uk/government/publications/immunity-and-how-vaccines-work-the-green-book-chapter-1. (Consultado 2 mayo 2022)

7. Ponencia de Programa y Registro de Vacunaciones. Calendario acelerado de vacunaciones. Comisión de Salud Pública del Consejo Interterritorial del Sistema Nacional de Salud. Ministerio de Sanidad, Consumo y Bienestar Social, julio 2019.

8. https://www.canada.ca/en/public-health/services/publications/healthy-living/canadian-immunization-guide-part-1-key-immunization-information/page-7-principles-vaccine-interchangeability.html. (Consultado 2 mayo 2022)

9. https://solidarites-sante.gouv.fr/IMG/pdf/calendrier_vaccinal_2022_mis_a_jour_juin_2022_v2.pdf. (Consultado 2 mayo 2022)

10. General Recommendations on Immunization: Recommendations of the Advisory Committee on Immunization Practices (ACIP). January 28, 2011 / 60(RR02);1-60. (Consultado 2 mayo 2022)

CAPÍTULO 3

¿CÓMO FUNCIONAN LAS VACUNAS? RESPUESTA INMUNITARIA A LAS VACUNAS. ADYUVANTES

Inmaculada Sáez López, José Antonio Forcada Segarra

VÍDEO DE PRESENTACIÓN DE LOS AUTORES:
¿CÓMO FUNCIONAN LAS VACUNAS? RESPUESTA INMUNITARIA A LAS VACUNAS. ADYUVANTES

CAPÍTULO 3

¿CÓMO FUNCIONAN LAS VACUNAS? RESPUESTA INMUNITARIA A LAS VACUNAS. ADYUVANTES

Inmaculada Sáez López, José Antonio Forcada Segarra

3.1 Introducción

La palabra inmunidad procede de la palabra latina *inmunitas* y hasta que, a finales del siglo XIX, Louis Pasteur no le diera otra acepción, inmune solo se refería a la excepción de servicios públicos (pagos de impuestos, servicio militar) o de castigos.

El origen de inmunidad en lo que a vacunas se refiere es el verbo latino *inmunire*, es decir, «instalar algo en el interior para protección».

Los mecanismos de defensa, el sistema inmune, son aquellos que nos protegen frente a la entrada de elementos extraños (antígenos) que nos rodean. Los antígenos son sustancias (por lo general, proteínas) que se encuentran en la superficie de las células, los virus, los hongos o las bacterias o en sustancias como las toxinas, químicos o drogas. Este complejo sistema se activa impidiendo desde su entrada en las barreras naturales de nuestro cuerpo hasta su crecimiento y proliferación, una vez que han conseguido superar dichas barreras.

Las vacunas, en esencia, son productos que se inoculan en el cuerpo para que, estimulando al sistema inmunitario, se activen los mecanismos de defensa (protección) que el propio cuerpo genera contra el patógeno causante de la enfermedad frente a la que se vacuna.

El objetivo de la vacunación es provocar una respuesta inmunitaria específica lo más parecida a la producida por la infección natural, pero sin las consecuencias de enfermedad para el individuo y transmisibilidad a la comunidad.

3.2 Conceptos básicos de inmunología necesarios para comprender el funcionamiento de las vacunas

- INMUNIDAD: estado de resistencia, natural o adquirida, que poseen ciertos organismos, individuos o especies frente a determinadas acciones patógenas de un agente infeccioso o tóxico. Respuesta específica de un organismo a la acción de los antígenos.
- INMUNOLOGÍA: parte de la medicina que estudia los mecanismos fisiológicos de respuesta del organismo frente a la presencia de microorganismos, toxinas o antígenos.
- INMUNOGENICIDAD: capacidad de generar el tipo apropiado de respuesta inmunitaria (humoral, celular o ambas), en el lugar adecuado (torrente sanguíneo, mucosas) y frente al antígeno adecuado (antígenos inmunizantes) con una inmunidad protectora de larga duración.
- SISTEMA INMUNE: es un conjunto complejo de elementos y procesos biológicos en el interior de un organismo que le permite mantener el equilibrio interno frente a agresiones externas, ya sean de naturaleza biológica (agentes patógenos) o físicoquímicas (como contaminantes o radiaciones) e internas (por ejemplo, células cancerosas). Reconoce lo dañino y reacciona frente a ello (ya sea una agresión externa o interna) manteniendo a su vez el control de la correcta generación y desarrollo celular del organismo.

3.3 Mecanismos de acción en las respuestas inmunitarias

Las tres fases principales para que se produzca una respuesta del sistema inmunitario son el reconocimiento del patógeno, los mecanismos de reacción para eliminarlo y la inducción de memoria inmunológica[1].

Hay dos mecanismos de reacción que trabajan de forma independiente pero coordinadas entre sí:

Inmunidad innata, inespecífica o congénita: es característica de una especie raza o individuo. Es hereditaria y quien es inmune es porque no posee los receptores específicos para que los agentes infecciosos específicos puedan entrar. Este mecanismo inmunitario no aumenta con las exposiciones repetidas, es decir, no crea memoria inmunológica. Interviene rápidamente durante la fase aguda de la infección y mantiene la supervivencia de la persona infectada mientras se ponen en marcha los mecanismos específicos de defensa.

Inmunidad adquirida, adaptativa o específica: no es completamente eficaz al nacer pues se adquiere tras la exposición al patógeno y aumenta a medida que se repiten dichas exposiciones, es decir, genera memoria inmunológica[2].

Figura 1

Mecanismos de defensa frente al contacto de un patógeno

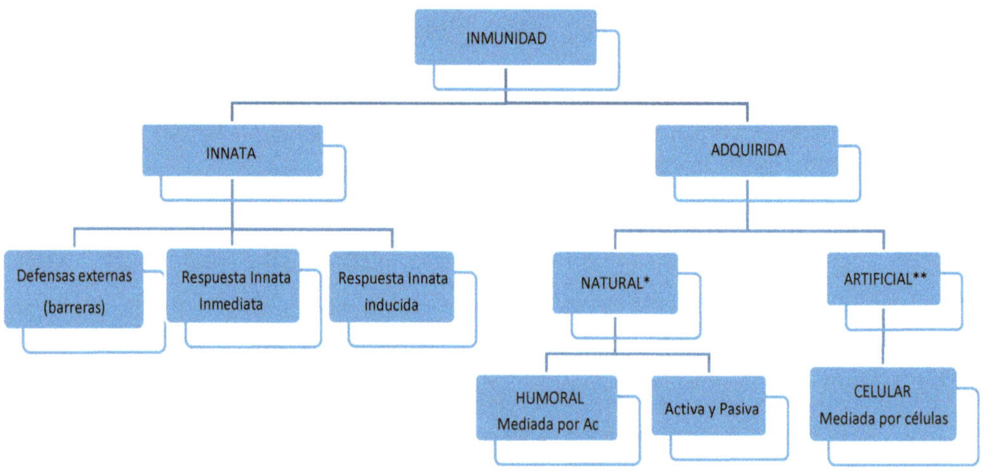

Fuente: autoría propia

*INMUNIDAD ADQUIRIDA NATURAL: activa: la crea el propio organismo a medida que se conocen los patógenos. Pasiva: como los Ac de la madre a través de la placenta o del calostro

**INMUNIDAD ADQUIRIDA ARTIFICIAL: activa: vacunas. Pasiva: inmunoglobulinas, sueros

3.3.1 Respuesta inmune innata. Células, compuestos y mecanismos de acción

Es la primera barrera en la defensa del organismo. Los componentes de la respuesta innata se pueden activar en minutos u horas después de iniciada la infección.

Está compuesta por la combinación de barreras físicas (piel y mucosas), una serie de células especializadas que circulan por la sangre y el sistema linfático y moléculas no celulares como son el complemento, las citocinas y las lisozimas[3].

Figura 2

Células que intervienen en la respuesta innata

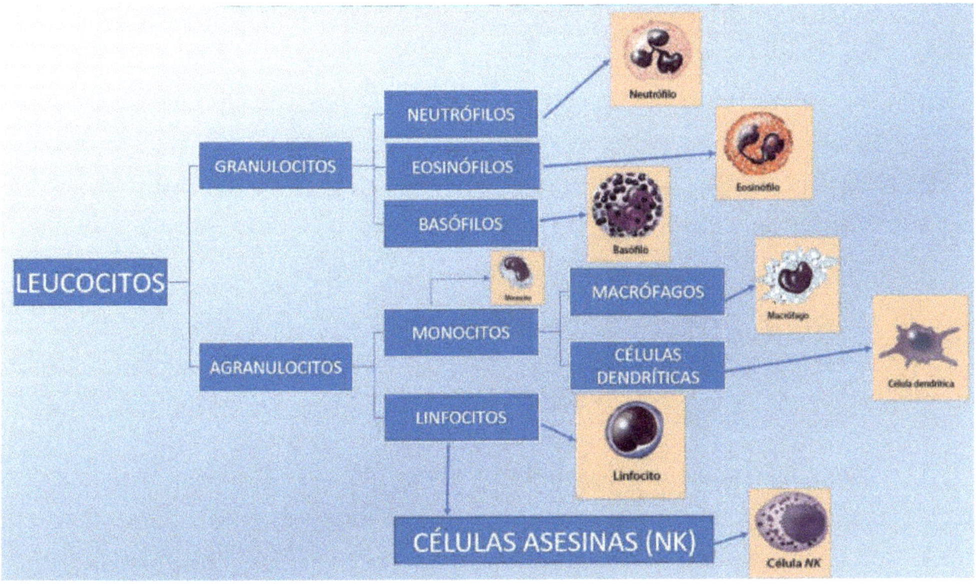

Fuente: autoría propia

La primera línea de defensa la constituyen la piel y las mucosas, siendo importante que se mantengan intactas. En ellas, mecanismos tales como las lisozimas de las lágrimas, el pH de la mucosa del estómago, los cilios de la mucosa del tracto respiratorio o la flora microbiana natural de la piel, mucosa intestinal y mucosa vaginal, impiden la entrada de microorganismos en el cuerpo.

Los leucocitos

- **Monocitos:** células de larga vida que circulan por la sangre y acuden a los tejidos donde evolucionan a macrófagos.
- **Macrófagos:** también de larga vida cuya función principal es la eliminación del agente extraño y el llamamiento de neutrófilos a través de citocinas proinflamatorias.
- **Neutrófilos:** son células de vida corta circulantes en el torrente sanguíneo esperando su selección en el lugar de la infección.

Todos ellos son células capaces de fagocitar y digerir los patógenos que invaden el organismo muriendo alguna de ellas en el proceso (neutrófilos).

- **Las células dendríticas** (CD) que tienen numerosas ramificaciones de su citoplasma donde existen receptores capaces de atrapar el antígeno por lo que son las principales células presentadoras de antígenos (CPA) ante los linfocitos T vírgenes (*naïve* en inglés) junto a los macrófagos y los linfocitos B. Relacionan la respuesta innata con la respuesta adaptativa ya que estas células T *naïve* solo pueden ser activadas si la proteína antigénica es procesada y presentada por estas células.
- **Las células NK** (células asesinas, *Natural Killer* en inglés). Los anticuerpos unidos a los receptores de estas células hacen que se puedan unir a las células portadoras de antígenos y produzcan su lisis a través de citotoxinas.

El sistema del complemento está formado por más de 30 proteínas séricas que actúan mediante reacciones en cascada y su activación provoca el reclutamiento de los fagocitos en el punto de infección, la opsonización de los patógenos para inducir su fagocitosis, la eliminación de los complejos antígeno-anticuerpo y la lisis de las células recubiertas de anticuerpos[2].

La activación del complemento puede ser a través de 2 vías, la vía clásica a través de los anticuerpos y la vía alternativa, que es la que se desencadena inmediatamente de forma inespecífica cuando es la primera vez que el cuerpo se enfrenta a un agente patógeno.

Las citocinas son proteínas de bajo peso molecular esenciales para la comunicación intercelular. Dentro del sistema inmune natural, los macrófagos son las células más productoras de citocinas, mientras que en el sistema específico lo son las células T colaboradoras (Th *helper* en inglés). Las citocinas «controlan» el sistema inmune de varias maneras: regulando (activando o inhibiendo) la activación, proliferación y diferenciación de varios tipos de células o regulando la secreción de anticuerpos y de otras citocinas, así como la estimulación de la hematopoyesis.

Son las responsables del «llamamiento celular», es decir, son las encargadas entre otras funciones de activar y guiar a los fagocitos hasta la zona afectada iniciándose así el proceso inflamatorio de defensa.

Las lisozimas: Sirven como opsoninas innatas uniéndose a la superficie bacteriana, reduciendo la carga negativa y facilitando la fagocitosis de las bacterias. En otras palabras, las lisozimas hacen que las células fagocíticas puedan absorber más fácilmente a la bacteria. Se encuentran en altas concentraciones en diferentes fluidos y tejidos como el hígado y el cartílago, la saliva, las mucosidades y las lágrimas. Son expresadas por las células hematopoyéticas y se encuentra también en los granulocitos, monocitos y macrófagos, así como en otras células precursoras de la médula ósea.

Los mecanismos de acción de la respuesta inmune innata son: la activación del complemento, el proceso de fagocitosis y la generación de una respuesta inflamatoria.

3.3.2 Respuesta inmune adaptativa. Células, compuestos y mecanismos de acción

La respuesta inmune adaptativa precisa días o semanas para su completo desarrollo. Su diferencia con la respuesta innata es que es específica frente al antígeno y a través de ella se genera la memoria inmunológica, característica fundamental para el éxito de la vacunación.

Las células que intervienen en la respuesta adaptativa son 2 tipos de linfocitos: los linfocitos B (células B) y los linfocitos T (células T). Intervienen también moléculas o factores humorales como los anticuerpos y las citocinas.

Linfocitos B: son dependientes de la médula ósea. Una vez estimulados, se replican y diferencian y producen y secretan varios tipos de anticuerpos, siendo los responsables de la respuesta inmune adaptativa humoral.

Linfocitos T: Son dependientes del timo. Son responsables de la respuesta inmunitaria adaptativa celular secretando un gran número de citocinas diferenciándose en células especializadas:

- Linfocitos T citotóxicos (Tc), que expresan la molécula $CD8^{+}$ en su superficie. Su función es la lisis de las células que presentan péptidos extraños al organismo.
- Linfocitos T colaboradores (Th por sus siglas en inglés *helper*) que expresan la molécula CD4. Su función es facilitar la función de los linfocitos Tc, los linfocitos B y los fagocitos. Los linfocitos Th1 desencadenan la proliferación y diferenciación de las células B y los linfocitos Th2 la de los linfocitos Tc.

Anticuerpos (inmunoglobulinas): son cadenas proteicas y se encuentran circulando en los espacios extracelulares o formando parte de la membrana de los linfocitos B. Se unen a sus antígenos específicos anulando su carácter patógeno, siendo además los receptores en las células B para el antígeno expuesto por las células presentadoras de antígeno. Su función es la neutralización de los agentes patógenos o de sus toxinas en el espacio extracelular y la activación del complemento por la vía clásica. Las inmunoglobulinas conocidas son:

- IgG: Interviene en la inmunidad adaptativa: Tiene capacidad neutralizante, de fijar el complemento, precipitante y aglutinante e interviene en los mecanismos de citotoxicidad. Tiene capacidad de atravesar la placenta, por lo que es la principal protección del feto y del recién nacido.
- IgM: es la respuesta que se detecta antes en la inmunidad innata. Es fijadora del complemento, es opsonizante y aglutinante. No atraviesa la placenta.
- IgA: es la producida por las células plasmáticas del tejido linfoide del tubo digestivo. También son importantes en la defensa en los sistemas genitourinario, lagrimal y salival. Su principal función es la neutralizante antiviral impidiendo la penetración del virus en las células. No atraviesa la placenta.
- IgD: parece que intervienen en el proceso de maduración de los linfocitos y sería uno de los receptores de membrana que más rápidamente adquiere la célula pre-B en la transformación a célula B.
- IgE: es la principal inmunoglobulina asociada a las reacciones alérgicas, ya que su interacción con el antígeno libera histamina y otras sustancias que modifican los capilares y provocan las manifestaciones clínicas de reacción alérgica[4].

Dependiendo del tipo de antígeno al que se enfrenta, la eliminación o neutralización del agente extraño corre a cargo de diferentes respuestas inmunes:

Bacterias extracelulares y toxinas: respuesta humoral con la producción de anticuerpos por las células B y respuesta celular con células Th que secretan citocinas para desencadenar los mecanismos de la inflamación, reclutamiento de neutrófilos y activación de la fagocitosis.

Bacterias intracelulares: respuesta celular Th1 que secretan citocinas activando los macrófagos.

Virus: En su fase extracelular hay doble respuesta humoral y celular de Th. En su fase intracelular la respuesta es a partir de Th1 creando linfocitos citotóxicos (Tc $CD8^+$) y activando los macrófagos.

3.4 Respuesta inmunitaria ante las vacunas

La respuesta inmunitaria que se inicia ante una vacuna es una respuesta primaria, es decir, de igual manera que ante un agente infeccioso que contacta por primera vez con el organismo y ha conseguido rebasar las barreras físico-químicas de la respuesta inmune innata en piel y mucosas.

El primer mecanismo de defensa va a ser la activación y fijación del complemento por la vía alternativa interaccionando directamente con la membrana del microorganismo. Al activarse el complemento se produce una cascada de reacciones enzimáticas que producen la opsonización y la lisis del agente patógeno y el reclutamiento de células inflamatorias.

Las células del sistema innato, tales como los monocitos, macrófagos y células dendríticas que están próximas al lugar de la infección reconocen determinadas moléculas comunes a ciertos grupos de células patógenas no presentes en las células del propio cuerpo, iniciando la fagocitosis. Simultáneamente, estas células fagocíticas producen citocinas y, a través de estas, desencadenan el llamamiento celular concentrando en la zona nuevas células y moléculas.

Una vez el agente dentro de las células fagocíticas, estas lo destruyen fragmentándolo en moléculas de menor tamaño que pueden expulsar al exterior como material digerido o pueden viajar hasta los ganglios linfáticos para presentarlo a células más especializadas.

Para que las CPA presenten el antígeno a los linfocitos necesitan hacerlo uniéndolo a moléculas especiales llamadas del complejo mayor de histocompatibilidad de clase II (CMH) presentes exclusivamente en las CPA.

Una vez unido al CMH, la célula los traslada a su superficie y ahí son reconocidos por los linfocitos Th CD4$^+$, así llamados porque presentan en su membrana la molécula CD4. La unión de ambos provocará la activación del linfocito que iniciará la liberación de citocinas que a su vez activarán la proliferación y diferenciación de los linfocitos T y B vírgenes, a los linfocitos T CD8$^+$ o linfocitos citotóxicos (Tc) que actúan frente a patógenos intracelulares, y a los linfocitos B que evolucionan a células plasmáticas productoras de anticuerpos específicos, que en esta respuesta primaria son tipo IgM. Estos anticuerpos permanecerán en el torrente sanguíneo hasta varias semanas tras su aparición.

De manera simultánea, se diferencian las células B de memoria, las células Th de memoria y las células T killer de memoria. Estas células son las se activarán como respuesta secundaria en exposiciones posteriores frente al antígeno y lo harán de una forma más temprana que en el primer contacto con el mismo, siendo las piezas clave en la memoria inmunológica.

Figura 3

Funcionamiento de la respuesta inmunitaria frente a una vacuna

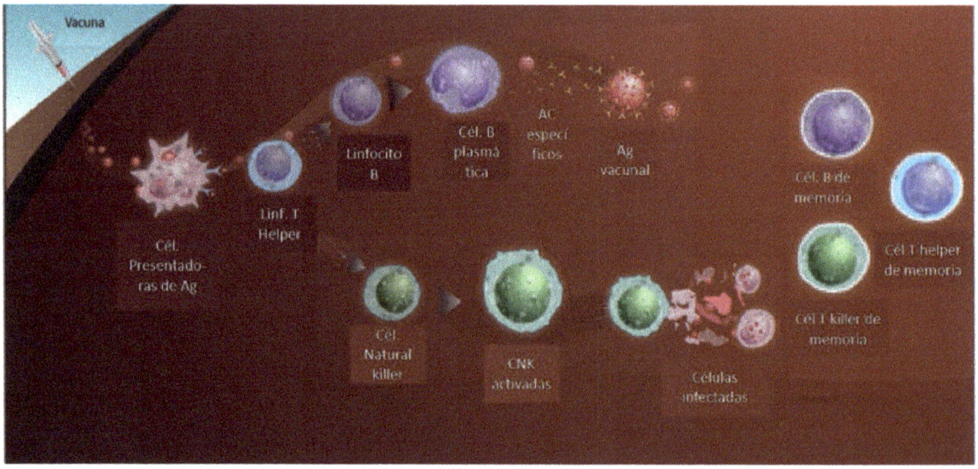

Fuente: autoría propia

3.5 Memoria inmunológica

La memoria inmunológica «es la capacidad que tiene el sistema inmune de activarse rápidamente después de un segundo encuentro con un microbio, o sea, al infectarse por segunda vez y posteriores. El sistema inmune tiene la capacidad de recordar una infección previa y puede responder de una manera más rápida, más intensa y de mayor duración».

Cuando se produce un contacto posterior frente al mismo patógeno, las células T y B de memoria que permanecen en el torrente sanguíneo y en los órganos linfoides secundarios reconocerán el antígeno rápidamente, sin precisar la activación de la respuesta innata y se reproducirán y multiplicarán en células T citotóxicas y células B productoras de anticuerpos específicos del tipo IgG contra el patógeno y en nuevas células de memoria. Este tipo de anticuerpos puede persistir en sangre varios años, incluso de por vida, como por ejemplo los del sarampión, viruela o varicela.

En la respuesta secundaria, el complemento de la inmunidad innata puede ser activado por los anticuerpos específicos (vía clásica de activación del complemento).

La capacidad de recuerdo de las células T y B de memoria es la base para inmunizar frente a determinadas infecciones sin pasar la enfermedad a través de las vacunas. El producto inmunógeno que se inocula en la vacuna debe estimular como respuesta primaria, a la respuesta innata y a la respuesta adaptativa.

Figura 4

Funcionamiento de la respuesta inmunitaria tras la vacunación, con la llegada del verdadero patógeno

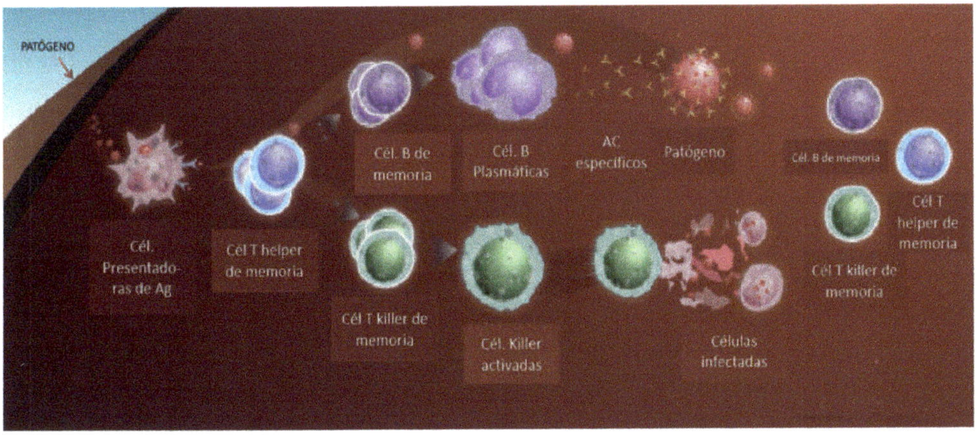

Fuente: autoría propia

3.6 Adyuvantes

En inmunología, un adyuvante es una sustancia que aumenta o modula la respuesta inmunitaria a una vacuna. La palabra «adyuvante» procede del latín *adiuvare*, que significa ayudar o auxiliar. «Un adyuvante inmunológico se define como cualquier sustancia que actúa para acelerar, prolongar o mejorar las respuestas inmunitarias ante antígenos específicos».

Al principio, las vacunas estaban formadas por microorganismos vivos atenuados o muertos, y esto traía como consecuencia que con cierta frecuencia se desarrollara la enfermedad en vez de la protección, debido a una reversión de la virulencia, fundamentalmente en personas inmunodeprimidas. Esto propició que surgiera una nueva generación de vacunas basadas en antígenos purificados, sintéticos o recombinantes, los cuales son más específicos pero menos inmunogénicos, por lo que necesitan de componentes, denominados «adyuvantes», que incrementan la potencia, la calidad y la duración (memoria) de la respuesta inmune.

Los adyuvantes también contribuyen a lograr una respuesta inmune efectiva en edades muy tempranas, cuando el sistema inmune aún no está suficientemente maduro y es necesario vacunar contra enfermedades que afectan en esas edades, así como también pueden mejorar el efecto protector de las vacunas en personas inmunodeprimidas y en edades avanzadas.

Los adyuvantes se utilizan para aumentar los efectos de una vacuna, estimulando el sistema inmunitario para que responda mejor a la vacuna, proporcionando así una mayor inmunidad a una enfermedad concreta.

La presencia de un adyuvante junto con la vacuna aumenta en gran medida la respuesta inmunitaria innata al antígeno al aumentar las actividades de las células dendríticas, los linfocitos y los macrófagos imitando una infección natural.

La utilización de adyuvantes en vacunas no está exenta de polémicas, bajo un marco teórico, el adyuvante ideal no debe ser tóxico, debe estimular la respuesta inmunitaria tanto celular como humoral, debe promover la respuesta inmunológica a largo plazo, lo que denominamos memoria inmunológica, no debe inducir autoinmunidad, no debe ser mutagénico, carcinogénico o teratogénico, no debe ser pirógeno y debe ser estable en condiciones de temperatura, pH y tiempo.

3.6.1 Breve historia de los adyuvantes

La utilización del término adyuvante se debe a Ramon Gaston, quien en 1925 observa que la respuesta inmunológica a las antitoxinas puede ser incrementada añadiendo sustancias como agar, lectinas, tapioca, etcétera.

Posteriormente, Glenny y cols. Observan en 1926 que el toxoide diftérico asociado a hidróxido de aluminio es más inmunógeno que el toxoide diftérico solo.

Posteriormente, Thibault y Richou en 1936 descubren las propiedades adyuvantes del Quil A, saponina extraída de la corteza de un árbol de Sudamérica, la *Quillaja saponaria*.

Sin duda, los trabajos más extensos sobre la importancia de los adyuvantes se deben a Freund, quien en 1937 descubre los efectos inmunopotenciadores del bacilo tuberculoso inactivado combinado con aceite de parafina. Creó una emulsión de aceite en agua, la cual recibió el nombre de «adyuvante completo de Freund», y demostró presentar actividad adyuvante por su contenido en micobacterias muertas. No obstante, este adyuvante presentaba reactogenicidad al usarse de forma continuada en humanos.

Greenberg y Fleming utilizaron el toxoide diftérico contra la tosferina.

En 1956, Johnson aplicó la endotoxina del lipopolisacárido de Salmonella Typhi para aumentar la respuesta inmune.

En 1969, Stuart-Harris tomó el «adyuvante completo de Freund» y eliminó de él las micobacterias, dando lugar al «adyuvante incompleto de Freund». Con ello, intentó que la toxicidad asociada al adyuvante disminuyera.

En 1974, se descubre el muramildipéptido por Lederer.

En los primeros años del siglo XXI, se ha buscado la utilización de mezclas de adyuvantes, que tienen como objetivo aumentar la actividad que se produce de forma natural por cada uno de ellos sobre la respuesta inmune. Estas reciben el nombre de sistemas de adyuvantes (AS) como por ejemplo el «AS04», que combina el monofosforil lípido A con sales de aluminio.

Posteriormente, se han desarrollado nuevos adyuvantes que detallamos en este capítulo.

3.6.2 Razones para utilizar adyuvantes en vacunas

Existen diversas razones para incorporar adyuvantes en vacunas para uso en humanos:

- Incrementar la respuesta inmune específica (seroconversión) en algunas poblaciones y lograr una efectiva protección contra algunas enfermedades, con especial interés en poblaciones con menor capacidad de inmunorrespuesta, como ocurre en lactantes, ancianos y personas inmunodeprimidas.
- Facilitar el uso de menores cantidades de antígeno en una vacuna, alcanzando una mayor cobertura de personas vacunadas, como ocurre durante pandemias como la gripal.
- Lograr una protección más rápida de la población para reducir la propagación en pandemias.

- Reducir el número de dosis de vacunas, mejorando su aceptación por la población, disminuyendo las necesidades logísticas y aumentando el coste-beneficio, especialmente en países en vías de desarrollo.

3.6.3 Características del adyuvante idóneo

El adyuvante ideal debe ser efectivo para una gran variedad de enfermedades, es decir, ser capaz de formularse con diferentes antígenos. Además, debe producir un rápido efecto, para alcanzar la inmunidad en un periodo de tiempo corto y debe ser específico.

Debe presentar un balance beneficio-riesgo positivo, para conseguir resultados con máxima respuesta y reducir la aparición de efectos adversos no deseados, sobre todo en población vulnerable como niños pequeños, personas mayores e inmunosuprimidos.

También es importante que no produzca efectos adversos a medio-largo plazo, evitando una toxicidad a largo plazo, un requisito fundamental para su utilización y el que supone el mayor impedimento. Para evitarla, el adyuvante debe tener la capacidad de degradarse tras su administración y debe ser estable en la formulación, para impedir fluctuaciones entre lotes que puedan afectar a las personas.

Debe actuar utilizando bajas dosis de vacuna, bajas concentraciones del microorganismo y poder administrarse por diferentes vías de administración.

Finalmente, debe poder obtenerse a bajo coste.

3.6.4 Tipos de adyuvantes

3.6.4.1 Adyuvantes inorgánicos

Sales de aluminio

El alumbre fue la primera sal de aluminio que se utilizó con este fin, pero ha sido sustituido casi por completo por el hidróxido de aluminio y el fosfato de aluminio en las actuales vacunas. Las sales de aluminio son los adyuvantes más utilizados en las vacunas humanas. Su actividad adyuvante se describió en 1926.

Puede provocar que las células dendríticas y otras células inmunitarias secreten interleucina-1 beta (IL-1β), una señal inmunitaria que promueve la producción de anticuerpos. El alumbre se adhiere a la membrana plasmática de la célula y reorganiza ciertos lípidos en ella. Las células dendríticas se ponen en marcha, recogen el antígeno y se dirigen a los ganglios linfáticos, donde se adhieren a una célula T colaboradora y presumiblemente inducen una respuesta inmunitaria. No es un adyuvante perfecto porque no funciona con todos los antígenos (por ejemplo, la malaria y la tuberculosis).

3.6.4.2 Adyuvantes orgánicos

El adyuvante completo de Freund es una solución de *Mycobacterium tuberculosis* inactivada en aceite mineral desarrollada en 1930. No es lo suficientemente seguro para el uso humano. Una versión sin la bacteria, que es solo aceite en agua, se conoce como adyuvante incompleto de Freund y ayuda a que las vacunas liberen antígenos durante más tiempo. A pesar de los efectos secundarios, su potencial beneficio ha dado lugar a algunos ensayos clínicos.

El escualeno es un compuesto orgánico de origen natural que se utiliza en las vacunas humanas y animales. El escualeno es un aceite formado por átomos de carbono e hidrógeno, que producen las plantas y está presente en muchos alimentos. El escualeno también es producido por el hígado como precursor del colesterol y está presente en el sebo.

El MF59 es una emulsión de aceite en agua de adyuvante de escualeno utilizada en algunas vacunas humanas. Se han administrado más de 22 millones de dosis de una vacuna con escualeno sin problemas de seguridad.

El extracto vegetal QS-21 es un liposoma compuesto por saponinas vegetales de *Quillaja saponaria*.21 Forma parte de la vacuna aprobada en 2017.

El monofosforil lípido A (MPL), una versión desintoxicada del lipopolisacárido de *Salmonella minnesota*, interactúa con el receptor TLR4 para mejorar la respuesta inmunitaria. También forma parte de la vacuna.

3.6.5 Nuevos adyuvantes

Tal como se ha comentado, en los últimos años se ha trabajado en la fabricación de sistemas de adyuvantes basados en combinaciones de los mismos que intentan potenciar el efecto de cada uno de ellos por separado.

- AS03. Consiste en una emulsión O/W formada por vitamina E, escualeno y polisorbato. El mecanismo de acción radica en la estimulación de los macrófagos. Su activación genera citocinas como la IL-6, responsable de la maduración de los linfocitos T y B. Además, este sistema favorece la llegada de células dendríticas al lugar de la inyección, lo que intensifica aún más la toma de antígeno.
- AS04. Se trata de un sistema basado en el uso de sales de aluminio y del MPL. Su mecanismo de acción se basa en la activación del sistema inmune innato por parte del MPL, que reconoce al receptor TLR-4 de las CPA. Esto genera la producción de citocinas proinflamatorias en el lugar de administración. Así, se favorece la respuesta inmune adaptativa mediada por los linfocitos T y B. Por su parte, las sales de aluminio favorecen la síntesis de más anticuerpos.

Además, existen otros en distintas fases clínicas. Entre ellos encontramos:

- Saponinas. Son compuestos con carácter tensioactivo derivados de plantas (*Quillaja saponaria*) mediante purificación. Entre ellas se encuentra el QS-21, que ha demostrado potenciar el sistema inmunitario dando lugar a una respuesta de tipo Th1 y una respuesta humoral. Su combinación con el antígeno activa a las células dendríticas, que procesan el antígeno por un proceso de endocitosis para, posteriormente, lograr una activación de linfocitos T CD8+.
- Montanide (ISA-51). Constituye una emulsión O/W que parece actuar sobre las células Th2, induciendo la expresión de citocinas como la IL4, IL-5, IL-10, IL-13; que desencadenan posteriormente la respuesta humoral mediada por linfocitos T CD8+. Además, estimula la producción de anticuerpos por parte de linfocitos B.
- AS01. Sistema adyuvante compuesto por MPL, micropartículas (liposomas) y saponinas (QS-21). Su mecanismo de acción estudiado radica en la producción de respuestas humoral (linfocitos B) y celular (por parte de linfocitos T CD8+). Se estudia su inclusión en vacunas frente a la malaria, VIH. Actualmente, se encuentra comercializada una vacuna frente al herpes zóster desarrollada con subunidades del virus (glicoproteína E recombinante) y el AS01.

Bibliografía

1. Male D, Brostoff J, Roth DB, Roit I. Inmunología 7a edición. Elsevier Masson; 2007.
2. Salleras L. Vacunaciones Preventivas. Principios y Aplicaciones 2ª Edición. Elsevier Masson; 2003. Conceptos Inmunológicos básicos aplicados a la vacunología [Internet]. Vol. 18(2):49-58. Elsevier España, S.L.U.; 2017. Consultado 1-12-22. Disponible en: http://dx.doi.org/10.1016/j.vacun.2017.10.001
3. AC. Manterola S.Gristein. Presente y Futuro de las Inmunizaciones. En: PAHO, editor. Serie PALTEX para ejecutores de programas de salud. OPS/PAHO; 1990. p. 23–5
4. Collin, Nicolas. «Modern Vaccines/Adjuvants Formulation—Session 2 (Plenary II)». *Human Vaccines & Immunotherapeutics* **9** (9): 2015-2016. Consultado 1-12-22. Disponible en: doi:10.4161/hv.26208
5. Sasaki, Shin, Okuda, Kenji *DNA Vaccines: Methods and Protocols*. El uso de adyuvantes inmunológicos convencionales en preparaciones de vacunas de ADN. pp. 241-249. Consultado 1-12-22. Disponible en: doi:10.1385/1-59259-688-6:241
6. R.L. Coffman, A. Sher, R.A. Seder. Vaccine adjuvants: putting innate immunity to work. Immunity, 33 (2010), pp. 492-503. Consultado 1-12-22. Disponible en: http://dx.doi.org/10.1016/j.immuni.2010.10.002
7. T. Vesikari, M. Knuf, P. Wutzler, A. Karvonen, D. Kieninger-Baum, H.J. Schmitt, *et al.* Oil-in-water emulsion adjuvant with influenza vaccine in young children. N Engl J Med, 365 (2011), pp. 1406-1416. Consultado 1-12-22. Disponible en: http://dx.doi.org/10.1056/NEJMoa1010331
8. H. Behzad, A.L. Huckriede, L. Haynes, B. Gentleman, K. Coyle, J.C. Wilschut, *et al.*VG-LA-SE, a synthetic toll-like receptor 4 agonist, enhances T-cell responses to influenza vaccine in older adults. J Infect Dis, 205 (2012), pp. 466-473. Consultado 1-12-22. Disponible en: http://dx.doi.org/10.1093/infdis/jir769
9. Jose Uberos Fernández. Adyuvantes en vacunas. Instituto Balmis de Vacunas. Consultado 1-12-22. Disponible en: https://ibvacunas.com/wp-content/uploads/adyuvantes.pdf
10. Jonay Siverio de Armas. Nuevos adyuvantes en vacunas de uso humano: tipos y mecanismos de acción. Trabajo Fin de grado. Facultad de Farmacia. Universidad de La Laguna (Tenerife). Consultado 1-12-22. Disponible en: https://riull.ull.es/xmlui/bitstream/handle/915/24052/Nuevos%20adyuvantes%20en%20vacunas%20de%20uso%20humano%20tipos%20y%20mecanismos%20de%20accion..pdf?sequence=1&isAllowed=y
11. Adyuvante. Wikipedia. Consultado 1-12-22. Disponible en: https://es.wikipedia.org/wiki/Adyuvante
12. Albertina Cárdenas-Vargas, César Pedroza-Roldán,Darwin Elizondo-Quiroga. Adyuvantes para vacunas: tipos, aplicaciones y modos de acción . Rev Mex Cienc Farm 47 (3) 2016 . Consultado 1-12-22. Disponible en: https://www.researchgate.net/publication/323966812_Adyuvantes_para_vacunas_tipos_aplicaciones_y_modos_de_accion_Vaccine_adjuvants_types_applications_and_mode_of_action

CAPÍTULO 4

CALENDARIOS DE VACUNACIONES «PARA TODA LA VIDA»

Inmaculada Cuesta Esteve

VÍDEO DE PRESENTACIÓN DE LA AUTORA:
CALENDARIOS DE VACUNACIONES
«PARA TODA LA VIDA»

CAPÍTULO 4

CALENDARIOS DE VACUNACIONES «PARA TODA LA VIDA»

Inmaculada Cuesta Esteve

4.1 Introducción

Las vacunas, a través del acto de la vacunación, tienen la capacidad de salvar vidas y evitar la enfermedad. Tan solo la potabilización del agua rivaliza con el campo de la vacunología a la hora de aportar beneficios encaminados a gozar de una vida saludable a lo largo de todo el ciclo de la vida.

El calendario de vacunación es una herramienta de salud pública que proporciona a los profesionales sanitarios, y en especial a las enfermeras, los criterios para la administración de inmunógenos siguiendo una secuencia cronológica, con el objetivo de proteger a las personas de un área geográfica determinada o de un país, tanto si se vacunan como si no se vacunan.

Los calendarios vacunales transmiten a las enfermeras, y también a la población general, una información veraz y segura de las normas de implementación del mismo, basándose siempre en las características técnicas del inmunógeno, el número de dosis necesarias para completar la serie vacunal y los intervalos de tiempo a respetar entre una dosis y otra. Se trata, por tanto, de «la hoja de ruta disponible» para conseguir a través de la administración de los inmunógenos a las personas, una adecuada protección frente a las enfermedades inmunoprevenibles. Como objetivos generales que se persiguen con los calendarios vacunales, podrían establecerse 4 apartados:

- La prevención de enfermedades y sus complicaciones, con vacunas seguras y eficaces.
- Conseguir la protección individual y colectiva, para el control y prevención de enfermedades entre la ciudadanía.

- Establecer el principio de equidad que garantice el acceso a toda la población susceptible de ser vacunada.
- Alcanzar altas coberturas vacunales para controlar la transmisión de patógenos y evitar la aparición de brotes de enfermedades.

4.2 Tipo de calendarios vacunales

La tipología de los calendarios vacunales viene dada por diferentes características.

1. Calendarios vacunales de carácter oficial, que son los que son propuestos por las autoridades sanitarias, administraciones públicas, administraciones estatales, de un determinado país, región o comunidad autónoma. Incluyen las vacunas recomendadas y en el marco de nuestro país son de carácter gratuito.

Figura 1

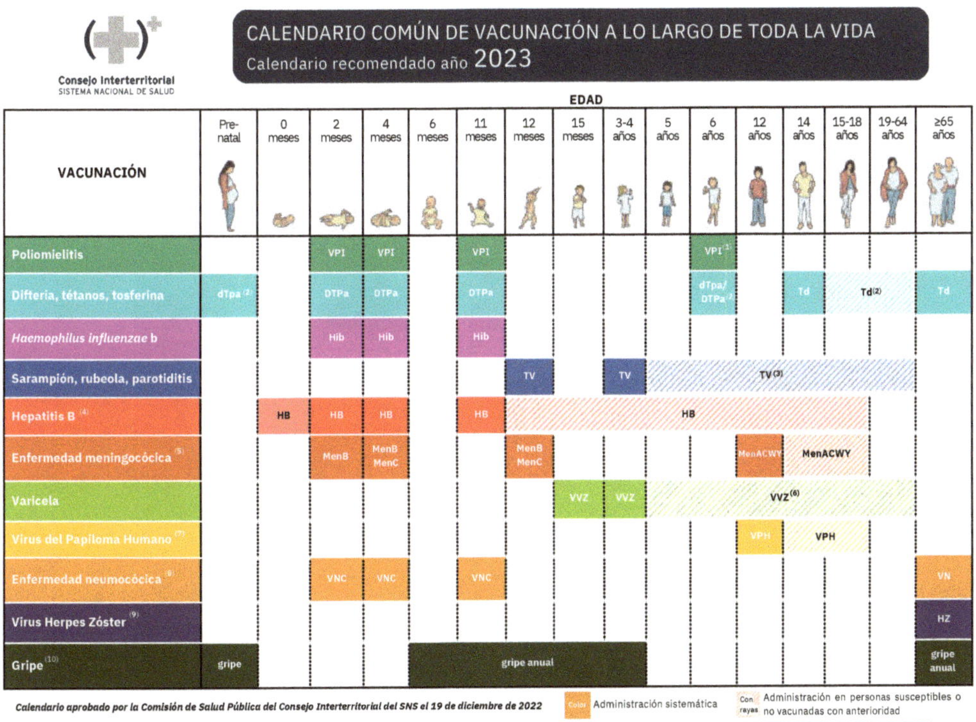

Fuente: https://www.sanidad.gob.es/profesionales/saludPublica/prevPromocion/vacunaciones/calendario-y-coberturas/home.htm

2. Calendarios vacunales, recomendados por las sociedades científicas, que se basan en primer lugar en la vacunación oficial y sistemática, pero añaden y recomiendan más inmunógenos, con la finalidad de completar la protección colectiva de los calendarios sistemáticos, con la protección individual de las vacunas añadidas extras que recomiendan. Realizan las actualizaciones de los mismos anualmente, pero las vacunas suplementarias que recomiendan no tienen carácter gratuito.

Figura 2

Calendario de inmunizaciones
de la Asociación Española de Pediatría **2023**
www.vacunasaep.org

VACUNA	Edad en meses						Edad en años				
	2	3	4	11	12	15	3-4	6	12	14	15-18
Hepatitis B[1]	HB		HB	HB							
Difteria, tétanos y tosferina[2]	DTPa		DTPa	DTPa				DTPa/ Tdpa	Tdpa		
Poliomelitis[3]	VPI		VPI	VPI				VPI			
Haemophilus influenzae tipo b[4]	Hib		Hib	Hib							
Neumococo[5]	VNC		VNC	VNC							
Rotavirus[6]	RV	RV	(RV)								
Meningococo B[7]	MenB		MenB		MenB						
Meningococos C y ACWY[8]			MenC		Men ACWY				Men ACWY		
Gripe[9]				Gripe (6 meses a 59 meses)							
Sarampión, rubeola y parotiditis[10]					SRP		SRP				
Varicela[11]						Var	Var/ SRPV				
SARS-CoV-2[12]								SARS-CoV-2 (a partir de 5 años)			
Virus del papiloma humano[13]									VPH		
Virus respiratorio sincitial[14]	AcVRS (hasta los 6 meses)										

Fuente: https://vacunasaep.org/profesionales/noticias/calendario-de-inmunizaciones-de-la-aep-2023

3. Calendarios vacunales que se establecen por edad, en el marco de los que se implementan en la edad pediátrica y adolescencia y para la etapa adulta. Sin embargo, en la actualidad lo que se propone es la vacunación a lo largo de todo el ciclo vital de la persona, con una visión conjunta que abarque la prevención en todas las etapas de la vida.

   https://www.sanidad.gob.es/profesionales/saludPublica/prevPromocion/vacunaciones/calendario-y-coberturas/docs/CalendarioVacunacion_Todalavida.pdf

4. Calendarios vacunales para todos los países del mundo recomendados por la Organización Mundial de la Salud con una visión global de prevención para todo el planeta.

   https://www.who.int/teams/immunization-vaccines-and-biologicals/policies/who-recommendations-for-routine-immunization---summary-tables

5. Calendarios vacunales para todos los países de la Unión Europa cuyas líneas maestras las establece el Centro de Control y Prevención de Enfermedades.

   https://vaccine-schedule.ecdc.europa.eu/

6. Calendarios vacunales para España, donde es el Consejo Interterritorial del Sistema Nacional de Salud (CISNS) el órgano que anualmente emite el calendario de vacunaciones de forma oficial aportando las actualizaciones, modificaciones e inclusiones de vacunas con la perspectiva de salud pública. Pero son las comunidades autónomas las encargadas de implementarlos desde la gestión de los recursos hasta la posibilidad de introducir otras vacunas en el calendario de vacunación.

   https://www.sanidad.gob.es/profesionales/saludPublica/prevPromocion/vacunaciones/calendario-y-coberturas/calendario/Calendario_CCAA.htm

7. Calendarios vacunales sistemáticos que son los que establecen las recomendaciones de los inmunógenos de forma reglada y como criterio básico de administración, la edad de la persona a inmunizar.

   https://www.sanidad.gob.es/profesionales/saludPublica/prevPromocion/vacunaciones/calendario-y-coberturas/home.htm

8. Calendarios vacunales acelerados que sirven para administrar las vacunas a personas de diferentes edades, que no las tienen documentadas en su historial de vacunación o que las han recibido con alteraciones en las pautas correctas de forma incompleta. Supone una herramienta útil con las bases correctoras del tipo de inmunógeno e intervalo entre dosis, con el fin de implementar de forma normalizada la vacunación en este tipo de situaciones.

https://www.sanidad.gob.es/profesionales/saludPublica/prevPromocion/vacunaciones/calendario-y-coberturas/docs/Calendario_Acelerado_Vacunaciones.pdf

Figura 3

Vacuna	Edad mínima 1ªd	Nº dosis requeridas	Intervalo 1ª - 2ª d	Intervalo 2ª - 3ª d	Intervalo 3ª - 4ª d
HB	0m	3	4s	5m	
MenC	8s	según la edad[1]	8s-6m	6m	
TV	12m	2	4s		
VVZ	12m	2	4s		
DTPa	8s	según la edad[2]	4s	6m	6m
Td	7a	3+2	4s	6m	
VPI	8s	según la edad[2]	4s	6m	6m
Hib	8s	según la edad[2]	4s	6m	
VNC	8s	según la edad[3]			
VPH (mujeres)	12a	según la edad[4]			

m: meses; **s:** semanas; **a:** años **d**: dosis. *La edad mínima se ha establecido en función de las recomendaciones acordadas en el calendario común del SNS. Consultar también tablas 2, 3 y 4.

[1]**MenC:** Entre los 2 y los 12 meses la primovacunación puede ser 1 o 2 dosis (separadas entre 8 semanas y 6 meses) según la vacuna utilizada y la edad; se aconseja una dosis de recuerdo a partir de los 12 meses de edad y otra a los 12 años (con MenACWY). En mayores de 12 meses es suficiente con 1 dosis como primovacunación.

[2]El número de dosis depende del momento de inicio de la vacunación: durante el primer año de vida se recomiendan 2 dosis de primovacunación y una dosis de recuerdo (por ejemplo 2, 4 y 11 meses). Ver tablas 2, 3 y 4 para el número de dosis a administrar según grupo de edad.

[3]**VNC:** En menores de 12 meses, según calendario (2, 4 y 11 meses) o al menos 4 semanas entre las dos primeras dosis y al menos 8 semanas con la tercera dosis. Entre los 12 y los 23 meses, 2 dosis separadas al menos 8 semanas. A partir de los 2 años de edad y hasta los 5 años, solo 1 dosis.

[4]**VPH:** Administración de dos dosis en mujeres adolescentes a partir de los 12 años de edad (pauta 0-6 meses). Si ≥14 años (vacuna tetravalente) o ≥15 años (vacunas bivalente y nonavalente), 3 dosis (pauta 0, 1-2, 6 meses).

9. Calendarios vacunales orientados a vacunar a personas en determinadas situaciones especiales, tanto a niños como adultos. Incluye las recomendaciones de vacunación para personas que padecen inmunodeficiencias u otras enfermedades crónicas, así como personas en ciertos entornos laborales, con conductas de riesgo y en otras circunstancias, viajeros internacionales, mujeres en edad fértil durante el embarazo y el puerperio.

https://www.sanidad.gob.es/profesionales/saludPublica/prevPromocion/vacunaciones/programasDeVacunacion/riesgo/home.htm

4.3 Calendario de vacunación para la edad pediátrica

En España, el primer calendario de vacunación infantil oficial emitido por la Dirección General de Sanidad es el correspondiente al del año 1975, que estuvo vigente hasta el año 1980. En ese momento, se contemplaba la prevención frente a 7 enfermedades (polio, difteria, tétanos, tosferina, viruela y sarampión) con la administración de 15 inyecciones. Se comenzaba a vacunar a los niños a los 3 meses de edad y se daba por finalizado a los 14 años de la vida del joven.

Entre los años 1979 y 1985, se realizó el traspaso de competencias en materia de Salud Pública del Estado a las comunidades autónomas, por lo que cada una de ellas estableció el calendario de vacunación en su territorio.

Figura 4

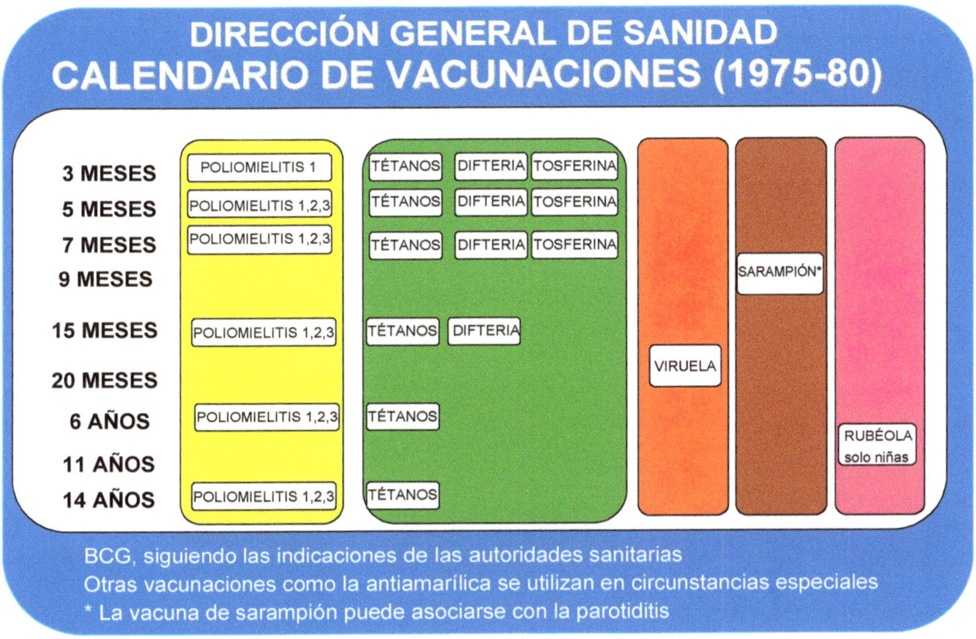

Fuente: https://www.sanidad.gob.es/profesionales/saludPublica/prevPromocion/vacunaciones/calendario-y-coberturas/calendario/docs/CalendariosVacunacion1975_2015.pdf

A partir de entonces, en nuestro país los calendarios oficiales para la edad pediátrica se han actualizado y modificado por dos motivos principales, basados en la aparición de nuevas vacunas y, por tanto, con la posibilidad de prevenir frente a más enfermedades.

Sin embargo, no se puede hablar de las vacunas de los niños sin hablar de los adultos y viceversa, pues la vacunación en la infancia tiene gran repercusión positiva en la madurez. Las vacunas salvan vidas y permiten llegar a la edad adulta de forma saludable.

En nuestro país, para decidir la inclusión de una nueva vacuna en los programas de vacunación o realizar alguna modificación de los calendarios vacunales (introducción o eliminación de una dosis de una vacuna o un cambio de la pauta de administración) se realiza una evaluación de cinco criterios que permiten fundamentar los cambios del programa:

- Carga de enfermedad.
- Efectividad y seguridad de la vacuna.
- Repercusiones de la modificación en el programa de vacunación.
- Aspectos éticos.
- Evaluación económica.

https://www.sanidad.gob.es/profesionales/saludPublica/prevPromocion/vacunaciones/comoTrabajamos/docs/Criterios_ProgramaVacunas.pdf

Las coberturas vacunales de las series de inmunógenos hasta los 14 años de edad en nuestro país son aceptables. Pero sí es cierto que conforme el niño va creciendo se alejan un poco de las situaciones ideales. Así, en el ámbito de la primovacunación y hasta las primeras dosis de recuerdo, hay una gran adhesión a cumplimentar las pautas vacunales, mientras que a partir de los 12 años de edad los resultados se ven resentidos a pesar de los calendarios vacunales.

https://www.sanidad.gob.es/profesionales/saludPublica/prevPromocion/vacunaciones/calendario-y-coberturas/coberturas/home.htm

Conclusiones

- Ha sido de sencilla implementación.
- Ha favorecido la obtención de adecuadas coberturas vacunales.
- Ha gozado de una importante tanto por parte de las enfermeras y personal sanitario como por la población general.

4.4 Justificación de la vacunación de las personas adultas

En el mundo de la vacunología la existencia de un calendario de vacunación para el adulto ha sido siempre muy limitado en todos los países del mundo, hasta hace pocos años.

Sí que existían recomendaciones de vacunación concretas por tipo de inmunógeno (tétanos, gripe, etc.) y por circunstancia (herida, viaje, actividad, etc.) pero se carecía de un calendario de vacunación como tal.

Aunque la vacunación infantil ha sido y sigue siendo clave, la vacunación del adulto siempre se ha centrado exclusivamente en la vacunación frente a tétanos, gripe y frente a neumococo y se desarrollan en forma de campaña y no en forma de calendario vacunal, con coberturas vacunales bajas y, en la mayoría de los casos, con escasa adhesión y confianza.

La vacunación en la etapa de la madurez siempre ha tenido dificultades, ya que el adulto ha sido el gran olvidado en materia de vacunación. Las estrategias de captación han sido difíciles. Para fundamentar la implementación de una recomendación en materia de vacunas en esta etapa de la vida, hay que tener en cuenta la edad, las patologías previas, la ocupación laboral, los posibles viajes y los comportamientos de riesgo de la persona. En resumen, es difícil establecer un calendario vacunal para el adulto que sea similar al infantil.

4.4.1 ¿Por qué no se vacuna la persona adulta?

- Por considerar que las vacunas son solo para los niños o para las personas muy mayores y ancianos.
- Porque en esta etapa de la vida, prima la asistencia médica a la prevención de la salud.
- Muchas personas adultas no visitan regularmente a la enfermera y al médico de Atención Primaria.
- No valoran correctamente el riesgo y la necesidad de la vacunación.
- Existe temor a las reacciones postvacunales adversas.

- En los centros de vacunación no existe la figura de la enfermera responsable de la vacunación del adulto, mientras que sí existe la enfermera de Pediatría que se encarga de la vacunación de los niños.
- Las vacunas de adultos tienen «peor fama» que las vacunas infantiles en cuanto a efectividad.

4.4.2 ¿Por qué hay que vacunar a la persona adulta?

- Por ser la población adulta, más numerosa que la infantil.
- Por disponer de vacunas que no generan una protección permanente, precisando dosis de recuerdo en la etapa adulta.
- Existen personas que no se vacunaron en la infancia.
- Las políticas vacunales son cambiantes.
- En todos los países hay cada vez más inmigrantes y viajeros.
- Hay que promover un envejecimiento saludable.
- La aparición de nuevas vacunas para proteger frente a otras enfermedades o vacunas mejoradas con diferente carga antigénica e indicaciones.
- Disponer de vacunas específicamente para adultos.
- Las enfermedades pueden agravarse con la edad y aparecen enfermedades crónicas.
- Los estilos de vida son cambiantes a lo largo de la vida.
- La inmunosenescencia que es un gran reto de difícil abordaje.

4.4.3 ¿Cómo se podría establecer la estrategia de vacunación del adulto?

- Es fundamental que en todos los centros de vacunación exista una enfermera formada e informada, que sea la responsable de la vacunación de las personas adultas. La formación del resto de los sanitarios es prioritaria y muy necesaria para poder vehiculizar la vacunación en el adulto.

- Establecer y consensuar los protocolos de vacunación que contengan los criterios de vacunación para esta etapa de la vida.
- Establecer estrategias de captación por edad en la consulta del adulto sano, situaciones como el embarazo, situaciones laborales, viajes, inmigración, etcétera.
- Vigilar la aparición de nuevas patologías que requieran de la vacunación para evitar complicaciones añadidas.
- Utilizar campañas de comunicación en los medios de información, donde se aborden aspectos de la vacunación en el adulto.
- Aprovechar todos los medios y entornos posibles que faciliten el acceso a la vacunación.

4.4.4 ¿Cuáles serían las características de un calendario para el adulto?

Se tendría que perseguir un objetivo: «hacer más fácil lo difícil».

- Calendario eficaz.
- Calendario seguro.
- Calendario sencillo: simple, claro y conciso para su implementación.
- Calendario aceptado por la población y por los profesionales sanitarios.
- Calendario unificado y común por área geográfica.
- Calendario permanentemente actualizado desde la evidencia científica.

La necesidad de fijar un calendario de vacunación en el adulto permite la protección de la persona, pasando de pautas de vacunación con una indicación individualizada a formar parte de un conjunto de estrategias de prevención, facilitando de esa forma la evaluación con la idea de mejora constante.

El primer calendario del adulto fue el de Estados Unidos, donde se comenzó la vacunación por edad y, luego, se pasó a la vacunación por grupos de riesgo con vacunas específicas en cada caso.

https://www.cdc.gov/vaccines/schedules/hcp/imz/adult.html?CDC_AA_refVal=https%3A%2F%2Fwww.cdc.gov%2Fvaccines%2Fschedules%2Fhcp%2Fadult.html

https://www.cdc.gov/vaccines/schedules/downloads/adult/adult-combined-schedule.pdf

En el año 2019, en España se publicó el primer calendario de vacunación para todas las etapas de la vida en población sana y enfermos, suponiendo una herramienta para las enfermeras y para todo el personal sanitario relacionado con el mundo de las vacunas y de la vacunación.

https://www.sanidad.gob.es/profesionales/saludPublica/prevPromocion/vacunaciones/calendario-y-coberturas/calendario/Calendario_Todalavida_2019.htm

4.4.5 Conclusiones

- La vacunación del adulto es compleja y necesita de herramientas facilitadoras.
- En España, a partir del año 2011, la vacunación del adulto fue un punto de inflexión con la utilización de la vacuna frete a la enfermedad antineumocócica para la edad adulta.
- El año 2021, con la vacunación frente a la COVID-19 también ha supuesto un hito para la toda la población adulta.
- Existe una gran necesidad de informar y concienciar a la población general y a las enfermeras y todo el personal sanitario.
- Hay una gran expectativa con vacunas nuevas que protegen frente a más enfermedades.
- Las enfermeras debemos estar a la vanguardia en vacunas y vacunación, también para la edad adulta y ser líderes.

4.5 Calendarios de vacunación pensados «para toda la vida»

La Organización Mundial de la Salud establece la vacunación de rutina o sistemática para todas las personas, según criterios de la edad y el historial de antecedentes vacunales. Además de las vacunas para la edad infantil, también recomienda la administración de vacunas de rutina para adolescentes, mujeres embarazadas, adultos y adultos mayores. Cada inmunógeno está diseñado para proteger frente a las enfermedades que más afectan en cada momento de la vida.

La Organización Mundial de la Salud también colabora con los países de todo el mundo a fin de sensibilizar a la población sobre la importancia de las vacunas y la vacunación, y vela porque los gobiernos obtengan la orientación y el apoyo técnico necesarios para implantar programas de vacunación de máxima calidad.

El principal objetivo de un calendario de vacunación para toda la vida es que un mayor número de personas y sus comunidades estén protegidas frente a enfermedades prevenibles mediante vacunación, disfrutando de vidas más largas y más saludables.

El fundamento principal es, por tanto, necesidad de actuar de forma colectiva y promover la vacunación para proteger frente a las enfermedades a las personas de todas las edades.

El calendario vacunal a lo largo de toda la vida ha supuesto un cambio de paradigma en el mundo de la vacunología.

4.5.1 Calendario común de vacunación para todas las etapas de la vida en España

El Consejo Interterritorial del Sistema Nacional de la Salud (CISNS) es el organismo que adopta acuerdos para armonizar aspectos importantes de los programas de salud de las comunidades autónomas, como ocurre con el calendario común de vacunación a lo largo de toda la vida. En el CISNS están representadas todas las comunidades autónomas y el Ministerio de Sanidad, Consumo y Bienestar Social y las decisiones se acuerdan tras evaluaciones realizadas con una base científica y técnica.

La Ponencia del Programa y Registro de Vacunaciones, que es el organismo técnico de la Comisión de Salud Pública dependiente del CISNS, es la que propone recomendaciones a instancias de la citada Comisión, en relación a los programas de vacunación, basadas en la evidencia científica y en la epidemiología de las enfermedades inmunoprevenibles, para todo nuestro país.

La aprobación del calendario vacunal para toda la vida en España coincidió con la llegada de recomendaciones por parte del Consejo de Ministros de la Unión Europea, que mencionaban la necesidad de que los programas de vacunación tuvieran un enfoque a lo largo de la vida, pues contribuye a una vida sana y al envejecimiento saludable.

4.5.2 ¿Cómo se llegó a este calendario?

El nuevo calendario se aprobó en el año 2018 con la publicación oficial en la página web del Ministerio de Sanidad en el año 2019. Como objetivo se establecía que fuera un calendario para toda la vida y que recogiera una visión de las vacunas necesarias a administrar a lo largo de todo el ciclo de la vida de las personas, sin la diferenciación entre calendario infantil y de adultos.

https://www.sanidad.gob.es/profesionales/saludPublica/prevPromocion/vacunaciones/calendario-y-coberturas/calendario/Calendario_Todalavida_2019.htm

En la política de vacunación en España hubo un traspaso de competencias de Salud Pública a las comunidades autónomas entre los años 1979 y 1985, lo que supuso también un antes y un después en este ámbito de los calendarios de vacunación.

Partió de las recomendaciones acordadas en el CISNS con la finalidad de implementarse en todas las comunidades autónomas, lo que favorece la confianza entre la población general, las enfermeras y los sanitarios en general.

Hemos pasado en España de disponer de un calendario exclusivamente para la edad pediátrica a tener, desde el año 2019, un calendario de vacunación denominado «Calendario común de vacunación para todas las etapas de la vida. Año 2023» contribuyendo a desterrar la idea de que las vacunas son solo cosa de niños. En este momento, la prevención es frente a 15 enfermedades (polio, difteria, tétanos, tosferina, hepatitis B, *Haemophilus* tipo b, sarampión, rubéola, parotiditis, varicela, enfermedad neumocócica, enfermedad meningocócica, virus papiloma humano, virus del herpes zóster y gripe) con la administración 16 inyecciones. Es decir, con tan solo 2 inyecciones más con respecto al calendario de vacunación infantil del año 1975 y gracias a la aparición de vacunas combinadas, se previene frente al doble de patologías en el calendario de vacunación actual, aportando a las enfermeras una poderosa ayuda a la hora de su implementación.

https://www.sanidad.gob.es/profesionales/saludPublica/prevPromocion/vacunaciones/calendario-y-coberturas/docs/CalendarioVacunacion_Todalavida.pdf

Las diferencias más destacables de este calendario de vacunación con los calendarios anteriores son:

1. Su implementación comienza antes de nacer la persona, con la vacunación de la mujer embarazada frente a dTpa (difteria de baja carga antigénica, tétanos y tosferina de baja carga antigénica y acelular) y la vacunación frente a gripe en cualquier trimestre de la gestación.
2. Recomendaciones específicas para realizar captaciones activas para la vacunación (*catch up*) a la población susceptible de ser vacunada, aprovechando cualquier visita médica. Se formalizan en la vacunación frente a difteria y tétanos, triple vírica, meningitis ACWY, varicela, virus de herpes zóster y virus del papiloma humano.
3. Hace mención sistemática de la campaña de vacunación frente a gripe en niños sanos entre los 6 y 59 meses y en personas con factores de riesgo o con indicaciones concretas para cada temporada de gripe.
4. Va unido a un calendario de vacunación para personas con condiciones de riesgo, tanto para niños como para los adultos con necesidades concretas de vacunas y pautas.

4.6 Conclusiones

- Resalta la importancia de las vacunas a lo largo de toda la vida entendida como una forma de protección a lo largo de todo el ciclo vital de la persona.
- Es necesario concienciar de la importancia de la vacunación más allá de la infancia a la población en general y a todas las enfermeras y personal sanitario.
- Es importante mantener la confianza de la población general y de los profesionales sanitarios con vacunas seguras y eficaces, para conseguir altas coberturas vacunales en todas las edades y en los grupos de riesgo.
- Es una potente herramienta de Salud Pública, para favorecer la cohesión y equidad en las vacunas recomendadas.
- Supone un mensaje de cohesión y homogeneidad en materia de vacunas y vacunación para la población general, enfermeras y sanitarios en general.

Bibliografía

1. Ministerio de Sanidad. Gobierno de España. Calendario de vacunación a lo largo de toda la vida 2023. Vacunas y programa de vacunación. 2022:1-5.
2. Comité Asesor de Vacunas. Asociación Española de Pediatría. Calendario de vacunaciones AEP 2023:1-14.
3. Consejo Interterritorial del Sistema Nacional de Salud de España. Calendario común de vacunación a lo largo de toda la vida 2023:1-3.
4. World Health Organization. Recommendations for routine immunization - Summary Tables. Immunization, Vaccines and Biologicals. 2021:1-3.
5. Vaccine Scheduler. Vaccine schedules in all countries in the EU/EEA 2022:1.
6. Ministerio de Sanidad. Gobierno de España. Calendarios de vacunación en las Comunidades Autónomas. Vacunas y programa de vacunación. 2023:1-3.
7. Consejo interterritorial del Sistema Nacional de Salud. Ministerio de Sanidad, Consumo y Bienestar Social. Gobierno de España. Calendario acelerado de vacunaciones. Ponencia de Programa y Registro de Vacunaciones. 2019:1-7.
8. Ministerio de Sanidad. Gobierno de España. Vacunas y Programa de Vacunación. Condiciones de riesgo. 2023:1.
9. Ministerio de Sanidad. Gobierno de España. Calendarios de vacunación en España 1975-2015 s. f.:1-12.
10. Ministerio de Sanidad SS e IG de E. Criterios de Evaluación para fundamentar modificaciones en el Programa de Vacunación en España. Ponencia de Programa y Registro de Vacunaciones. 2013:1-92.
11. Ministerio de Sanidad. Gobierno de España. Vacunas y Programa de Vacunación. Coberturas de Vacunación. Datos Estadísticos. 2022:1-5.
12. Centers for Disease Control and Prevention. Adult Immunization Schedule 2022:1-17.
13. Centers for Disease Control and Prevention. Recommended Adult Immunization Schedule for ages 19 years or older 2022:1-8.
14. Ministerio de Sanidad. Gobierno de España. Calendario de vacunación a lo largo de toda la vida 2019. Vacunas y Programa de vacunación. 2019:1-2.

CAPÍTULO 5

CALENDARIOS DE VACUNACIÓN EN LAS CCAA DE ESPAÑA. DIFERENCIAS ENTRE LAS CCAA

María del Carmen Vara Benlloch

VÍDEO DE PRESENTACIÓN DE LA AUTORA:
CALENDARIOS DE VACUNACIÓN EN LAS CCAA DE ESPAÑA. DIFERENCIAS ENTRE LAS CCAA

CAPÍTULO 5

CALENDARIOS DE VACUNACIÓN EN LAS CCAA DE ESPAÑA. DIFERENCIAS ENTRE LAS CCAA

María del Carmen Vara Benlloch

5.1 Introducción

Resulta paradójico que tras la pandemia vigente y la importancia de la vacunación, no parece justificable que dentro de un mismo país existan diferencias en lo que se refiere a la protección que el Sistema Nacional de Salud le ofrece dependiendo del lugar de nacimiento[1], siendo 19 los calendarios vacunales vigentes en España, con diferencias en contenidos y cronologías[2]. Durante el año 2022, algunas CCAA han mejorado su oferta vacunal en sus calendarios oficiales junto con el refuerzo en la Atención Primaria como pieza clave en la obtención de unas coberturas vacunales óptimas[3]. En este sentido han de diseñarse estrategias específicas para mejorar coberturas en todo el territorio nacional (especialmente de segundas dosis de triple vírica y la del virus del papiloma humano en niños/as y adolescentes y en todas las vacunaciones del adulto). Las desigualdades existentes hoy en día en el acceso a las vacunas en nuestro país podrían ser salvadas con estrategias de gestión o intervención específicas, adaptadas a cada entorno, como el acercamiento a poblaciones socialmente vulnerables. La puesta en marcha de fórmulas de cofinanciación de preparados no incluidos en calendarios oficiales, la evaluación y la utilización de canales de acceso global a información veraz y contrastada sobre el inmenso valor que tienen las vacunas en términos de salud[1,2].

Para el año 2023, el calendario común de vacunación a lo largo de la vida del Consejo Interterritorial del SNS incluye la vacunación frente a meningococo B a los 2. 4 y 12 meses de edad (las CCAA deberán incluirlo durante los años 2023 y 2024), la vacunación frente a gripe entre los 6 y 59 meses de edad (deberán incluirlo en la campaña 23-24), la vacunación frente a VHP en varones adolescentes (durante 2023 y 2024) y la vacunación frente a HZ a los 65 años, recomendando captar progresivamente cohortes entre 66 y 80 años comenzando por la población que cumple 80 años (se debería implementar durante 2023 y 2024).

Es muy importante resaltar el esfuerzo que se está realizando con la aplicación del calendario común de vacunación a lo largo de toda la vida (CISNS), que implica que las inmunizaciones para todas las edades, comenzando con la mujer embarazada para protegerla a ella misma, al feto y al futuro bebe, pasando por la infancia y la adolescencia y finalizando en la edad adulta. Además de este esfuerzo por parte del Ministerio de Sanidad y las CCAA, también hay que resaltar el trabajo realizado por las SSCC implicadas en las vacunas y las inmunizaciones, para trabajar en la formación y la concienciación de los profesionales sanitarios y la población de la importancia de las vacunas durante toda la vida, tratando de instaurar la misma cultura vacunal que ya existe en la pediatría.

5.2 Calendario único a lo largo de la vida en España. Consejo Interterritorial del Sistema Nacional de Salud

Un calendario de vacunación es una secuencia cronológica de las vacunas que se administran sistemáticamente a toda la población en un área geográfica determinada, siendo una herramienta de salud pública cuya aplicación favorece a toda la población, tanto a las personas que se vacunan como a las que no se vacunan (inmunidad de grupo)[5].

El Consejo Interterritorial del Sistema Nacional de Salud (CISNS), en España, a propuesta de la Comisión de Salud Pública, establece, cada año, el calendario común de vacunación a lo largo de toda la vida, que después las CCAA adaptan y aplican en su territorio[6].

En 2019 se aprobó por el CISNS un calendario común para toda la vida. El único cambio que se realizó en 2019 en la edad infantil introdujo la vacuna MenACWY a los 12 años con un rescate hasta los 18 años y añade la vacunación Td, antigripal y antineumocócica polisacarídica (VNP23) en los adultos y la antigripal y la Tdpa en embarazadas, que ya figuraban en anteriores recomendaciones; por tanto, sin ninguna novedad relevante (si exceptuamos MenACWY en adolescentes). En 2022 siguió sin cambios, salvo insistir en la vacunación de triple vírica en los nacidos a partir de 1970 si no están inmunizados, con lo que se sigue perdiendo una oportunidad de tener un calendario para toda la vida innovador y actualizado[7].

En el año 2023, se han producido importantes cambios, indicados en la introducción de este capítulo.

Figura 1

Calendario Vacunación a lo largo de la vida 2023[1]

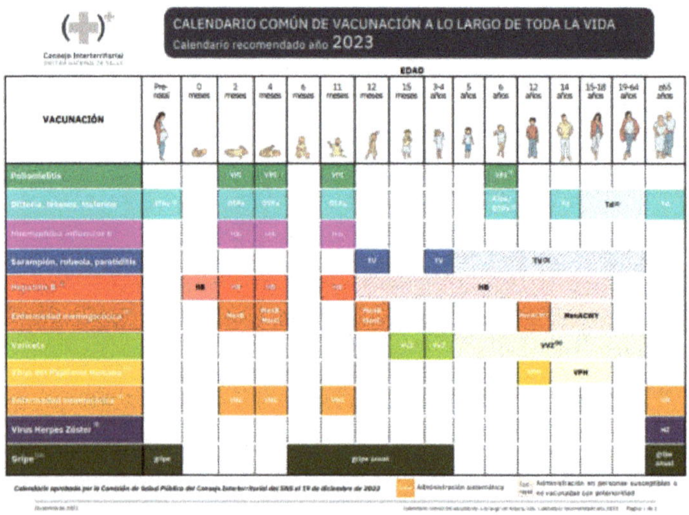

5.3 Calendario de Vacunas niños y adolescentes de la Asociación Española de Pediatría (Comité Asesor de Vacunas)

Como cada año, el Comité Asesor de Vacunas de la Asociación Española de Pediatría (CAV-AEP) propone un calendario de vacunaciones aplicable a todos los niños y adolescentes, tras revisar todas las novedades científicas nacionales e internacionales sobre las vacunas disponibles y las enfermedades que previenen[4].

Se incluyen un total de 17 vacunas (con un total de 36-38 dosis) y un anticuerpo monoclonal frente al virus respiratorio sincitial (VRS), entre los 2 meses y los 14 años de edad, que cubren a un total de 17 enfermedades infecciosas, que son (por orden cronológico): hepatitis B, difteria, tétanos, tosferina, *Haemophilus influenzae* tipo b, poliomielitis, enfermedad neumocócica (neumococo), rotavirus, enfermedad meningocócica (meningococo), gripe, sarampión, rubéola, parotiditis, varicela, COVID-19, virus del papiloma humano (VPH), SARS-CoV-2 y virus respiratorio sincitial (VRS)[1].

El calendario mantiene la no discriminación entre financiadas y no financiadas porque la AEP considera que todas son vacunas sistemáticas deberían aplicarse a todos los niños y adolescentes.

Se debe insistir con respecto a las vacunas que aún no están incluidas en los calendarios de las CCAA:

- Mantenimiento de la pauta de vacunación frente a difteria, tétanos, tosferina, *Haemophilus influenzae* tipo b, poliomielitis y HB con vacunas hexavalentes, con pauta 2+1 (2, 4 y 11 meses) que lleva aparejada la aplicación de una dosis de polio a los 6 años de edad para la cohorte que siga este esquema, preferentemente con DTPa (DTPa-VPI), aunque también sería válida la Tdpa+VPI.
- Continuar con la insistencia, dada la duración limitada de la inmunidad frente a la tosferina, en la recomendación de la vacuna de carga estándar frente a difteria y tosferina (DTPa) o en su defecto de la de baja carga antigénica (Tdpa) a los 6 años, asociada a VPI, y que vaya seguida de otra dosis de Tdpa a los 12-14 años de edad.
- Mantenimiento de la pauta de vacunación antineumocócica 2+1 (2, 4 y 11 meses), con reafirmación de que la VNC13 o VNC15 son las vacunas que mejor se adaptan a las características epidemiológicas del momento actual de nuestro país.
- Recomendación de la introducción en calendario sistemático de la vacuna frente al rotavirus en todos los lactantes.
- Recomendación de introducción de la vacuna frente al meningococo B como sistemática en el lactante, en pauta 2+1 con inicio a los 2 meses de edad; también se podría separar por 1 o 2 semanas con el resto de las vacunas inactivadas del calendario, para minimizar los posibles efectos secundarios (fiebre). Para el resto de edades la recomendación es de protección individual.
- Mantenimiento de la pauta de vacunación frente a los meningococos A, C, W e Y, con un esquema de una dosis a los 4 meses de MenC-TT y dos dosis

de MenACWY, una a los 12 meses y otra a los 12-14 años de edad, con un rescate progresivo hasta los 18 años en los no vacunados. Para el resto de edades, la recomendación es de protección individual.

- Mantenimiento de la pauta de vacunación de triple vírica y varicela con 2 dosis, recomendando la vacuna tetravírica (SRPV) para la segunda dosis.
- Recomendación de la vacuna del virus del papiloma humano en ambos sexos a los 11-12 años, porque la carga de la enfermedad neoplásica en el varón por este virus es también importante. Con preferencia de la VPH9 sobre la VPH2, que solo tiene datos de inmunogenicidad[6].

Figura 2

Calendario Vacunación 2023 AEP[1]

Calendario de inmunizaciones
de la Asociación Española de Pediatría

2023
www.vacunasaep.org

VACUNA	Edad en meses						Edad en años				
	2	3	4	11	12	15	3-4	6	12	14	15-18
Hepatitis B[1]	HB		HB	HB							
Difteria, tétanos y tosferina[2]	DTPa		DTPa	DTPa				DTPa/Tdpa	Tdpa		
Poliomelitis[3]	VPI		VPI	VPI				VPI			
Haemophilus influenzae tipo b[4]	Hib		Hib	Hib							
Neumococo[5]	VNC		VNC	VNC							
Rotavirus[6]	RV	RV	(RV)								
Meningococo B[7]	MenB		MenB		MenB						
Meningococos C y ACWY[8]			MenC		Men ACWY				Men ACWY		
Gripe[9]				Gripe (6 meses a 59 meses)							
Sarampión, rubeola y parotiditis[10]					SRP		SRP Var/SRPV				
Varicela[11]						Var					
SARS-CoV-2[12]								SARS-CoV-2 (a partir de 5 años)			
Virus del papiloma humano[13]									VPH		
Virus respiratorio sincitial[14]	AcVRS (hasta los 6 meses)										

https://vacunasaep.org/profesionales/calendario-de-vacunaciones-de-la-aep-2023

5.4 Consenso de la Sociedad Española de Medicina Preventiva, Salud Pública y Gestión Sanitaria, (SEMPSPGS) sobre vacunación frente a neumococo en el adulto

La Sociedad Española de Medicina Preventiva, Salud Pública y Gestión Sanitaria ha publicado, en octubre de 2022, el Consenso sobre vacunación frente a neumococo en el adulto:

https://www.sempspgs.es/es/-7-Prevencion-de-la-enfermedad-a-nivel-individual/143-Consenso-de-la-SEMPSPGS-sobre-vacunacion-frente-a-NEUMOCOCO-en-el-adulto.htm

Esta SC, establece unas recomendaciones generales de vacunación antineumocócica en el adulto con riesgo de ENI:

- Se recomienda la vacunación antineumocócica en adultos de 60 años o más, y de 18 años o más con condiciones de riesgo de ENI (ver tabla 1 «Recomendaciones de inmunización frente a neumococo en grupos de riesgo»).
- Se recomienda preferentemente la vacunación antineumocócica con dosis única de VNC20 frente a la pauta secuencial (VNC13+VNP23 o VNC15+VNP23).
- En caso de no disponibilidad de VNC20, se recomienda la pauta secuencial VNC15+VNP23 frente a la pauta secuencial VNC13+VNP23.
- Se recomienda que los adultos con riesgo de ENI que han recibido una única dosis de vacuna antineumocócica (VNC13 o VNP23) completen su pauta vacunal preferentemente con VNC20.
- Se recomienda administrar VNC20 al menos 12 meses tras VNP23 y al menos 6 meses tras VNC13.
- En aquellos adultos con riesgo de ENI que no se hubiesen vacunado frente a neumococo o que su historial vacunal sea incierto, y que reciban VNC20, no será necesario administrar ninguna vacuna antineumocócica adicional, ni conjugada (VNC13, VNC15, VNC20) ni polisacárida (VNP23).
- En aquellos adultos con riesgo de ENI que no se hubiesen vacunado frente a neumococo o que su historial vacunal sea incierto, y que reciban VNC15, se deberá completar la vacunación con una dosis de VNP23, siendo el intervalo

Tabla 1

Recomendaciones de inmunización frente a neumococo en grupos de riesgo

Condiciones de riesgo de ENI	Organismo		
	Consenso SSCC 2017[1]	Ponencia del CISNS de Vacunas 2018[2]	Consenso SEMPSPGS 2022
Inmunodeprimidos:			
Neoplasia hematológica	VNC13 y VNP23	VNC13 y VNP23	VNC20
Neoplasia de órgano sólido	VNC13 y VNP23	VNC13 y VNP23	VNC20
Enfermedad renal crónica y síndrome nefrótico	VNC13 y VNP23	VNC13 y VNP23	VNC20
Trasplante de órgano sólido	VNC13 y VNP23	VNC13 y VNP23	VNC20
Trasplante de progenitores hematopoyéticos	VNC13 y VNP23	VNC13 y VNP23	VNC20[3]
Tratamiento quimioterápico o inmunosupresor	VNC13 y VNP23	VNC13 y VNP23	VNC20
Infección por VIH	VNC13 y VNP23	VNC13 y VNP23	VNC20
Enfermedad reumatológica autoinmune	VNC13 y VNP23	NR	VNC20
Enfermedad inflamatoria intestinal	VNC13 y VNP23	NR	VNC20
Inmunodeficiencia (incluido DFSC)	NR	VNC13 y VNP23	VNC20
Inmunocompetentes con patologías de base:			
Asplenia anatómica o funcional	VNC13 y VNP23	VNC13 y VNP23	VNC20
Fístulas de LCR	VNC13 y VNP23	VNC13 y VNP23	VNC20
Implante coclear	VNC13 y VNP23	VNC13 y VNP23	VNC20
Enfermedad respiratoria crónica	VNC13	VNP23	VNC20
Enfermedad hepática crónica	VNC13	VNP23	VNC20
Cirrosis	VNC13	VNC13 y VNP23	VNC20
Enfermedad cardiovascular crónica	VNC13	VNP23	VNC20
Diabetes en tratamiento con ADO/insulina	VNC13	VNP23	VNC20
Síndrome de Down	NR	VNC13 y VNP23	VNC20
Enfermedad celíaca	NR	VNP23	VNC20
Enfermedad neurológica y neuromusculares graves	NR	VNP23	VNC20
Inmunocompetentes con otros factores de riesgo:			
Tabaquismo	VNC13	NR	VNC20
Abuso alcohol	VNC13	VNC13 y VNP23	VNC20
Antecedente de ENI	VNC13	VNC13 y VNP23	VNC20
Edad ≥60 años	NR	NR	VNC20
Edad ≥65 años	VNC13 y VNP23	VNP23	VNC20
Personas institucionalizadas	NR	VNP23	VNC20

recomendado de al menos 12 meses, aunque el intervalo mínimo entre ambas de 8 semanas debe ser considerado en aquellos adultos inmunocomprometidos con implante coclear y/o fístula de líquido cefalorraquídeo.

- Se recomienda que los adultos con riesgo de ENI que recibieron previamente VNP23 y que no han recibido ninguna VNC (VNC13, VNC15, VNC20), reciban una dosis de VNC20 al menos 12 meses después de la administración de VNP23, considerándose su vacunación antineumocócica completada.

- Se recomienda que los adultos con riesgo de ENI que recibieron previamente VNP23 y que no han recibido ninguna VNC (VNC13, VNC15, VNC20), reciban una dosis de VNC15 al menos 12 meses después de la administración de VNP23 si la vacuna VNC20 no está disponible, considerándose su vacunación antineumocócica completada.
- Se recomienda que los adultos con riesgo de ENI que han recibido una dosis de VNC13, reciban una dosis de VNC20 al menos 6 meses después de la administración de VNC13.
- En caso de no disponibilidad de VNC20, se recomienda completar la pauta vacunal con VNP23 según la condición de riesgo de ENI:
  - En aquellos adultos de 65 años o más sin otra condición de riesgo de ENI, se recomienda una dosis de VNP23 a los 12 meses.
  - En aquellos adultos de 18 años o más portadores de implante coclear y/o fístula de líquido cefalorraquídeo sin condición de riesgo de inmunosupresión, se recomienda la administración de una dosis de VNP23 al menos 8 semanas después de la administración de VNC13. En caso de que la dosis se administre antes de los 65 años, se administrará una dosis adicional de VNP23 a partir de los 65 años, con un intervalo de al menos 5 años de la dosis anterior.
  - En aquellos adultos de 18 años o más con alguna condición de riesgo de inmunosupresión, se recomienda la administración de una dosis de VNP23 al menos 8 semanas después de la administración de VNC13, y una dosis de recuerdo de VNP23 con un intervalo de al menos 5 años de la dosis anterior. En caso de que la última dosis se administre antes de los 65 años, se administrará una dosis adicional de VNP23 a partir de los 65 años, con un intervalo de al menos 5 años de la dosis anterior.
- Se recomienda que los adultos de 18 años o más, portadores de implante coclear y/o fístula de líquido cefalorraquídeo sin condición de riesgo de inmunosupresión que han recibido la pauta secuencial VNC13+VNP23, reciban una dosis adicional de VNP23 a partir de los 65 años y con un intervalo de al menos 5 años de la dosis anterior, en caso de haber recibido la dosis de VNP23 antes de los 65 años.

- Se recomienda que los adultos de 18 años o más, con condiciones de riesgo de inmunosupresión que han recibido la pauta secuencial VNC13+VNP23, reciban una dosis de recuerdo de VNP23 con un intervalo de al menos 5 años de la dosis anterior. En caso de que la última dosis se administre antes de los 65 años, se administrará una dosis adicional de VNP23 a partir de los 65 años, con un intervalo de al menos 5 años de la dosis anterior.

Como hemos podido ver en la tabla anterior, se viene sustituir la vacunación con la pauta secuencial VNC13 + VNP 23 por la vacunación con la vacuna VNC 20, y en el caso de no poder disponer de ella, con la pauta secuencial VNC 15 + VNP 23.

5.5 Consenso de la Sociedad Española de Medicina Preventiva, Salud Pública y Gestión Sanitaria, (SEMPSPGS) sobre la vacunación frente a herpes zóster

La Sociedad Española de Medicina Preventiva, Salud Pública y Gestión Sanitaria, ha publicado, en abril de 2022, el Consenso sobre la vacunación frente a herpes zóster.

https://www.sempspgs.es/es/-7-Prevencion-de-la-enfermedad-a-nivel-individual/140-Consenso-de-la-SEMPSPGS-sobre-la-vacunacion-frente-a-Herpes-Zoster.htm

Siguiendo las directrices de las recomendaciones del CISNS, prioriza la vacunación de los siguientes grupos de riesgo:

En una primera fase se vacunará pacientes que tienen mayor riesgo de desarrollar herpes zóster y que son las personas a partir de los 18 años de edad, que presentan las siguientes condiciones:

- Trasplante de progenitores hematopoyéticos (TPH).
- Trasplante de órgano sólido (TOS).
- Tratamiento con fármacos anti-JAK.
- VIH en tratamiento con terapia antirretroviral durante al menos un año.
- Hemopatías malignas.
- Tumores sólidos en tratamiento con quimioterapia.

Otras patologías en las que se recomienda la vacunación frente a herpes zóster, según la evidencia científica, son:

- Diabetes *mellitus*
- EPOC
- Asma
- Insuficiencia renal
- Enfermedades cardiovasculares
- Depresión
- Historia familiar de HZ
- Esplenectomizados

5.6 ¿A quién compete la decisión de la inclusión de vacunas?

El CISNS es el organismo que adopta acuerdos para consensuar aspectos importantes de los programas de salud de las comunidades autónomas, como ocurre con el calendario común de vacunación a lo largo de toda la vida. En el CISNS están representadas todas las comunidades autónomas y el Ministerio de Sanidad, Consumo y Bienestar Social y las decisiones se acuerdan tras evaluaciones realizadas con una base científico-técnica[6].

Para decidir la inclusión de una nueva vacuna en los programas de vacunación o realizar alguna modificación de los mismos (introducción o eliminación de una dosis de una vacuna o un cambio de la pauta de administración) se realiza una evaluación de 5 criterios que son:

- Carga de enfermedad.
- Efectividad y seguridad de la vacuna.
- Repercusiones de la modificación en el programa de vacunación.
- Aspectos éticos.
- Evaluación económica.

Pero, dado que las competencias en materia de sanidad están transferidas a las CCAA, estas tienen la potestad de introducir otras vacunas en sus calendarios oficiales, siempre a partir del Calendario único a lo largo de la vida.

5.7 Diferencias del Calendario de la AEP y el Calendario CISNS

Las principales diferencias del calendario de la AEP respecto al calendario del CISNS en 2023 son:

- La vacunación frente al rotavirus, a partir de los 2 meses de edad.
- La vacunación frente al meningococo B en el primer año de vida. A pesar de que el calendario del CISNS incluye esta vacunación que se deberá implementar durante 2023-2024, cuatro comunidades autónomas ya la administran a todos sus lactantes, a partir de los 2 meses de edad, son: Andalucía, Canarias, Castilla y León, y en 2022 se sumó Cataluña.
- La vacunación frente a los meningococos A, C, W e Y a los 12 meses de edad (el calendario del CISNS contempla solo la vacunación del meningococo C, pese a lo cual Andalucía y Castilla y León sí la administran a todos sus niños al cumplir los 12 meses).
- La vacunación frente al VPH también en los varones a los 12 años de edad ya la incluyeron en 2022 algunas CCAA, a la espera de su inclusión en el resto durante 2023-2024.
- La vacunación frente a tétanos, difteria y tosferina a los 14 años de edad (en vez de la vacunación frente a solo tétanos y difteria del CISNS).

Además, en 2022 se incorpora en el calendario de la AEP la vacunación antigripal anual en los niños de 6-59 meses de edad. Algunas CCAA la han incorporado para la campaña 2022-2023, el resto deberán incluirla en la campaña 2023-2024[8].

Las excepciones a la uniformidad son la vacuna de la hepatitis A, que se aplica a los niños en Cataluña, Ceuta y Melilla (en el resto del país, esta vacuna solo está financiada para ciertos grupos de riesgo)[9].

5.8 Diferencias de vacunas infantiles y del adolescente en las comunidades autónomas

La Asociación Española de Pediatría aconseja seguir el calendario vigente en la comunidad autónoma donde se resida y recomienda además, en aquellas en las que no esté contemplada, la vacunación de los lactantes contra el rotavirus, durante el primer año de vida frente al meningococo B y frente a MenACWY al cumplir el año. También, la AEP recomienda la vacunación de los varones frente al virus del papiloma humano, a la misma edad (12 años) y con la misma pauta que las mujeres (2 dosis)[9].

5.9 Vacunas infantiles y del adolescente no comunes en pautas o cronología en todas las comunidades autónomas (junio de 2022)

Se detallan a continuación las pautas de vacunas diferentes en las comunidades autónomas de España:

- Vacuna Td: tétanos y difteria de baja carga 1 dosis a los 14 años.

  En Asturias se administra a los 13 años Tdpa en lugar de Td.

  En el País Vasco se administra a los 16 años la vacuna Td.

- Meningo C: en todas las comunidades se administra a los 4 meses excepto la segunda dosis a los 12 meses que se administra la vacuna meningitis ACWY.

  Las comunidades que a los 12 meses se administra la segunda dosis en la tetra meningocócica ACWY son: Andalucía, Baleares, Melilla y Murcia.

- MenTetra: meningococos ACWY: En todas las comunidades se administra a los 12 años excepto en Asturias que se administra a los 13 años.

Además de esta diferencia en las comunidades que se administran dos dosis de Men Tetra son Andalucía, Asturias, Baleares, Melilla y Murcia.

- En todas las comunidades las segunda dosis de SRP y Varicela se administran a los 3 años, excepto en Castilla-La Mancha, Extremadura, Madrid, Murcia y País Vasco que se administran a los 13 años.
- Las comunidades que administran en la segunda dosis la vacuna SRPV (sarampión, rubéola, parotiditis y varicela) son Aragón, Baleares, Canarias, Castilla y León, Comunidad Valenciana, Galicia, Madrid, Murcia.
- HA: hepatitis A. Solo se administra a los dos años una dosis en Cataluña y de Melilla.
- Meningo B: meningococo B. La variación de la cronología a los 3 meses y 5 meses en Canarias y Castilla-La Mancha y en el resto de comunidades es diferente.

5.10 Calendarios de las comunidades autónomas

Tal como se ha indicado en la introducción, durante los años 2023-2024 se va a proceder a un importante cambio en muchos calendarios de las CCAA, ya que incorporarán la vacunación frente a Men B en lactantes, VHP en varones, gripe entre los 6 y los 59 meses y HZ a los 65 años y alguna otra cohorte, priorizando la de los 80 años.

Cataluña y Murcia han introducido la vacunación frente a neumococo a los 65 años con la vacuna conjugada 20 valente, en sustitución de la polisacarídica 23 valente. Madrid hace años que había introducido la vacunación con la vacuna conjugada 13 valente a los 60 años. La tendencia debería ser a igualar esta vacunación durante 2023, aunque de momento no existe esta recomendación por parte del CISNS.

La situación actual es muy dispar, como podemos ver en el siguiente mapa:

Figura 3

Vacunación frente a neumococo a los 65 años con la vacuna conjugada 20 valente, en España, en especial en Cataluña y Murcia

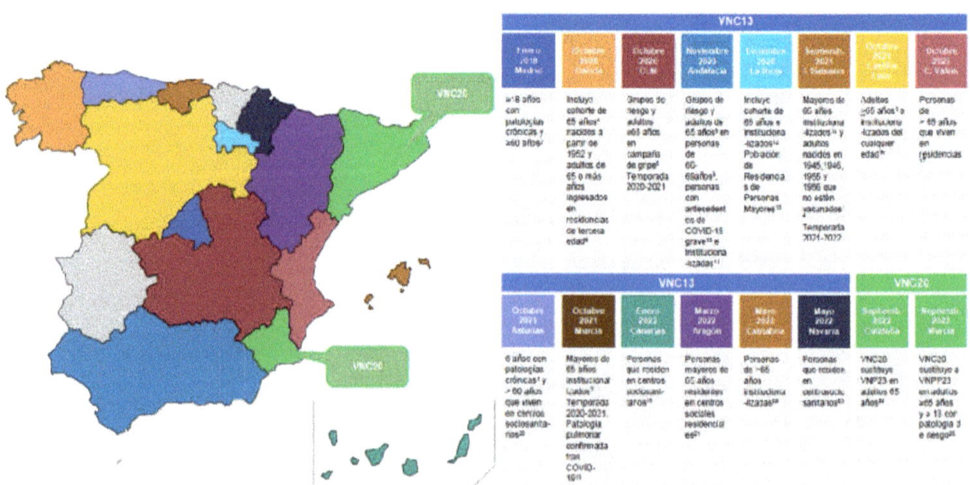

Se puede ver la bibliografía correspondiente a este mapa en el apartado de bibliografía.

La Asociación Nacional de Enfermería y Vacunas (ANENVAC), con el apoyo de diferentes SSCC, ha presentado el documento de solicitud de vacunación frente a neumococo con vacuna conjugada 20-valente en el adulto, noviembre de 2022, que puedes encontrar en:

https://www.enfermeriayvacunas.es/anenvac/documento-de-solicitud-de-vacunacion-frente-a-neumococo-con-vacuna-conjugada-20-valente-en-el-adulto-noviembre-de-2022/

En este documento, las Sociedades Científicas firmantes de este escrito solicitan de las Consejerías de Sanidad y Salud de las comunidades autónomas del estado español:

- Que se incluya la vacunación frente a neumococo con la vacuna antineumocócica conjugada 20-valente (Apexxnar®) para personas mayores de 64 años, y personas de 18 a 64 años con condiciones de riesgo.
- Como segundo paso, se solicita también la vacunación con la vacuna 20-valente (VCN20) a las personas institucionalizadas independientemente de su edad, las personas con una afectación crónica a cualquier edad, personas que hubiesen padecido COVID-19 de forma grave y los trabajadores sanitarios.
- Para la implementación efectiva de estos programas y conseguir la máxima adhesión, solicitamos que se realicen campañas informativas sobre esta vacunación entre todos los grupos implicados y entre los trabajadores sanitarios como transmisores de esta información a sus pacientes.

La actualización de estos calendarios se puede encontrar en:

https://www.aepap.org/vacunas/calendarios-espanoles

https://www.enfermeriayvacunas.es/mapa-vacunacion-infantil/

Los calendarios de vacunación se deben ir adaptando a las nuevas realidades en función de la incorporación de nuevas vacunas y los posibles cambios en el patrón epidemiológico de las enfermedades prevenibles, para así seguir contribuyendo a la mejora del nivel de salud de todos los ciudadanos[9].

5.11 Diferencias de la vacunación frente a neumococo y herpes zóster entre el Calendario del CISNS y de la SEMPSPGS

El calendario vacunal del CISNS incluye la vacunación frente a neumococo a los 65 años en todas las personas y en personas menores de 65 años en determinados grupos de riesgo, según el documento actualmente vigente de Vacunación en grupos de riesgo de todas las edades y en determinadas situaciones. Ponencia de Programa y Registro de Vacunaciones, julio 2018.

https://www.sanidad.gob.es/profesionales/saludPublica/prevPromocion/vacunaciones/programasDeVacunacion/riesgo/docs/VacGruposRiesgo_todas_las_edades.pdf

Estos grupos son:

- Inmunosupresión (excepto VIH).
- Infección por VIH.
- Asplenia, deficiencias complemento y tratamiento con eculizumab.
- Enfermedad renal crónica avanzada y hemodiálisis.
- Enfermedad cardiovascular y respiratoria crónicas.
- Enfermedad hepática crónica.
- Fístula de LCR.
- Implante coclear.

Como hemos podido ver en el apartado 5.4 de este capítulo, la SEMPSPGS recomienda la vacunación a un número más extenso de personas incluidas en otros grupos de riesgo.

En cuanto a la vacunación frente a herpes zóster, ya hemos visto en el apartado 5.5 que la SEMPSPGS recomienda la vacunación también en un mayor número de grupos de riesgo.

5.12 Futuro de un calendario vacunal único

La lucha por consensuar el logro de conseguir un calendario de vacunaciones único en España redundaría en un beneficio igualitario para los niños, por lo que el CAV-AEP se posiciona ante la sociedad y la autoridad sanitaria para lograr este objetivo próximamente. Este comité hace hincapié en la necesidad urgente de reforzar la atención primaria como pieza clave para obtener coberturas vacunales óptimas (amenazadas por la pandemia COVID-19). Las desigualdades en el acceso a vacunas podrían salvarse con intervenciones específicas, dirigidas a poblaciones socialmente vulnerables, implementación de fórmulas de cofinanciación de preparados no incluidos en calendarios oficiales o utilización de canales de acceso global a información veraz sobre vacunas[3].

Como consecuencia de la pandemia y de la irrupción de vacunas contra la COVID-19, representantes de Sociedades Científicas implicadas en las vacunaciones, como la Asociación Nacional de Enfermería y Vacunas en colaboración con al Consejo General de Enfermería, la Asociación Española de Vacunología, la Sociedad Española de Medicina Preventiva, Salud Pública y Gestión Sanitaria y el Comité Asesor de Vacunas de la Asociación Española de Pediatría han jugado un papel protagonista en los mensajes lanzados a la sociedad por el Ministerio de Sanidad y otras sociedades científicas, lo cual representa un avance en la participación de los sanitarios en el diseño de la estrategia nacional de vacunación, tal y como recomienda la Organización Mundial de la Salud (OMS) y hacen otros países de nuestro entorno[3].

Recordemos que en 2019 se aprobó por el CISNS un calendario común para toda la vida, por lo que se ha avanzado en el consenso en aunar esfuerzos de todos los organismos y entidades oficiales[4].

Bibliografía

1. Calendario de Vacunaciones de la Asociación Española de Pediatría. Recomendaciones para 2023. [Internet]. Madrid: AEP; 2023 [Consultado el 15/ene/2023]. Disponible en: https://vacunasaep.org/profesionales/calendario-de-inmunizaciones-de-la-aep-2023

2. Calendarios de vacunación de las ciudades y comunidades autónomas españolas. Consultado 15/ene/2023. Disponible en: http://www.aepap.org/vacunas/calendarios-espanoles
3. Calendario de inmunizaciones de la Asociación Española de Pediatría: recomendaciones 2023. Francisco José Álvarez García, María José Cilleruelo Ortega, Javier Álvarez Aldeán, María Garcés-Sánchez, Elisa Garrote Llanos, Antonio Iofrío de Arce, Abián Montesdeoca Melián, María Luisa Navarro Gómez, Valentín Pineda Solas, Irene Rivero Calle, Jesús Ruiz-Contreras, Pepe Serrano Marchuet. [Internet]. Anales de Pediatría , Volumen 98, número 1 , enero de 2023 , páginas 58.e1-58.e10 Consultado 15/ene/2023. Disponible en: https://www.sciencedirect.com/science/article/pii/S1695403322002259?via%3Dihub
4. El calendario de vacunación común de mínimos para España: posicionamiento del CAV-AEP. J. Arístegui Fernández, David Moreno-Pérez en representación del Comité Asesor de Vacunas de la Asociación Española de Pediatría. [Internet] Consultado /ene/2023. Disponible en https://vacunasaep.org/documentos/calendario-comun-de-minimos-para-espana-posicionamiento-del-cav-aep.
5. Vacunas y programas de vacunaciones. Ministerio de Sanidad. [Internet] Consultado 15/ene/2023. Disponible en: https://www.sanidad.gob.es/profesionales/saludPublica/prevPromocion/vacunaciones/home.htm.
6. Caelndario de vacunaciones de la AEP 2023. Familia y Salud. [Internet] Asociación Española de Pediatría de Atención Primaria. Consutado 15/ene/2023. Disponible en: https://www.familiaysalud.es/las-vacunas/calendarios-vacunales/calendario-de-vacunaciones-de-la-aep-2022
7. Calendarios de vacunación en España. Manual de Vacunas en linea de la AEP. [Internet] . Consultadoi 15/ene/2023. Disponible en: https://vacunasaep.org/documentos/manual/cap-7#3
8. Calendarios españoles. [Internet] Asociación Española de Pediatría de Atención Primaria. Consutado 15/ene/2023. Disponible en: https://www.aepap.org/vacunas/calendarios-espanoles#:~:text=INICIO-Calendarios%20espa%C3%B1oles,Calendarios%20espa%C3%B1oles,-Calendarios%20extranjeros%20y

Bibliografía del Mapa - Recomendaciones de vacunación con vacuna conjugada antineumocócica en los adultos por patología de riesgo o edad en las diferentes CCAA

1. Dirección General de Salud Pública. Programa de Vacunaciones. Actualizaciones en el programa de Vacunaciones de Asturias para el 2018. [Acceso sep2021]. Disponible en http://www.codepa.es/modulgex/workspace/publico/modulos/web/docs/apartados/65/040918_023255_3181688223.pdf
2. Comunidad de Madrid. Calendario de vacunación en el adulto año 2020. [internet] [Acceso sep2021].Disponible en: https://www.comunidad.madrid/sites/default/files/doc/sanidad/prev/doc_tecnico_calendario_de_vacunacion_del_adulto_2020.pdf
3. Consejería de sanidad. Boletín oficial de Castilla y León. Comunidad de Castilla y León [internet] 2019 abr 25 (241):49230. [Acceso sep2021]. Disponible en http://bocyl.jcyl.es/boletines/2019/04/25/pdf/BOCYL-D-25042019-41.pdf
4. Consellería de Sanidade. Xunta de Galicia. Vacinación antipneumocócica en adultos 2017. [internet] [Acceso sep2021]. Disponible en: https://www.sergas.es/Saude-publica/Documents/4536/Nota_informativa_vacinacion_antipneumococica_2017.pdf
5. Consellería de Sanidade. Xunta de Galicia. Nota informativa sobre a vacinación antipneumocócica conxugada en pacientes en residencias da terceira idade setembro 2020. [internet] [Acceso sep2021] Disponible en: https://www.sergas.es/Saude-publica/Documents/6572/PNEUMO_CONXUGADA_RESIDENCIAS.pdf
6. Castilla La Mancha. Vacunación Frente a Gripe y Enfermedad Neumocócica Invasiva en Castilla-La Mancha durante la pandemia de COVID-19 en la temporada de otoño-invierno 2020-2021 [internet] [Acceso sep2021]. Disponible en: https://socampar.com/wp-content/uploads/2020/10/01-Programa-Campana-Vacunacion-Gripe-y-Neumococo-CLM-2020-2021.pdf
7. Murcia. Vacunación antigripal y antineumocócica. Temporada 2020-2021. [internet] [Acceso sep2021]. Disponible en: http://www.murciasalud.es/recursos/ficheros/469244-Protocolo.Campana.gripe.neumo.2020-21.20201026.pdf

8. Junta de Andalucía. Consejería de Salud y Familias. Instrucción Programa de vacunación frente al neumococo. [internet] [Acceso sep2021]. Disponible en https://www.juntadeandalucia.es/export/drupaljda/Instruccion_Neumococo_Andalucia_Julio2019.pdf
9. Junta de Andalucía. Consejería de Salud y Familias. [internet] Ampliación del programa de vacunación frente a neumococo en Andalucía a personas de 60 a 69 años [Acceso sep2021]. Disponible en https://www.juntadeandalucia.es/export/drupaljda/instruccion_vacunacion_neumococica_60-69an%CC%83os_26-11-2020-F.pdf
10. Junta de Andalucía. Consejería de Salud y Familias. [internet] Vacunación frente a neumococo en pacientes con antecedente de COVID-19 grave. [Acceso sep2021]. Disponible en https://www.juntadeandalucia.es/export/drupaljda/instruccion_vacunacion_neumococica_pacientes_post_covid_grave_26-11-2020-F.pdf
11. Junta de Andalucía. Consejería de Salud y Familias. [internet] Instrucción para la Vacunación Antigripal y Antineumocócica de personas institucionalizadas en residencias de Andalucía durante la campaña 2020-2021. [Acceso sep2021]. Disponible en https://www.juntadeandalucia.es/export/drupaljda/CSyF-InstruccionVacunacionGripe-NeumococoResidenciasAndalucia2020-2021.pdf
12. Gobierno de La Rioja. Campaña de vacunación antineumocócica conjugada en población de Residencias de Personas Mayores de la Rioja. [internet] [Acceso sep2021]. Disponible en: https://www.riojasalud.es/f/rs/docs/VACUNACION_ANTINEUMOCOCICA_Residencias_Personas_mayores_2020-2021.pdf
13. Gobierno de La Rioja. Vacunación Frente a Enfermedad Neumocócica en La Rioja. Marzo 2017. [internet] [Acceso sep2021]. Disponible en: http://www.riojasalud.es/f/rs/docs/INFORMACION_NEUMOC%C3%93CICA_65A%C3%91OS_MARZO_2017.pdf
14. Conselleria Salut. Direcció general Salut Publica i Participació. Instrucció de la directora general de Salut Publica i Participació en relació a la vacunació contra el pneumococo a les Illes Balears.Gobierno. [internet] [Acceso sep2021]. Disponible en: http://www.caib.es/sites/vacunacions/f/338658
15. Conselleria Salut. Direcció general Salut Publica i Participació. Instrucció de la directora general de Salut Publica i Participació en relació a la vacunació contra el pneumococo a les Illes Balears .Gobierno. [internet] [Acceso sep 2021]. Disponible en: https://www.caib.es/sites/vacunacions/f/369204

16. https://www.saludcastillayleon.es/profesionales/es/vacunaciones/programa-vacunacion-frente-neumococo-actualizacion-octubre.ficheros/2005002-Instruccion%20DGSP%20NEUMO%20INSTITUCIONALIZADOS%20%2019-10-2021.pdf
17. https://www.sp.san.gva.es/DgspPortal/docs/20211022_Dossier_gripe_2021_22_cas.pdf
18. https://sede.gobiernodecanarias.org/sede/movil/verifica_doc?codigo_nde=0qgxGGWFJJZpsjo2e9SeTASprRoWXVVKs
19. https://www.murciasalud.es/recursos/ficheros/489838-Campana_gripe_2021-22._Protocolo_final_27102021_.pdf
20. https://www.astursalud.es/documents/35439/39837/Libro_Campa%C3%B1a_Gripe_2021_portada.pdf/a06d88d0-eebb-f9e4-46ad-dda76d46f309
21. Instruccion_vacuna_neumo_residencias_2022-03 https://www.aragon.es/documents/20127/35325114/Instruccion_Vacunacion_Neumococica_personas_mayores_institucionalizadas_2022_03_11.pdf/095dc6a8-fecd-85c8-451a-04a33da8c2e2?t=1647341727971 (aragon.es)
22. Servicio de Verificación de Documentos Electrónicos (cantabria.es) https://verificacsv.cantabria.es/verificacsv/?codigoVerificacion=A0600A--y4SmI6FnlxTX9vS9gafzJLYdAU3n8j
23. Vacunacion frente a Enfermedad Neumococica en Institucio.pdf (navarra.es) http://www.navarra.es/NR/rdonlyres/60EC3E70-CD63-4424-9CED-0382BB32D093/480012/VacunacionfrenteaEnfermedadNeumococicaenInstitucio.pdf
24. Gencat. Diari Oficial de la Generalitat de Catalunya. ORDEN SLT/202/2022, de 30 de agosto, por la que se actualiza el calendario de vacunaciones sistemáticas. [internet] [acceso sept 2022] Disponible en: https://canalsalut.gencat.cat/web/.content/_A-Z/V/vacunacions/documents/calendari_vacunacions.pdf
25. Región de Murcia. Consejería de Salud. Vacunación estacional frente a infecciones respiratorias (gripe, neumococo y covid-19) en personas a partir de 60 años y grupos de riesgo de cualquier edad. [internet] [acceso sept 2022] Disponible en: https://www.murciasalud.es/recursos/ficheros/508761-Protocolo_Campana_de_gripe_y_neumo_2022-23_v4.pdf

CAPÍTULO 6

CALENDARIOS ADAPTADOS Y ACELERADOS

Miguel Ángel Alcántara González

VÍDEO DE PRESENTACIÓN DEL AUTOR:
CALENDARIOS ADAPTADOS
Y ACELERADOS

CAPÍTULO 6

CALENDARIOS ADAPTADOS Y ACELERADOS

Miguel Ángel Alcántara González

6.1 Introducción

Se denominan «calendarios adaptados o acelerados» a aquellas circunstancias personales que se dan en individuos de cualquier edad y que, por diferentes motivos, presentan retrasos o incorrecciones de sus vacunas en las secuencias cronológicas recomendadas, por lo que será necesario corregir en el menor tiempo posible a fin de conseguir una protección segura frente a las enfermedades inmunoprevenibles.

Las situaciones más comunes que podemos encontrar son personas que por motivos socioculturales y familiares no recibieron en su momento las dosis vacunales recomendadas, como el caso de los inmunodeprimidos, inmigrantes, patologías crónicas, refugiados, niños adoptados, cambios a otras comunidades autónomas, padres o adultos negacionistas, miedos a las vacunas, etcétera.

6.2 Recomendaciones a seguir por las enfermeras

- Actuación preferente a toda persona de cualquier edad que no tenga documentada en su historial las vacunas recomendadas con las pautas correctas.
- Se establecerá un calendario individualizado que incluirá el número de dosis necesarias atendiendo a la edad, sexo e historial de vacunación, ya sea previo o inexistente.
- La persona no debe presentar contraindicaciones previas a otras vacunas
- Se aprovechará cualquier contacto de la persona con los servicios sanitarios, incluyendo los de prevención de riesgos laborales, para revisar el estado de vacunación.

- El objetivo deberá ir dirigido a llegar a alcanzar la vacunación correcta de la persona en el menor tiempo posible.
- En el caso de administración de varios antígenos se priorizarán aquellas enfermedades evitables de mayor riesgo para la persona en ese momento, en relación a factores intrínsecos como su edad y patologías presentes, o bien atendiendo a la epidemiología local.
- Se debe simultanear al máximo con antígenos compatibles mediante vacunas combinadas para minimizar el número de inyecciones, utilizando para ello zonas anatómicas distintas. Las inyectadas en la misma extremidad deben distanciarse 2,5 cm como mínimo, para individualizar las posibles reacciones locales.
- Se deberá respetar los tiempos entre pautas vacunales, ya que entre dos dosis de un mismo antígeno no hay un intervalo máximo porque no interfieren en la inmunidad final; sin embargo, si el intervalo es menor, sí puede interferir en la producción de anticuerpos. En este supuesto se considera no administrada y debe procederse a repetir la dosis. Puede aceptarse un «periodo de gracia» de 4 días en los intervalos mínimos aceptados entre dosis, de modo que las administradas 4 días o menos antes del término del intervalo mínimo estándar se consideran válidas. En caso de brote de sarampión se puede administrar a los lactantes entre 6 y 12 meses, sin embargo, esta dosis no debe computarse como parte de la serie, debiendo ser vacunado a su edad reglamentaria.
- Un retraso en el programa de inmunización no requiere reiniciar la serie vacunal primaria, solamente será necesario completar con aquellas dosis pendientes respetando los criterios de edades e intervalos mínimos recomendados entre dosis de vacunas, atendiendo a la máxima de «dosis puesta, dosis que cuenta» o «vacuna administrada, vacuna contada».
- El número de dosis requeridas para determinadas vacunas puede disminuir con la edad, por ejemplo, difteria y tétanos, incluso, no ser necesarias, como el Hib e incluso a partir de los 5 años.
- También el número de dosis puede variar según la edad de inicio como las vacunas neumocócica trecevalente (VNC13), meningocócica ACWY, meningocócica B, papilomavirus...
- Dada la complejidad de la estrategia de rescate, será necesario que el profesional de enfermería conozca y consulte a menudo las fichas técnicas de todos los preparados vacunales a fin de obtener el mayor beneficio para la persona.

6.3 Calendarios

El Consejo interterritorial de salud, a través de la Ponencia de Programa y Registro de Vacunaciones, presentó en julio de 2019 el Calendario Acelerado de Vacunaciones[6].

https://www.sanidad.gob.es/profesionales/saludPublica/prevPromocion/vacunaciones/calendario-y-coberturas/docs/Calendario_Acelerado_Vacunaciones.pdf

En este capítulo, vamos a referirnos principalmente a las recomendaciones del Comité Asesor de Vacunaciones de la Asociación Española de Pediatría, al ser más completo, ya que contempla vacunas no financiadas que no están contempladas en el oficial del CIS.

6.4 Pautas aceleradas para niños entre 4 meses y 6 años de edad

Tabla 1

Edad e intervalos mínimos y número de dosis necesarias para niños entre 4 meses y 6 años de edad con vacunación incompleta o no vacunados[1]

VACUNACIÓN DE RESCATE o ACELERADA ENTRE 4 MESES Y 6 AÑOS DE EDAD Asociación Española de Pediatría 2023 Comité Asesor de Vacunas				
VACUNA	**Edad mínima en la 1.ª dosis**	**Intervalo MÍNIMO entre dosis**		
		De 1.ª a 2.ª dosis	**De 2.ª a 3.ª dosis**	**De 3.ª a 4.ª dosis**
Hepatitis B[1]	Recién nacido	8 semanas	6 meses	–
Difteria, tétanos y tosferina[2]	6 semanas	8 semanas	6 meses	6 meses
Poliomielitis[3]	6 semanas	8 semanas	6 meses	6 meses
***Haemophilus influenzae* tipo b[4]**	6 semanas	8 semanas	6 meses	–
Neumococo[5]	6 semanas	8 semanas	8 semanas	–
Rotavirus[6]	6 semanas	4 semanas	4 semanas	–
Meningococo B[7]	2 meses	8 semanas	Ver pie de tabla	–
Meningococos C y ACWY[8]	MenC - 2 meses MenACWY-TT (Pfizer) - 6 semanas MenACWY-TT (Sanofi) - 12 meses MenACWY-CRM - 2 años	MenC - 6 meses MenACWY-TT (Pfizer) - 2 meses	–	–
Gripe[9]	6 meses	4 semanas		
Sarampión, rubeola y parotiditis[10]	12 meses	4 semanas	–	–
Varicela[11]	12 meses	4 semanas	–	–
SARS-CoV-2[12]	5 años	3 o 4 semanas		

Fuente: Comité Asesor de Vacunas (CAV-AEP)

6.4.1 Vacuna frente a la hepatitis B (HB)

- Pauta 2+1 (2, 4 y 11 meses): intervalo mínimo de 8 semanas entre la 1ª y la 2ª dosis y de 6 meses entre la 2ª y la 3ª.
- Pauta 0, 1 y 6 meses, intervalo mínimo de 4 semanas entre la 1ª y 2ª dosis y de 8 semanas entre la 2ª y la 3ª y entre la 1ª y la 3ª de 4 meses y nunca antes de los 6 meses de edad.

6.4.2 Vacuna frente a difteria, tétanos y tosferina (DTPa/Tdpa)

- Pauta 2+1 (2, 4 y 11 meses) con vacunas hexavalentes, el intervalo mínimo de 8 semanas entre la 1ª y 2ª dosis de DTPa y de 6 meses entre la 2ª y la 3ª dosis.
- Pauta 3+1 (2, 4, 6 y 12-18 meses), el intervalo mínimo será de 4 semanas entre la 1ª y la 2ª dosis y entre la 2ª y la 3ª dosis y de 6 meses entre la 3ª y la 4ª dosis.
- Si la 3ª dosis se administra a partir de 11 meses de edad o más y está separada de la 2ª por un mínimo de 4 meses, debe darse por correcta y no será necesario repetirla.
- Y si la 3ª dosis se administra después de los 4 años, no será necesaria una 4ª dosis.
- Si la 4ª dosis se administra con 12 meses de edad o más y está separada de la 3ª por un mínimo de 4 meses, debe considerarse como válida y no será necesario repetirla.
- La 5ª dosis de Tdpa no es necesaria si la 4ª de DTPa se administró con 4 o más años de edad. En caso contrario, la 5ª dosis se deberá administrar a los 6 años en forma de DTPa o Tdpa, siempre que hayan transcurrido, al menos, 6 meses desde la dosis anterior.
- La Agencia Española de Medicamentos y Productos Sanitarios (AEMPS) aprobó en junio de 2019 que la vacuna de componentes DTPa, incluida en los preparados hexavalentes, se puede administrar hasta los 7 años.

Otras cuestiones a tener en cuenta:

- En estas pautas aceleradas con intervalos reducidos entre dosis no está contemplado el período de gracia de 4 días admitido para los mínimos estándar.
- Para considerar a un adulto bien vacunado serán suficiente 5 dosis de tétanos.

6.4.3 Vacuna antipoliomielítica inactivada (VPI)

- Pauta 2+1 en vacunas hexavalentes, siendo el intervalo mínimo de 8 semanas entre la 1ª y la 2ª dosis y de 6 meses entre la 2ª y la 3ª dosis.
- En el caso de administrar esta 3ª dosis a partir de 11 meses de edad o más y separada de la 2ª por un mínimo de 4 meses, se considerará correcta, en este supuesto no se podrá aplicar el período de gracia de 4 días.
- Y si esta 3ª dosis se administra antes de los 4 años de edad, será necesaria una 4ª dosis, separada por 6 meses de la anterior y preferentemente a los 6 años de edad.
- Pauta 3+1 (2, 4, 6 y 12-18 meses), intervalo mínimo de 4 semanas entre las 3 primeras dosis y de 6 meses entre la 3ª y la 4ª, y si esta 4ª dosis se ha administrado con 12 meses de edad o más y ha estado separada de la 2ª por un mínimo de 4 meses, debe considerarse como válida y no será necesario repetirla, teniendo en cuenta que en este supuesto tampoco se podrá aplicar el período de gracia de 4 días,

6.4.4 Vacuna conjugada frente al Haemophilus influenzae *tipo b (Hib)*

- Pauta 2+1, las 2 primeras dosis con 8 semanas mínimas de intervalo y el refuerzo a partir de los 11 meses y con 6 meses de separación de la 2ª. Todas con preparados hexavalentes.
- Pauta 3+1 (2, 4, 6 y 12-18 meses), el intervalo mínimo de 4 semanas entre las 3 primeras dosis y de 6 meses entre la 3ª y la 4ª. Si la vacunación se inicia entre los 12 y los 14 meses, se administrarán solo 2 dosis separadas ambas por 8 semanas, y una única dosis cuando la 1ª dosis se administra entre los 15 y 59 meses.
- En mayores de 5 años, no es necesaria la vacunación, salvo en grupos de riesgo.

6.4.5 Vacunas frente al neumococo[2]

Vacuna neumocócica 13-valente (VNC13)

- Pauta 2+1, entre las 2 dosis de primovacunación, el intervalo mínimo es de 8 semanas y la 3ª se administrará siempre a partir de los 11 meses de edad, con una separación como mínimo de 8 semanas de la 2ª.
- Pauta 3+1 (2, 4, 6 y 12 meses), entre las tres primeras dosis, el intervalo mínimo es de 4 semanas y de 8 semanas entre la 3ª y la 4ª y como norma general esta 4ª dosis siempre se ha de administrar a partir de los 11 meses de edad.
- Cuando la pauta vacunal se comienza entre los 12 y 23 meses, comprenderá dos dosis separadas con un intervalo de 8 semanas.
- Si la 1ª dosis se administra con 24 meses o más, solo se administra una 1ª dosis de VNC13, salvo en grupos de riesgo que será necesario 2 dosis. En mayores de 5 años, no es necesaria la vacunación, salvo en grupos de riesgo en los que se debe aplicar 1 dosis de VNC13.
- La vacuna VNC13 se puede administrar hasta la edad adulta sin límite de edad.

Vacuna polisacarídica 23-valente (VNP23)

- Indicada en niños a partir de 2 años con enfermedades que aumentan el riesgo de infección por neumococo, con un intervalo mínimo respecto de la última dosis de VNC13 de 8 semanas. En pacientes inmunodeprimidos, será necesario dos dosis con un intervalo de 5 años entre ambas. Recomendada en aquellas patologías que aumentan el riesgo de infección por el neumococo.

6.4.6 Vacunas frente al rotavirus (RV)

- Vacuna monovalente, pauta de 2 dosis, indicada para la inmunización activa de niños entre las 6 y las 24 semanas de edad.
- Vacuna pentavalente, pauta de 3 dosis, indicada a partir de las 6 semanas a 32 semanas de edad.

Para ambos preparados comerciales, el intervalo mínimo entre dosis es de 4 semanas.

Según ficha técnica, dichas vacunas no son intercambiables.

6.4.7 Vacuna frente al meningococo B (MenB). 4CMenB[3]

- Lactantes de 2 a 5 meses de edad: pauta (2+1) con inicio a los 2 meses de edad, se administrarán 2 dosis con un intervalo de 8 semanas y una dosis entre los 12 y 15 meses de edad con un intervalo de al menos 6 meses entre la primovacunación y la dosis de recuerdo.
- Lactantes de 6 a 11 meses de edad: pauta (2+1) con intervalos entre dosis primarias no inferior a 2 meses y, cuando se administra una dosis en el segundo año de vida, entre los 12 y los 23 meses de edad, debe transcurrir al menos 2 meses entre la primovacunación y la dosis de recuerdo.
- Niños de 12 a 23 meses de edad: pauta de dos dosis con intervalo de dosis primaria con no menos de 2 meses entre ambas, y una dosis de recuerdo con un intervalo de 12 a 23 meses entre la primovacunación y la dosis de recuerdo.
- Pauta a partir de 2 años, la inmunización primaria comprende 2 dosis con 1 mes de intervalo. Para el resto de edades (excepto lactantes), la recomendación es de indicación individual con cualquiera de las dos vacunas. (4CMenB o MenB-fHbp), respetando la edad mínima de cada una de ellas.
- Atendiendo a recomendaciones oficiales es oportuno una dosis de recuerdo en individuos con riesgo continuado de exposición a la enfermedad. Se valorará administrar dosis de recuerdo de vacuna frente a serogrupo B en función de la evidencia. Según ficha técnica de Bexero no hay datos en los adultos mayores de 50 años.
- Según ficha técnica de Trumenba, existen datos limitados sobre el uso en personas de 40 a 65 años de edad y no se dispone de datos de uso en personas mayores de 65 años.
- La vacuna autorizada en niños menores de 10 años (a partir de los 2 meses de edad) es 4CMenB (Bexsero®). La vacuna Men-fHbp (Trumenba) está autorizada a partir de los 10 años de edad.

6.4.8 Vacuna conjugada frente al meningococo C (MenC) y frente a los meningococos ACWY (MenACWY)[2]

- Pauta de 1 dosis en el primer año de vida (a los 4 meses) con MenC-TT(NeisVac-C®), que es la preferente o bien MenC-CRM(Menjugate®) con 2 dosis a los 2 y 4 meses.

- Según diversas sociedades científicas, esta pauta de una dosis de MenC-TT (NeisVac-C®), puede ser sustituida por dos dosis de MenACWY-TT(Nimenrix ®) a los 2 y 4 meses, 3 y 5 meses o 4 y 6 meses de edad.
- Pauta a partir de los 6 meses se necesita 1 dosis de MenACWY-TT(Nimenrix®) y 1 dosis de refuerzo con MenACWY-TT(Nimenrix® o Menquadfi®) a partir de los 12 meses y con 8 semanas de separación de la primera.
- Pauta a partir de los 12 meses se necesita 1 dosis de MenACWY-TT(Nimenrix® o Menquadfi®) en el 2° año de vida, preferentemente a los 12 meses y 1 dosis de MenACWY-TT(Nimenrix® o Menquadfi®)o MenACWY-CRM (Menveo®) a los 12-14 años, siendo necesaria la realización de un rescate progresivo hasta los 18 años de edad.

6.4.9 Vacuna frente a la gripe[2]

- Vacunación sistemática anual durante la campaña vacunal de gripe a todos los niños de 6 a 59 meses de edad.
- A partir de los 5 años, niños de riesgo y a todos sus convivientes y contactos.
- De 6 meses a 9 años que se vacunen por primera vez, 2 dosis separadas al menos 4 semanas. En temporadas siguientes, una sola dosis.
- De 9 años en adelante, una única dosis por temporada.
- Se administrará siempre dosis completa de 0,5 ml, incluido niños a partir de 6 meses de edad.
- Menores entre los 6 y 24 meses de edad con antecedente de prematuridad menor de 32 semanas de gestación.

6.4.10 Vacuna frente al sarampión, rubéola y parotiditis (SRP-TV)

- Se recomienda vacunación de rescate con triple vírica (TV) en personas sin historia de vacunación ni constancia de antecedente de padecimiento del sarampión nacidas a partir de 1970.
- Pauta de dos dosis, la 1ª a los 12 meses y la 2ª a los 3-4 años. Se considera correctamente vacunado si se han administrado 2 dosis separadas por al menos 4 semanas.

- En caso de haber recibido una dosis con anterioridad se administrará una dosis de TV.
- Esta vacunación está contraindicada en niños inmunodeprimidos.

6.4.11 Vacuna frente a la varicela (Var)

- Se administrarán 2 dosis con un intervalo mínimo de 4 semanas como vacunación de rescate hasta los 50 años a aquellas personas que no refieran antecedentes de haber pasado la varicela ni se hayan vacunado.
- En el supuesto de haber recibido previamente una dosis, se administrará una 2ª dosis siempre que hayan pasado al menos 4 semanas (preferentemente 8 semanas) de la primera dosis, aunque en menores de 13 años, se recomienda un intervalo de 12 semanas.
- Esta vacuna está contraindicada niños inmunodeprimidos.

6.4.12 Vacunas frente a frente al SARS-CoV-2[4-5]

Actualmente, se utilizan las vacunas de ARNm (Comirnaty® y Spikevax®).

- Comirnaty® 10 mcg: niños de 5 a 11 años de edad, 2 dosis con intervalo de 8 semanas. No está indicada dosis de recuerdo. No se ha establecido todavía la seguridad y eficacia en la población pediátrica menor de 5 años.
- Spikevax®: niños de 6 a 11 años de edad, pauta de 2 dosis (0,25 ml cada una, con 50 mcg de ARNm, que es la mitad de la dosis principal para 12 años en adelante). La segunda dosis 28 días después de la primera (mínimo 25 días). A partir de 12 años, 2 dosis (0,5 ml cada una, con 100 mcg de ARNm)

El 20 de octubre de 2022 la Comisión Europea autorizó la utilización de las vacunas frente a covid, Comirnaty (Pfizer & BioNTech) en población infantil de 6 meses a 4 años y Spikevax (Moderna) en niños de 6 meses a 5 años: La vacuna de Comirnaty con una pauta 3 dosis de 3 mcg (0, 3 y 8 semanas) y La vacuna Spikevax con una pauta de 2 dosis, de 25 mcg cada dosis (0 y 4 semanas) para población infantil general y de 3 dosis para población con alto grado de inmunosupresión (0, 4 y 8 semanas). Por su parte la Comisión de Salud Pública ha aprobado la vacunación de los grupos de alto riesgo (inmunodeprimidos) desde los 6 a los 59 meses de edad con ambos preparados

6.5 Pautas aceleradas para niños y adolescentes entre los 7 y los 18 años[1]

Tabla 2

Edad e intervalos mínimos y número de dosis necesarias para niños y adolescentes entre los 7 y los 18 años con vacunación incompleta o no vacunados[1]

VACUNACIÓN DE RESCATE o ACELERADA ENTRE 7 Y 18 AÑOS DE EDAD Asociación Española de Pediatría 2023 Comité Asesor de Vacunas				
VACUNA	**Edad mínima en la 1.ª dosis**	**Intervalo MÍNIMO entre dosis**		
		De 1.ª a 2.ª dosis	De 2.ª a 3.ª dosis	De 3.ª a 4.ª dosis
Hepatitis B[1]	Recién nacido	4 semanas	8 semanas	-
Tétanos, difteria y tosferina de baja carga antigénica[2]	7 años	4 semanas	6 meses	1 año
Poliomielitis[3]	6 semanas	4 semanas	4 semanas	-
Neumococo[4]	6 semanas	Solo grupos de riesgo		
Meningococo B[5]	4CMenB - 2 meses MenB-fHbp - 10 años	Según preparado comercial	-	-
Meningococos ACWY[6]	MenACWY-TT (Pfizer) - 6 semanas MenACWY-TT (Sanofi) - 12 meses MenACWY-CRM - 2 años	-	-	-
Gripe[7]	6 meses	4 semanas		
Sarampión, rubeola y parotiditis[8]	12 meses	4 semanas	-	-
Varicela[9]	12 meses	4 semanas	-	-
SARS-CoV-2[10]	5 años	3 - 4 semanas		
Virus del papiloma humano[11]	9 años	Pauta según edad y preparado comercial		-

Fuente: Comité Asesor de Vacunas (CAV-AEP)

6.5.1 Vacuna de la hepatitis B (HB)

- Pauta 0, 1 y 6 meses en mayores de 7 años no vacunados. Entre 2ª y 3ª dosis intervalo de 8 semanas y siempre que hayan pasado, al menos, 16 semanas después de la 1ª dosis, preferiblemente 6 meses y entre la 1ª y 3ª a partir de 4 meses con preferencia de 6 meses.

6.5.2 Vacuna frente al tétanos, difteria y tosferina de baja carga antigénica (Td/Tdpa)

- Pauta a partir de 7 años, 3 dosis en forma de Td, en niños y adolescentes se administrará al menos 1 dosis con Tdpa, preferiblemente la primera, el resto con Td o Tdpa.
- Pauta para niños o adolescentes insuficientemente vacunados o se desconoce su situación vacunal, deben recibir 2 dosis con un intervalo de 4 semanas y una tercera dosis entre 6-12 meses.
- En todos los casos, dosis de recuerdo hasta completar 5 dosis. Tras la primovacunación con tres dosis, recuerdos cada 10 años (mínimo 1 año tras la tercera dosis de primovacunación y entre las dosis de recuerdo), preferentemente con Tdpa para sustentar la protección frente a la tos ferina.
- La mujer embarazada debe recibir una dosis de Tdpa en cada embarazo, independientemente de las dosis de Td o Tdpa recibidas anteriormente, preferentemente entre las 27 y las 32 semanas de gestación.

6.5.3 Vacuna antipoliomielítica inactivada (VPI)

- Mayores de 7 años no vacunados, pauta de 3 dosis (0, 1 y 2 meses) o (0, 1 y 6 meses).
- En el caso de haber recibido la 3ª dosis antes de los 4 años, se recomienda administrar una 4ª dosis, al menos, 6 meses después de la 3ª.
- Primovacunación con 3 dosis para personas no vacunadas procedentes de países con circulación de virus salvaje.

6.5.4 Vacunas frente al neumococo (VNC13v- VNP23v)

- La vacuna conjugada VNC13v está autorizada hasta la edad adulta sin límite de edad y una única dosis.
- Grupos de riesgo inmunocompetentes no vacunados: 1 dosis VNC13v y a las 8 semanas 1 dosis de vacuna polisacárida VNP23v y en el supuesto de haber recibido previamente una dosis de VNP23v recibirán 1 dosis de VNC13v separada al menos 8 semanas (intervalo óptimo 12 meses).
- Grupo de riesgo inmunodeprimidos de alto riesgo VNC13v+VNP23v (intervalo 8 semanas) y revacunación a los 5 años con VNP23v.

6.5.5 Vacuna frente al meningococo B (MenB)

- Dos preparados comerciales del grupo B: 4CMenB (Bexsero®) y MenB-Hbp (Trumenba®).
- Recomendación de tipo individual respetando la edad mínima de cada una de ellas.
- Vacuna (4CMenB) se administra a partir de los 2 años, pauta de dos dosis con intervalo mínimo de separación de 4 semanas.
- Vacuna (MenB-fHbp) a partir de 10 años, pauta de dos dosis administradas a intervalo mínimo de 6 meses.
- Recomendables en grupos de riesgo a cualquier edad según ficha técnica.
- Ambas indicadas a todos los contactos de un caso índice de EMI por serogrupo B en el contexto de un brote epidémico.

6.5.6 Vacuna conjugada frente al meningococo ACWY (MenACWY)

- Disponibles en España tres preparados vacunales para niños mayores de 7 años, MenACWY-TT(Nimenrix®), MenACWY-TT(Menquadfi®) y MenACWY-CRM (Menveo®).
- Entre 7 y 10 años de edad, administrar 1 dosis seguida de otra a partir de los 10 años y con una separación mínima entre ambas de 2 meses.
- Mayores de 10 años, solo es necesaria 1 dosis de MenACWY.
- Recomendable hacer un rescate hasta los 18 años de edad en los no vacunados anteriormente con una dosis de la vacuna MenACWY.
- Resto de edades, se hace recomendación de tipo individual y factores de riesgo asociado a EMI: asplenia anatómica o funcional, déficit de factores de complemento, tratamiento con eculizumab o ravulizumab, receptores de trasplante de progenitores hematopoyéticos, infección por VIH, inmunodeprimidos, personas con tratamientos inmunosupresores, viajeros a zonas endémicas, episodios previos de EMI, brote epidémico o contactos de un caso índice.

6.5.7 Vacuna frente a la gripe

- Se administra una dosis de vacuna de gripe a todas las personas con indicación, salvo a los menores de 9 años que se vacunen por primera, vez a los que se debe administrar 2 dosis, separadas al menos 4 semanas.

- Se recomienda la vacunación antigripal a todas las embarazadas, en cualquier trimestre de la gestación. Se puede emplear cualquiera de las dos vacunas inactivadas.

6.5.8 Vacuna frente al sarampión, la rubéola y la parotiditis (SRP-TV)

- Se recomienda la vacunación en personas sin historia de vacunación ni constancia de antecedente de padecimiento del sarampión nacidas a partir de 1970.
- Sin historia de vacunación 2 dosis de TV con un intervalo mínimo de 4 semanas entre dosis.
- Administrar 2 dosis de TV a aquellas personas vacunadas con sarampión monocomponente (S) o bicomponente sarampión-parotiditis (SPR).
- Esta vacunación está contraindicada en embarazadas y en personas inmunodeprimidas.

6.5.9 Vacuna frente a la varicela (Var)

- Vacunación de rescate hasta los 50 años a los que no refieran antecedentes de haber pasado la varicela ni se hayan vacunado previamente, se administrarán 2 dosis con un intervalo mínimo de 4 semanas (preferentemente 8 semanas).
- En caso de antecedente documentado de 1 dosis, se administrará la 2ª dosis.
- En menores de 13 años recomienda un intervalo de 12 semanas entre ambas dosis y en mayores de 13 años, de 4 semanas.
- Esta vacuna está contraindicada en embarazadas y en personas inmunodeprimidas.

6.5.10 Vacunas frente al SARS-CoV-2

Actualmente, se utilizan las vacunas de ARNm (Comirnaty® y Spikevax®).

- Spikevax® en niños de 6 a 11 años de edad, pauta de 2 dosis de 50 microgramos (0,25 ml cada una, que contienen 50 microgramos de ARNm). La segunda dosis 28 días después de la primera dosis (intervalo mínimo 25 días).
- Spikevax® en personas de 12 años de edad en adelante se administra en una serie de 2 dosis de 100 microgramos (0,5 ml cada una). La segunda dosis 28 días después de la primera dosis (intervalo mínimo 25 días).

- Comirnaty® 10 mcg entre 5 y 11 años de edad, 2 dosis con intervalo de 8 semanas. No está indicada dosis de recuerdo.
- Comirnaty® 30 mcg entre 12 y mayores, 2 dosis separadas por 21 días (intervalo mínimo 19 días). No es necesario 3ª dosis, excepto aquellos que pertenecen al grupo 7 y/o con tratamiento inmunosupresor.
- En otoño de 2022 se aprueba la vacuna frente al Covid 19 bivariante, se trata de Comirnaty ® RTU bivariante original/Omicron BA.4-5 (Pfizer). Recomendada a partir de los 12 años de edad, y se administra por vía intramuscular como dosis recuerdo de 0.3 ml (15 μg/15 μg), se presenta con tapón gris.

6.5.11 Vacunas frente al virus del papiloma humano (VPH)[3]

- Indicada para ambos sexos, siendo 9 años la edad mínima de administración para la 1ª dosis.
- Dos preparados vacunales autorizados en España, VPH 2 (Cervarix®) y VPH 9 (Gardasil®).

Vacuna VPH 2

- De 9 a 14 años inclusive dos dosis, la segunda se administrará entre 5 y 13 meses después de la primera dosis. Si la segunda dosis de la vacuna se administra antes de que transcurran 5 meses desde la administración de la primera dosis, se debe administrar siempre una tercera dosis.
- A partir de 15 años, tres dosis, a los 0, 1, 6 meses. Si se requiere flexibilidad en el esquema de vacunación, la segunda dosis se puede administrar entre 1 mes y 2,5 meses después de la primera dosis, y la tercera dosis entre 5 y 12 meses después de la primera dosis.

Vacuna VPH 9

- Sin pauta iniciada (ninguna dosis previa):
  - Si tiene 13 o 14 años: dos dosis, separadas por 6 meses.
  - Si tiene de 15 a 18 años (ambos inclusive): pauta de 3 dosis (0, 2, 6 meses).

- Con pauta iniciada pero no completada (completarla en función de la edad de la 1ª dosis):
  - Si la 1ª dosis fue administrada a los 12, 13 o 14 años, independientemente de preparado vacunal que se empleó, necesitará una única dosis de Gardasil 9® con un intervalo mínimo de 6 meses respecto a la dosis previa.
  - Si recibió la 1ª dosis entre los 15 y 18 años (ambos inclusive) independientemente del preparado vacunal que se empleó, debe recibir 2 dosis, con una separación mínima de 4 meses y en el caso de haber recibido 2 dosis debe completarse con 1 dosis.
- En personas con factores de riesgo siempre se deben aplicar pautas con 3 dosis en total, independientemente de la edad de inicio o preparado vacunal.
- Los intervalos mínimos válidos deben ser consultados en las fichas técnicas actualizadas.

6.6 Número de dosis recomendadas de cada vacuna según la edad[1]

Tabla 3

Número de dosis recomendadas de cada vacuna según la edad[1]

NÚMERO DE DOSIS RECOMENDADAS DE CADA VACUNA SEGÚN LA EDAD Asociación Española de Pediatría 2023 Comité Asesor de Vacunas			
VACUNA	**EDAD**		
	< 24 meses	**24 meses - 6 años**	**7 - 18 años**
Hepatitis B	3	3	3
Difteria, tétanos y tosferina[1]	3	3 - 4	–
Tétanos, difteria de baja carga antigénica/tosferina de baja carga antigénica[2]	–	–	3 - 5
Poliomielitis[3]	3	4	3
***Haemophilus influenzae* tipo b[4]**	1 - 3	1	–
Neumococo[5]	2 - 3	1 - 2	–
Rotavirus[6]	2 - 3	–	–
Meningococo B[7]	3	2	2
Meningococos C y ACWY[8]	1 - 3	1	1
Gripe[9]	1 - 2	1 - 2	1 - 2
Sarampión, rubeola y parotiditis[10]	1	2	2
Varicela[11]	1	2	2
SARS-CoV-2[12]	–	2	2
Virus del papiloma humano[13]	–	–	2 - 3

Fuente: Comité Asesor de Vacunas (CAV-AEP)

6.7 Calendario acelerado para personas mayores de 18 años[6]

Tabla 4

Calendario acelerado para personas mayores de 18 años[6]

Vacuna	0 (1ª visita)	Meses contados a partir de la primera visita		
		1 mes	6 meses	8 meses
TV[1]	TV	TV		
Td[2]	Td	Td		Td[2]
VPI[3]	VPI	VPI		VPI
HB[4]	HB	HB	HB	
VVZ[5]	VVZ	VVZ		

Fuente: Ponencia de Programa y Registro de Vacunaciones.

6.7.1 Vacuna frente al sarampión, rubéola y parotiditis (TV)

Se recomienda la vacunación en personas nacidas en España a partir de 1970 sin historia de vacunación documentada y en personas no nacidas en España y sin documentación de vacunación previa. Se administrarán dos dosis de TV con un intervalo de al menos cuatro semanas entre dosis. En caso de haberse administrado una dosis con anterioridad, se administrará una sola dosis, independientemente del tiempo que haya pasado desde la administración previa.

6.7.2 Vacuna frente a tétanos y difteria

La tercera dosis se debe administrar entre 6-12 meses de la segunda dosis. Dosis de recuerdo hasta 5 dosis en total a lo largo de toda la vida. Tras primovacunación (3 dosis), dos dosis de recuerdo separadas 10 años (mínimo 1 año tras primovacunación y entre dosis de recuerdo).

En niños y adolescentes, se administrará al menos 1 de las dosis con dTpa.

6.7.3 Vacuna antipoliomielítica inactivada (VPI)

Primovacunación con 3 dosis para personas adultas no vacunadas procedentes de países con circulación de virus salvaje (http://polioeradication.org/polio-today/polio-now/public-health-emergency-status/). Para países en los que han circulado virus derivados de la vacuna y países con riesgo de reintroducción, 1 dosis.

6.7.4 Vacuna frente a la hepatitis B (HB)

Se recomienda la realización de marcadores serológicos (AgHBs, anti-HBs y anti-HBc) en personas de grupos de riesgo y en inmigrantes sin historia documentada de HB que procedan de países de alta endemia[3,4]. En caso de resultado negativo se recomienda vacunación con 3 dosis de HB en las personas con riesgo de infección por VHB.

6.7.5 Vacuna frente a la varicela (VVZ)

Se realizará serología de varicela (IgG) si no presenta antecedentes de enfermedad ni se ha vacunado con dos dosis. En caso de antecedente de 1 dosis, se administrará la 2ª dosis.

6.8 Otras vacunas no incluidas en el calendario propuesto por el CIS

6.8.1 Vacunas frente al virus del papiloma humano (VPH)

Personas de ambos sexos de 14 años en adelante pauta de 3 dosis (0,1-2,6 meses). La segunda dosis se debe administrar al menos un mes después de la primera dosis y la tercera dosis se debe administrar al menos tres meses después de la segunda dosis. Las 3 dosis se deben administrar dentro del periodo de 1 año.

6.8.2 Vacunas frente al SARS-CoV-2

- Spikevax® en adultos de 18 años en adelante 2 dosis separadas por 28 días (intervalo mínimo 25 días). Una dosis de refuerzo de 0,25 ml que contienen 50 microgramos de ARNm, esto es, la mitad de la dosis de la pauta inicial. Dosis de recuerdo al menos 3 meses, preferentemente a los 5 meses.
- Comirnaty® 30 mcg a partir de 18 años, 2 dosis separadas por 21 días (intervalo mínimo 19 días). Dosis de recuerdo a los 5 meses.

Se recomienda la administración de una dosis de recuerdo frente a COVID-19 a la población de 60 y más años de edad, a las personas internas en residencias de mayores y otros centros de discapacidad y a aquellas con condiciones de riesgo.

También se recomienda la administración de una dosis de recuerdo frente a COVID-19 al personal de los centros, servicios y establecimientos sanitarios, tanto de atención primaria como hospitalaria, pública y privada, personas que trabajan en los servicios de emergencias sanitarias en contacto con pacientes y personal de residencias de mayores o de atención a la discapacidad

La dosis de recuerdo se administrará independientemente del número de dosis recibidas con anterioridad, al menos 5 meses desde la última dosis administrada[7].

Por otro lado, la Comisión de Salud Pública acuerda el 15 de diciembre de 2022 ampliar la cuarta dosis de la vacuna contra el coronavirus a todas las personas menores de 60 años sin factores de riesgo que lo soliciten, al considerar que no existe "contraindicación"

Las personas vacunadas previamente con Spikevax® o Comirnaty® pueden recibir la 2ª o 3ª dosis indistintamente con la vacuna Spikevax® o Comirnaty®.

Embarazadas y mujeres en periodo de lactancia mayores de 18 años, dos dosis de vacuna ARNm (intervalo según vacuna a administrar). Una dosis de recuerdo de vacuna ARNm a los 5 meses. Se puede administrar en cualquier trimestre del embarazo.

6.8.3 Vacuna frente a la gripe

- Vacunación sistemática anual, durante la campaña vacunal, de todas las personas mayores, preferentemente a partir de los 65 años de edad. De 60-65 años o más, según comunidad autónoma, independientemente si presentan factores de riesgo o no. Especial énfasis en aquellas personas que conviven en instituciones cerradas.
- Personas con menos de 65 años de edad que presentan un alto riesgo de complicaciones derivadas de la gripe: enfermedades crónicas, diabetes, obesidad mórbida, hemofilia, asplenia o disfunción asplénica grave, inmunosupresión, cáncer y hemopatías malignas, enfermedad celiaca, trastornos y enfermedades que conllevan disfunción cognitiva, implante coclear o en espera del mismo, enfermedades neuromusculares graves...
- Pacientes con una enfermedad crónica.

- Personas institucionalizadas de manera prolongada en centros residenciales, independientemente de su edad y de su estado de salud, así como el personal laboral de dichos centros.
- Personas que pueden trasmitir la gripe a aquellas que tienen un alto riesgo de presentar complicaciones: profesionales sanitarios, cuidadores domiciliarios, estudiantes en prácticas en centros sanitarios y sociosanitarios.
- Profesionales esenciales (fuerzas y cuerpos de seguridad, instituciones penitenciarias y centros de acogida de inmigrantes, emergencias sanitarias, bomberos...).
- Cuidadores domiciliarios y convivientes en el hogar con personas mayores de 65 años o de riesgo.
- Embarazadas en cualquier trimestre de gestación. Mujeres durante el puerperio, en los primeros 6 meses tras el parto, si no se vacunaron durante el embarazo en la misma campaña vacunal.
- Personas con hipertensión arterial.
- Personal de oficinas de farmacia.
- Personas con exposición laboral directa a aves domésticas o a cerdos en granjas o explotaciones avícolas, porcinas y a aves silvestres.

6.9 Conclusiones

- Las enfermeras deberán tener unos conocimientos básicos sobre las características de los antígenos disponibles en cada momento.
- Su objetivo deberá ir dirigido conseguir alcanzar la vacunación correcta de la persona en el menor tiempo posible.
- Aprovechará cualquier contacto de la persona con los servicios sanitarios, evitará las oportunidades perdidas.
- Deberá simultanear al máximo con antígenos compatibles, mediante vacunas combinadas para minimizar el número de inyecciones.
- Tiene la obligación y la responsabilidad de asesorar y recomendar en todo momento tanto las vacunas financiadas como las no financiadas que estén avaladas por las distintas sociedades científicas, con su correspondiente ficha técnica y aprobadas por la Agencia Europea del Medicamento (EMA).

Bibliografía

1. Comité Asesor de Vacunas (CAV-AEP). Calendarios acelerados. Inmunización de rescate en niños y adolescentes con vacunación inadecuada. Manual de vacunas en línea de la AEP [Internet]. Madrid: AEP; ene/2023. [consultado el 30/01/2023]. Disponible en: http://vacunasaep.org/documentos/manual/cap-11
2. Profesionales - Plan de Vacunaciones de Andalucía (Andavac). Plan Estratégico de vacunaciones de la Consejería de Salud y Familias. Junta de Andalucía. [consultado el 10/05/2022]. Disponible en: https://www.andavac.es/profesionales/
3. Vacunas - Agencia Española de Medicamentos y Productos Sanitarios (AEMPS). [consultado el 31/01/2023]. Disponible en: https://www.aemps.gob.es/medicamentos-de-uso-humano/vacunas/
4. Lo que debe saber sobre la vacuna de Moderna contra la COVID-19 (ARNm-1273): [consultado el 31/01/2023]. Disponible en: https://www.who.int/es/news-room/feature-stories/detail/the-moderna-covid-19-mrna-1273-vaccine-what-you-need-to-know
5. Lo que debe saber sobre la vacuna de Pfizer-BioNTech (BNT162b2) contra la COVID-19. [consultado el 01/02/2023]. Disponible en: https://www.who.int/es/news-room/feature-stories/detail/who-can-take-the-pfizer-biontech-covid-19--vaccine-what-you-need-to-know
6. Ponencia de Programa y Registro de Vacunaciones. Calendario acelerado de vacunaciones. Comisión de Salud Pública del Consejo Interterritorial del Sistema Nacional de Salud. Ministerio de Sanidad, Consumo y Bienestar Social, julio 2019. [consultado el 01/02/2023]. Disponible en: https://www.sanidad.gob.es/profesionales/saludPublica/prevPromocion/vacunaciones/calendario-y-coberturas/docs/Calendario_Acelerado_Vacunaciones.pdf
7. Ponencia de Programa y Registro de Vacunaciones. Actualización de las recomendaciones de vacunación frente a COVID-19 para el otoño-invierno en España. Aprobado el 15 de diciembre de 2022 por la Comisión de Salud Pública del Consejo Interterritorial del Sistema Nacional de Salud. Ministerio de Sanidad, Consumo y Bienestar Social. Consultado 01/02/2023. Disponible en: https://www.sanidad.gob.es/profesionales/saludPublica/prevPromocion/vacunaciones/covid19/Actualizaciones_EstrategiaVacunacionCOVID-19.htm

CAPÍTULO 7

VACUNAS NO SISTEMÁTICAS EN TODAS LAS EDADES

Julián Ojanguren Llanes

VÍDEO DE PRESENTACIÓN DEL AUTOR:
VACUNAS NO SISTEMÁTICAS EN TODAS LAS EDADES

CAPÍTULO 7

VACUNAS NO SISTEMÁTICAS EN TODAS LAS EDADES

Julián Ojanguren Llanes

7.1 Hepatitis A

7.1.1 Descripción de la enfermedad

La hepatitis A es una enfermedad vírica de la familia de los *picornavirus*, se trasmite de persona a persona principalmente por el consumo de algún alimento contaminado por heces de una persona infectada y supone el 40 % de todas las hepatitis víricas diagnosticadas en España.

En la mayoría de los casos, la enfermedad es asintomática, sobre todo en la infancia, donde menos del 40 % de quienes presentan síntomas, sufren ictericia. En adolescentes y adultos, hasta un 70 % de los casos pueden presentar ictericia.

La hepatitis A comienza con una sintomatología gripal leve (cefalea, fiebre, pérdida de apetito, repugnancia hacia el olor de la comida y posteriormente, coluria, heces color arcilloso e ictericia). Los casos graves son muy raros y de darse, se concentran en la población adulta.

7.1.2 Epidemiología

Es una enfermedad con distribución mundial, endémica en países no desarrollados (donde tienen unos niveles muy bajos de afectación clínica) y en forma de brotes en los países desarrollados, donde existen manifestaciones clínicas y ocurren los casos más graves. La OMS estima que anualmente se producen 1,4 millones de casos nuevos en el mundo, provocando alrededor de 7000 muertes (lo que representa el 0,5 % de toda la mortalidad debida a las hepatitis víricas)[1].

Figura 1

Prevalencia estimada del virus de la hepatitis A, 2005[2]

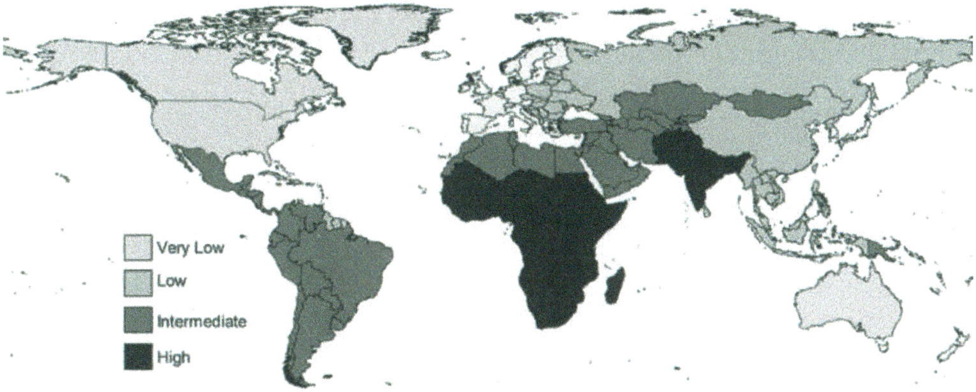

Fuente: Foto cortesía Haux

Según clasificación de la OMS, España se encuentra entre los países con endemia baja de esta enfermedad (0-15 casos nuevos por 100.000 habitantes al año) con una tasa de afectación muy baja, donde la morbilidad se suele dar entre adolescentes y adultos pertenecientes a grupos de riesgo (varones homosexuales, consumidores de drogas por vía parenteral y personas que viajan a zonas de alta endemia).

En 2016, la incidencia en nuestro país fue de 2,8 casos por 100.000 habitantes. Ceuta presenta la tasa más alta con 8,3 casos por 100.000 habitantes, seguida de Andalucía con 7,3 casos por 100.000 habitantes y Melilla con 5,9 casos por 100.000 habitantes. Las tasas más bajas corresponden a las CAAA de Castilla y León, Baleares y Cataluña que están < 1 caso por 100.000 habitantes[3].

7.1.3 Vacunas disponibles

La vacuna frente a la hepatitis A es inactivada, segura, muy inmunógena, con una sola dosis se alcanzan niveles de anticuerpos en prácticamente el 100 % de las personas vacunadas, aunque, para asegurar una protección a largo plazo se recomienda administrar una dosis de recuerdo en cualquier momento entre los 6 meses y 5 años, preferentemente entre los 6 y 12 meses desde la primovacunación. Las vacunas comercializadas en nuestro país son:

- HAVRIX® (Laboratorio GSK) con la cepa HM175 con 1440 unidades (vacuna para adultos >18 años) y 720 unidades (niños y adolescentes desde los 12 meses a 18 años inclusive).
- VAQTA® (Laboratorio Sanofi) con la cepa CR326F de 50 unidades (vacuna para adultos ≥ 18 años) y 25 unidades (niños y adolescentes desde 12 meses a 17 años inclusive).
- TWINRIX® (Laboratorio GSK). Es una vacuna bivalente, una combinación de VHA y VHB, en adultos 720 unidades ≥ 16 años y 360 unidades (niños y adolescentes desde los 12 meses a los 15 años inclusive).

La vacunación frente a la hepatitis A en nuestro país está recomendada en[4]:

- Personas con hepatopatía crónica.
- Personas que han recibido o están esperando recibir un trasplante hepático.
- Personas con conductas sexuales de riesgo: hombres que tienen sexo con hombres, con múltiples parejas y profesionales del sexo.
- Personas que se inyectan drogas.
- Personas con riesgo ocupacional: que trabajen con primates no humanos y que desempeñen su labor en laboratorios que tengan contacto con el virus de la hepatitis A.
- Viajeros a zonas de alta o modera endemicidad de hepatitis A.

7.2 Enfermedad meningocócica por meningococo B

7.2.1 Descripción de la enfermedad

De los 6 serogrupos que pueden afectar al ser humano (A, B, C, W, X e Y), la cepa del serogrupo B de la bacteria *Neisseria meningitidis* es la causa más frecuente de muerte por sepsis en nuestro país (al igual que en el resto de los países occidentales).

Produce una enfermedad invasiva muy agresiva, con una tasa de letalidad que ronda el 10 %, y deja secuelas graves hasta en el 30 % de los casos de los que sobreviven como amputaciones, pérdida auditiva, complicaciones cutáneas, problemas renales, déficits neurológicos permanentes o complicaciones neuroquirúrgicas que derivan en la implantación de una válvula de derivación ventrículo-peritoneal debido a hidrocefalia a pesar de que se instaure el tratamiento antibiótico apropiado[5].

La meningitis y la sepsis son las variedades clínicas habituales de la enfermedad meningocócica, apareciendo, bien de forma aislada o presentándose las dos a la vez en el mismo paciente.

Durante las primeras horas, los síntomas de la enfermedad meningocócica son inespecíficos y similares a otras infecciones de etiología viral por lo que, en el momento en el que se sospecha la meningitis o la EMI, cuyos síntomas son fiebre, vómitos, cefalea, fotofobia, petequias, alteraciones del nivel de conciencia, rigidez de nuca... queda muy poco margen de tiempo para la instauración de tratamiento antibiótico. Si a esto le sumamos que más del 95 % de los individuos que han padecido una Enfermedad Meningocócica Invasiva (EMI) no presentaban ninguna enfermedad de base ni deficiencias inmunológicas evidentes, podemos afirmar que la mejor y más efectiva estrategia de prevención que existe para el control de las infecciones por meningococo es la vacunación.

7.2.2 Epidemiología

La trasmisión del meningococo es directa de personas a persona, a partir de portadores asintomáticos y de enfermos, a través del contacto con la saliva o las secreciones respiratorias, ya que el ser humano es el único reservorio conocido de *Neisseria meningitidis*. Aproximadamente, el 10 % de la población general es portadora de esta bacteria en su nasofaringe, aumentando considerablemente este porcentaje en grupos cerrados o semicerrados como residencias de estudiantes o cuarteles[6].

El periodo de incubación es habitualmente de tres o cuatro días, aunque puede llegar a ser de siete días.

La mayor incidencia de enfermedad meningocócica se detecta durante la infancia, concretamente en el primer año de vida. En nuestro país, según los datos publicados por la Red Nacional de Vigilancia Epidemiológica, el 44 % de todos los casos de enfermedad meningocócica diagnosticados se debieron al serogrupo

B con una tasa de incidencia (TI) de 0,33 casos por 100.000 habitantes (el siguiente serogrupo en cuanto a frecuencia de casos corresponde al serogrupo W con un 16 % de todos los casos de enfermedad meningocócica y una TI=0,12 por 100.000 habitantes).

Por edades, para el serogrupo B, las TI más elevadas corresponden a los < 1 años con una TI=6,64 por 100.000 habitantes y de 1 a 4 años con una TI=2,05 por 100.000 habitantes[7].

7.2.3 Vacunas disponibles

Existen dos vacunas comercializadas para la protección frente a este patógeno, Bexsero® autorizada su administración a partir de los 2 meses de edad y Trumenba® autorizada para mayores de 10 años.

BEXSERO®: vacuna multicomponente inactivada producida mediante tecnología de ADN recombinante de administración por vía IM profunda. Aunque se puede administrar concomitantemente con el resto de las vacunas del calendario, se ha apreciado un aumento en la aparición de fiebre en las primeras 48 horas tras ser administrada conjuntamente con otras vacunas (12 %) comparado con un 7 % si se administra individualmente.

Bexsero® está contraindicada en caso de hipersensibilidad a sus principios activos o excipientes: hidróxido de aluminio, cloruro de sodio, histidina, sacarosa y agua para preparaciones inyectables.

La pauta de administración de esta vacuna depende de la edad de inicio de administración de la primera dosis:

- Lactantes de 2 a 5 meses: 2 dosis separadas al menos 2 meses + 1 dosis de recuerdo entre los 12 y 15 meses de edad siempre que hayan pasado al menos 6 meses tras la pauta de primovacunación.
- Lactantes de 6 a 11 meses: 2 dosis separadas al menos 2 meses + 1 dosis de recuerdo en el segundo año de vida, siempre que hayan pasado al menos 2 meses tras la pauta de primovacunación.
- Niños de 12 a 23 meses: 2 dosis separadas al menos 2 meses + 1 dosis de recuerdo tras 12 a 23 meses tras las primovacunación.
- ≥ 2 años: 2 dosis separadas al menos 1 meses.

TRUMENBA®: también es una vacuna recombinante que usa como adyuvante el aluminio, de administración por vía IM profunda preferentemente en deltoides, con una pauta de administración consistente en 2 dosis separadas 6 meses entre sí.

Trumenba® está contraindicada en caso de hipersensibilidad a sus principios activos o excipientes: fosfato de aluminio, cloruro de sodio, histidina, polisorbato 80 (E433) y agua para preparaciones inyectables.

Los efectos adversos más frecuentes son locales, como dolor en la zona de inyección, hinchazón y enrojecimiento, y sistémicos, como cefalea, diarrea, náuseas, mialgias o artralgias.

7.3 Rotavirus

7.3.1 Descripción de la enfermedad

El rotavirus es un virus del género *Reoviridae* cuyo principal mecanismo de trasmisión es la vía fecal-oral, aunque debido a su gran estabilidad en el medio ambiente, también hay un número importante de transmisiones por la ingesta de agua o comida contaminada, mediante el contacto con superficies y a través de fómites. La infección por rotavirus provoca síntomas de gastroenteritis aguda (GEA), principalmente diarrea y vómitos, que suele durar de 3 a 8 días y puede estar acompañada de fiebre y dolor abdominal. El periodo de incubación dura aproximadamente 2 días y las personas pueden enfermar por rotavirus más de una vez[8]. Rotavirus es el principal agente causante de infecciones gastrointestinales graves. Ocurre principalmente entre los 6 y 24 meses de edad.

7.3.2 Epidemiología

Mientras que en nuestro medio y en el resto de los países desarrollados se trata de un proceso autolimitado y de duración corta, en aquellas regiones en vías de desarrollo causa una importante mortalidad (el 80 % de las muertes en < 5 años se asocian a la infección por este germen) debido a la deshidratación y la falta de acceso a los recursos sanitarios. Anualmente, se producen más de 215.000 muertes por rotavirus en estos países.

Figura 2

Tasa de mortalidad por cada 100.000 niños < 5 años[9]

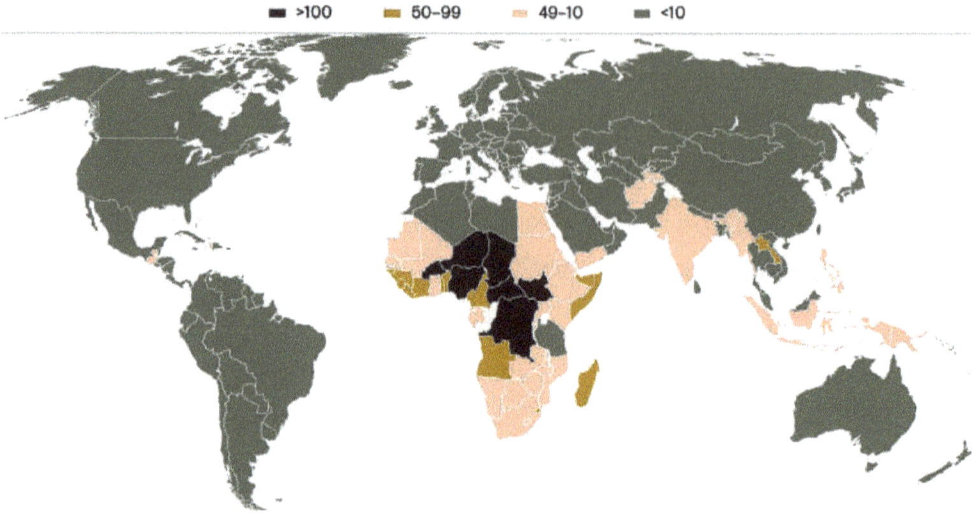

Fuente: Rotavirus Organization of Technical Allies (ROTA)

En España, el mayor número de casos ocurre en la población pediátrica, concretamente en < 4 años donde se concentra el 92 % de todas las infecciones notificadas, siguiendo un patrón estacional con el pico de casos en los meses de invierno.

Figura 3

Distribución de las diarreas por rotavirus. España, 2017[10]

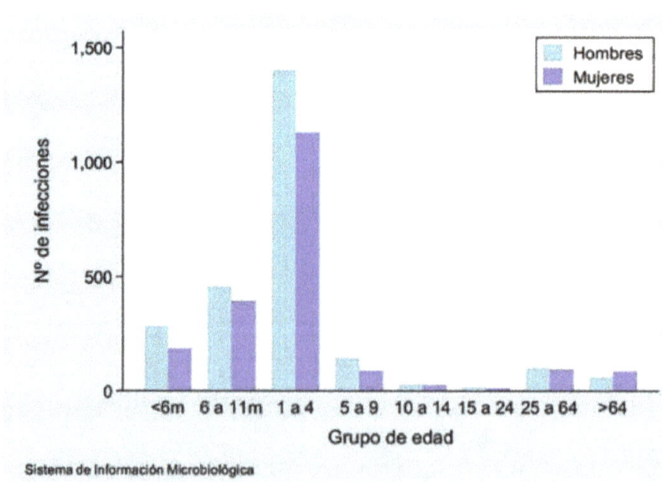

Fuente: Instituto Nacional de Epidemiología Carlos III

Tras el primer contacto con el virus, quien padece la infección adquiere una protección parcial, lo que hace que se reduzca la gravedad de los síntomas en los sucesivos episodios.

Se estima que la protección frente a diarreas por rotavirus tras el primer episodio sería del 77 %, aumentando al 83 % tras el segundo y acercándose al 100 % tras el tercero[11].

Con la administración de la vacuna frente al rotavirus de virus vivos atenuados orales se espera que se reproduzca esta historia natural de la infección.

7.3.3 Vacunas disponibles

Actualmente en nuestro país se disponen de dos vacunas aprobadas frente al rotavirus: Rotateq® y Rotarix®.

Ambas vacunas son orales, de virus vivos atenuados. Se puede iniciar la pauta de vacunación a partir de las 6 semanas de edad y no más tarde de las 12 semanas.

Aunque no existen datos de intercambiabilidad entre ambos preparados, en nuestro país, durante la suspensión de comercialización de Rotarix® la AEMPS permitió el intercambio de vacunas.

ROTATEQ®: la pauta completa con esta vacuna precisa de 3 dosis, con un intervalo mínimo entre dosis de 4 semanas y el límite de edad para administrar la última dosis serían las 32 semanas de vida.

En 3 ensayos clínicos controlados con placebo se evaluaron todos los efectos adversos de RotaTeq en los 42 días posteriores a la vacunación con o sin uso concomitante de otras vacunas pediátricas. Las reacciones adversas notificadas más comúnmente y que ocurrieron con mayor frecuencia con la vacuna que con el placebo fueron pirexia (20,9%), diarrea (17,6%) y vómitos (10,1%).

Históricamente, se relacionó la administración de la vacuna frente al rotavirus con un aumento del riesgo de invaginación intestinal, pero tras varios estudios donde se evaluaron más de 85.000 niños que recibieron la vacuna de Rotateq, no se apreciaron diferencias significativas entre el grupo que había recibido una o más dosis y el grupo control[12].

ROTARIX®: la pauta con este preparado consta de 2 dosis, con un intervalo mínimo de separación entre ambas de 4 semanas y el límite de edad para administrar la 2ª dosis serían las 24 semanas de vida.

En tres ensayos clínicos controlados frente a placebo, en los que Rotarix se administró sola (la administración de las vacunas pediátricas sistemáticas fue escalonada), la incidencia y la gravedad de los acontecimientos solicitados (recogidos 8 días después de la vacunación), diarrea, vómitos, pérdida de apetito, fiebre, irritabilidad y tos/goteo nasal no fueron significativamente diferentes en el grupo que recibió Rotarix cuando se comparó con el grupo que recibió placebo. No se observó un aumento en la incidencia o la gravedad de estos acontecimientos tras la administración de la segunda dosis.

Ambas vacunas están contraindicadas en aquellos pacientes con historia previa de invaginación intestinal o malformación congénita no corregida del tubo gastrointestinal que pueda predisponer a invaginación intestinal o con inmunodeficiencia combinada grave.

En los pacientes que presenten enfermedad aguda febril, diarrea o vómitos deberá posponerse su administración.

7.4 Herpes zóster

7.4.1 Descripción de la enfermedad

El herpes zóster es una enfermedad producida por la reactivación del virus varicela-zóster (VVZ). Durante el primer contacto con el virus, el organismo desarrolla la sintomatología típica de la varicela. El virus es transportado a través de las fibras nerviosas sensitivas al ganglio sensitivo de la raíz dorsal de la médula espinal, al trigémino o a otros pares craneales, en donde permanece latente durante varias décadas. Esta reactivación del VVZ puede desencadenarse de manera espontánea o tras algún factor desencadenante como la disminución de la inmunidad debido a la inmunosenescencia o por inmunosupresión (infección por VIH, enfermedad de Hodgkin, leucemia u otras neoplasias, tratamientos inmunosupresores como citostáticos, radiaciones, corticoides o con inhibidores del complemento). También se ha descrito relación directa de activación del herpes zóster desencadenados tras situaciones de estrés o traumatismos físicos.

El herpes zóster se caracteriza por la aparición de una erupción vesicular muy dolorosa que recorre el territorio comprendido por el nervio. Esta erupción suele estar precedida unos días antes por dolor, el cual puede llegar a durar meses e incluso años después de resolverse la erupción.

Cuando el virus se reactiva, se replica en los ganglios, lo que ocasiona el dolor y necrosis neuronal, provocando neuritis intensa hasta liberarse en el área de la piel que inerva ese ganglio, apareciendo vesículas y ampollas. Estas vesículas evolucionarán a costras, las cuales pueden permanecer durante 2 o 3 semanas. La reepitelización total suele tardar en torno a 4 semanas, alargándose más tiempo en aquellos pacientes de mayor edad.

En un 10-15 % de los casos, puede verse afectado el trigémino, lo que puede ocasionar graves complicaciones como necrosis de retina, ulceración de la córnea, neuritis óptica, glaucoma, e incluso provocar ceguera.

Una de las complicaciones más frecuentes del herpes zóster es la llamada neuralgia post-herpética (NPH) que es la presencia de dolor persistente más allá de tres meses desde la curación del cuadro agudo. Es un dolor que interfiere en las actividades de la vida diaria, con la consiguiente merma de la calidad de vida. La NPH puede ocurrir hasta en un 34 % de los pacientes que sufren herpes zóster[13] y su incidencia aumenta con la edad, dándose el 73 % de los casos en > 70 años[14]. Ocurre más frecuentemente en el sexo femenino.

7.4.2 Epidemiología

Diversos autores estiman que la incidencia de herpes zóster en el continente europeo oscila entre 400-450 casos por 100.000 personas[15]. En nuestro país, según los datos publicados por el Centro Nacional de Epidemiología la incidencia anual se sitúa entre 339 y 364 casos por 100.000 habitantes, siendo mayor en mujeres e incrementándose con la edad, llegando a tener una incidencia de 877 por 100.000 habitantes en el grupo de 80-84 años.

La población > 60 años concentra el 52,7 % de todos los casos de herpes zóster, el 70,4 % de quienes precisaron hospitalización por esta patología y el 83,1 % de las neuralgias post-herpéticas[16].

Figura 4

Incidencia de herpes zóster por 100.000 hab. Por grupo de edad y sexo. España 2014-2018[16]

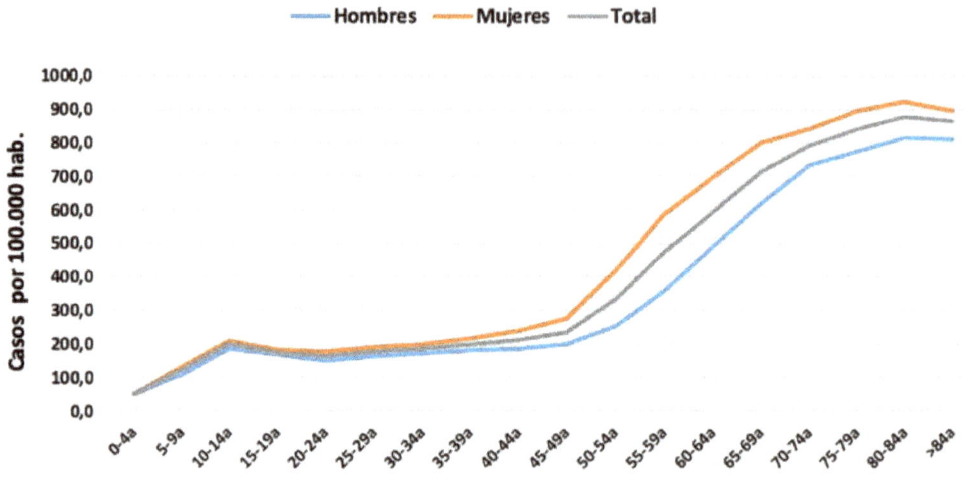

Fuente: Red Nacional de Vigilancia Epidemiología del Herpes Zóster

7.4.3 Vacunas disponibles

Desde el verano de 2022, en el que se dejó de fabricar la vacuna Zostavax® (MSD) de virus vivos atenuados, únicamente se dispone de la vacuna Shingrix® (GSK).

Shingrix®: vacuna inactivada recombinante de subunidades, indicada para la prevención del herpes zóster y la NPH en personas ≥ 50 años. Consta de una pauta de dos dosis separadas por 2 meses, aunque este periodo se puede separar hasta 6 meses. Esta vacuna tiene una eficacia del 97,2 % y reduce el riesgo de incidencia de NPH en un 100 %[17]. Las reacciones adversas más frecuentes son locales como dolor en la zona de inyección, fatiga y cefalea, las cuales se resuelven en los siguientes 2-3 días. También pueden aparecer episodios de mialgias, escalofríos, fiebre y síntomas gastrointestinales. Al tratarse de una vacuna inactivada, las contraindicaciones se limitan a reacciones de hipersensibilidad al principio activo o a sus excipientes (sacarosa, polisorbato 80, dihidrogenofostato de sodio dihidrato, fosfato dipotásico, dioleoil fosfatidilcolina, colesterol, fosfato disódico anhidro, dihidrogenofostato de potasio).

El Consejo Interterritorial del Sistema Nacional de Salud, en marzo 2021, publicó las recomendaciones de vacunación frente a herpes zóster[18] donde se realizan las siguientes indicaciones:

1. Incorporar la vacunación con HZ/su (Shingrix®) en las personas con las siguientes condiciones de riesgo, a partir de los 18 años de edad, en cuanto se disponga de dosis. Teniendo en cuenta la disponibilidad progresiva se priorizarán las personas con:
   a. Trasplante de progenitores hematopoyéticos (TPH).
   b. Trasplante de órgano sólido (TOS).
   c. Tratamiento con fármacos anti-JAK. d. VIH.
   e. Hemopatías malignas.
   f. Tumores sólidos en tratamiento con quimioterapia
2. Incorporar la vacunación sistemática frente a HZ con la vacuna HZ/su en la población general en la cohorte de 65 años en el año 2022, tras confirmación de disponibilidad de dosis. En función de la disponibilidad de dosis se captará y vacunará al menos una cohorte por año comenzando por la cohorte que cumple 80 años y descendiendo en edad hasta alcanzar a la primera cohorte que se vacunó a los 65 años. Se podrá vacunar a las personas que han recibido vacuna ZVL (Zostavax®) con anterioridad, administrando la primera dosis de HZ/su al menos 5 años después de ZVL.

7.5 Rabia

7.5.1 Descripción de la enfermedad

La rabia es una zoonosis producida por un virus del género *Lyssavirus*, que afecta tanto a animales salvajes como domésticos. La enfermedad se trasmite a las personas por la mordedura de animales infectados, ya que el virus está presente en su saliva.

La clínica suele comenzar tras un periodo de incubación de entre 30 a 50 días, provocando fiebre, dolor y parestesias cerca de la herida, posteriormente se produce una encefalomielitis progresiva caracterizada por alteraciones del estado de conciencia, hiperactividad, hidrofobia y/o aerofobia y posteriormente, la muerte.

7.5.2 Epidemiología

La rabia está presente en 150 países, en todos los continentes, menos en la Antártida. La OMS estima que anualmente se producen alrededor de 60.000 muertes por esta enfermedad en el mundo (95 % en Asia y África), de las cuales, entre el 30-50 % ocurren en población menor de 15 años[19].

La mordedura de perros está detrás del 99 % de las muertes humanas por rabia (el otro 1 % a mordeduras principalmente de murciélagos y gatos).

En nuestro país, la rabia se declaró extinguida en 1966 y desde esa fecha, se han producido casos esporádicos importados, el último en Vizcaya, en el año 2019 en una persona que falleció, mordida por un gato en Marruecos.

En cuanto a la rabia animal, en las últimas décadas se han detectado casos en perros, gatos y caballos en Ceuta y Melilla. También se han constatado casos en murciélagos en varias provincias de la península.

7.5.3 Vacunas disponibles

En España se utilizan actualmente 2 vacunas: Rabipur® (Novartis) y Meriuex® (MSD).

La profilaxis preexposición produce títulos de anticuerpos neutralizantes en el 100 % de los individuos a las 2-4 semanas de la vacunación. Se realiza a viajeros que visitarán áreas donde puedan sufrir exposiciones al virus y en profesionales que trabajan con el virus en laboratorios. La pauta consta de 3 dosis de 1 ml a los 0-7-21/28 días. Si el riesgo de exposición se mantiene, habría que administrar un refuerzo cada 2-5 años.

La profilaxis postexposición protege al 99 % de quienes reciben la vacuna. En pacientes previamente inmunizados, precisarán de 2 dosis de 1 ml por vía IM con pauta 0-3 días. En el resto de los casos, se precisará la administración de 4 dosis de 1 ml con pauta 0-3-7 y 28 días[20].

Por la situación epidemiológica de nuestro país, la profilaxis solo está indicada ante mordeduras de murciélagos. Ante mordeduras de otros animales como pudieran ser perros o gatos, es posible retrasar el inicio del tratamiento si el animal puede someterse a observación (tras 10 días, si el animal no presenta síntomas, se le daría el alta y no sería necesaria la vacunación del paciente).

Como efectos secundarios de la vacuna, los más frecuentes (entre 30-70 %) serían complicaciones leves como dolor, prurito, edematización y/o eritema en el punto de inyección. Entre el 5-40 % podrían presentar fiebre de 38 °C, cefaleas o náuseas que desaparecerían a las 24-48 horas. Efectos secundarios importantes como el cuadro focal neurológico transitorio o el síndrome de Guillain-Barré (con buena evolución y pronóstico) se podrían dar entre 1/150.000 a 1/500.000 dosis aplicadas.

La vacunación frente a la rabia no estaría indicada en aquellas personas con antecedentes de reacción de hipersensibilidad grave al principio activo, a dosis previas de la vacuna o a cualquiera de los componentes de esta, como trometamol, cloruro sódico, edetato disódico, L-glutamato potásico, poligelina o sacarosa.

Se retrasará su administración en aquellos pacientes que presenten una enfermedad febril aguda.

7.6 Encefalitis japonesa

7.6.1 Descripción de la enfermedad

La encefalitis japonesa está producida por el virus del mismo nombre y es trasmitida al ser humano por la picadura de mosquitos del género *Culex* previamente infectados. Provoca encefalitis viral en la infancia y es la principal causa de enfermedad neurológica y discapacidad (sordera, retraso mental, hemiparesia o déficit motor) en el continente asiático.

Recibe el nombre de encefalitis japonesa al ser descrita por primera vez en este país a finales del siglo XIX. Actualmente esta enfermedad es prevenible por medio de vacunación.

La mayoría de los casos son asintomáticos, únicamente un 1 % de las personas infectadas desarrollan clínica (encefalitis aguda con náuseas, vómitos, confusión, convulsiones que llevan al coma y a la muerte)

7.6.2 Epidemiología

El virus de la encefalitis japonesa se distribuye por Asia Suroriental y ciertas zonas del Pacífico occidental[21], en las cuales viven el 60 % de la población mundial. Anualmente se notifican cerca de 70.000 casos sintomáticos y unas 15.000 muertes en estos países (cifra que seguramente sea más elevada, debido a la precaria vigilancia epidemiológica y declaración de muchos de estos países). La tasa de letalidad de la encefalitis japonesa es del 30 % y de los que sobreviven, hasta un 50 % quedan con secuelas neurológicas o psiquiátricas.

Figura 5

Distribución geográfica de la encefalitis japonesa[21]

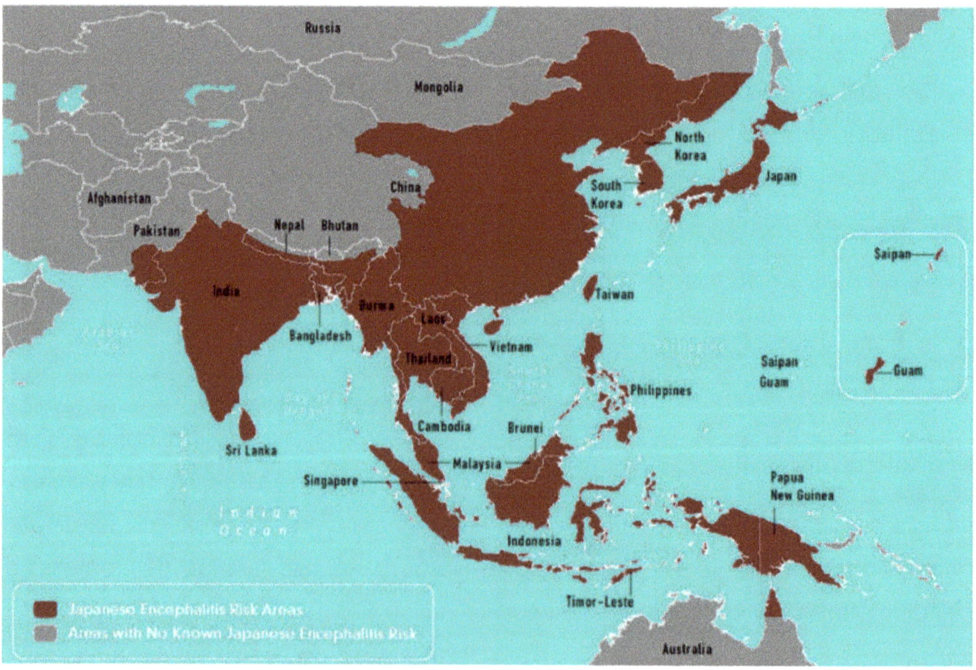

Fuente: Centers for Disease Control and Prevention (CDC)"

El riesgo para la mayoría de las personas que viajan a países endémicos es muy bajo, aunque varía dependiendo de la duración del viaje, estación del año, actividad que realicen y destino. La tasa de incidencia de Encefalitis Japonesa en viajeros a zonas endémicas se estima en 1/1.000.000; sin embargo, este riesgo se puede igualar a la tasa de incidencia de la población susceptible que llega a ser de 5-50/100.000 habitantes si permanece en zonas rurales con estancias mayores a 1 mes y, sobre todo, si realizan actividades al aire libre como camping o senderismo.

7.6.3 Vacunas disponibles

Al no existir tratamiento para la enfermedad, únicamente medidas de soporte ante los síntomas, la única estrategia efectiva frente a la encefalitis japonesa es su prevención. Por un lado, mediante la vacunación a toda la población infantil de los países endémicos, y para los viajeros, evitando las picaduras de los mosquitos usando repelentes, mosquiteras y no dejando piel expuesta, vistiendo ropas con mangas y perneras largas.

En aquellos viajeros que cumplen unas determinadas condiciones de viaje (estancias > 1 mes, en zonas rurales o con actividades al aire libre) deberán vacunarse.

La única vacuna disponible en nuestro país se llama Ixiaro®, autorizada a partir de los 2 meses de edad. Es una vacuna inactivada adyuvada que se administra por vía IM. La pauta consiste en una primovacunación con 2 dosis a los 0-28 días y una dosis de recuerdo pasados 12 a 24 meses tras la inmunización primaria. La vacuna interfiere inmunidad una semana después de haber finalizado la pauta de primovacunación[22].

Las reacciones adversas más frecuentes que presentan esta vacuna son enrojecimiento, dolor e inflamación en el lugar de administración, cefalea, cansancio, síntomas pseudogripales y fiebre (13 % de los vacunados). Se han descrito como efectos muy poco frecuentes: linfoadenopatía, mareo, vómitos, dolor abdominal y muy raramente se han descrito trombocitopenia, disnea, taquicardias o parestesias.

No hay datos sobre su uso en embarazadas ni durante la lactancia, por lo que, por precaución, debe evitarse la administración de esta vacuna en dichas situaciones.

No debe administrarse en pacientes que hayan presentado reacciones de hipersensibilidad a dosis previas o a cualquiera de sus componentes como hidróxido de aluminio, cloruro sódico, dihidrógeno fosfato de potasio, hidrógeno fosfato disódico o agua para inyecciones. Se pospondrá su administración en personas con procesos febriles agudos intensos.

7.7 Encefalitis centroeuropea

7.7.1 Descripción de la enfermedad

La encefalitis centroeuropea es una infección del sistema nervioso central causada por un *arbovirus*, del género *Flavivirus*, el cual es trasmitido al ser humano por la mordedura de la garrapata *Ixodes ricinus* previamente infectada. El periodo de incubación de la enfermedad suele ser de 7 días, aunque este puede variar desde los 2 hasta los 28 días.

La primera fase de la enfermedad dura de 2 a 8 días cursa con una sintomatología leve compatible con un síndrome gripal: malestar general, fiebre, cefaleas o mialgias, los cuales remiten espontáneamente. Tras pasar un periodo asintomático de entre 1 a 3 semanas, en el 10-15 % de los casos, comienza una segunda fase, que afecta al sistema nervioso central, provocando meningitis, encefalitis, meningoencefalitis o meningoencefalorradiculitis, pudiendo dejar secuelas permanentes en aproximadamente el 10 % de los casos. La encefalitis centroeuropea tiene una tasa de letalidad del 1 %[23].

7.7.2 Epidemiología

La garrapata *Ixodes ricinus* se encuentra las zonas boscosas del centro de Europa, países nórdicos y Europa del este (Austria, zona sur de Alemania, Chequia, Eslovaquia, repúblicas bálticas, Hungría, Polonia, Rusia y Suiza). Es una enfermedad estacional, presentándose en las estaciones de primavera, verano y parte del otoño (concretamente entre los meses de abril a noviembre). El número de casos se ha visto incrementado en los últimos 30 años y la OMS la considera la enfermedad de mayor trascendencia en Europa de entre las trasmitidas por garrapatas. En 2018, último año del que se disponen datos sobre la incidencia de esta enfermedad, se notificaron más de 3000 casos de encefalitis centroeuropea, siendo la República Checa y Alemania los países que más casos reportaron.

Las edades de mayor incidencia de la enfermedad se corresponden con varones de 25 a 69 años, ya que este grupo etario suelen presentar mayor exposición en actividades al aire libre[24].

7.7.3 Vacunas disponibles

En Europa hay disponibles dos vacunas frente a la encefalitis centroeuropea, TicoVac® y Encepur®. Ambos preparados tienen comercializadas presentaciones para la población pediátrica, con la mitad de la dosis que las del adulto y únicamente se administran en los centros de vacunación internacional.

La vía de administración es IM profunda, excepto en casos de pacientes con alteraciones de la coagulación en los que se administrará vía SC.

La OMS recomienda su administración únicamente a viajeros de riesgo, a aquellas personas que vayan a zonas forestales o rurales del centro-norte-este de Europa entre los meses de abril a noviembre, excluyendo de esta recomendación los viajes turísticos a grandes ciudades.

Ambas vacunas son inactivadas, de virus enteros, inactivados en formaldehído, purificados y cultivados en embrión de pollo y llevan como adyuvante hidróxido de aluminio. Proporcionan inmunidad frente a las tres variantes del virus que existen.

La efectividad de la vacuna se sitúa entre el 96-98 % en quienes reciben la pauta completa, la cual consiste en una primovacunación con 3 dosis (0, 1-3 m, 6-15 m) y se recomienda una dosis de recuerdo cada 5 años en $<$ 50 años y cada 3 años en $\geq$ 50 años mientras exista riesgo de exposición.

La seroconversión se produce a partir de las dos semanas tras la administración de la segunda dosis.

Las reacciones más frecuentes tras la administración de la vacuna principalmente son locales, provocando enrojecimiento e inflamación en el punto de inyección, dolor en la extremidad, adenopatía satélite o reacciones generales como náuseas, cefalea o astenia. Raramente ocasiona fiebre $>$ 38 °C, vómitos o exantema transitorio.

No estaría indicada la administración de cualquiera de las vacunas en aquellas personas con antecedentes de reacción de hipersensibilidad grave al antígeno, a dosis previas de la vacuna, hipersensibilidad al huevo o a cualquiera de los componentes de la vacuna: sacarosa, formaldehído, sulfato de protamina, neomicina, gentamicina, albúmina sérica humana, hidróxido de aluminio y agua para inyección.

7.8 Fiebre amarilla

7.8.1 Descripción de la enfermedad

La fiebre amarilla es una enfermedad infecciosa aguda, causada por un virus perteneciente al género *Flavivirus* trasmitidos por la picadura de los mosquitos *Aedes aegypti* o *Haemagogus* infectados, cuyos síntomas son principalmente fiebre y cefalea. Según progresa la enfermedad aparecen las náuseas, vómitos, fotofobia y dolores musculares. El término «amarilla» viene de la ictericia que presentan algunos pacientes. Solo una pequeña proporción de pacientes infectados llegan a padecer síntomas graves, y la letalidad puede superar el 50 % en viajeros no inmunes a los 7 a 10 días del inicio de los síntomas, por una disfunción hepatorrenal.

Al no existir un tratamiento específico para la fiebre amarilla, las medidas preventivas (erradicación de los mosquitos *Aedes aegypti* y *Haemagogus*, protección frente a sus picaduras y la inmunización mediante vacunación ayudan a reducir el riesgo).

Figura 6

Áreas con riesgo de transmisión del virus de la fiebre amarilla[25,26]

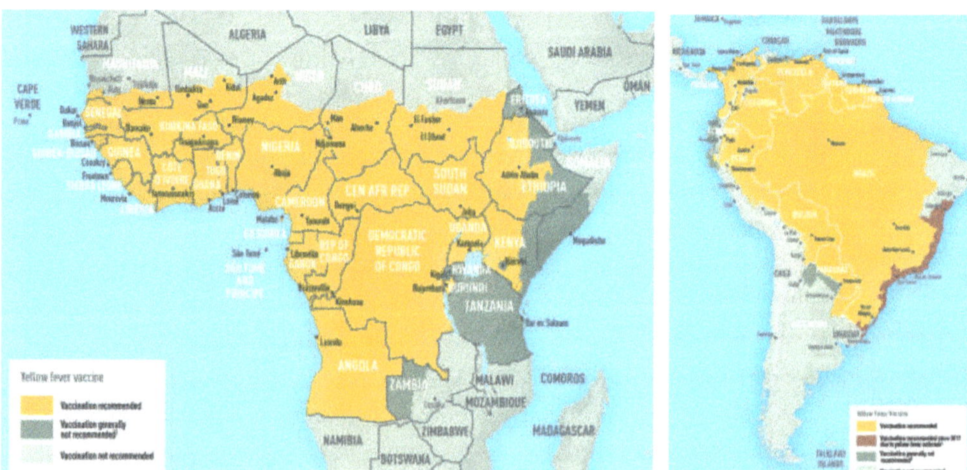

Fuente: Centers for Disease Control and Prevention (CDC)

7.8.2 Epidemiología

La fiebre amarilla es endémica en el África subsahariana y las zonas tropicales de Sudamérica.

El Reglamento Sanitario Internacional (RSI) permite que los países puedan exigir el certificado de vacunación frente a la fiebre amarilla para la entrada en sus fronteras de aquellos viajeros que procedan de países endémicos con el objeto de impedir la importación de la enfermedad[27].

La OMS calcula que anualmente se producen alrededor de 200.000 casos de fiebre amarilla en el mundo, causando 30.000 muertes, siendo el 90 % de ellas en el continente africano.

El riesgo para un viajero de contraer la fiebre amarilla estará condicionado por varios factores (estado de inmunización, medidas de protección individual contra picaduras de mosquito, lugar de visita, duración del viaje o actividades que vaya a realizar).

7.8.3 Vacunas disponibles

En España se comercializa la vacuna frente a la fiebre amarilla del laboratorio Sanofi con el nombre comercial de Stamaril®. Es una vacuna de virus vivos atenuados, que se administra por vía subcutánea (SC).

El 99 % de los vacunados adquieren títulos de anticuerpos neutralizantes a las 4 semanas de su administración, aunque ciertas condiciones pueden hacer que disminuya esta tasa de seroconversión como son el embarazo, sobre todo en el tercer trimestre, padecer VIH y la desnutrición.

El RSI establece que el certificado de vacunación de fiebre amarilla estará vigente a partir del décimo día tras la administración de la vacuna. Desde el año 2013 el Grupo de Expertos en Asesoramiento Estratégico sobre Inmunización (SAGE) de la OMS cambió la pauta antigua en que se precisaba revacunación cada 10 años, ya que se ha visto que una única dosis de vacuna confiere inmunidad y protección durante toda la vida[28].

Tras la vacunación, los efectos adversos más descritos han sido cefalea, mialgia y fiebre. Estos síntomas pueden llegar a durar hasta 10 días. Los síntomas locales como enrojecimiento, inflamación o dolor en el lugar de la punción pueden llegar a persistir durante 7 días.

Como efectos adversos graves, la vacuna frente a la fiebre amarilla puede provocar encefalitis postvacunal, enfermedad viscerotrópica o reacción anafiláctica.

La vacunación está contraindicada en personas alérgicas al huevo, a la proteína de pollo, a la gelatina y al látex (este último componente se encuentra en el tapón del vial).

La vacunación frente a la fiebre amarilla está recomendada en el personal de laboratorio con riesgo a exposición al virus de la fiebre amarilla y a aquellos viajeros a partir de 9 meses edad que viajen o vivan en zonas de riesgo de transmisión del virus de la fiebre amarilla.

Las vacunas frente a la fiebre amarilla únicamente pueden ser administradas en los centros de vacunación autorizados (Centros de Vacunación Internacional de Sanidad Exterior, en algunas delegaciones territoriales de las Consejerías de Sanidad y en algunos servicios de Medicina Preventiva de la Red Hospitalaria Pública). En el siguiente enlace se pueden consultar estos centros: https://www.sanidad.gob.es/profesionales/saludPublica/sanidadExterior/salud/centrosvacu.htm

7.9 Ébola

7.9.1 Descripción de la enfermedad

La enfermedad por el virus del Ébola (EVE) anteriormente denominada fiebre hemorrágica del Ébola está producida por un *Filoviridae*. En realidad, son un grupo de virus del género *Ebolavirus* (*Zaire ebolavirus*, *Sudan ebolavirus*, *Taï Forest ebolavirus* y *Bundibugyo ebolavirus*), los cuales se trasmiten de persona a persona por contacto estrecho con sangre, secreciones u otros líquidos corporales de animales infectados principalmente chimpancés, gorilas y murciélagos. Posteriormente, el virus se propaga entre los humanos mediante la trasmisión de persona a persona por contacto directo con sangre, secreciones o a través de fómites.

El periodo de incubación oscila entre 2 a 21 días desde el contacto con el virus, con un promedio de 8 a 10 días. Los síntomas de la enfermedad comienzan con la aparición súbita de fiebre, gran debilidad, mialgias, cefalea intensa y odinofagia, posteriormente comienzan los vómitos, diarrea, aparición de lesiones cutáneas, disfunción renal, hepática y hemorragias, tanto internas como externas[29]. Otros síntomas pueden incluir ojos rojos e hipo.

La enfermedad se distribuye en brotes con una tasa de letalidad de aproximadamente el 50 %, aunque varía entre el 25 a 90 %. No existe ningún tratamiento específico frente a esta enfermedad, únicamente medidas de apoyo.

7.9.2 Epidemiología

La EVE fue diagnosticada por primera vez en 1976 en los países de Sudán y República Democrática del Congo. El brote más extenso tuvo lugar entre 2014-2016 y se extendió por Guinea, Sierra Leona y Liberia en el que fallecieron más de 11.000 personas.

Se sabe que el virus puede trasmitirse a través del semen tras varios meses después de haber superado la infección por lo que la OMS recomienda la realización de una prueba de detección del virus en el semen 3 meses después del inicio de los síntomas. Y hasta que salga negativa deberán de abstenerse de mantener cualquier tipo de relación sexual sin uso de preservativos. La positivización de la prueba puede llegar incluso hasta los 9 meses.

7.9.3 Vacunas disponibles

La FDA de los Estados Unidos ha aprobado una vacuna contra el Ébola, denominada rVSV-SEBOV (Ervebo®) en diciembre de 2019. Esta vacuna ha demostrado ser segura y protectora contra el *Zaire ebolavirus*, el cual ha causado los brotes más grandes y mortales hasta la fecha. Fue probada tras un ensayo clínico a gran escala (11.841 sujetos) realizado en Guinea en 2015, dirigido por la OMS junto con el Ministerio de Salud de Guinea, Médicos sin Fronteras y el Instituto de Salud de Noruega. En dicho estudio entre los 5837 sujetos que recibieron la vacuna no hubo casos de Ébola tras su inoculación, mientras que, en los que no recibieron la vacuna hubo 23 casos[30].

En febrero de 2020 el Comité Asesor sobre Prácticas de Inmunización (ACIP) del CDC, recomendó la administración de esta vacuna en aquella población ≥ 18 años que vaya a estar en contacto con el virus (personal sanitario que trabajen en centros de tratamiento de pacientes con Ébola y al personal de laboratorio que estén en contacto con el virus del Ébola).

En diciembre de 2020 la EMA concedió su «autorización condicional» para su uso en Europa en las mismas condiciones que está recomendada por ACIP[31].

7.10 Tuberculosis

7.10.1 Descripción de la enfermedad

La tuberculosis es una enfermedad causada por micobacterias, la más frecuente es la *Mycobacterium tuberculosis* descubierta por Koch en 1882. Existen otras micobacterias como la *M. bovis, M. microti, M africanum* o *M. canetti,* aunque de mucha menor relevancia clínica que el *M. tuberculosis.*

La enfermedad tuberculosa puede atacar a cualquier órgano, pero la afectación pulmonar es la más frecuente. La infección se trasmite de persona a persona a través del aire cuando el enfermo tose, estornuda o escupe. El tiempo entre la infección y el inicio de síntomas varía enormemente, pudiendo ser de meses o años. Los síntomas de la tuberculosis activa son tos, fiebre, sudores nocturnos, pérdida de peso y pueden ser leves durante varios meses. En personas con VIH la infección por tuberculosis es letal, ya que una enfermedad acelera a la otra.

7.10.2 Epidemiología

Es la decimotercera causa de muerte en el mundo y la enfermedad infecciosa más mortífera por detrás de la COVID-19[32]. Se estima que en el año 2020 cerca de 10 millones de personas en el mundo enfermaron de tuberculosis, llegando a fallecer 1,5 millones por esta enfermedad (de los cuales, 214.000 correspondían a personas con VIH). En nuestro país, en el año 2021 se notificaron 3400 nuevos casos, lo que supone un descenso del 23 % con respecto al año previo al inicio de la pandemia de la COVID-19, donde la notificación fue de 4300 casos.

La tuberculosis es una enfermedad que se puede tratar y curar. La tuberculosis activa sensible a los antibióticos se trata con la combinación de cuatro fármacos durante seis meses y es muy importante monitorizar la adhesión al tratamiento.

En el caso de tuberculosis activa resistente a antibióticos (principalmente a la isoniazida y a la rifampicina) se requiere un tratamiento de mayor duración, llegando incluso a los dos años, con fármacos que generan un mayor coste y una mayor toxicidad.

7.10.3 Vacunas disponibles

La vacuna BCG comenzó a utilizarse en 1921 y fue elaborada por Albert Calmette y Camile Guérin, de cuyas iniciales toma el nombre BCG (Bacilo Calmette Guérin). En nuestro país, la vacuna comercializada está compuesta por bacilos vivos atenuados (Vacuna BCG®, de AJ Vaccines) de administración exclusiva vía intradérmica en cara externa superior del brazo (región superior de la inserción distal del deltoides) en adultos y en cara externa del muslo (a la altura del trocánter mayor) en población pediátrica (≤ 3 años).

No se incluye dentro del calendario sistemático de ninguna comunidad autónoma (la última en eliminarla fue el País Vasco en 2013) y únicamente se recomienda en grupos de riesgo. La pauta de inmunización consta de una dosis única tanto para adultos como para población pediátrica, siendo la dosis para < 1 año de 0,05 ml y para ≥ 1 año de 0,1 ml.

La técnica de inyección de esta vacuna es muy importante para conseguir una buena inmunización:

- Hay que estirar la piel donde se vaya a realizar la punción entre el dedo índice y el pulgar.
- La administración es vía ID (la aguja debe estar casi paralela a la superficie de la piel, y se debe insertar lentamente con el bisel hacia arriba), aproximadamente 2 mm Para asegurarse que se está haciendo correctamente, la aguja debe ser visible a través de la epidermis durante la inserción. Una inyección profunda incrementa el riesgo de úlcera supurante, linfadenitis y abscesos.
- La administración del preparado se hará lentamente y si se ha realizado correctamente, aparecerá una pápula blanquecina en el punto de inyección.
- Por lo general, esta vacuna no suele causar fiebre o malestar. Varios días después de su administración se desarrolla un nódulo de induración en el lugar de la inyección, el cual disminuirá gradualmente, pudiendo ulcerarse semanas más tarde. Aunque esto ocurra, dicha lesión no requeriría tratamiento ya que se curará espontáneamente.

La vacuna BCG está contraindicada en personas que presenten hipersensibilidad al principio activo o a cualquiera de sus excipientes: glutamato de sodio, sulfato de magnesio heptahidrato, hidrogenofosfato de potasio, ácido cítrico monohidrato, L-asparagina monohidrato, citrato de hierro, amonio, glicerol 85 % y agua para preparaciones inyectables.

Al tratarse de un preparado vivo atenuado, no puede ser administrada en pacientes que presenten inmunosupresión primaria o secundaria. Tampoco en aquellos niños que hayan sido expuestos a tratamiento inmunosupresor en el útero o durante la lactancia materna con fármacos anti-factor de necrosis tumoral (anti-FNT).

Las personas que les haya salido positiva la prueba de la tuberculina no deberán vacunarse, ya que les podría provocar una reacción local grave.

7.11 Fiebre tifoidea

7.11.1 Descripción de la enfermedad

La fiebre tifoidea es una enfermedad bacteriana causada por la *Salmonella typhi* cuya trasmisión sigue la ruta fecal-oral. La clínica de esta enfermedad es de inicio brusco tras una incubación de 7 a 14 días, con fiebre, cefalea intensa, náuseas y estreñimiento, aunque en ocasiones provoca diarrea. Las formas graves de la enfermedad evolucionan a partir de la segunda-tercera semana manifestándose con torpeza mental, delirios, epistaxis, hemorragias digestivas o perforación intestinal, que pueden desencadenar en muerte en el trascurso de 1 mes. Sin tratamiento antibiótico, la letalidad oscila entre el 15-25 % (fundamentalmente en < 4 años), pero con él, se reduce al 0,2 %[33].

7.11.2 Epidemiología

La fiebre tifoidea sigue siendo un gran problema de salud pública en países en vía de desarrollo con infraestructuras sanitarias deficientes. La Organización Mundial de la Salud calcula que la incidencia anual de esta enfermedad llega hasta los 21 millones de casos y sitúa las muertes entre 128.000 y 161.000[32].

En nuestro país, la incidencia es baja y decreciente desde finales del siglo XX, pasando de los 5484 casos declarados en 1982 a los 68 casos declarados en 2018[35], certificándose una única muerte por fiebre tifoidea en España en los últimos 15 años.

Figura 7

Incidencia mundial de fiebre tifoidea[36]

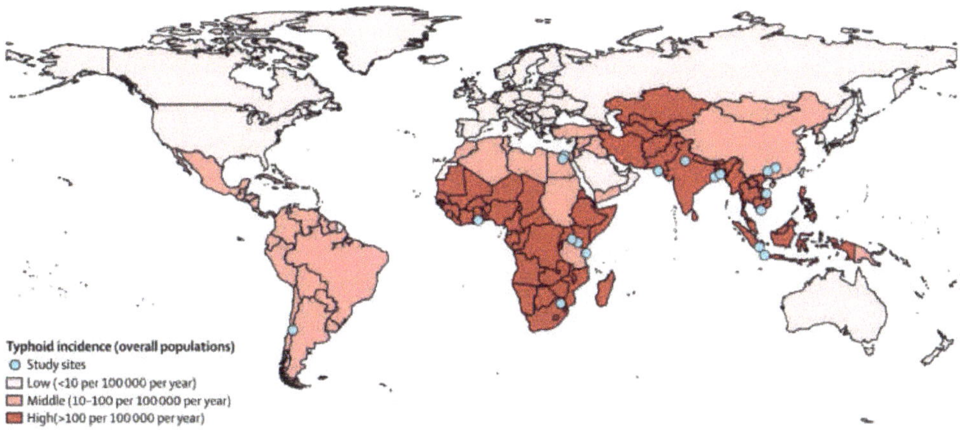

Fuente: Mogasale *et al.*

Al no existir reservorio animal de la *Salmonella typhi*, la fuente principal de contagio de la enfermedad son los pacientes con infección aguda y los portadores crónicos que secretan esta bacteria por las heces. El estado de portador crónico ocurre en alrededor del 2-3 % de los pacientes que han padecido la enfermedad, ya que siguen eliminando la *Salmonella* a través de heces y orina durante periodos superiores a 1 año. La transmisión de la enfermedad puede ocurrir de 3 maneras:

1. Transmisión directa fecal-oral del enfermo o portador crónico a las personas con las que convive o tras determinadas prácticas sexuales.
2. Transmisión indirecta (más frecuente que la anterior) a partir de portadores crónicos, los cuales, mediante fómites o por contaminación accidental de agua para consumo o alimentos crudos o poco cocinados transmiten la enfermedad.
3. Transmisión vectorial pasiva mediante moscas.

Es fundamental incidir en aquellos viajeros que visiten regiones endémicas que extremen las medidas de higiene, no consuman agua que no sea embotellada o haya sido clorada y que se abstengan de consumir frutas y verduras crudas u alimentos preparados en puestos callejeros.

7.11.3 Vacunas disponibles

La vacunación está recomendada en aquellos convivientes de individuos portadores crónicos, en personal de laboratorio que trabaje con cepas de *Salmonella typhi* y viajeros que visiten países con elevado riesgo de exposición. Se disponen de 2 vacunas:

Vacuna oral viva atenuada a partir de la cepa Ty21a Vivotif® (Emergent Netherlands B.V.) Aprobada para > 5 años. Proporciona protección a partir de 10-14 días tras la administración de la última dosis. Consta de una pauta de 3 dosis con 2 días de separación entre ellas y se debe de ingerir con agua fría o tibia (no debe superar los 37 °C) con el estómago vacío y esperar al menos 1 hora para consumir cualquier alimento y en aquellos viajeros que pasen largos periodos en zonas endémicas deberán revacunarse cada 3 años, pero en el caso de desplazamiento de una zona no endémica a otra endémica, se recomienda la vacunación anualmente.

Al tratarse de una vacuna de bacterias vivas atenuadas, debe evitarse el consumo de antibióticos desde 7 días antes del inicio de su administración hasta 7 días posteriores a la ingesta de la última dosis.

Las reacciones adversas más frecuentes son síntomas gastrointestinales leves como náuseas, dolor abdominal y diarreas. También puede ocasionar cefaleas.

Está contraindicada en aquellas personas que hayan presentado reacciones alérgicas a dosis previas, hipersensibilidad al principio activo o a sus excipientes: gelatina, sacarosa, estearato magnésico, lactosa y ácido ascórbico. En aquellas personas con inmunodeficiencias congénitas o adquiridas, se recomienda la vacuna parenteral inactivada.

Al no haberse realizado estudios de seguridad en embarazadas, se desconoce su seguridad, por lo que su administración no está recomendada en este grupo poblacional.

Vacuna parenteral fabricada a base del polisacárido capsular Vi de *Salmonella typhi*. Typhim Vi® (Sanofi) Aprobada a partir de los 2 años. Las reacciones adversas más frecuentes a nivel sistémico son fiebre y cefalea. A nivel del lugar de inyección, esta vacuna puede provocar dolor, eritema y/o induración.

La protección comienza a los 7 días tras su administración y alcanza su nivel máximo a partir de las 4 semanas. La pauta consta de una única dosis administrada por vía intramuscular.

Está contraindicada en aquellos pacientes que presenten reacciones de hipersensibilidad conocida a alguno de los componentes de la vacuna: fenol, fosfato dibásico de sodio y fosfato monobásico de sodio.

7.12 Cólera

7.12.1 Descripción de la enfermedad

La enfermedad del cólera está provocada por una bacteria llamada *Vibrio cholerae* productoras de toxinas, las cuales causan inflamación de la mucosa interna intestinal, provocando una diarrea acuosa, profusa, continua y sin dolor. Esta diarrea lleva a una rápida deshidratación, acidosis metabólica y colapso circulatorio que puede terminar en muerte si no se trata.

En el 80 % de los casos, la enfermedad es leve o moderada, pero en el 20 % puede ser grave, y sin tratamiento de reposición hidroelectrolítico, puede provocar la muerte en poco tiempo por shock hipovolémico.

Sin tratamiento, la mitad de los pacientes con sintomatología grave llegan a fallecer, mientras que, con tratamiento, la tasa de mortalidad se mantiene < 1 %.

7.12.2 Epidemiología

La *Vibrio cholerae* se trasmite a través del agua de bebida y del baño, por el consumo de alimentos crudos o verduras regadas con aguas residuales. También por haber consumido moluscos y crustáceos o comidas callejeras contaminadas con manos sucias. El cólera Llega a afectar a alrededor de 3 millones de personas al año, causando más de 100.000 muertes, produciéndose la incidencia más elevada en niños < 5 años[37].

En contraposición con el elevado número de casos notificados de cólera en todo el mundo, son pocos las notificaciones de la enfermedad en viajeros que regresan a la UE procedentes de países con brotes. En España, durante el periodo comprendido entre 2014 y 2019 únicamente se notificaron 8 casos[38].

Es muy importante que los viajeros que vayan a visitar regiones endémicas estén correctamente informados sobre las medidas higiénicas y sanitarias para prevenir infecciones: beber, lavar fruta y verduras o cepillarse los dientes con agua embotellada o debidamente clorada y comer únicamente aquellos alimentos correctamente cocinados, evitando el consumo de productos del mar crudos.

7.12.3 Vacunas disponibles

Se disponen en España dos vacunas con indicación frente al cólera.

Dukoral® es una vacuna oral inactivada que produce protección eficaz (70-100 %) frente a 5 cepas de la bacteria *Vibrio cholerae*.

La vacunación induce protección tanto frente a la bacteria como frente a la toxina que estas producen. Los anticuerpos frente a las bacterias impiden la colonización intestinal (impidiendo la fijación de las bacterias a la pared intestinal) y los anticuerpos frente a la subunidad B de la toxina impiden que la toxina colérica se fije a los receptores de la superficie de la mucosa intestina, por lo que previenen los síntomas diarreicos provocados por las mismas.

Además, varios estudios han evidenciado que la vacunación frente al cólera proporciona protección variable frente a la diarrea del viajero producida por la *Escherichia coli enterotoxigénica* (ECET).

Dukoral® está indicada en > 2 años que tengan previsto viajar a regiones endémicas o epidémicas de cólera (turistas, cooperantes y trabajadores o emigrantes). Especialmente recomendable en profesionales sanitarios y viajeros que prevean condiciones pobres de higiene durante su viaje.

La pauta de primovacunación consiste en dos dosis (a partir de los 6 años de edad) y de 3 dosis (en niños de 2 a 5 años) administradas por vía oral, separadas por intervalos de al menos 7 días. En el caso de que hubiesen transcurrido más de 6 semanas entre dos dosis, se deberá reiniciar el ciclo primario de inmunización. La inmunización deberá completarse 7 días antes del inicio del viaje.

Se recomienda una dosis de recuerdo en aquellas personas que precisen una protección continuada contra el cólera al cabo de 2 años en el caso de > 6 años y a los 6 meses en los niños entre 2 a 5 años.

Los efectos secundarios más frecuentes son alteraciones gastrointestinales leves (diarrea, epigastralgia, retorcijones, flatulencias) y cefalea.

Las contraindicaciones de esta vacuna serían hipersensibilidad a los principios activos o a alguno de sus excipientes: dihidrogenofosfato de sodio dihidrato, hidrógeno fosfato disódico dihidrato, cloruro de sodio, bicarbonato de sodio, ácido cítrico, carbonato de sodio anhidro, sacarina sódica, citrato de sodio, aroma de frambuesa y agua para preparaciones inyectables.

Vaxchora® es una vacuna oral, liofilizada, de virus vivos atenuados, autorizada desde 2020 por la EMA. Contiene el serogrupo 01 del *Vibrio cholerae*, el cual es causante de >99 % de los casos de enfermedad, al que se le eliminó la subunidad tóxica A1 y solo se sintetiza la subunidad B, la cual es inmunógena, pero no tóxica.

Esta vacuna está indicada en aquellas personas que vayan a viajar a áreas donde sigue existiendo cólera endémico o epidémico, no está indicada si se va a visitar áreas con casos importados o esporádicos. Su efectividad es alta, llegando al 90 % frente a la diarrea moderada o grave a los 10 días de su administración, y del 80 % a los 3 meses, por lo que proporciona una inmunización rápida a los viajeros. Al no proporcionar una protección del 100 %, hay que recordar a las personas vacunadas que deben seguir cumpliendo los consejos de higiene y tomar las precauciones necesarias con los alimentos y el agua que vayan a consumir.

Vaxchora® está indicada en adultos y niños a partir de los 2 años con una pauta consistente en una sola dosis, la cual se debe administrar al menos 10 días antes de la posible exposición. Aún no se disponen de datos sobre el intervalo de tiempo que debería de pasar ante una posible revacunación.

El preparado consta de 2 sobres, uno de ellos contiene el principio activo, un polvo liofilizado de color blanco o marrón muy claro, y el segundo sobre contiene un polvo efervescente blanco o blanquecino para preparar la solución tampón. Se debe evitar beber y comer durante 60 minutos antes y después de la toma de la vacuna para evitar interferencias con el efecto protector de la solución tampón, ya que la vacuna es lábil al medio ácido. También debe evitarse la coadministración de esta vacuna con antibióticos sistémicos activos contra *V. cholerae* desde 14 días antes, hasta 10 días después de su administración.

Es importante mezclar los sobres en el orden correcto, ya que, de no hacerse, habría que desechar el preparado. En primer lugar, se mezcla el contenido del sobre tampón con 100 ml de agua sin gas embotellada ≤ 25 °C (fría o a temperatura ambiente) en un vaso (en niños de entre 2 a 6 años, se debe desechar 50 ml de la solución tampón) y, posteriormente se añadirá el contenido del sobre liofilizado con el principio activo. Se removerá bien la mezcla durante 30 segundos como mínimo.

El paciente deberá tomarse, dentro de los 15 minutos siguientes, todo el contenido del vaso de una sola vez. Posteriormente se deberá lavar el vaso con agua caliente y jabón. Si no se llegase a consumir al menos la mitad de la dosis, puede verse reducida la protección, y debería de considerarse repetir una dosis total de Vaxchora® en las siguientes 72 horas.

Las reacciones adversas más frecuentes tras su administración son cansancio, cefalea, dolor abdominal, náuseas o vómitos. Estas reacciones se notificaron más frecuentemente en niños hasta los 18 años, que en adultos. Al tratarse de una vacuna viva atenuada, puede existir un riesgo potencial de contagio entre los contactos convivientes de la persona vacunada, ya que durante los 7 días tras su administración, se objetivó la eliminación de la cepa vacunal en heces en el 11,3 % de los vacunados.

La vacuna Vaxchora® está contraindicada en aquellas personas con historia de anafilaxia a cualquiera de los componentes de la vacuna (lactosa, sacarosa, ácido ascórbico, caseína, bicarbonato o carbonato sódicos) o de cualquier otra vacuna frente al cólera[39].

Bibliografía

1. Hepatitis A [Internet]. [visitado el 17 de abril de 2022]. Available from: https://www.who.int/es/news-room/fact-sheets/detail/hepatitis-a
2. Jacobsen KH, Wiersma ST. He*patitis A virus seroprevalence by age and world region, 1990 and 2005*. Vaccine. 2010 Sep;28(41):6653-7.
3. Nacional de Epidemiología Instituto de Salud Carlos III Ministerio de Ciencia C, Universidades I. *Resultados de la Vigilancia Epidemiológica de las enfermedades transmisibles. Informe anual. Año 2016* [Internet]. 2018. Available from: http://publicaciones.isciii.es
4. Aurora. *Recomendaciones de vacunación frente a Hepatitis A en grupos de riesgo*. Ponencia de Programa y Registro de Vacunaciones. 2017.

5. 30. Meningococos | Comité Asesor de Vacunas de la AEP [Internet]. [Revisado el 14 de mayo de 2022]. Available from: https://vacunasaep.org/documentos/manual/cap-30
6. Ladhani SN, Andrews N, Parikh SR, Campbell H, White J, Edelstein M, et al. *Vaccination of Infants with Meningococcal Group B Vaccine (4CMenB) in England.* New England Journal of Medicine. 2020 Jan 23;382(4):309-17.
7. Enfermedad meningocócica. Temporadas 2018-2019, 2019-2020 | Boletín epidemiológico semanal [Internet]. [Revisado el 10 de abril de 2022]. Available from: https://revista.isciii.es/index.php/bes/article/view/1179
8. Información clínica acerca del rotavirus | CDC [Internet]. [Revisado el 23 de mayo de 2022]. Available from: https://www.cdc.gov/rotavirus/clinical-sp.html
9. Rotavirus Organization of Technical Allies (ROTA). [Revisado el 18 de abril de 2022]. Available from: https://preventrotavirus.org/rotavirus-disease/global-burden/
10. Instituto Nacional de Epidemiología de Salud Carlos III. *Informe anual del Sistema de Información microbiológica 2017.* Ministerio de Ciencia e Innovación. Instituto de Salud Carlos III [Internet]. 2017. Available from: http://publicaciones.isciii.es
11. Asociación Española de Pediatría. *Vacunación frente a ROTAVIRUS Documento de Consenso de las Sociedades Científicas.* 2008. http://www.aeped.es/sites/default/files/documentos/consenso_rotavirus.pdf
12. Vigilancia pasiva de la seguridad postautorización de las vacunas frente a rotavirus: sensibilidad de la notificación de invaginación intestinal [Internet]. [Revisado el 3 de mayo de 2022]. Available from: https://www.analesdepediatria.org/es-pdf-S1695403313004311
13. Dworkin RH, Portenoyb RK. *Pain and its persistence in herpes zoster* [Internet]. Vol. 67, Pain. 1996. Available from: http://journals.lww.com/pain
14. Elsam Koshy, Lu Mengting, Hanasha Kumar, Wu Jianbo. *Epidemiology, treatment and prevention of herpes zoster.* Indian Journal of Dermatology, Venereology and Leprology. Vol.84.May-June 2018
15. Aarli JA, Abramsky O, Yawn BP, Gilden D. *Global Perspectives Section Editors* [Internet]. 2013. Available from: www.neurology.org
16. Ojeda Ruiz E, Cordero BV, Sastre M, Amillategui R, Santos D, Masa-Calles J, et al. *Red Nacional de Vigilancia Epidemiológica Herpes Zóster.* 1998.

17. Ficha técnica Shingrix polvo y suspensión para suspensión inyectable [Internet]. [Revisado el 16 de abril de 2022]. https://cima.aemps.es/cima/dochtml/ft/1181272001/FT_1181272001.html
18. Ministerio de Sanidad. Consejo Interterritorial del Sistema Nacional de Salud. Recomendaciones de vacunación frente a herpes zoster. Ponencia de Programas y registro de vacunaciones 2020. Marzo 2021. https://www.sanidad.gob.es/profesionales/saludPublica/prevPromocion/vacunaciones/programasDeVacunacion/docs/HerpesZoster_RecomendacionesVacunacion.pdf
19. Rabia [Internet]. [Revisado el 19 de abril de 2022]. Available from: https://www.thelancet.com/pdfs/journals/langlo/PIIS2214-109X(14)70301-8.pdf
20. Ministerio de Sanidad, Servicios Sociales e Igualdad. *Protocolo de actuación ante mordeduras o agresiones de animales (tratamiento postexposición)* [Internet]: https://www.sanidad.gob.es/profesionales/saludPublica/sanidadExterior/zoonosis/protocolo_actuac_agresiones_rabia_nov-2012.pdf
21. Geographic Distribution of Japanese Encephalitis Virus | Japanese Encephalitis | CDC [Internet]. [Revisado el 11 de abril de 2022]. Available from: https://www.cdc.gov/japaneseencephalitis/maps/index.html
22. Ficha técnica Ixiaro, Japanese encephalitis vaccine (inactivated, adsorbed). https://www.ema.europa.eu/en/documents/product-information/ixiaro-epar-product-information_en.pdf
23. Ministerio de anidad, Servicios Sociales e Igualdad. Protocolos de la Red Nacional de Vigilancia Epidemiológica. Madrid 2015. http://gesdoc.isciii.es/gesdoccontroller?action=download&id=08/07/2015-28724e36ba
24. Encefalitis centroeuropea | Comité Asesor de Vacunas de la AEP [Internet]. [Revisado el 2 de mayo de 2022]: https://vacunasaep.org/documentos/manual/cap-22
25. Areas with Risk of Yellow Fever Virus Transmission in Africa [Internet]. [Revisado el 12 de abril de 2022]. Available from: https://www.cdc.gov/yellowfever/maps/africa.html
26. Areas with Risk of Yellow Fever Virus Transmission in South America [Internet]. [Revisado el 12 de abril de 2022]. Available from: https://www.cdc.gov/yellowfever/maps/south_america.html
27. Organización Mundial de la Salud. Reglamento Sanitario Internacional 2005. Tercera edición. Ginebra 2016. https://www.who.int/es/publications/i/item/9789241580496

28. Meeting of the Strategic Advisory Group of Experts on immunization, April 2013-conclusions and recommendations-Search Results-PubMed. Available from: https://pubmed.ncbi.nlm.nih.gov/?term=Meeting+of+the+Strategic+Advisory+Group+of+Experts+on+immunization %2C+April+2013+ %E2 %80 %93+conclusions+and+recommendations
29. Enfermedad por el virus del Ebola [Internet]. [Revisado 2 de junio de 2022]. Available from: https://www.who.int/es/news-room/fact-sheets/detail/ebola-virus-disease
30. Enfermedad por el virus del Ebola [Internet]. [Revisado 3 de junio de 2022]. Available from: https://www.who.int/es/news-room/fact-sheets/detail/ebola-virus-disease
31. Ficha técnica Ervebo | European Medicines Agency [Internet]. [Revisado 5 de junio de 2022]. Available from: https://www.ema.europa.eu/en/medicines/human/EPAR/ervebo
32. Tuberculosis [Internet]. [cited 2022 Jun 11]. Available from: https://www.who.int/es/news-room/fact-sheets/detail/tuberculosis
33. Typhoid Fever Clinical Presentation: History, Physical, Causes [Internet]. [Revisado el 14 de abril de 2022]. Available from: https://emedicine.medscape.com/article/231135-clinical
34. Fiebre tifoidea [Internet]. [Revisado el 23 de abril de 2022]. Available from: https://www.who.int/es/news-room/questions-and-answers/item/typhoid-fever
35. Ministerio de Sanidad. Instituto Nacional de Epidemiología Carlos III. Resultados de la Vigilancia Epidemiológica de las enfermedades transmisibles. Informe anual. Años 2017-2018 [Internet]. 2018. Available from: http://publicaciones.isciii.es
36. Mogasale V, Maskery B, Ochiai L, Lee JS, Mogasale V, Ramani E, et al. *Burden of typhoid fever in low-income and middle-income countries: a systematic, literature-based update with risk-factor adjustment* [Internet]. 2014. Available from: www.thelancet.com/
37. Cólera [Internet]. [Revisado el 11 de abril de 2022]. Available from: https://www.who.int/es/news-room/fact-sheets/detail/cholera
38. ECDC. *Cholera-Annual Epidemiological Report for 2019.* https://www.ecdc.europa.eu/sites/default/files/documents/CHOL_AER_2019_Report.pdf
39. Ficha técnica Vaxchora polvo efervescente y polvo para suspensión oral [Internet] [Revisado el 25 de septiembre de 2022] Available from: https://cima.aemps.es/cima/dochtml/p/1201423001/P_1201423001.html

CAPÍTULO 8

CALENDARIOS DE VACUNACIÓN EN GRUPOS DE RIESGO

José Antonio Forcada Segarra

VÍDEO DE PRESENTACIÓN DEL AUTOR:
CALENDARIOS DE VACUNACIÓN EN GRUPOS DE RIESGO

CAPÍTULO 8

CALENDARIOS DE VACUNACIÓN EN GRUPOS DE RIESGO

José Antonio Forcada Segarra

8.1 Introducción

Este capítulo se basa principalmente en las recomendaciones oficiales del Consejo Interterritorial del Sistema Nacional de Salud (CISNS) y en los dos documentos que actualmente definen los criterios de esta vacunación:

- Vacunación en grupos de riesgo de todas las edades y en determinadas situaciones. Ponencia de Programa y Registro de Vacunaciones septiembre 2018.

  https://www.sanidad.gob.es/profesionales/saludPublica/prevPromocion/vacunaciones/programasDeVacunacion/riesgo/docs/VacGruposRiesgo_todas_las_edades.pdf

- Recomendaciones de vacunación frente a herpes zóster. Ponencia de Programa y Registro de Vacunaciones 2020. 25 marzo 2021.

  https://www.sanidad.gob.es/profesionales/saludPublica/prevPromocion/vacunaciones/programasDeVacunacion/docs/HerpesZoster_RecomendacionesVacunacion.pdf

La vacunación en población adulta sana, la vacunación frente a gripe y neumococo en grupos de riesgo son tratadas en otros capítulos de este Manual.

Los grupos de riesgo incluidos en estos documentos sufren modificaciones en las recomendaciones de algunas CCAA, como ocurre principalmente con la vacunación frente a neumococo.

La introducción de la vacunación frente a herpes zóster se está produciendo de manera desigual entre las CCAA, aunque la recomendación del CISNS indica que deberá introducirse la vacunación en todos los grupos de riesgo y la sistemática a los 65 años en toda la población (y otra cohorte de edad, comenzando con la de 80 años) durante el año 2023.

Las recomendaciones elaboradas en el seno del CISNS se realizan teniendo en cuenta las vacunas disponibles o próximas a su autorización y las indicaciones que figuran o figurarán en la ficha técnica de las mismas.

Algunas enfermedades o situaciones médicas pueden incrementar el riesgo de sufrir enfermedades inmunoprevenibles, por lo que las personas que las padecen deben vacunarse de forma prioritaria. Además, estas personas pueden requerir vacunas adicionales a las administradas de forma sistemática a la población general o puede ser necesaria la administración de un número de dosis mayor para mantener la protección a largo plazo. Del mismo modo, ciertas situaciones laborales o hábitos pueden requerir recomendaciones específicas de vacunación.

La actualización de las recomendaciones de vacunación en grupos de riesgo se ha plasmado en un calendario de vacunación en menores y adolescentes con condiciones de riesgo y un calendario de vacunación en personas adultas con condiciones de riesgo.

8.2 Calendarios

Tabla 1

Calendario de vacunación en menores y adolescentes (<18 años) con condiciones de riesgo

VACUNACIÓN	CONDICIÓN DE RIESGO									
	Embarazo	Inmunodepresión (excepto VIH)	Infección por VIH <15% o nº CD4 <200/µl	Infección por VIH ≥15% o nº CD4 ≥200/µl	Asplenia, deficiencias complemento y tratamiento con eculizumab	Enfermedad renal crónica avanzada y hemodiálisis	Enfermedad cardiovascular y respiratoria crónicas	Enfermedad hepática crónica	Fístula de LCR, implante coclear	Prematuros*
Difteria, tétanos, tosferina	dTpa[a]	DTPa, dTpa o Td si susceptible o vacunación incompleta[b]								
Haemophilus influenzae b			Hib		Hib					
Sarampión, rubeola, parotiditis	Contraindicada			TV si susceptible[c]						
Hepatitis B			HB[d]			HB[e]		HB		
Hepatitis A			HA					HA		
Enfermedad meningocócica			MenACWY		MenACWY, MenB					
Varicela	Contraindicada			VVZ si susceptible[f]						
Virus del Papiloma Humano			VPH[g]							
Enfermedad neumocócica		VNC13+VNP23	VNC13+VNP23		VNC13+VNP23	VNC13+VNP23	VNP23	VNP23[h]	VNC13+VNP23	
Rotavirus										Rotavirus[i]
Gripe	gripe	gripe anual								gripe anual[j]

Recomendación específica por patología o condición

Recomendación general

Contraindicada

No recomendada

(a) Se administrará la vacuna dTpa en cada embarazo, entre las semanas 27-36.

(b) Vacunar si susceptible o vacunación incompleta.

(c) Personas que no se hayan vacunado con anterioridad. Pauta con 2 dosis.

(d) En caso de no responder a primera pauta de vacunación, se administrará vacuna tipo adulto (pauta 0, 1, 6 meses).

(e) Se utilizará vacuna de alta carga antigénica (20 µg/0,5 ml) o específica para diálisis y prediálisis (si ≥15 años) en personas no vacunadas con anterioridad. Revisión serológica y revacunación cuando sea necesaria.

(f) Vacunar si no antecedentes de infección ni vacunación previa.

(g) Tanto hombres como mujeres (3 dosis).

(h) VNC13+VNP23 si cirrosis hepática.

(i) Lactantes nacidos entre la semana 25-27 (según vacuna utilizada) y 32 de gestación, clínicamente estables y sin contraindicaciones. Vacunación según edad cronológica y siguiendo pautas autorizadas para cada vacuna.

(j) En prematuros de menos de 32 semanas de gestación, vacuna inactiva de gripe anual entre los 6 y los 24 meses de edad. Administrar 2 dosis 0,5 ml la primera vez que se vacune, con intervalo mínimo de 4 semanas. Vacunaciones posteriores, 1 dosis.

* Resto de vacunación en prematuros se realizará según la edad cronológica siguiendo calendario de vacunación.

Fuente: consultar bibliografía[3]

Tabla 2

Calendario de vacunación en personas adultas (≥ 18 años) con condiciones de riesgo

VACUNACIÓN	CONDICIÓN DE RIESGO										
	Embarazo	Inmunodepresión (excepto VIH)	Infección por VIH <200 CD4/µl	Infección por VIH >200 CD4/µl	Asplenia, deficiencias complemento y tratamiento con eculizumab	Enfermedad renal crónica avanzada y hemodiálisis	Enfermedad cardiovascular y respiratoria crónica	Enfermedad hepática y alcoholismo crónico	Personal sanitario	Tabaquismo	Hombres que realizan prácticas sexuales de riesgo con hombres
Difteria, tétanos, tosferina[1]	dTpa	Td si susceptible o vacunación incompleta									
Haemophilus influenzae b[2]					Hib						
Sarampión, rubeola, parotiditis[3]	Contraindicada			TV si susceptible	TV si susceptible						
Hepatitis B[4]			HB[(a)]			HB[(a)]		HB	HB		HB
Hepatitis A[5]			HA					HA			HA
Enfermedad meningocócica[6]			MenACWY		MenACWY, MenB						
Varicela[7]	Contraindicada			VVZ si susceptible	VVZ si susceptible						
Herpes zóster[8]		HZ/su									
Virus del Papiloma Humano[9]			VPH								VPH
Enfermedad neumocócica[10]		VNC13+VNP23	VNC13+VNP23		VNC13+VNP23	VNC13+VNP23	VNP23	VNP23[(b)]			
Gripe[11]	gripe	gripe anual									

[(a)] Se utilizará vacuna de alta carga antigénica o específica para diálisis y prediálisis. Revisión serológica y revacunación cuando sea necesario.
[(b)] VNC13+VNP23 si cirrosis hepática o alcoholismo crónico

Recomendación específica por patología o condición — Contraindicada
Recomendación general — No recomendada

1. Difteria, tétanos, tosferina (Td, dTpa)

Información general: Verificar el estado de vacunación previo y valorar el riesgo individual de tétanos antes de iniciar o completar una pauta de primovacunación con Td en personas adultas. El contacto con los servicios sanitarios, incluyendo los de prevención de riesgos laborales, se utilizará para revisar el estado de vacunación previo frente a tétanos y, en caso necesario, se vacunará con Td hasta completar 5 dosis frente a tétanos. **Población de riesgo:** Embarazadas: 1 dosis de dTpa en cada embarazo, entre la 27 y la 36 semana de gestación. A partir de la semana 27 de gestación, pero preferentemente en la semana 27 o 28.

2. *Haemophilus influenzae* tipo b

Población de riesgo: Una dosis única de vacuna conjugada Hib independientemente de la vacunación anterior:

- Personas en tratamiento con eculizumab.
- Asplenia anatómica o disfunción esplénica grave.

3. Sarampión, rubéola y parotiditis (triple vírica-TV-)

Información general: Se aprovechará el contacto con los servicios sanitarios, incluyendo los de prevención de riesgos laborales, para revisar el estado de vacunación previo y en caso necesario se vacunará. Está contraindicada la vacunación de embarazadas y personas inmunodeprimidas

Población de riesgo sin evidencia de inmunidad:

- Mujeres en edad fértil sin historial de haber recibido al menos 1 dosis de TV.
- Infección VIH con ≥200 células/µl sin evidencia de inmunidad a sarampión.

- Profesionales sanitarios, estudiantes en centros sanitarios.
- Personas adultas susceptibles que no hayan recibido 2 dosis de TV.
- Personas que realizan viajes internacionales.

4. Hepatitis B

Información general: Realizar marcadores serológicos (anti-HBc, anti-HBs, AgHBs) antes de vacunar a personas con riesgo. Realizar seguimiento serológico en personal sanitario, diálisis, infección por VIH e inmunodepresión y contactos sexuales de personas portadoras de AgHBs.

No respondedores, en caso de una exposición a VHB, deberán recibir inmunoglobulina específica antihepatitis B. Personas en diálisis y prediálisis: vacuna adyuvada (AS04) con 20 µg de AgHBs, pauta 0, 1, 2, 6 meses, o vacuna de 40 µg de AgHBs, pauta 0, 1, 6 meses.

Población de riesgo:

- Enfermedad hepática crónica y alcoholismo crónico.
- Infección por el VIH.
- Trasplantados (órgano sólido o hematopoyético) o en espera de trasplante (TOS).
- Síndrome de Down.
- Riesgo de exposición (convivientes con personas enfermas, personas en diálisis, personas que se inyectan drogas, personas en situación de prostitución, hombres que tienen sexo con hombres, personas recientemente diagnosticadas de infección de transmisión sexual, personal sanitario, otro personal con riesgo).

5. Hepatitis A

Información general: Solo se vacunará a personas con riesgo de infección. Una dosis y otra de recuerdo a partir de los 6 meses. Realizar marcadores prevacunales en nacidos antes de 1977.

Población de riesgo:

- Enfermedad hepática crónica y alcoholismo crónico.
- Trasplantados o en espera de trasplante.
- Infección por VIH.
- Riesgo de exposición (personas que se inyectan drogas, personas con conductas sexuales de riesgo, prostitución, hombres que tienen relaciones sexuales con hombres, personal ocupacional que viaja a zonas de alta endemia).

6. Enfermedad meningocócica

Población de riesgo:

MenB: 2 dosis en personas de grupos de riesgo:

- Asplenia anatómica o disfunción esplénica grave.
- Deficiencias sistema complemento.
- Tratamiento con eculizumab.
- Trasplante de progenitores hematopoyéticos.
- Padecimiento anterior de enfermedad meningocócica invasora.
- Personal de laboratorio expuesto a meningococo

Se administrará una dosis de recuerdo 1 año después de completar la vacunación primaria y, posteriormente, una dosis de recuerdo cada 5 años.

MenACWY: 2 dosis en personas de grupos de riesgo.

- Asplenia anatómica o disfunción esplénica grave.
- Deficiencias sistema complemento.
- Tratamiento con eculizumab.
- Trasplante de progenitores hematopoyéticos.
- Padecimiento anterior de enfermedad meningocócica invasora.
- Personal de laboratorio expuesto a meningococo.
- Infección por VIH.

7. Varicela

Se realizará serología de varicela en personas adultas que no refieran antecedentes de padecimiento o este sea incierto. En caso de serología negativa se administrarán 2 dosis de vacuna frente a varicela separadas 4-8 semanas. La recepción previa de dos dosis de vacuna es sinónimo de inmunidad.

Está contraindicada la vacunación en embarazadas y personas con inmunodeficiencias.

8. Herpes zóster

Población de riesgo: Se administrará la vacuna de subunidades (HZ/su) según disponibilidad en:

- Trasplantados (TOS y TPH) o en espera del mismo (TOS).
- Infección por VIH.
- Tratamiento con fármacos anti-JAK.
- Hemopatías malignas.
- Tumores sólidos en tratamiento con quimioterapia.

9. Virus del papiloma humano

Población de riesgo: Se administrarán 3 dosis tanto a hombres como a mujeres:

- Síndrome WHIM (IDP): vacuna que cubra tipos 6 y 11.
- Infección por VIH, hasta los 26 años.
- Hombres que tienen relaciones sexuales con hombres, hasta los 26 años.
- Personas en situación de prostitución, hasta los 26 años.
- Mujeres con tratamiento escisional de cérvix (cualquier edad).
- Mujeres con trasplante de órgano sólido o de progenitores hematopoyéticos hasta los 26 años.

10. Enfermedad neumocócica

Información general: Se recomienda VNP23 en ≥65 años. Algunas CCAA disponen de otras estrategias alternativas de vacunación frente a neumococo.

Población de riesgo:

VNP23. Dosis de recuerdo al menos 5 años después de la dosis anteriormente administrada. Se vacunará a partir de los 65 años siempre que hayan transcurrido 5 o más años desde la dosis anterior:

- Enfermedad cardiovascular y respiratoria crónica.
- Enfermedades neurológicas y neuromusculares graves.
- Hepatopatía crónica.
- Diabetes *mellitus*.
- Enfermedad celíaca.
- Personas institucionalizadas

VNC13+VNP23, separadas 12 meses (al menos 8 semanas).

- Inmunodeficiencias y deficiencias sistema complemento
- Tratamiento inmunosupresor.
- Asplenia o disfunción esplénica grave.
- Infección VIH.
- Insuficiencia renal crónica y síndrome nefrótico.
- Trasplante.
- Fístula de LCR.
- Implante coclear.
- Antecedente de enfermedad neumocócica invasora confirmada.
- Cirrosis hepática y alcoholismo crónico.
- Síndrome de Down.

11. Gripe

Población de riesgo: una dosis anual en:

- Embarazadas.
- Mayores, preferentemente ≥65 años.
- Personas institucionalizadas.
- Personas adultas con condiciones de riesgo.
- Convivientes y personas que cuidan de otras con riesgo.

Fuente: consultar bibliografía[3]

8.3 Vacunación en grupos de riesgo

8.3.1 Vacunación de personas que conviven con otras inmunodeprimidas

Las personas inmunocompetentes que conviven con otras que padecen inmunodepresión pueden recibir vacunas inactivadas con total seguridad, recomendándose la vacunación anual frente a gripe con una dosis de vacuna inactivada. Recibirán también las vacunas atenuadas triple vírica y varicela en caso de ser susceptibles.

Si aparece exantema tras la vacunación de varicela se debe evitar el contacto con las personas enfermas para evitar la transmisión del virus hasta que las lesiones tengan costra o el exantema haya desaparecido. Si un inmunocomprometido ha tenido contacto con una persona vacunada que desarrolla exantema postvacunal no precisa gammaglobulina antivaricela porque el riesgo de infección es muy bajo; no obstante, si desarrolla síntomas de varicela puede ser tratado con aciclovir.

Cuando hay antecedentes de un hijo previamente afectado por una IDP deben tomarse medidas de protección antes de un nuevo nacimiento. Las madres deben actualizar su calendario antes del embarazo y durante el mismo deben recibir vacunación frente a gripe y dTpa (ver apartado sobre vacunación en embarazadas).

No se recomienda la vacunación frente a rotavirus en los lactantes en España. En caso de vacunación de los lactantes que conviven con personas inmunodeprimidas, se deben extremar las medidas higiénicas durante 7-10 días y hasta 4 semanas si es contacto de una persona muy inmunodeprimida. Tras el manejo de los pañales del lactante que se ha vacunado se realizará un estricto lavado de manos.

8.3.2 Vacunación en personas con inmunodeficiencias

Las personas immunocomprometidas son una población heterogénea, ya que varían tanto en el grado de inmunosupresión como en la susceptibilidad a la infección.

Tanto la seguridad como la efectividad de las vacunas en este grupo de población dependen de la naturaleza y del grado de inmunosupresión. Además, en una persona concreta el grado de inmunosupresión puede variar con el tiempo, lo que requiere un abordaje dinámico.

En la vacunación de personas con inmunodeficiencias hay dos factores fundamentales a tener en cuenta: la tolerancia y seguridad de las vacunas y la respuesta inmune inducida por la vacuna.

Dada la heterogeneidad de las personas con inmunodeficiencias y la variabilidad de los tratamientos y la evolución clínica, es aconsejable valorar la vacunación de manera individualizada y elegir el momento más adecuado para vacunar, a ser posible de forma precoz, inmediatamente después de hacer el diagnóstico o antes de que la enfermedad progrese (por ejemplo, en infección por VIH o insuficiencia renal crónica). Este momento es muy importante, ya que la respuesta es mejor si las vacunas se administran cuando la inmunidad está más conservada. En pacientes que deben iniciar tratamiento inmunosupresor, siempre que sea posible, deben administrarse las vacunas indicadas antes de iniciar la terapia:

- Las vacunas atenuadas deben administrarse al menos un mes antes del inicio del tratamiento. Una vez establecida la inmunosupresión, las vacunas atenuadas están, en general, contraindicadas. En general, no se recomienda su administración hasta haber pasado al menos 3 meses desde el cese del tratamiento inmunosupresor (un mes en el caso de corticoides) o mayor y (al menos 6 meses después de la terapia con anticuerpos anticélulas B).
- Las vacunas inactivadas son seguras en las personas con inmunodeficiencias. Con determinados fármacos (por ejemplo, rituximab) es necesario un intervalo de tiempo tras su administración para conseguir una efectividad adecuada de las vacunas administradas.

Las personas vacunadas durante las 2 semanas anteriores al inicio del tratamiento inmunosupresor o durante el propio tratamiento, deben considerarse como posibles no respondedores. Por este motivo, se podría valorar si repetir estas vacunaciones o realizar serología específica.

Asimismo, la vacunación debe complementarse con otras estrategias de prevención, como la vacunación de los convivientes y del personal sanitario que los atiende.

8.3.3 Vacunación en personas con inmunodeficiencias primarias

Tabla 3

Recomendaciones generales de vacunación en las IDP (inmunodeficiencias primarias), excluyendo déficits del sistema complemento

	DTPa	VPI	Hib	HB	VPH	Gripe*	Neumococo**	Meningococo	TV/Varicela
Tipo de IDP									
Humorales graves (agammaglobulinemia, inmunodeficiencia variable común, sd hiper-IgM)	SÍ[1]	SÍ[1]	SÍ[1]	SÍ[1]	SÍ[1]	SÍ[1]	SÍ[1]	SÍ[1]	NO
Humorales parciales (deficiencia selectiva de IgA, deficiencia subclases IgG, deficiencias de anticuerpos específicos)	SÍ	SÍ	SÍ	SÍ	SÍ	SÍ	SÍ	SÍ	SÍ
Inmunodeficiencia combinada grave	NO[2]	NO[2]	SÍ[3]	NO[2]	NO[2]	SÍ[3]	SÍ[3]	SÍ[3]	NO
Otras inmunodeficiencias combinadas	SÍ[3]	SÍ[3]	SÍ	SÍ[3]	SÍ[3]	SÍ	SÍ	SÍ	NO[4]
Defectos congénitos de los fagocitos (enfermedad granulomatosa crónica, deficiencia de adhesión leucocitaria)	SÍ	SÍ	SÍ	SÍ	SÍ	SÍ	SÍ	SÍ	SÍ[5]
Susceptibilidad mendeliana a enfermedades por micobacterias	SÍ[3]	SÍ[3]	SÍ[3]	SÍ[3]	SÍ[3]	SÍ[3]	SÍ[3]	SÍ[3]	NO
Enfermedad de la candidiasis mucocutánea crónica	SÍ[3]	SÍ[3]	SÍ[3]	SÍ[3]	SÍ[3]	SÍ[3]	SÍ[3]	SÍ[3]	NO
Deficiencias de los receptores "Toll-like"	SÍ[3]	SÍ[3]	SÍ[3]	SÍ[3]	SÍ[3]	SÍ[3]	SÍ[3]	SÍ[3]	NO
Deficiencias de la vía de la IL12/INF-gamma	SÍ[3]	SÍ[3]	SÍ[3]	SÍ[3]	SÍ[3]	SÍ[3]	SÍ[3]	SÍ[3]	NO
Síndromes de IDP									
Síndrome Di George completo	NO	NO	SÍ	NO	NO	SÍ	SÍ	SÍ	NO
Síndrome Di George parcial	SÍ	SÍ	SÍ	SÍ	SÍ	SÍ	SÍ	SÍ	SÍ[6]
Ataxia telangiectasia	SÍ	SÍ	SÍ	SÍ	SÍ	SÍ	SÍ	SÍ	NO
Síndrome de Wiscott-Aldrich	SÍ	SÍ	SÍ	SÍ	SÍ	SÍ	SÍ	SÍ	NO

1 Se pueden administrar si está indicado: el sistema inmune puede estar alterado y puede haber una respuesta dudosa si depende únicamente de la respuesta humoral.

2 No recomendada: estas vacunas son seguras pero probablemente poco efectivas.

3 Se pueden administrar, aunque la respuesta a esta vacuna podría ser escasa.

4 Generalmente contraindicadas. Puede considerarse su administración según el grado de funcionamiento del sistema inmune.

5 No recomendado en deficiencia de adhesión leucocitaria y síndrome de Chediak-Higashi.

6 Se puede administrar si CD4≥500 céls/microlitro, CD8≥200 céls/microlitro y la respuesta normal de mitógenos de linfocitos T.

***Vacunas frente a gripe:** *inactivadas.*

****Vacunas frente a neumococo:** *1 dosis de VNC13 seguida de 1 dosis de VNP23 con intervalo recomendado de 12 meses (mínimo 8 semanas) después deVNC13 y una dosis de refuerzo 5 años después.*

Fuente: consultar bibliografía[3]

Tabla 4

Vacunación en personas con déficit del complemento según edad

Vacuna	Edad	Vacuna recomendada	Pauta	Dosis de recuerdo
Neumococo	2-24 meses	VNC	Según la edad. Pauta 3+1 si comienzan antes de los 6 meses de vida. Recibirán 1 dosis de vacuna polisacarida (VNP23) a partir de los 2 años de edad.	VNP23; 5 años desde la dosis anterior*
	2-6 años	VNC13 y VNP23	Pauta secuencial: 2 dosis de vacuna conjugada (VNC13) separadas 8 semanas y 1 dosis de vacuna polisacarida (VNP23) a los 12 meses (mínimo 8 semanas) de la última dosis de VNC13	
	>6 años y adultos	VNC13 y VNP23	Pauta secuencial: VNC13+VNP23 (intervalo 12 meses, mínimo 8 semanas)	
MenACWY	2-11 meses	MenACWY-T	2 dosis con un intervalo mínimo de 8 semanas. Recuerdo a los 12 meses	A los 5 años**
	12-23 meses	MenACWY-T	2 dosis con un intervalo mínimo de 8 semanas.	
	≥2 años de edad	MenACWY-T o $MenACWY\text{-}CRM_{197}$		
MenB	2-5 meses	MenB 4C	3 dosis, intervalo mínimo 4 semanas. Recuerdo a los 12 meses.	Valorar***
	6-11 meses	MenB 4C	2 dosis, intervalo mínimo 8 semanas. Recuerdo 2º año vida, separado 8 semanas serie primaria.	
	12-23 meses	MenB 4C	2 dosis, intervalo mínimo 8 semanas. Recuerdo separado 12-23 meses serie primaria.	
	2-10 años	MenB 4C	2 dosis, intervalo mínimo 8 semanas	
	>10 años	MenB 4C	2 dosis, intervalo mínimo 4 semanas	
		MenB fHbp	3 dosis, pauta 0, 2, 6 meses	
Hib	≤12 meses		Vacunación rutinaria según la edad	
	>12 meses ≤5 años		Sin vacunación previa, 2 dosis separadas 8 semanas	
	>5 años y adultos		Una dosis única independientemente de la vacunación anterior	
HB****			3 dosis a los 0, 1, 6 meses	
Gripe	≥6 meses		1 dosis anual	

MenACWY-T: vacuna MenACWY conjugada a toxoide tetánico. **MenACWY-CRM197:** vacuna MenACWY conjugada a la proteína CRM197 de *C. diphtheriae*. **MenB 4C:** vacuna de 4 componentes frente a meningococo de serogrupo B. **MenB fHbp:** vacuna de proteínas fHbp frente a meningococo de serogrupo B.

*En menores de 65 años una dosis adicional al cumplir 65 años (intervalo mínimo de 5 años respecto a la dosis anterior de vacuna polisacárida). Si se considera necesario se pueden administrar dosis de recuerdo con un intervalo ≥5 años entre dosis.

**Se revisará la evidencia disponible sobre la necesidad de administrar dosis de recuerdo posteriores.

***Se valorará la administración de dosis de recuerdo de vacuna frente a serogrupo B en función de la evidencia.

****Pacientes con angioedema hereditario.

Fuente: consultar bibliografía[3]

Tabla 5

Vacunación en personas con tratamiento inmunosupresor en función de la edad

Vacuna	Edad	Vacuna recomendada	Pauta	Dosis de recuerdo
Neumococo	2-24 meses	VNC	Según la edad. Pauta 3+1 si comienzan antes de los 6 meses de vida. Recibirán 1 dosis de vacuna polisacarida (VNP23) a partir de los 2 años de edad	VNP23; 5 años desde la dosis anterior*
	2-6 años	VNC13 y VNP23	Pauta secuencial: 2 dosis de vacuna conjugada (VNC13) separadas 8 semanas y una dosis de vacuna polisacarida (VNP23) a los 12 meses (mínimo 8 semanas) de la última dosis de VNC13	
	>6 años y adultos	VNC13 y VNP23	Pauta secuencial: VNC13+VNP23 (intervalo recomendado 12 meses, mínimo 8 semanas)	
Gripe	≥6 meses	Inactivada	1 dosis anual	
Hepatitis A	≥12 meses	HA	Si riesgo** y hepatotoxicidad 2 dosis, pauta 0, 6 meses	
Hepatitis B	≥0 meses	HB	Si riesgo*** y hepatotoxicidad 3 dosis, pauta 0, 1, 6 meses	

**En menores de 65 años* una dosis adicional al cumplir 65 años (intervalo mínimo respecto a la anterior dosis de vacuna polisacárida: 5 años). Si se considera necesario se pueden administrar dosis de recuerdo con un intervalo ≥5 años entre dosis.

**vacunación si hay riesgo elevado de exposición (sexual, personas que se inyectan drogas, hepatopatía crónica, TOS/TPH, riesgo ocupacional).

***vacunación si hay riesgo elevado de exposición (sexual, personas que se inyectan drogas, contacto de portador de AgHBs, infección con VIH o VHC, hepatopatía crónica, TOS/TPH, personas que reciben de hemoderivados o personal sanitario con riesgo ocupacional).

Fuente: consultar bibliografía[3]

8.3.4 Personas en tratamiento con eculizumab

El eculizumab (Soliris®) es un anticuerpo monoclonal contra el factor C5 del sistema complemento.

Se recomienda que las personas candidatas a recibir este tratamiento se vacunen frente a meningococo (MenACYW y MenB), a pesar de la reducida respuesta inmune, neumococo (pauta secuencial VNC13+VNP23) y Hib, al menos 2 semanas antes de iniciar el tratamiento. También está indicada la vacunación anual frente a la gripe. Las recomendaciones de vacunación son similares a las realizadas en personas con asplenia o con déficits del sistema complemento.

8.3.5 Vacunación en persona con asplenia anatómica o con disfunción esplénica grave

Tabla 6

Pautas recomendadas de vacunación en personas con asplenia anatómica o con disfunción esplénica grave en función de la edad

Vacuna	Edad	Vacuna recomendada	Pauta	Dosis de recuerdo
Neumococo	2- 24 meses	VNC	Según la edad. Pauta 3+1 si comienzan antes de los 6 meses de vida. Recibirán 1 dosis de vacuna polisacárida (VNP23) a partir de los 2 años de edad	VNP23; 5 años desde la dosis anterior*
	2- 6 años	VNC13 y VNP23	Pauta secuencial: 2 dosis de vacuna conjugada (VNC13) separadas 8 semanas y 1 dosis de vacuna polisacárida (VNP23) a los 12 meses (mínimo 8 semanas) tras última dosis de VNC13	
	>6 años y adultos	VNC13 y VNP23	Pauta secuencial: VNC13+VNP23 (intervalo 12 meses, mínimo 8 semanas)	
MenACWY	2-11 meses	MenACWY-T	2 dosis con un intervalo mínimo de 8 semanas. Recuerdo a los 12-15 meses	A los 5 años**
	12-23 meses	MenACWY-T	2 dosis con un intervalo mínimo de 8 semanas.	
	A partir de los 2 años de edad	MenACWY-T o MenACWY-CRM_{197}		
MenB	2-5 meses	MenB 4C	3 dosis, intervalo mínimo 4 semanas. Recuerdo a los 12-15 meses.	Valorar***
	6-11 meses	MenB 4C	2 dosis, intervalo mínimo 8 semanas. Recuerdo 2º año vida, separado al menos 8 semanas serie primaria.	
	12-23 meses	MenB 4C	2 dosis, intervalo mínimo 8 semanas. Recuerdo separado al menos 12-23 meses serie primaria.	
	2-10 años	MenB 4C	2 dosis, intervalo mínimo 8 semanas	
	>10 años	MenB 4C	2 dosis, intervalo mínimo 4 semanas	
		MenB fHbp	3 dosis, pauta 0, 2, 6 meses	
Hib	<5 años		Vacunación rutinaria según la edad. Si la patología sobreviene 12 meses después de completada la vacunación, recibirá una dosis adicional	
	>5 años y adultos		Una dosis única independientemente de la vacunación anterior	
Gripe	≥6 meses		1 dosis anual	

MenACWY-T: vacuna MenACWY conjugada a toxoide tetánico. **MenACWY-CRM197:** vacuna MenACWY conjugada a la proteína CRM197 de *C. diphtheriae*. **MenB 4C:** vacuna de 4 componentes frente a meningococo de serogrupo B. **MenB fHbp:** vacuna de proteínas fHbp frente a meningococo de serogrupo B.

*En menores de 65 años una dosis adicional al cumplir 65 años (intervalo mínimo de 5 años respecto a la dosis anterior de vacuna polisacárida). Si se considera necesario se pueden administrar dosis de recuerdo con un intervalo ≥5 años entre dosis.

**Se revisará la evidencia disponible sobre la necesidad de administrar dosis de recuerdo posteriores.

*** Se valorará la administración de dosis de recuerdo de vacuna frente a serogrupo B en función de la evidencia.

Fuente: consultar bibliografía[3]

8.3.6 Vacunación en personas con trasplante de órgano sólido (TOS)

Las personas con TOS requieren un tratamiento inmunosupresor permanente para evitar posibles rechazos, lo que provoca una disminución de la inmunidad humoral y celular que aumenta el riesgo de infección.

El tratamiento inmunosupresor varía de forma importante en función del órgano trasplantado, el grado de inmunosupresión suele ser mayor durante los 3 a 6 primeros meses tras el trasplante y menor después del primer año. La inmunosupresión suele ser menor después de un trasplante renal y más importante con el trasplante cardiaco o hepático y tras un trasplante pulmonar o de intestino delgado.

Adicionalmente, en función de la enfermedad crónica que haya motivado el trasplante y los tratamientos asociados, una parte de estas personas puede presentar una inmunodepresión previa al trasplante. Esta situación es la que obliga a protegerles frente a enfermedades inmunoprevenibles.

Idealmente se administrarán todas las vacunas necesarias antes de la realización del trasplante. En el caso de personas con enfermedad renal, si se puede prever, se vacunará antes de entrar en diálisis y en el resto de TOS se iniciará la vacunación cuando se prevea que la evolución clínica puede llevar al trasplante o, en su defecto, al incorporarse a la lista de trasplante.

Es importante destacar que las vacunas vivas atenuadas (triple vírica, varicela, HZ, etc.), solo podrán administrarse previamente al trasplante. Estas vacunas están contraindicadas con posterioridad al mismo, en las 4 semanas previas y en situaciones en las que la patología de base requiera de tratamiento inmunosupresor. Las gammaglobulinas y productos hemáticos pueden interferir con las vacunas vivas atenuadas, por lo que antes de su administración se debe respetar un intervalo variable en función de la dosis y el producto administrado.

El resto de vacunas no atenuadas (hepatitis B, gripe, etc.) se podrán administrar tanto antes como posteriormente al trasplante. Ya que la respuesta inmune será superior previamente al mismo se deben realizar todos los esfuerzos necesarios para completar la vacunación antes del trasplante.

Se debe evitar la administración de vacunas en los periodos de máxima inmunosupresión (periodo inmediatamente posterior al trasplante y los de posible rechazo del órgano trasplantado). Una aproximación prudente es retrasar la vacunación hasta que hayan transcurrido 6 meses desde el trasplante salvo que exista riesgo de trasmisión de la enfermedad en cuyo caso es necesaria la valoración individual del balance riesgo/beneficio.

Hay que recordar la importancia de revisar el estado inmune de los convivientes con una persona trasplantada y vacunar si está indicado. El personal sanitario que atiende a estas personas debe seguir las mismas pautas de vacunación.

Tabla 7

Vacunación en TOS pediátricos

Vacuna	Recomendación		Determinación anticuerpos (postvacunación)[3]	Notas
	Pretrasplante	Postrasplante[2]		
Gripe	A partir de 6 meses de edad	Vacunación anual	No	Vacuna inactivada (según FT)
Triple vírica[4]	Sí. 2 dosis (0, 4 semanas)	Contraindicada	Postvacunación	
Varicela[4]	Sí. 2 dosis (0, 4 semanas)	Contraindicada	Postvacunación[5]	Vacunar si no presenta historia de padecimiento previo confirmado. Utilizar siempre preparado monovalente (no usar vacuna tetravírica)
Hepatitis B	Sí. 3 dosis (0, 1 y 6 meses)	Sí. 3 dosis (0, 1 y 6 meses)	Postvacunación[6]	Vacuna frente a la hepatitis B de adulto en postrasplante. Se puede valorar pauta acelerada (0, 1, 2, 12 meses). Si no respondedor revacunar con 3 dosis adicionales
Hepatitis A	Si recomendada 2 dosis (0, 6 meses)	2 dosis (0, 6 meses)	Postvacunación	La vacunación se indica únicamente en menores que presenten otros factores de riesgo (hepatopatías, etc.)
DTPa/dTpa	Según calendario de vacunación infantil		No	
VPI	Según calendario de vacunación infantil		No	
Hib	Según calendario de vacunación infantil		No	
Neumococo	Sí. Pauta secuencial	Sí. Pauta secuencial	No	Pauta secuencial de vacuna neumocócica conjugada y polisacárida. Esta última a partir de los 2 años. Se recomienda usar las vacunas conjugadas de amplio espectro Pauta según edad de vacunación
Meningococo	Según calendario de vacunación infantil		No	Vacuna frente al meningococo C.
VPH	Según calendario de vacunación infantil		No	Utilizar siempre pauta de 3 dosis (0, 1-2, 6 meses)

1 No será necesaria la vacunación si el menor recibió en su momento las vacunas del calendario infantil vigente. Se actualizará el calendario en función de la edad.
2 Se prefiere la vacunación pretrasplante. Se vacunará después del trasplante cuando no se haya podido hacer con anterioridad o cuando se requiera repetir la vacunación. Se recomienda respetar un intervalo de 6 meses tras el trasplante para reiniciar la vacunación. En vacunación antigripal este intervalo puede ser de 1 mes si coincide con la temporada de gripe.
3 La determinación de anticuerpos se realizará 1-3 meses después de completar la vacunación.
4 Se puede adelantar la administración a los 9 meses de edad. Si no se ha trasplantado a los 12 meses se le administrará una segunda dosis a esa edad.
5 Se requieren técnicas de alta sensibilidad como la fluorescencia indirecta contra antígeno de membrana (FAMA).
6 Si se ha vacunado pretrasplante, se recomienda hacer una serología de control a los 12 meses del trasplante para valorar la necesidad de administración de una dosis de recuerdo.

Fuente: consultar bibliografía[3]

Tabla 8

Vacunación en personas adultas con TOS

Vacuna	Recomendación		Determinación anticuerpos (pre/post vacunación)	Notas
	Pretrasplante[1]	Postrasplante[2]		
Gripe	Sí	Sí (anual)	No	Vacuna inactivada
Triple vírica	Si	Contraindicada	Pre[3] y postvacunación	
Varicela	Sí. 2 dosis (0, 4 semanas)	Contraindicada	Pre y postvacunación	Utilizar siempre preparado monovalente (no usar vacuna tetravírica)
HZ/su	Sí	Sí	No	Se determinará más adelante la pauta más adecuada y el momento idóneo de vacunación
Hepatitis B	Sí. 4 dosis (0, 1, 2 y 6 meses)	Sí. 4 dosis (0, 1, 2 y 6 meses)	Pre y postvacunación	Vacuna frente a la hepatitis B de 40µg o con adyuvante AS04C Si no respondedor administrar dos dosis adicionales[4]
Hepatitis A	Si recomendada 2 dosis (0, 6 meses)	Si recomendada. 2 dosis (0, 6 meses)	Pre y postvacunación	La vacunación se recomienda únicamente en personas que presenten otros factores de riesgo (trasplante hepático, hepatopatías, etc.)
dTpa	Sí. 1 dosis	Sí. 1 dosis	No	No vacunación durante los 10 últimos años
Neumococo	Sí. Pauta secuencial	Sí. Pauta secuencial	No	Pauta secuencial: VNC13+VNP23 (intervalo mínimo 8 semanas) VNP23: 5 años desde la dosis anterior[5]
VPH	Si no vacunada	Si no vacunada	No	En mujeres, hasta los 26 años

1 Es necesario valorar el estado de vacunación previo documentado.

2 Se prefiere la vacunación pretrasplante. Se vacunará después del trasplante en aquellos casos que no se haya podido hacer con anterioridad o en casos que se requiera repetir la vacunación. Se recomienda respetar un intervalo de 6 meses tras el trasplante para reiniciar la vacunación. En relación a la vacunación antigripal este intervalo puede ser de 1 mes si coincide con la temporada de gripe.

3 Si es previsible la realización de un trasplante de forma rápida se puede valorar la vacunación con la primera dosis de estas vacunas el mismo día que se haga la extracción para la determinación de anticuerpos. La administración de la segunda dosis dependerá del resultado de la serología previa.

4 No respondedor valorar inmunoprofilaxis ante posibles exposiciones.

5 En menores de 65 años una dosis adicional al cumplir 65 años (intervalo mínimo de 5 años respecto a la anterior dosis de VNP23). Si se considera necesario se pueden administrar dosis de recuerdo con un intervalo ≥5 años entre dosis.

Fuente: consultar bibliografía[3]

Tabla 9

Vacunación en convivientes de personas con TOS (incluido personal sanitario)

Vacuna	Recomendación
Gripe	Anual
Triple vírica	Sin antecedentes previos documentados de vacunación, realizar determinación serológica de sarampión y si susceptible vacunar con 2 dosis (0, 4 semanas)
Varicela	Sin antecedentes previos documentados de vacunación, realizar determinación serológica y si susceptible vacunar con 2 dosis (0, 4 semanas) En caso de aparecer exantema tras vacunación en convivientes/personal sanitario se recomienda como precaución separar a la persona trasplantada hasta que se sequen las lesiones en la persona vacunada

Fuente: consultar bibliografía[3]

8.3.7 Trasplante de progenitores hematopoyéticos (TPH)

Los TPH pueden proceder de sangre periférica, médula ósea o sangre de cordón umbilical. La inmunidad protectora frente a enfermedades inmunoprevenibles se pierde total o parcialmente después de un TPH ya sea autólogo o alogénico.

La pérdida de la inmunidad producida en el trasplante alogénico es debida a una combinación del régimen de acondicionamiento previo al trasplante, la posible enfermedad injerto contra huésped (EICH) y el tratamiento inmunosupresor posterior al trasplante. La persistencia de la inmunosupresión es frecuente, particularmente en personas con EICH crónico.

En los trasplantes autólogos también existe una inmunosupresión debido a las altas dosis de quimio y radioterapia.

La recuperación de la inmunidad es mucho más lenta que la recuperación de la hematopoyesis. En la mayoría de los casos los trasplantes autólogos recobrarán la inmunidad más rápidamente que los alogénicos. Las personas que reciben trasplante alogénico recuperan la inmunidad después de 1 a 2 años del trasplante, siempre que no presenten EICH y no reciban tratamiento inmunosupresor.

Tabla 10

Calendario de vacunación en pacientes sometidos a TPH*

<table>
<tr><th rowspan="2">VACUNAS</th><th colspan="11">MESES TRAS EL TRASPLANTE</th><th rowspan="2">Intervalo de tiempo mínimo entre las vacunas</th></tr>
<tr><th>≥3m</th><th>≥4m</th><th>≥5m</th><th>≥6m</th><th>≥7m</th><th>≥8 m</th><th>≥12m</th><th>≥13m</th><th>≥14m</th><th>≥18m</th><th>≥24m</th></tr>
<tr><td>VNC</td><td>1ª</td><td>2ª</td><td>3ª</td><td></td><td></td><td></td><td></td><td></td><td></td><td></td><td></td><td>1 mes</td></tr>
<tr><td>VNP23[1]</td><td></td><td></td><td></td><td></td><td></td><td></td><td>1ª</td><td></td><td></td><td></td><td></td><td>2 meses tras VNC</td></tr>
<tr><td>DTPa[2]</td><td rowspan="4"></td><td rowspan="4"></td><td rowspan="4"></td><td rowspan="4">1ª</td><td rowspan="4">2ª</td><td rowspan="4">3ª</td><td rowspan="4"></td><td rowspan="4"></td><td rowspan="4"></td><td rowspan="4">4ª</td><td rowspan="4"></td><td>1 mes</td></tr>
<tr><td>VPI[2]</td><td>1 mes</td></tr>
<tr><td>Hib[2]</td><td>1 mes</td></tr>
<tr><td>Hepatitis B[2,3]</td><td>1 mes</td></tr>
<tr><td>MenACYW</td><td></td><td></td><td></td><td></td><td></td><td></td><td>1ª</td><td></td><td></td><td>2ª</td><td></td><td>6 meses</td></tr>
<tr><td>MenB (4CMenB)</td><td></td><td></td><td></td><td></td><td></td><td></td><td>1ª</td><td></td><td></td><td>2ª</td><td></td><td>1 mes</td></tr>
<tr><td>Gripe[4]</td><td></td><td></td><td></td><td>1ª</td><td></td><td></td><td></td><td></td><td></td><td></td><td></td><td></td></tr>
<tr><td>HZ/su</td><td colspan="12">Se determinará más adelante la pauta más adecuada y el momento idóneo de vacunación</td></tr>
<tr><td>Triple vírica (TV)[5]</td><td colspan="10" rowspan="2">No se recomiendan vacunas vivas hasta al menos dos años post-TPH</td><td>1ª</td><td>2ª dosis un mes más tarde</td></tr>
<tr><td>Varicela[6]</td><td>1ª</td><td>2ª dosis 2 meses más tarde</td></tr>
<tr><td>Hepatitis A[7]</td><td></td><td></td><td></td><td></td><td></td><td></td><td>1ª</td><td></td><td></td><td>2ª</td><td></td><td>6 meses</td></tr>
<tr><td>VPH[7,8]</td><td></td><td></td><td></td><td></td><td></td><td></td><td>1ª</td><td colspan="2">2ª</td><td>3ª</td><td></td><td></td></tr>
</table>

*El momento de inicio de la vacunación puede individualizarse en función de las características de la persona, en casos de comenzar con posterioridad a los tres meses del trasplante, el calendario deberá personalizarse respetando los intervalos mínimos entre las dosis.

1 En pacientes con EICH crónica donde es improbable que respondan a VNP23, es preferible administrar una 4° dosis de vacuna conjugada (VNC13).

2 Se administrará como vacuna combinada hexavalente, esta prescripción está fuera de ficha técnica en los mayores de 24 o 36 meses (según marca comercial).

3 Se realizarán marcadores antes de vacunar (AgHBs, anti-HBs y anti-HBc). Se debe realizar estudio de anti-HBs 1-2 meses tras la 4° dosis. Las personas que no respondan deberán revacunarse con vacuna adyuvada o de alta carga (pauta 0, 1 y 6 meses).

4 En menores de 6 meses a 8 años se recomiendan 2 dosis separadas 4 semanas la primera vez que se vacune.

5 Vacunación solo en pacientes seronegativos y a partir de los 2 años del TPH y >1 año sin inmunosupresión y al menos 8-11 meses desde la última dosis de inmunoglobulina o de la última dosis de plasma (regla 2, 1, 8) (En determinadas ocasiones se puede flexibilizar el periodo sin inmunosupresión, ver texto).

6 Salvo que esté disponible la técnica de fluorescencia indirecta contra antígeno de membrana (FAMA) para la serología de VVZ, no se recomienda hacer serología postvacunal debido a los falsos negativos por las técnicas convencionales. En caso de estar disponible FAMA, se recomendará la determinación serológica al menos 1-2 meses tras la 2° dosis de vacuna.

7 Las vacunas frente a hepatitis A y VPH se utilizan solo en casos concretos, no en todas las personas sometidas a TPH.

8 Comenzar 12 meses tras el trasplante, en mujeres hasta los 26 años y con pauta de 3 dosis.

Las recomendaciones de vacunación en convivientes de pacientes con TPH (incluido sanitarios) son las mismas que en el caso de trasplante de órgano sólido

Fuente: consultar bibliografía[3]

8.3.8 *Infección por el virus de inmunodeficiencia humana (VIH)*

La terapia antirretroviral de alta eficacia (TAR) ha modificado la evolución natural de la infección por el VIH. A pesar de ello, está justificada la necesidad de vacunación de las personas con infección VIH debido a que presentan un mayor riesgo de infección por enfermedades inmunoprevenibles o de padecer un cuadro de mayor gravedad que las personas sin infección por el VIH.

El grado de inmunosupresión varía ampliamente entre las personas con infección por el VIH; esta variación se explica fundamentalmente en función del estadio de la enfermedad y de la respuesta al TAR. Un buen indicador de la inmunosupresión que presenta una persona es el recuento de linfocitos CD4. En los menores es fundamental conocer, además de la cifra total, el porcentaje de CD4. Se considera inmunodepresión grave en menores entre 1 y 5 años cuando los linfocitos CD4 representen <15 % de linfocitos totales y en mayores de 5 años un porcentaje de CD4 <15 % o un recuento de CD4≤200 células/mm^3.

Vacunación de convivientes

Se recomienda que los convivientes de las personas con el VIH estén correctamente inmunizados frente a la gripe, triple vírica y varicela. En el caso improbable de que ocurra una erupción varicelosa secundaria a la vacunación de un conviviente, se debe evitar el contacto con la persona con el VIH hasta que desaparezca la erupción para evitar una posible transmisión del virus vacunal.

Tabla 11

Vacunación en población infantil y adolescente con infección por VIH

Vacuna	Recomendación	Determinación anticuerpos (pre/post vacunación)	Notas
DTPa/IPV	Sí	No	Vacunación de acuerdo al calendario infantil del CISNS
Hib	Sí	No	Vacunación de acuerdo al calendario infantil del CISNS en <5 años, entre 5 y 18 años no vacunados previamente administración de una dosis única
Hepatitis B	Sí	Postvacunación	Vacunación de acuerdo al calendario infantil del CISNS, determinación serológica a las 4-8 semanas, si anti-HBs <10 mUI/ml revacunar con pauta 0, 1 y 6 meses con vacuna para adultos
Neumococo	Sí VNC+VNP23	No	• Niños <2 años: Pauta secuencial: VNC (2, 4, 6 y 11 meses)+VNP23 (a partir de los 24 meses). Dosis de recuerdo de VNP 23, 5 años desde la dosis anterior • Niños 2-5 años no vacunados: 2 dosis de VNC (8 semanas de intervalo)+VNP23 (intervalo de 12 meses, mínimo 8 semanas). Dosis de recuerdo de VNP 23, 5 años desde la dosis anterior • Niños >5 años no vacunados: 1 dosis de VNC13 +VNP23 (intervalo de 12 meses, mínimo 8 semanas). Dosis de recuerdo de VNP 23, 5 años desde la dosis anterior
Gripe	Sí	No	Vacuna inactivada, desde los 6 meses de vida En <9 años primovacunación con 2 dosis (intervalo mínimo 4 semanas)
Hepatitis A	Sí	No	A partir de los 12 meses. Dos dosis pauta 0 y 6 meses
VPH	Sí	No	3 dosis (0,1-2, 6 meses) en niños y niñas
Meningococo	Sí	No	Vacuna MenACWY. En edad <12 meses: pauta 3 dosis (2, 4 y 12 meses). Si edad>12 meses: 1 dosis inicial. Dosis de recuerdo a los 12 años. Se valorará la necesidad de dosis de recuerdo posteriores
Triple vírica	Ver notas	No	Vacunación en niños de 12 meses de acuerdo al calendario infantil si CD4≥200 células/mm^3 o el recuento de CD4≥15%, mantenidos durante al menos 6 meses. Pauta 2 dosis (intervalo mínimo 4 semanas) Contraindicada si niveles de CD4<200 células/mm^3 o el recuento de CD4<15%. No utilizar vacuna tetravírica
Varicela	Ver notas	No	Vacunación en niños de 12 meses de acuerdo al calendario infantil si CD4≥200 células/mm^3 o el recuento de CD4≥15%, mantenidos durante al menos 6 meses. Pauta 2 dosis (intervalo mínimo 3 meses) Contraindicada si niveles de CD4<200 células/mm^3 o el recuento de CD4<15%. No utilizar vacuna tetravírica

Fuente: consultar bibliografía[3]

Tabla 12

Vacunación en personas adultas con infección por VIH

Vacuna	Recomendación	Determinación anticuerpos (pre/post vacunación)	Notas
Neumococo	VNC13+VNP23	No	Pauta secuencial: VNC13+VNP23 (intervalo mínimo 8 semanas) Dosis de recuerdo de VNP 23, 5 años desde la dosis anterior
Gripe	1 dosis anual	No	Vacuna inactivada, desde los 6 meses de vida
Hepatitis B	4 dosis (0, 1, 2 y 6 meses)	Pre y postvacunación	Se usará vacuna con mayor carga antigénica o adyuvantes más potentes Si no respondedor administrar tres dosis adicionales con intervalos de 4 semanas
Hepatitis A	Pauta (ver notas)	Pre y postvacunación	Si CD4>350/mm^3, pauta de 2 dosis (0, 6 meses) Si CD4<350/mm^3, pauta de 3 dosis (0, 1 y 6 meses)
VPH	3 dosis (0,1-2, 6 meses)	No	Hasta los 26 años de edad en hombres y mujeres VIH positivos.
Meningococo	2 dosis (0, 2 meses)	No	Vacuna MenACWY. Se valorará dosis de recuerdo a los 5 años
Tétanos	Ver notas	No	Si correctamente vacunado (5 dosis), valorar recuerdos cada 10 años en personas con riesgo de exposición (especialmente viajeros a zonas remotas). Ver texto.
HZ/su	Ver notas	No	Se administrará en cuanto esté disponible. Se determinará más adelante la pauta más adecuada y el momento idóneo de vacunación
Triple vírica	Ver notas	Pre y postvacunación	Recomendada en pacientes seronegativos frente a sarampión si CD4>200 células/mm^3 mantenidos durante al menos 6 meses. Pauta 2 dosis (0, 1 mes) Mujeres en edad fértil seronegativas a rubeola vacunación si presentan CD4>200 células/mm^3 mantenidos durante al menos 6 meses.
Varicela	Ver notas	Pre y postvacunación[1]	Recomendada en pacientes seronegativos que tengan un recuento de CD4>200 células/mm^3. Pauta 2 dosis (0, 3 meses). No usar vacuna tetravírica.

1 Se requieren técnicas de alta sensibilidad como la fluorescencia indirecta contra antígeno de membrana (FAMA)

Fuente: consultar bibliografía[3]

8.3.9 Vacunación en personas con cáncer o hemopatías malignas

Las personas con cáncer pueden presentar inmunosupresión como resultado de su enfermedad subyacente y/o por el uso prolongado o intensivo de quimioterapia administrada con o sin radioterapia. Esta situación puede durar incluso hasta unos meses tras la suspensión del régimen terapéutico. Adicionalmente, pueden perder total o parcialmente la protección conferida por las vacunas administradas antes del inicio del proceso mórbido y responderán de manera deficiente a las vacunas administradas durante la terapia o incluso hasta un tiempo tras su cese.

Un dato importante es que los menores se encuentran en mayor riesgo de perder los anticuerpos específicos vacunales

Se debe procurar actualizar el calendario de vacunación en la infancia o en la edad adulta, según el caso, antes del inicio de la quimioterapia, al menos de dos (vacunas inactivadas) a cuatro semanas (vacunas atenuadas). Se pueden recibir vacunas inactivadas de tres a seis meses (aconsejable seis meses), después de haber completado la quimioterapia, o de seis a doce meses en el caso de haber recibido anticuerpos anti-células B. Para recibir vacunas atenuadas se aconseja esperar al menos seis meses, aconsejable doce meses, tras finalizada la terapia.

Tabla 13

Vacunación en menores con cáncer/hemopatías malignas

Vacunas	Pauta de vacunación pretratamiento	
	Incompleta	Completa
Triple vírica	1 o 2 dosis (ver texto)	Dosis única
Varicela	- 0 dosis si han pasado la enfermedad - 1 dosis si habían recibido 1 previa - 2 dosis si no habían recibido ninguna dosis previa	1 dosis si habían recibido 1 o 2 previas
Neumococo	Completar pauta con VNC13 + VNP23	VNC13+VNP23
Gripe inactivada	Sí	Sí
Meningococo C	Sí[1]	Sí[3]
DTPa/VPI/Hib/HB	Completar pauta según calendario[2]	- DTPa/dTpa: 1 dosis[2] - VPI: 1 dosis - HB: 1 dosis - Hib: 1 dosis en menores de 15 años

1 Adelantar, en su caso, la dosis de los 10-11 años.

2 Utilizar vacunas combinadas o individuales según edad y dosis previas.

3 Adelantar, en su caso, la dosis de los 10-11 años. Si ya recibió una dosis a esa edad, se administrará una dosis de recuerdo.

Fuente: consultar bibliografía[3]

Tabla 14

Vacunación en población adulta con cáncer/hemopatías malignas

Vacunas	Recomendaciones
dTpa	**1 dosis**
Triple vírica	**Actuar según vacunación previa**
Varicela	**Actuar según serología pretratamiento (ver texto)**
Neumococo	**VNC13+VNP23**
Gripe inactivada	**1 dosis en cada temporada gripal**
Hepatitis B	**Actuar según estudio serológico pretratamiento y riesgo de exposición al virus**

Fuente: consultar bibliografía[3]

8.3.10 Vacunación en personas con enfermedades crónicas

Se consideran enfermedades crónicas aquellas enfermedades de larga duración y por lo general, de progresión lenta. En general es toda enfermedad con una duración mayor a seis meses.

En general, las personas con enfermedades crónicas poseen susceptibilidad a algunas enfermedades inmunoprevenibles, tanto por la propia enfermedad de base, la peor evolución que pueden tener ante una infección o incluso por los tratamientos que reciben, por lo que puede ser necesaria la readaptación de los programas de vacunación a las características de la persona enferma. En general presentan una menor respuesta inmune a las vacunas que las personas sanas.

Deben recibir las vacunas sistemáticas recomendadas. Lo ideal es cumplimentar la vacunación en los plazos recomendados, pero si la enfermedad está descompensada se esperará a que se estabilice para garantizar una mejor respuesta inmune. En algunas ocasiones, será necesario utilizar una pauta acelerada (sobre todo en menores) para administrar las dosis antes del inicio de algún tratamiento.

Recomendación de vacunación en enfermedades cardiovasculares (ECV) y respiratorias crónicas (ERC), enfermedades neurológicas y neuromusculares graves, enfermedad renal crónica y síndrome nefrótico, enfermedad hepática crónica, alcoholismo crónico y cirrosis, diabetes *mellitus*, hemofilia y otros trastornos hemorrágicos crónicos, recepción de hemoderivados y transfusiones múltiples, hemoglobinopatías y anemias, obesidad mórbida, tabaquismo, enfermedades inflamatorias crónicas, enfermedad celíaca.

Tabla 15

Vacunación en pacientes con enfermedades crónicas

Enfermedades crónicas	Vacunas			
	Gripe[1]	Neumococo[2]	Hepatitis B	Hepatitis A
Enfermedades cardiovasculares y respiratorias crónicas	Anual	VNP23	-	-
Enfermedades neurológicas y neuromusculares graves	Anual	VNP23	-	-
Enfermedad renal crónica y síndrome nefrótico	Anual	VNC+VNP23	**Población infantil:** vacuna pediátrica. Pauta estándar 3 dosis (0, 1 y 6 meses) **Menores en diálisis:** vacuna 20μg (0, 1, 6 meses) **≥15 años y adultos en diálisis:** vacunas para prediálisis y diálisis[3]	-
Enfermedad hepática crónica, alcoholismo crónico y cirrosis	Anual	**Hepatopatía crónica:** VNP23 **Alcoholismo crónico y cirrosis hepática:** VNC13+VNP23. Intervalo entre vacunas ≥ 8 semanas.	Pauta estándar 3 dosis a los 0, 1 y 6 meses	Una dosis a partir de los 12 meses de edad. Segunda dosis a los 6-12 meses
Diabetes Mellitus	Anual	VNP23		
Hemofilia y trastornos hemorrágicos crónicos. Receptores de hemoderivados y transfusiones múltiples	Anual	-	Pauta estándar 3 dosis a los 0, 1 y 6 meses	-
Hemoglobinopatías y anemias	Anual	-	-	-
Obesidad mórbida	Anual	-	-	-
Tabaquismo	Anual	-	-	-
Enfermedades inflamatorias crónicas (EIC)	Anual	VNC13+VNP23[4]	Pauta estándar 3 dosis a los 0, 1 y 6 meses[5]	-
Enfermedad celíaca	Anual	VNP23	-[6]	-

1 **Gripe.** Vacunas inactivadas (i.m) a partir de los 6 meses. 6 meses - 8 años: Una o ninguna dosis de vacuna con anterioridad: 2 dosis, separadas al menos 4 semanas. Vacunación con anterioridad: 1 dosis anual. >8 años y personas adultas: Una dosis anual.

2 **Enfermedad neumocócica invasora**. ***VNC,*** vacuna conjugada -> <12 meses: según calendario (2, 4 y 11 meses); Menores>12 meses sin vacunación previa con VNC: dos dosis con intervalo de 8 semanas entre dosis; >5 años, personas adultas y mayores de 65 años: una dosis de VNC13. ***VNP23***, vacuna polisacárida. Una dosis. Se administrará una dosis de recuerdo con VNP23 al menos 5 años después. >65 años: una dosis VNP23, siempre que hayan transcurrido 5 años si se ha administrado alguna dosis anterior. ***Pauta secuencial (VNC+VNP23)***: Una dosis de VNC (en mayores de 5 años será VNC13), seguida de una dosis de VNP23, con un intervalo de 12 meses y mínimo de 8 semanas. Si la persona ha recibido alguna dosis de VNP23, se recomienda la administración de una dosis de VNC13, con un intervalo mínimo de 12 meses entre ambas. También se recomienda una segunda dosis de VNP23 a los 5 años de la primera.

3 **Hepatitis B en nefropatías.** Edad <12 meses: según calendario. Personas vacunadas previamente: Es necesario realizar seguimiento serológico. No respondedores, en caso de

una exposición a VHB, deberán recibir inmunoglobulina específica antihepatitis B. Inicio enfermedad: vacunación estándar. En diálisis y prediálisis <15 años: vacuna con 20 µg de AgHBs (pauta 0, 1, 6 meses). En diálisis y prediálisis ≥15 años: vacuna con 20 µg de AgHBs y adyuvante, pauta 0, 1, 2, 6 meses o vacuna de 40 µg de AgHBs, pauta 0, 1, 6 meses.

4 **Neumococo en EIC.** VNC13 seguida de VNP23 si inmunosupresión terapéutica.

5 **Hepatitis B en EIC.** Se administrará a los pacientes susceptibles con riesgo elevado de exposición (sexual, personas que se inyectan drogas, contacto de portador de AgHBs, infección con VIH o VHC, hepatopatías crónicas, TOS/TPH, recepción de hemoderivados o personal sanitario con riesgo ocupacional). Realizar marcadores (anti-HBc, anti-HBs, AgHBs) para confirmar susceptibilidad antes de indicar la vacunación.

6 **Hepatitis B en enfermedad celíaca.** Realizar serología (anti-HBs) 4-8 semanas tras la vacunación en menores según calendario de vacunación, para valorar administración de dosis de recuerdo. En edad adulta, no es necesaria la vacunación si buen control dietético y sin asociación de enfermedad autoinmune o maligna.

Fuente: consultar bibliografía[3]

8.3.11 Vacunación en personas institucionalizadas

El principal factor de riesgo de infección de estas personas es la edad. El envejecimiento se acompaña de un deterioro inmunitario o inmunosenescencia, que afecta tanto a la inmunidad adaptativa como a la inmunidad innata. Esto condiciona alteraciones de la inmunidad celular, con disminución de la hipersensibilidad retardada, que podría ser la causa de una reactivación de infecciones latentes como herpes zóster o tuberculosis y alteraciones de la inmunidad humoral que explicaría algunos fallos de respuesta inmune tras la vacunación frente a neumococo o a virus de la gripe.

Otros factores de riesgo a tener en cuenta serían:

- **Vivir agrupados** durante largo tiempo, puede incrementar la exposición y transmisión de las enfermedades infecciosas debido al contagio persona-persona o a través de objetos contaminados.
- **Otros factores** como enfermedades crónicas, inmunodepresión, malnutrición y polimedicación.
- **Infecciones relacionadas con la asistencia sanitaria (IRAS),** debido a la alta prevalencia de discapacidad y necesidad de asistencia sanitaria especializada.

Tabla 16

Vacunación de personas institucionalizadas

Vacunación recomendada	Pauta	Notas
Gripe	1 dosis anual	
Neumococo	1 dosis VNP23	Si enfermedad subyacente revisar pauta vacunación (texto)
Hepatitis B	3 dosis	En residentes de centros psiquiátricos.

Fuente: consultar bibliografía[3]

8.3.12 Residentes en instituciones penitenciarias

El riesgo de adquirir una enfermedad transmisible es alto entre la población residente de un centro penitenciario si lo comparamos con la comunidad a la que pertenece. Esto se debe, en parte, a la alta proporción de individuos con conductas de riesgo, alta prevalencia de enfermedades transmisibles o la dinámica de rotación entre la población penitenciaria.

Además de la recomendación de vacunación frente a la Hepatitis B, debe tenerse en cuenta que la presencia de otros factores de riesgo adicionales (inmunodepresión, infección VIH, personas que se inyectan drogas, hepatopatías, etc.) puede requerir la administración de otras vacunas

- **Hepatitis B.** El programa de vacunación frente a VHB en las prisiones españolas, implementado desde hace más de 20 años, sigue vigente y con buenos resultados.

Pauta de 3 dosis (0, 1 y 6 meses). Se recomienda la realización de marcadores antes de la vacunación por las mayores posibilidades de seropositividad en este grupo. No está recomendada la determinación serológica tras la vacunación.

Tabla 17

Vacunación en residentes de instituciones penitenciarias

Grupo de Riesgo	Vacunación	Pauta
- Población de instituciones penitenciarias	Hepatitis B	3 dosis

Fuente: consultar bibliografía[3]

8.3.13 Otros grupos de riesgo (implante coclear, fístula de líquido cefalorraquídeo, tratamiento prolongado con ácido acetilsalicílico o anticoagulantes, síndrome de Down, tratamiento escisional de cérvix)

Tabla 18

Vacunación en otros grupos de riesgo

Otros grupos de riesgo	Vacunación recomendada	Pauta
Implante coclear	Neumococo (VNC+VNP23) Gripe	Intervalo de 12 meses (mínimo de 8 semanas) entre ambas vacunas Anual
Fístula de líquido cefalorraquídeo	Neumococo (VNC+VNP23) Gripe	Intervalo de 12 meses (mínimo de 8 semanas) entre ambas vacunas Anual
Tratamiento crónico con AAS o anticoagulantes	Gripe	Anual
Síndrome de Down	Hepatitis B Gripe Neumococo (VNC+VNP23)	3 dosis, si es necesario repetir tras serología Anual Intervalo de 12 meses (mínimo de 8 semanas) entre ambas vacunas
Mujeres con tratamiento escisional de cérvix	VPH	3 dosis*

* independientemente de la edad. Administrar de forma precoz tras el diagnóstico de la lesión, preferentemente antes de la intervención y hasta 12 meses tras la misma.

Fuente: consultar bibliografía[3]

NOTA IMPORTANTE: Actualmente se encuentran comercializadas las vacunas antineumocócicas conjugadas 15 valente y 20 valente (ver capítulo 10). La vacuna 15 valente está indicada a partir de los 6 meses de edad. La vacuna 20 valente, está indicada a partir de los 12 años de edad, aunque en poco tiempo podría tener también la autorización para la vacunación a partir de los 6 meses de edad. Se debe tener en cuenta para la vacunación frente a neumococo en los grupos de riesgo, ya que la pauta secuencial actual de VNC13 + VNC23 puede ser sustituida por la pauta secuencial VNC15 + VNC23 o bien una sola única dosis de VNC20.

8.4 Vacunación frente a herpes zóster

El herpes zóster (HZ) es una enfermedad muy prevalente, con mayor incidencia a partir de los 50 años y en mujeres, aumentando con la edad y, de manera considerable, con la presencia de inmunodepresión y ciertas condiciones de riesgo. Presenta una baja mortalidad, pero las complicaciones que puede presentar, sobre todo la neuralgia postherpética (NPH), pueden ocasionar discapacidad y disminuir la calidad de vida, por lo que constituye una importante carga para la sociedad, tanto por los costes directos de la asistencia sanitaria (atención primaria, consultas especializadas, ingresos hospitalarios, prescripciones farmacológicas) como por la pérdida de productividad en las personas más jóvenes y de los cuidadores en los pacientes más mayores. Se espera un aumento de la incidencia debido al envejecimiento de la población y al creciente número de personas con comorbilidades y con inmunodepresión.

Más del 90 % de las personas adultas se han infectado con VVZ y, por lo tanto, pueden desarrollar HZ. Se estima que el riesgo de HZ es de alrededor del 30 % a lo largo de la vida, pudiendo llegar al 50 % en las personas con 85 años o más.

La complicación más frecuente del HZ es la neuralgia postherpética (NPH), un dolor de origen neuropático que puede persistir más allá de los 3 meses después de la curación de la erupción vesicular. El dolor ocasionado por esta complicación puede ser prolongado y debilitante reduciendo la calidad de vida del paciente.

Actualmente, solo hay una vacuna comercializada frente a HZ, indicada para la prevención del HZ y la NPH en personas a partir de los 50 años de edad. La vacuna Shingrix (HZ/su), de la compañía GSK, autorizada por la Comisión Europea el 21 de marzo de 2018, es una vacuna que contiene la glicoproteína E del VVZ y el adyuvante AS01B, que se administra con una pauta de dos dosis y que también está indicada para las personas con condiciones de riesgo que conllevan inmunodeficiencia a partir de los 18 años de edad.

El Consejo Interterritorial del Sistema Nacional de Salud (CISNS), en el documento «Recomendaciones de vacunación frente a herpes zóster», Ponencia de Programa y Registro de Vacunaciones 2020, 25 marzo 2021 (https://www.sanidad.gob.es/profesionales/saludPublica/prevPromocion/vacunaciones/programasDeVacunacion/docs/HerpesZoster_RecomendacionesVacunacion.pdf), recomienda la vacunación con HZ/su (Singrix) en las personas con las siguientes condiciones de riesgo, a partir de los 18 años de edad:

a. Trasplante de progenitores hematopoyéticos (TPH).

b. Trasplante de órgano sólido (TOS).

c. Tratamiento con fármacos anti-JAK.

d. VIH.

e. Hemopatías malignas.

f. Tumores sólidos en tratamiento con quimioterapia.

También recomienda incorporar la vacunación sistemática frente a HZ con la vacuna HZ/su en la población general en la cohorte de 65 años en el año 2022. Se captará y vacunará al menos una cohorte por año comenzando por la cohorte que cumple 80 años y descendiendo en edad hasta alcanzar a la primera cohorte que se vacunó a los 65 años. Se podrá vacunar a las personas que han recibido vacuna ZVL (Zostavax, actualmente no comercializada) con anterioridad, administrando la primera dosis de HZ/su al menos 5 años después de ZVL.

Algunas CCAA ya han incorporado la vacunación sistemática a los 65 años, algunas también a los 80 años, y se espera que durante 2023 se incorporen a esta vacunación de dos cohortes de edad el resto de las CCAA.

Bibliografía

1. Grupo de trabajo vacunación en población adulta y grupos de riesgo de la Ponencia de Programa y Registro de Vacunaciones. Vacunación en grupos de riesgo de todas las edades y en determinadas situaciones. Comisión de Salud Pública del Consejo Interterritorial del Sistema Nacional de Salud. Ministerio de Sanidad, Consumo y Bienestar Social, julio 2018. Consultado 07/diciembre/2022. Disponible en: https://www.sanidad.gob.es/profesionales/saludPublica/prevPromocion/vacunaciones/programasDeVacunacion/riesgo/docs/VacGruposRiesgo_todas_las_edades.pdf
2. Grupo de trabajo de vacunación frente a herpes zóster de la Ponencia de Programa y Registro de Vacunaciones. Comisión de Salud Pública del Consejo Interterritorial del Sistema Nacional de Salud. Ministerio de Sanidad, marzo 2021. Consultado 07/diciembre/2022. Disponible en: https://www.sanidad.gob.es/profesionales/saludPublica/prevPromocion/vacunaciones/programasDeVacunacion/docs/HerpesZoster_RecomendacionesVacunacion.pdf
3. **Fuente Tablas 1 a 18:** Grupo de trabajo vacunación en población adulta y grupos de riesgo de la Ponencia de Programa y Registro de Vacunaciones. Vacunación en grupos de riesgo de todas las edades y en determinadas situaciones. Comisión de Salud Pública del Consejo Interterritorial del Sistema Nacional de Salud. Ministerio de Sanidad, Consumo y Bienestar Social, julio 2018.

   https://www.sanidad.gob.es/profesionales/saludPublica/prevPromocion/vacunaciones/programasDeVacunacion/riesgo/docs/VacGruposRiesgo_todas_las_edades.pdf

CAPÍTULO 9

VACUNACIÓN EN SITUACIONES DE RIESGO

Juan Alfonso Martín Quintero

VÍDEO DE PRESENTACIÓN DEL AUTOR:
VACUNACIÓN EN SITUACIONES DE RIESGO

CAPÍTULO 9

VACUNACIÓN EN SITUACIONES DE RIESGO

Juan Alfonso Martín Quintero

9.1 Entorno laboral

La manera más eficaz de prevenir enfermedades asociadas a determinadas actividades profesionales es la vacunación de trabajadores. La vacunación en la propia empresa o Administración Pública tiene una justificación ética, económica y sociosanitaria, basándose principalmente en las orientaciones que marcan las actuales políticas en materia de Salud Laboral y Prevención de Riesgos Laborales en el lugar del trabajo[1].

Este es el marco normativo de la vacunación del medio laboral en España:

- Ley de Prevención de Riesgos Laborales. La Ley 31/1995, de 8 de noviembre, de Prevención de Riesgos Laborales, establece los principios de guía para actuaciones preventivas en materia de vigilancia de la salud de los trabajadores[2].
- El Real Decreto 664/1997, de 12 de mayo, sobre protección frente a riesgos por exposición a agentes biológicos. Establece un amplio conjunto de obligaciones que los empresarios deben tener para con estos trabajadores[3].
- Real Decreto 298/2009, de 6 de marzo, por el que se modifica el Real Decreto 39/1997, de 17 de enero, por el que se aprueba el Reglamento de los Servicios de Prevención, en relación con la aplicación de medidas para promover la mejora de la seguridad y de la salud en el trabajo de la trabajadora embarazada, que haya dado a luz o en período de lactancia[4].
- Real Decreto 843/2011, de 17 de junio. Se establecen los criterios básicos de organización de los recursos para desarrollar la actividad sanitaria de los servicios de prevención[5].

Los fundamentos para la vacunación en la empresa son[1]:

- Proteger al personal de padecer determinadas enfermedades transmisibles, especialmente a susceptibles por padecer enfermedades crónicas o en situaciones como embarazo o lactancia.
- Evitar que el personal sea fuente de contagio de enfermedades transmisibles para otras personas que trabajan en el mismo lugar o para la comunidad.
- Disminuir las ausencias al trabajo por enfermedades infecciosas inmunoprevenibles adquiridas en el desempeño de sus funciones profesionales.
- Evitar muertes por enfermedades infecciosas inmunoprevenibles.
- Evitar enfermedades infecciosas que puedan evolucionar a la cronicidad.
- Promover la salud en un entorno seguro y cercano al personal ocupacional.

Las funciones del servicio de prevención y personal sanitario de salud laboral o unidad básica de salud son:

- Evaluar los riesgos e identificar al personal susceptible de padecer enfermedades inmunoprevenibles, incluyendo viajeros a zonas geográficas endémicas de alguna de estas enfermedades o que desarrollen su trabajo en lugares con gran concentración de personas donde determinadas enfermedades son más fácilmente transmisibles (cuarteles o centros educativos).
- Formar e informar al personal expuesto de las ventajas de la vacunación y de las consecuencias de la no vacunación, así como de los efectos adversos de las vacunas que se recomiendan.
- Registrar las vacunas administradas en el entorno laboral. Las vacunas administradas deberán registrarse y comunicarse a las autoridades de salud pública de las CCAA, con la finalidad de incorporar dicha información al registro/sistema de información de vacunación.

Además de las vacunas específicas y propias de cada ocupación, a cargo del empresario, debe revisarse el estado de vacunación del personal según las recomendaciones vigentes, siendo un medio idóneo para ello.

La vacunación no exime de la utilización de otras precauciones estándar ante riesgo de exposición a sangre y fluidos corporales (batas, guantes, gafas u otros protectores faciales).

9.1.1 Personal de centros de educación infantil de 0 a 3 años

Los centros de educación infantil de 0 a 3 años son lugares de fácil diseminación de infecciones prevenibles por vacunación, debemos realizar acciones tanto para la prevención de los docentes (personal), que puede estar desprotegido ante algunas enfermedades como de los alumnos que pueden ser fuente de contagio o transmisión y padecer las enfermedades.

Los cambios sociales han provocado la incorporación precoz de los menores a colectivos preescolares en edades con inmadurez inmunológica, que les sitúa ante un riesgo de adquisición de enfermedades infecciosas graves. Es importante remarcar que se deben potenciar al máximo las medidas higiénicas y la vacunación del personal de estos centros de educación infantil. Es relativamente frecuente que no sea así.

Vacunas a tener en cuenta en este colectivo serán la vacuna triple vírica (TV) frente a sarampión, rubéola y parotiditis, frente a la varicela y, en determinadas circunstancias, la vacuna frente a la hepatitis A[7] (Tabla 1).

Consideraciones a tener en cuenta:

- Los últimos brotes de sarampión en España muestran un mayor número de casos en personas nacidas entre los años 1970 y 2008[8], muchas sin documentación de haber sido vacunadas, se recomienda la vacunación con dos dosis de TV a las personas nacidas en España a partir de 1970 sin historia de vacunación documentada con dos dosis de TV. En caso de haber recibido una dosis con anterioridad, se administrará solamente una dosis de triple vírica.
- Las mujeres deberán evitar el embarazo en las 4 semanas siguientes a cada dosis administrada.
- En las personas nacidas antes de 1970 se asume que se ha padecido el sarampión.
- Si no hay antecedentes de padecimiento de varicela o herpes zóster o sean inciertos, realizar serología, salvo si han recibido dos dosis de vacuna previamente. Si serología es negativa, administrar dos dosis de vacuna o una si ya recibieron antes otra sin hacer serología.
- Virus de la hepatitis A, la transmisión se facilita con la manipulación y el cambio de pañales de lactantes, especialmente cuando el centro atiende a pobla-

ción infantil con padres nacidos en países de alta endemia de hepatitis A. En España ha habido brotes en estos centros relacionados con niños de familias procedentes de estas zonas endémicas.

Según el estudio seroepidemiológico realizado en 1996 en España, la mayoría de las personas nacidas antes de 1960 son inmunes a la hepatitis A (seroprevalencia de anticuerpos frente a hepatitis A superior al 80 % en los nacidos con anterioridad a 1960)[9]. En cualquier caso, para determinar la susceptibilidad de las personas nacidas antes de 1977 se realizará serología (determinación de IgG) siempre que sea posible[9]. En las nacidas después de 1977 se asume susceptibilidad.

9.1.2 Personal de instituciones penitenciarias y centros de inmigrantes

En un centro penitenciario, el riesgo de adquisición de una enfermedad transmisible es elevado debido a las características de la población reclusa, a su dinámica de rotación, su heterogeneidad y al alto número de individuos con conductas de alto riesgo de contagio y la alta prevalencia de enfermedades transmisibles en esta población[10,11,12,13].

Hay que insistir primero en completar el calendario de vacunación recomendado para personas adultas y posteriormente se iniciará la vacunación asociada al riesgo intrínseco de la institución[17].

Entre las vacunas recomendadas al personal de instituciones penitenciarias figuran la vacunación o actualización, si fuera oportuno, de la vacunación frente a tétanos con Td, sarampión, rubéola y parotiditis con vacuna triple vírica (TV), varicela y hepatitis B (Tabla 1)[7,14,15].

El personal que trabaja en centros de inmigrantes padece un entorno similar al de los centros penitenciarios, donde el agrupamiento y la alta prevalencia de enfermedades transmisibles en los países de origen de los internos, como la hepatitis B, el sarampión o la varicela, son factores comunes. Entre las vacunas recomendadas para este colectivo figuran la vacuna TV, la vacuna hepatitis B y la vacuna frente a varicela[7,14,15].

A considerar siguientes aspectos:

- Personas sin antecedentes de padecimiento de varicela o herpes zóster o sean inciertos, hacer serología de varicela, salvo si han recibido dos dosis de vacuna previamente. Si serología negativa, administrar 2 dosis de vacuna. Si ya han recibido una dosis, completar pauta con segunda dosis sin serología previa.
- Revisar el estado de vacunación contra hepatitis B. Si no vacunadas, se administrarán 3 dosis con pauta 0, 1 y 6 meses. Si vacunación incompleta administrar dosis necesarias para completar las 3 dosis. No necesaria serología postvacunación.
- Por considerarse servicios públicos esenciales deben vacunarse frente a la gripe anualmente.
- Es necesario revisar vacunación frente a tétanos y vacunar con las dosis necesarias de Td hasta completar las 5 dosis recomendables[14,16] (Tabla 1).

9.1.3 Personas que cuidan o atienden a pacientes de alto riesgo o personas mayores

Los programas de vacunación dirigidos a este colectivo deben ser una parte esencial de las estrategias de salud laboral dirigidas a personal no sanitario de centros sociosanitarios, ya que la vacunación se considera la medida más efectiva y eficiente para prevenir ciertas enfermedades infecciosas (Tabla 1). Recomendación anual de vacunación frente a la gripe en las personas se asisten a vulnerables:

- Personas que trabajan en centros sociosanitarios, como instituciones geriátricas o en centros de atención a personas con enfermedad crónica.
- Personas que proporcionan cuidados domiciliarios a personas de alto riesgo o mayores. Además, deberán tener al día la vacunación con Td, triple vírica y ser inmunes a varicela[17].

9.1.4 Servicios públicos esenciales

Dentro de este grupo estarían las fuerzas y cuerpos de seguridad del Estado, los bomberos, los servicios de protección civil, las personas que trabajan en los servicios de emergencias y los centros de internamiento por resolución judicial. En común tienen el desempeño de funciones fundamentales para la comunidad y que están más expuestos y tienen mayor riesgo de contraer enfermedades prevenibles por vacunación.

Hay que revisar y completar su calendario de vacunación, prestando especial atención a vacunas frente a tétanos y difteria, especialmente si están expuestos a producirse heridas con frecuencia (bomberos, policía, protección civil)[14]. En caso necesario se vacunará o se completará la vacunación con Td[16].

La vacunación frente a gripe indicada en todos los trabajadores de servicios públicos esenciales para la comunidad, especialmente[19]:

- Fuerzas y Cuerpos de Seguridad del Estado, nacional, autonómica o local.
- Bomberos.
- Servicios de protección civil.
- Personas que trabajan en los servicios de emergencias sanitarias.

La vacunación frente a hepatitis: el personal de servicios de emergencias debe estar vacunado frente a la hepatitis B y a veces también frente a hepatitis A (personas implicadas en situaciones de catástrofes, funciones en el subsuelo, etc.). En caso de necesitar ambas (HA+HB), usar vacuna combinada.

El resto de personal se vacunará frente a hepatitis B solo cuando tenga un riesgo aumentado de infección por VHB (Tabla 1).

9.1.5 Aplicadores de tatuajes y/o piercing

Los riesgos para la salud de tatuajes y *piercings* por contaminación del instrumental utilizado con sangre o fluidos corporales se han descrito ampliamente. Revisiones recientes encuentran una asociación significativa entre la práctica de tatuajes[21] y el *piercing*[22] con el riesgo de transmisión de virus de hepatitis B (VHB), virus de hepatitis C (VHC) y VIH, este riesgo disminuye con la introducción de prácticas higiénicas en los locales donde se realizan estas técnicas y de la baja prevalencia de infección por VHB y VHC en la población general[23] (Tabla 1).

En España, todas las CCAA y la ciudad de Ceuta disponen de normativa autonómica sobre los requisitos a cumplir por los locales y su personal. Se indica que el personal aplicador de estas técnicas deberá estar vacunado frente a hepatitis B y tétanos (hay que revisar y completar), así como estar informado y formado en materia de prevención de riesgos laborales.

9.1.6 Personal expuesto a aves y cerdos

Las personas con alto riesgo de exposición a gripe aviar o porcina deben ser vacunados de gripe estacional anualmente para evitar brotes y, por otra parte, minimizar el riesgo de que se produzcan recombinaciones del material genético de estos individuos.

Las recomendaciones específicas varían según países, algunos recomiendan la vacunación únicamente en el contexto de un brote mientras que otros recomiendan la vacunación de forma rutinaria en todas las temporadas.

Tabla 1

Vacunación en situaciones de riesgo

GRUPO DE RIESGO	VACUNACIÓN RECOMENDADA	PAUTA
Centros educación infantil (0-3 años)	TV Varicela Hepatitis A	2 dosis 2 dosis 2 dosis
Instituciones penitenciarias Centros de inmigrantes	TV Varicela Hepatitis B Gripe	2 dosis 2 dosis 3 dosis Anual
Cuidado personas discapacitadas Atención domiciliaria alto riesgo morbilidad gripe Personal centros sociosanitarios	GRIPE TV Varicela * Td , si precisa	Anual 2 dosis 2 dosis
Protección civil y personal servicios emergencias Fuerzas y cuerpos de seguridad del estado Bomberos	Gripe Hepatitis B Hepatitis A	Anual 3 dosis 2 dosis
Aplicadores de tatuajes o piercing	Hepatitis B	3 dosis (0,1 6 meses)

Fuente: Elaboración propia

Fuente de datos: https://www.sanidad.gob.es/profesionales/saludPublica/prevPromocion/vacunaciones/programasDeVacunacion/riesgo/docs/VacGruposRiesgo_todas_las_edades.pdf

El CDC[25,26] y el ECDC[27,28] recomiendan vacuna gripe estacional y la OMS a grupos de personas con alto riesgo expositivo a gripe aviar[29].

El «Protocolo de actuación para los trabajadores y personas expuestas a animales infectados por virus de gripe con potencial pandémico» elaborado de forma conjunta con el Ministerio de Agricultura, Pesca y Alimentación en 2017 en España, este protocolo recoge:

«Se recomienda la vacunación de forma rutinaria frente a la gripe estacional a los trabajadores expuestos a aves domésticas o silvestres o a cerdos para reducir la oportunidad de una infección humana simultánea por gripe humana y gripe aviar o porcina, reduciendo así la posibilidad de que se produzca una recombinación o intercambio genético entre ambos virus»[30,31].

Adicionalmente, mantener siempre las medidas de protección individual.

9.1.7 Personal sanitario

El personal sanitario está más expuesto a enfermedades inmunoprevenibles y ser transmisoras a las personas vulnerables atendidas. Personal sanitario engloba a las personas cuyo trabajo, remunerado o no, se realiza en el ámbito de la atención sanitaria (pública o privada) en contacto directo con pacientes o con material potencialmente infeccioso (incluyen personal médico, de enfermería, auxiliares de enfermería, personal celador, fisioterapeutas, terapeutas ocupacionales, personal técnico, de servicios dentales, farmacéutico, de laboratorio, autopsias, estudiantes y personal de capacitación, así como otro personal contratado por el centro sanitario) y a las demás personas que trabajan en centros sanitarios (gerencia y personal de oficina, servicio de cocina, limpieza, lavandería, seguridad, mantenimiento, personal administrativo y personal voluntario)[17].

Las recomendaciones de vacunación a este personal se han acordado en el seno del CISNS tras ser revisadas por las Ponencias de Programa y Registro de Vacunaciones, la de Salud Laboral y 19 asociaciones de profesionales[17].

Previo a indicar la vacunación hay que valorar: susceptibilidad de la persona según los antecedentes de enfermedad y de vacunación, tipo de actividad profesional, situación laboral y situación de salud.

La vacunación frente a tosferina debe tenerse en cuenta que la implantación del programa de vacunación frente a la tosferina en el embarazo, y las excelentes coberturas en todas las CCAA, la población infantil más susceptible y grave está más cubierta hasta su vacunación. Incluso sin mucho impacto de la vacuna acelular en la colonización nasofaríngea por *B. Pertussis*, estaría indicada una sola dosis de vacuna dTpa con carácter profiláctico salvo si ya la recibieron, en sanitarios de las áreas de obstetricia y neonatología[18] (Tabla 2). No administración de dosis de recuerdo.

Tabla 2

Vacunación en sanitarios

Vacunación recomendada a todo personal sanitario			
Vacunas	**Indicaciones**	**Estudio Serológico**	**Pautas y consideraciones**
Triple Vírica (TV)	Ausencia vacuna precia Serología sarampión neg.	Si sospecha de susceptibilidad	2 dosis Profilaxis postexposición antes 72 h . Inmunoglobulina inespecífica asta 6 días de contacto
Tétanos – difteria (Td)	Menos de 5 dosis anteriores	No	Completar vacunación. No iniciar pauta . Profilaxis heridas
Hepatitis B	Vacunación incompleta o no vacunación o desconocimiento respuesta postvacunación	Si (conocer no respondedores)	• Pauta (0,1,6) si no vacunación • Si pauta incompleta , completar. • Si desconocimiento, 1 dosis y serología (1-2 m)
Varicela	No haber padecido enfermedad ni haber recibido vacuna (2 dosis)	Si sospecha de susceptibilidad	2 dosis Pauta Postexposición : antes 3 días (máximo 5)
Gripe	1 dosis anual		
Vacunación personal sanitario en ciertas situaciones			
Vacunas	**Indicaciones**	**Estudio Serológico**	**Pautas y consideraciones**
Poliomielitis	Personal laboratorio manejo muestras contienen poliovirus	No	Sin vacuna previa : 3 dosis (0,1-2,6-12 meses) Vacunación infancia : 1 dosis
EMI (Men B , Men C , Men ACWY)	Personal laboratorio Personal de riesgo	No	1 dosis Men C ó Men ACWY 2 dosis Men B
Tosferina (dTpa)	Personal áreas Obstetricia y neonatología sin vacunar. Embarazadas	No	1 dosis
Hepatitis A	Personal en entorno o factores de riesgo	Sí indicado y nacidos antes 1977	2 dosis
Fiebre tifoidea	Personal laboratorio manipulador de Salmonella Typhy	No	IM : 1 dosis / 3 años Oral : 3 dosis / recuerdo c/3 años

Fuente: Elaboración propia
Fuente de datos: https://www.sanidad.gob.es/profesionales/saludPublica/prevPromocion/vacunaciones/programasDeVacunacion/riesgo/docs/VacGruposRiesgo_todas_las_edades.pdf

9.2 Personas con conductas de riesgo

9.2.1 Hombres que tienen sexo con hombres (HSH)

Este término (HSH) comenzó a usarse en los años 90 en los estudios epidemiológicos con personas con VIH para reflejar la idea de que son los comportamientos, no las identidades, los que suponen un riesgo de infección por VIH (y por extensión, del resto de ITS)[1]. En España, se estima que entre un 1,86 % y un 3,4 % de la población masculina entre 18 y 59 años forman parte del grupo de HSH (aproximadamente 361.000 personas)[2,3].

Los HSH presentan un mayor riesgo de ITS, algunas de ellas inmunoprevenibles[4]:

- **Hepatitis B.** Se estima entre 10-20 veces mayor riesgo de padecerla que en la población general. Entre el 6 y el 10 % de los HSH presentan coinfección con el VIH, aumentando la carga viral y probabilidad de infección crónica, también los episodios de reactivación y la aparición de cirrosis y hepatocarcinoma, comparado con personas VIH negativas5. El riesgo de hepatitis B aumenta con la edad y número de parejas sexuales en la vida[4].
- **Hepatitis A.** En áreas de baja endemicidad los HSH presentan uno de los riesgos más altos de padecimiento de esta enfermedad[6]. En estudios se observó una incidencia de aproximadamente 7 % por año y se relacionó con el número de parejas sexuales[7].

Estudios epidemiológicos han demostrado que la mayoría de las cepas circulantes en HSH en países europeos pertenecían al genotipo 1A, circulando entre HSH durante más de una década y demostrando que el VHA se transmite en HSH a lo largo de Europa y países de alta renta[5]. La descripción de brotes de hepatitis A en esta población sigue siendo frecuentes[8,9,10].

Los HSH VIH positivos tienen más posibilidades de padecer una infección sintomática y de mayor duración, presentando mayor nivel de viremia; en los casos con niveles de CD4 >200/mm^3, la infección por VIH no influye en el resultado de la infección por hepatitis A[5].

- **Enfermedad meningocócica invasiva (EMI).** En las últimas décadas se han descrito numerosos brotes de EMI por serogrupo C en este colectivo en Europa y Norteamérica[13,14,15,16,17,18]. Cuestión a seguir evaluando en el futuro por no tener evidencia suficiente.
- **Virus del papiloma humano.** La incidencia del cáncer anal es superior en las poblaciones de alto riesgo entre las que se encuentran los HSH VIH positivos, HSH VIH negativos, personas VIH positivos en general y mujeres con una historia de cáncer de cuello de útero. Se ha detectado VPH en el 90 % de los cánceres anales y el genotipo más frecuente es el VPH 16 (70 % de los cánceres anales)[19]. La incidencia de verrugas genitales es entre 3 y 10 veces mayor que en la población general[20,21,22].

9.2.2 Recomendaciones específicas de vacunación en HSH

Hepatitis A y B. Se recomienda realizar marcadores serológicos previos. Respecto a la hepatitis B[23] se debe tener en cuenta que la vacunación frente a la misma se implantó en España de manera progresiva, pudiendo considerar que las personas nacidas en España a partir de 1986 están vacunadas[27].

La recomendación de la vacunación frente a VPH en HSH requiere abordar ciertos aspectos contemplados en el documento de criterios de vacunación[30].

La recomendación de edad de vacunación se ha establecido teniendo en cuenta la información de los ensayos clínicos y los estudios coste-efectividad en esta población.

Vacunas recomendadas y pauta de vacunación:

- **Hepatitis B.** Se recomienda la vacunación frente a VHB con la pauta habitual de tres dosis: 0, 1 y 6 meses en los HSH no vacunados previamente.
- **Hepatitis A.** Se recomienda la vacunación frente a la HA con dos dosis: pauta 0, 6 meses. Cuando sea necesaria también la administración de HB, se puede utilizar vacuna combinada HA+HB con pauta de tres dosis (0, 1 y 6 meses).
- **VPH.** Se recomienda la vacunación de los HSH hasta los 26 años frente a VPH con tres dosis, pauta 0, 1-2 y 6 meses.

9.2.3 Personas que se inyectan drogas (PID)

Las recomendaciones de vacunación de este grupo se recogen en el documento de «Vacunación en adultos. Recomendaciones del año 2004»[23]. Las PID deben actualizar su calendario de vacunación, especialmente frente a tétanos por su riesgo aumentado[32], y debe tenerse en cuenta que se administrará una dosis de inmunoglobulina ante heridas potencialmente tetanígenas independientemente del estado de vacunación[33].

Se recomienda la vacunación frente a las siguientes enfermedades[23,33]:

- **Hepatitis B.** Realización de marcadores (anti-HBc, anti-HBs y AgHBs) antes de la vacunación en caso de ser negativos se administrará la pauta habitual de tres dosis a los 0, 1 y 6 meses.
- **Hepatitis A.** Pauta de 2 dosis (0 y 6 meses).
- **Td.** Revisar, actualizar y completar el estado de vacunación, en caso necesario hasta completar 5 dosis. Si no disponemos documentación de vacunación previa, se administrarán 3 dosis de primovacunación (0, 1 y 6 meses) y 1 dosis de recuerdo cada 10 años hasta completar 5 dosis.

9.2.4 Personas en situación de prostitución

Las recomendaciones de vacunación en este grupo se reflejan en el documento de «Vacunación en adultos. Recomendaciones del año 2004», y se actualizan a continuación. Se recomienda la administración de las siguientes vacunas:

- **Hepatitis B.** Pauta de 3 dosis (0, 1 y 6 meses). Se recomienda la realización de marcadores (anti-HBc, anti-HBs y AgHBs) antes de la vacunación por la mayor probabilidad de seropositividad en este grupo. En caso de ser negativos se administrará la pauta habitual de tres dosis a los 0, 1 y 6 meses.
- **Hepatitis A.** Pauta de 2 dosis (0 y 6 meses).
- **VPH.** Hasta los 26 años. Pauta de 3 dosis.

9.3 Mujeres en edad fértil, embarazadas y puerperio

9.3.1 Mujeres en edad fértil

El objetivo principal de la atención prenatal es asegurar el nacimiento de niños y niñas sanos con un riesgo mínimo para las madres. Debe realizarse una evaluación de la situación inmunitaria y antecedentes de vacunación de la mujer que desea quedar embarazada[1].

Es particularmente importante que las mujeres susceptibles en edad fértil aseguren la inmunidad frente al sarampión, la rubéola, la parotiditis y la varicela, ya que estas vacunas están contraindicadas durante el embarazo y la infección en mujeres embarazadas no inmunes puede afectar negativamente el resultado del embarazo[2].

- **Triple vírica.** La morbilidad de sarampión es mayor en mujeres embarazadas que en no embarazadas y la infección por el virus de la rubéola durante la gestación se asocia a un elevado riesgo de rubéola congénita en recién nacidos/as[3,4].

La vacuna triple vírica (TV) debe administrarse a mujeres susceptibles que no están embarazadas, sobre todo con vistas a prevenir el síndrome de rubéola congénita.

Se considera que toda mujer en edad fértil es inmune frente a la rubéola cuando puede documentarse la recepción de al menos una dosis de vacuna triple vírica.

Los últimos brotes de sarampión en España muestran un mayor número de casos en personas nacidas entre los años 1970 y 2000[6], la mayoría de ellas sin documentación de haber sido vacunadas, se recomienda la vacunación con dos dosis de TV, con un intervalo entre dosis de al menos 4 semanas, a las personas nacidas en España a partir de 1970 y sin historia de vacunación con TV. Las mujeres deberán evitar el embarazo en las 4 semanas siguientes a cada dosis administrada.

No se aconseja el cribado serológico de rubéola en las mujeres no embarazadas que carecen de una evidencia contrastada de inmunidad. Las mujeres con documentación de vacunación previa con una o dos dosis y que por cualquier circunstancia se han realizado serología con resultado negativo o incierto, recibirán una dosis adicional (máximo de tres).

Las mujeres procedentes de otros países pueden no haber recibido las mismas vacunas que se administran de manera sistemática en España, entre ellas la rubéola. Las mujeres con objeciones religiosas a la vacunación o de familias con objeciones personales a la vacunación son también poblaciones en riesgo[8,9].

Varicela. La infección por el virus varicela zóster (VVZ) durante el embarazo puede asociarse con complicaciones maternas graves y puede causar síndrome de varicela congénita e infección neonatal. Por lo tanto, toda mujer en edad fértil que no haya pasado la enfermedad ni haya sido vacunada es candidata a la vacunación. Se administrarán dos dosis separadas al menos 4 semanas.

Con una dosis administrada con anterioridad, solo se administrará una dosis independientemente del tiempo que haya pasado desde la administración de la primera dosis. Las mujeres deberán evitar el embarazo en las 4 semanas siguientes a cada dosis administrada. La recepción previa de dos dosis de vacuna es sinónimo de inmunidad.

- **Tétanos y difteria.** Las mujeres que no hayan recibido al menos 5 dosis con anterioridad deberán recibir las dosis necesarias. Se recomienda no iniciar pautas de vacunación[3,10].
- **Hepatitis B.** Se recomienda detección del AgHBs en todas las mujeres embarazadas para prevenir la transmisión perinatal. La vacunación frente al virus de la hepatitis B solo está indicada a determinados grupos de riesgo o conductas de riesgo, y en el caso de exposición a una fuente potencialmente infecciosa[3,11,12].

9.3.2 Embarazadas

La consulta durante la gestación se debe considerar como una oportunidad para evaluar el estado de vacunación de la mujer. Cuando la relación riesgo-beneficio lo justifica puede ser necesario vacunar a las embarazadas para protegerlas a ellas y/o al feto e incluso a los/as recién nacidos/as tras el parto. El aspecto más importante en este estado es el tipo de vacuna a utilizar por las posibles repercusiones sobre el feto. Las vacunas de virus vivos atenuados implican un riesgo potencial para la madre y el feto, por lo que están contraindicadas.

Algunas vacunas están especialmente indicadas, como la vacunación frente a la gripe (vacuna inactivada) y la tosferina, otras solo en determinadas circunstancias o en situaciones de riesgo[13,14,15,16] (Tabla 3).

El cribado serológico prenatal frente a rubéola está indicado en las embarazadas que carecen de una evidencia contrastada de inmunidad. En caso de aportar documentación fiable de haber recibido al menos una dosis de vacuna, y debido a la alta efectividad de la vacunación y la baja sensibilidad de las pruebas serológicas convencionales de IgG de rubéola, no se aconseja el análisis serológico gestacional.

Describiremos las enfermedades frente a las que se recomienda la vacunación durante el embarazo, así como las vacunas que se pueden administrar en situaciones especiales (Tabla 3):

- **Gripe.** La morbilidad e incluso mortalidad que puede ocasionar la gripe durante el embarazo es similar a la descrita para otros grupos de riesgo[17,18]. La infección por el virus de la gripe durante el primer trimestre de embarazo se ha asociado a un aumento de malformaciones cardiacas, labio leporino y defectos del tubo neural y durante el segundo y tercer trimestre a un mayor número de abortos y partos prematuros[19.20].

La vacunación de la embarazada proporciona un triple efecto: protección de la madre, del neonato y del lactante en los primeros meses de vida[21], observándose un descenso del 20 % de casos de neumonía grave en hijos/as de madres vacunadas durante la circulación del virus de la gripe[22].

Se recomienda una dosis de vacuna inactivada a embarazadas en cualquier trimestre de gestación, en campaña antigripal. La protección del recién nacido se obtiene con la vacunación desde semana 16 de gestación[23,24].

- **Tétanos y difteria.** El objetivo es minimizar el riesgo del tétanos en gestación y contribuir a erradicación tétanos neonatal. Se utiliza la vacuna Td, que protege también frente a la difteria, al no disponer de vacuna tétanos monovalente y, además, ayuda a mantenimiento de la protección individual e inmunidad comunitaria frente a difteria. Solo vacunar si la mujer no ha recibido al menos 5 dosis frente a tétanos con anterioridad.

El número de dosis a administrar dependerá del estado de vacunación previo frente a tétanos.

Cuando no existe constancia de vacunación se administrarán tres dosis con pauta 0, 1 y 6 meses.

Una de estas dosis de Td se sustituirá por dTpa, que se administrará entre las semanas 27 y 36 de gestación. Las restantes se administrarán durante embarazo o tras el parto, a intervalos apropiados[10].

En el tercer trimestre de gestación se administrará siempre dTpa.

- **Tosferina.** El objetivo es proteger al recién nacido frente a tosferina en los tres primeros meses de vida. Se recomienda la vacunación con dTpa en cada embarazo incluso si son consecutivos dentro de un periodo de 12 meses[25,26].

Vacunación en circunstancias especiales

Por circunstancias diversas, las embarazadas pueden verse en la necesidad de recibir otras vacunas que no se recomiendan rutinariamente durante el embarazo, pero que pueden administrarse en determinadas situaciones de riesgo (Tabla 3):

- **ENI.** VNP23. Segura, si se administra en segundo y tercer trimestre[27]. No disponemos información sobre la utilización de VNC13 en el embarazo, aunque los estudios en animales no indican efectos dañinos directos o indirectos respecto a toxicidad reproductiva[28].
- ***H. influenzae* tipo b (Hib).** Recomendada en mujeres que no han recibido la pauta infantil y tienen un mayor riesgo de enfermedad invasiva por Hib debido a ciertas enfermedades crónicas. Los estudios sugieren que la vacunación durante el tercer trimestre es segura e inmunogéna[9].
- **Meningococo (MenC, MenB, MenACWY).** En mujeres con exposición ocupacional, factores de riesgo (asplenia, déficits del complemento, etc.) o profilaxis postexposición (contacto estrecho de un caso de enfermedad meningocócica por algunos de los serogrupos inmunoprevenibles). Las indicaciones no se alteran por el embarazo[30,31].
- **Hepatitis B.** Puede administrarse a mujeres embarazadas que están completando la pauta de vacunación iniciada antes de la concepción y que tienen un alto riesgo de contraer el VHB, o bien, tras una exposición a una fuente potencialmente contaminada con el virus.

- **Hepatitis A.** Tanto esta vacuna como la combinada HA y HB pueden administrarse durante el embarazo si existe la indicación[32].
- **Rabia.** Se puede administrar como profilaxis preexposición durante el embarazo si el riesgo es alto. La vacuna frente a la rabia se administrará tras una exposición de riesgo. Tanto la administración de inmunoglobulina como la vacunación son seguras y efectivas en el embarazo[33,34].
- **Viajes a zonas de alto riesgo[35]:**
  - VPI. No efectos adversos de esta vacuna durante el embarazo ni en madre ni en feto, puede usarse si se recomendara.
  - Vacuna de polisacárido capsular frente a la fiebre tifoidea. Se puede administrar durante el embarazo[36].
  - Fiebre amarilla. No está contraindicada en embarazo, aunque no está libre de riesgos. Utilizar solo en casos de riesgo de contraer la infección es alto.

Tabla 3

Vacunación durante el embarazo

Vacunas recomendadas en situaciones especiales durante embarazo		
VACUNA	TIPO DE VACUNA	RECOMENDACIÓN
Hepatitis A	Inactivada	Exposición. Condiciones riesgo .Viaje a zonas endémicas
Hepatitis B	Proteína recombinación ADN	Exposción. Condiciones riesgo . Estancia prologada zonas endémicas
VN13 y VNP23	Polisacáridos (VNP) ó polisacáridos conjugados a proteína (VNC)	Condiciones de riesgo
Meningococo	Polisacáridos conjugados (Men C y MenACWY) Componentes proteicos (MenB)	Contacto estrecho con caso EMI Condiciones riesgo Viaje zona endémica
Poliomielitis (VPI)	Inactivada	Viajes zonas endémicas y riesgo ocupacional
Fiebre Amarilla	Atenuada	Viaje zonas endémicas
Rabia	Inactivada	Pre-exposición viaje riesgo Post-exposición si contacto riesgo
Fiebre Tifoidea (polisacárida)	Inactivada	Viaje zona endémica
Encefalitis japonesa	Inactivada	Viaje zona endémica
Encefalitis centroeuropea	Inactivada	Viaje zona endémicas con actividades al aire libre

Vacunas contraindicadas / no indicadas durante el embarazo		
VACUNA	TIPO DE VACUNA	CONSIDERACIONES
VPH	Inactivada	No se aconseja durante embarazo
Triple Vírica	Atenuada	
Tifoidea oral	Atenuada	Existe alternativa (vacuna inactivada)
Varicela	Atenuada	
BCG	Atenuada	
Gripe intranasal	Atenuada	Existe alternativa (vacuna inactivada)

Fuente: Elaboración propia
Fuente de datos: https://www.sanidad.gob.es/profesionales/saludPublica/prevPromocion/vacunaciones/programasDeVacunacion/riesgo/docs/VacGruposRiesgo_todas_las_edades.pdf

Cuando el riesgo es bajo, pero la vacunación es un requisito de viaje internacional, la mujer embarazada puede solicitar una exención médica a la vacunación[37].

La transmisión de los virus atenuados de las vacunas desde personas inmunocompetentes es excepcional, así que los contactos estrechos pueden recibir vacunas vivas atenuadas[38].

9.3.3 Puerperio (lactancia materna)

No hay evidencia de perjuicio en la salud del lactante en la vacunación materna con vacunas de virus vivos, a excepción de la vacuna de fiebre amarilla[45], siendo posible la vacunación con vacunas atenuadas e inactivadas en caso de necesidad[16].

La vacuna frente a la rabia se administrará tras una exposición de riesgo. Tanto la administración de inmunoglobulina como la vacunación son seguras y efectivas durante la lactancia[33].

La vacuna contra la fiebre amarilla se debe evitar, ya que los lactantes amamantados por mujeres vacunadas corren el riesgo de desarrollar enfermedad por el virus[45,46].

La lactancia materna no afecta negativamente al éxito o la seguridad de la vacunación. Las mujeres que reciban la vacuna triple vírica y varicela deberán evitar el embarazo en el mes siguiente.

Bibliografía

Vacunación entorno laboral

1. Instituto Nacional de Seguridad e Higiene en el Trabajo (INSHT). Guía técnica para la evaluación y prevención de los riesgos relacionados con la exposición a agentes biológicos. Real Decreto 664/1997. Ministerio de Empleo y Seguridad Social. Disponible en: http://www.insht.es/InshtWeb/Contenidos/Normativa/GuiasTecnicas/Ficheros/agen_bio.pdf. [Consultado 30 de mayo de 2022].

2. Ley 31/1995, de 8 de noviembre, de prevención de riesgos laborales. Publicado en BOE núm. 269, de 10 de noviembre de 1995, páginas 32590 a 32611. Sección I. Disposiciones generales. Disponible en: https://www.boe.es/diario_boe/txt.php?id=BOE-A-1995-24292 [Consultado 22 10 junio de 2022].

3. Real Decreto 664/1997, de 12 de mayo, sobre la protección de los trabajadores contra los riesgos relacionados con la exposición a agentes biológicos durante el trabajo. Publicado en: BOE núm. 124, de 24/05/1997. Disponible en: https://www.boe.es/buscar/act.php?id=BOE-A-1997-11144 [Consultado 22 junio de 2022].

4. Real Decreto 298/2009, de 6 de marzo, por el que se modifica el Real Decreto 39/1997, de 17 de enero, por el que se aprueba el Reglamento de los Servicios de Prevención, en relación con la aplicación de medidas para promover la mejora de la seguridad y de la salud en el trabajo de la trabajadora embarazada, que haya dado a luz o en período de lactancia. Publicado en BOE núm. 57, de 07/03/2009. Disponible en: https://www.boe.es/buscar/doc.php?id=BOE-A-2009-3905 [Consultado 22 enero de 2022].

5. Real Decreto 843/2011, de 17 de junio, por el que se establecen los criterios básicos sobre la organización de recursos para desarrollar la actividad sanitaria de los servicios de prevención. Disponible en: http://www.boe.es/boe/dias/2011/07/04/pdfs/BOE-A-2011-11428.pdf [Consultado 10 de junio de 2022].

6. Rebmann T, Arnold LD, Elliott MB, et al . Vaccination for child clients and employees in St Louis childcare agencies: Vaccine uptake and policies versus parents' perceptions. Am J Infect Control 2016; 44: 1010-1015.

7. The Australian Immunisation Handbook 10th Edition. 3.3 Groups with special vaccination requirements. Vaccination of persons at occupational risk. Disponible en: http://www.immunise.health.gov.au/internet/immunise/publishing.nsf/Content/Handbook10-home~handbook10part3~handbook10-3-3 [consultado 10 de junio de 2022].

8. Centro Nacional de Epidemiología. Plan Nacional de Eliminación del Sarampión y de la Rubéola. Informe anual 2016. Madrid. Junio de 2017.

Disponible en: http://www.isciii.es/ISCIII/es/contenidos/fd-servicios-cientifico-tecnicos/fd-vigilancias-alertas/fdenfermedades/fd-enfermedades-preveniblesvacunacion/pdf_2016/Vigilancia_SAR_RUB_2016._Act.pdf [Consultado 22 de junio de 2022].

9. Grupo de trabajo hepatitis A 2017 de la Ponencia de Programa y Registro de Vacunaciones. Recomendaciones de vacunación frente a hepatitis A en grupos de riesgo. Comisión de Salud Pública del Consejo Interterritorial del Sistema Nacional de Salud. Ministerio de Sanidad, Servicios Sociales e Igualdad, abril 2017. Disponible en: http://msssi.es/profesionales/saludPublica/prevPromocion/vacunaciones/docs/Recomend_HepatitisA.pdf [consultado 22 de junio de 2022].

10. Viswanathan U, Beaumont A, O'Moore E, et al. Hepatitis B transmission event in an-English prison and the importance of immunization. J Public Health (Oxf) 2011; 33: 193-196.

11. Moller L, Stöver H, Jürgens R, et al. Health in prisons. A WHO guide to the essentials in prison health. WHO Regional Office for Europe 2007. Disponible en: http://www.euro.who.int/__data/assets/pdf_file/0009/99018/E90174.pdf [consultado 22 junio de 2022].

12. Sequera VG, Bayas JM. Vacunación en población encarcelada. Una revisión. Rev Esp Sanid Penit 2012; 14: 99-105.

13. Department of Health. Health Protection Agency. Prevention of communicable disease and infection control in prisons and places of detention. A manual for healthcare workers and other staff. 2011, review 2013. Disponible en: http://www.arasa.info/files/3014/2649/8570/Prevention_of_infection_communicable_disease_control_in_prisons_and_places_of_detention.pdf [consultado 22 diciembre 2021].

14. Grupo de trabajo de vacunación de adultos de la Ponencia de Programa y Registro de Vacunaciones. Vacunación en adultos. Recomendaciones. Comisión de Salud Pública del Consejo Interterritorial del Sistema Nacional de Salud. Ministerio de Sanidad y Consumo, septiembre 2004. Disponible en: http://www.msssi.gob.es/profesionales/saludPublica/prevPromocion/vacunaciones/docs/recoVacunasAdultos.pdf [consultado el 10 de junio de 2022].

15. Grupo de trabajo de la Ponencia de Programa y Registro de Vacunaciones. Recomendaciones de utilización de vacunas frente a Hepatitis B para adultos en situación de problemas de suministro. Comisión de Salud Pública del Consejo Interterritorial del Sistema Nacional de Salud. Ministerio de Sanidad, Servicios Sociales e Igualdad, julio 2017. Disponible en: https://www.msssi.gob.es/profesionales/saludPublica/prevPromocion/vacunaciones/docs/Recomend_HepatitisB_Problema_suministro.pdf [consultado 27 junio de 2022].

16. Grupo de trabajo recomendaciones Td 2017 de la Ponencia de Programa y Registro de Vacunaciones. Recomendaciones de utilización de vacunas Td. Comisión de Salud Pública del Consejo Interterritorial 5. Entorno laboral Vacunación en grupos de riesgo de todas las edades y en determinadas situaciones 130 del Sistema Nacional de Salud. Ministerio de Sanidad, Servicios Sociales e Igualdad, marzo 2017. Disponible en: http://www.msssi.gob.es/ciudadanos/proteccionSalud/vacunaciones/docs/TetanosDifteria_2017.pdf [consultado el 10 de junio de 2022].

17. Grupo de trabajo de vacunación en trabajadores sanitarios de la Ponencia de Programa y Registro de Vacunaciones. Vacunación en trabajadores sanitarios. Comisión de Salud Pública del Consejo Interterritorial del Sistema Nacional de Salud. Ministerio de Sanidad, Servicios Sociales e Igualdad, abril 2017. Disponible en: http://msssi.es/profesionales/saludPublica/prevPromocion/vacunaciones/home.htm [consultado 27 de junio de 2022].

18. Liang JL, Tiwari T, Moro P, et al. Prevention of Pertussis, Tetanus, and Diphtheria with Vaccines in the United States: Recommendations of the Advisory Committee on Immunization Practices (ACIP). MMWR Recomm Rep 2018; 67:1-44.

19. Ponencia de Programa y Registro de Vacunaciones. Recomendaciones de Vacunación frente a la Gripe. Temporada 2017-2018. Comisión de Salud Pública del Consejo Interterritorial del Sistema Nacional de Salud. Ministerio de Sanidad, Servicios Sociales e Igualdad, julio de 2017. Disponible en: http://msssi.es/profesionales/saludPublica/prevPromocion/vacunaciones/home.htm [consultado 27 de junio de 2022].

20. European Commission. Safety of tattoos and permanent make-up. Final report. 2016. Disponible en: file:///D:/Usuarios/alimia/Downloads/fr_tattoos%20(1).pdf [consultado el 20 marzo de 2018].

21. Jafari S, Buxton JA, Afshar K, Copes R, et al. Tattooing and risk of hepatitis B: A systematic review and meta-analysis. Can J Public Health 2012; 103: 207-212.

22. Yang S, Wang D, Zhang Y, et al. Transmission of hepatitis B and C virus infection through body piercing. Medicine 2015; 94: e1893.

23. Urbanus AT, van den Hoek A, Boonstra A, et al. People with multiple tattoos and/or piercings are not at increased risk for HBV or HCV in the Netherlands. PLOS ONE 2011; 6: e24736.

24. Ministerio de Sanidad, Servicios Sociales e Igualdad. Listado de decretos autonómicos que regulan los establecimientos no sanitarios destinados a la práctica de tatuajes, micropigmentación, piercing u otras técnicas similares. Disponible en: https://www.msssi.gob.es/ciudadanos/enfLesiones/enfTransmisibles/hepatitisC/estadisticas/docs/Listado_DecretosAutonomicos_tatuajes_piercing_yotrastecnicas.pdf [consultado el 20 junio de 2022].

25. Centers for Disease Control and Prevention. CDC Interim Guidance for Workers who are Employed at Commercial Swine Farms: Preventing the Spread of Influenza A Viruses | Swine/Variant Influenza (Flu) CDC, 2017. Disponible en: https://www.cdc.gov/flu/swineflu/guidance-commercial-pigs.htm [consultado el 30 junio de 2022].

26. Occupational Safety and Health Administration. Influenza in workers and pigs: guidance for commercial swine farmers and pork producers U.S.A.: OSHA U.S.Department of Labor. Disponible en: https://www.osha.gov/Publications/influenza-workers-pigs-factsheet.pdf [consultado el 30 junio de 2022].

27. National Institute for Occupational Safety and Health (NIOSH). Protecting Poultry Workers from Avian Influenza (Bird Flu). CDC; 2008. Disponible en: https://www.cdc.gov/niosh/docs/2008-128/pdfs/2008-128.pdf [consultado el 30 junio de 2022].

28. European Centre for Disease Prevention and Control. Rapid risk assessment: Outbreaks of highly pathogenic avian influenza A(H5N8) in Europe. Stockholm: ECDC; 2016. Disponible en: https://ecdc.europa.eu/sites/portal/files/media/en/publications/Publications/risk-assessment-avianinfluenza-H5N8-europe.pdf [consultado el 30 junio de 2022].

29. European Centre for Disease Prevention and Control. Guidance priority risk groups for influenza vaccination. Stockholm: ECDC; 2008. Disponible en: https://ecdc.europa.eu/sites/portal/files/media/en/publications/Publications/0808_GUI_Priority_Risk _Groups_for_Influenza_Vaccination.pdf [consultado el 30 junio de 2022].

30. World Health Organization. Summary of key information practical to countries experiencing outbreaks of A(H5N1) and other subtypes of avian influenza. WHO; 2016. Disponible en: http://apps.who.int/iris/bitstream/handle/10665/246251/WHO-OHE-PED-GIP-EPI-2016.1-eng.pdf;jsessionid=835072121382E70174E897F31737BB97?sequence=1 [consultado el 30 junio de 2018].

31. Ministerio de Sanidad, Servicios Sociales e Igualdad. Plan nacional de preparación y respuesta ante una pandemia de gripe. Protocolo de actuación para trabajadores y personas expuestas a animales infectados por virus de gripe con potencial pandémico, actualización 2017. Disponible en: https://www.msssi.gob.es/ciudadanos/enfLesiones/enfTransmisibles/docs/Protocolo_trabajadores_e xpuestos_a_gripe_aviar_4.01.2017doc.pdf

32. Comisión de Salud Pública del Consejo Interterritorial del Sistema Nacional de Salud. Recomendaciones de vacunación frente a la gripe. Temporada 2017-2018. Disponible en: http://www.msssi.gob.es/profesionales/saludPublica/prevPromocion/vacunaciones/docs/Recomendaciones_vacunacion_gripe.pdf

Personas con conductas de riesgo

1. Young RM, Meyer I. The trouble with 'MSM' and 'WSW': erasure of the sexual minority person in public health discourse. Am J Public Health 2005. 95: 1144–1149.

2. Marcus U, Hickson F, Weatherburn P, et al. Estimating the size of the MSM populations for 38 European countries by calculating the survey-surveillance discrepancies (SSD) between self-reported new HIV diagnoses from the European MSM internet survey (EMIS) and surveillance-reported HIV diagnoses among MSM in 2009. BMC Public Health 2013; 13: 919.

3. Ministerio de Sanidad y Política Social, Plan de Calidad del SNS. Resumen Ejecutivo de la Encuesta Nacional de Salud Sexual (2009). Ministerio de Sanidad, Servicios Sociales e Igualdad; 2009. Disponible en: http://www.msc.es/organizacion/sns/planCalidadSNS/pdf/equidad/EncuestaNacionaSaludSexual2009/resumenEjecutivoEncuestaSaludSexual_2009.pdf [consultado el 5 de junio de 2022].

4. Remis RS, Liu J, Loutfy MR, Tharao W, et al. Prevalence of sexually transmitted viral and bacterial infections in HIV-positive and HIV-negative men who have sex with men in Toronto. PLOS ONE 2016; 11, e0158090.

5. Urbanus AT, van Houdt R, van de Laar TJ, et al. Viral hepatitis among men who have sex with men, epidemiology and public health consequences. Euro Surveill 2009; 14. pii: 19421.

6. World Health Organization. Hepatitis A. Fact sheet No 328. Geneva: WHO. Disponible en: http://www.who.int/mediacentre/factsheets/fs328/en/index.html [consultado el 2 de junio de 2017].

7. Coutinho RA, Albrecht-van Lent P, Lelie N, et al T. Prevalence and incidence of hepatitis A among male homosexuals. Br Med J (Clin Res Ed) 1983; 287: 1743-1745.

8. Sfetcu O, Irvine N, Ngui SL, et al. Hepatitis A outbreak predominantly affecting men who have sex with men in Northern Ireland, October 2008 to July 2009. Euro Surveill 2011; 16:19808.

9. Stene-Johansen K, Tjon G, Schreier E, et al. Molecular epidemiological studies show that hepatitis A virus is endemic among active homosexual men in Europe. J Med Virol 2007; 79: 356-365.

10. Tortajada C, de Olalla PG, Diez E, et al. Hepatitis A among men who have sex with men in Barcelona, 1989-2010: insufficient control and need for new approaches. BMC Infect Dis 2012; 12: 11.

11. Werber D, Michaelis K, Hausner M, et al. Ongoing outbreaks of hepatitis A among men who have sex with men (MSM), Berlin, November 2016 to January 2017 - linked to other German cities and European countries. Euro Surveill 2017; 22: 30457.

12. European Centre for Disease Prevention and Control. Hepatitis A outbreaks in the EU/EEA mostly affecting men who have sex with men - first update, 23 February 2017. Stockholm: ECDC; 2017. Disponible en: http://ecdc.europa.eu/en/publications/Publications/16-02-2017-RRA%20UPDATE%201- Hepatitis %20A-United %20Kingdom.pdf [Consultado el 20 de mayo de 2017].

13. Simon MS, Weiss D, Gulick RM. Invasive meningococcal disease in men who have sex with men. Ann Intern Med 2013; 159: 300-301.

15. Marcus U, Vogel U, Schubert A, et al. A cluster of invasive meningococcal disease in young men who have sex with men in Berlin, October 2012 to May 2013. Euro Surveill 2013; 18(28):pii=20523.

16. Schmink S, Watson JT, Coulson GB, et al. Molecular epidemiology of Neisseria meningitidis isolates from an outbreak of meningococcal disease among men who have sex with men, Chicago, Illinois, 2003. J Clin Microbiol 2007; 45: 3768-3770.

17. Tsang RS, Kiefer L, Law DK, et al. Outbreak of serogroup C meningococcal disease caused by a variant of Neisseria meningitidis serotype 2a ET-15 in a community of men who have sex with men. J Clin Microbiol 2003; 41: 4411-4414.

18. Folaranmi TA, Kretz CB, Kamiya H, et al. Increased risk for meningococcal disease among men who have sex with men in the United States, 2012-2015. Clin Infect Dis 2017; 65: 756-763.

19. Stier EA, Chigurupati NL, Fung L. Prophylactic HPV vaccination and anal cancer. Hum Vaccin Immunother 2016; 2: 1–4.

20. Sauvageau C, Dufour-Turbis C. HPV vaccination for MSM: synthesis of the evidence and recommendations from the Quebec Immunization Committee. Hum Vaccin Immunother 2017; 12, 1560–1665.

21. Australian Government, Department of Health. The Australian Immunisation Handbook 10th edition (updated march 2017) Chapter 4.6 Human Papillomavirus. Disponible en: http://www.immunise.health.gov.au/internet/immunise/publishing.nsf/Content/Handbook10-home~handbook10part4~handbook10-4-6 [consultado el 05 junio 2022].

22. Kirby T. UK committee recommends HPV vaccination for MSM. Lancet Oncol 2015; 16: e7.

23. Grupo de trabajo de vacunación de adultos de la Ponencia de Programa y Registro de Vacunaciones. Vacunación en adultos. Recomendaciones. Comisión de Salud Pública del Consejo Interterritorial del Sistema Nacional de Salud. Ministerio de Sanidad y Consumo, septiembre 2004. Disponible en: http://www.msssi.gob.es/profesionales/saludPublica/prevPromocion/vacunaciones/docs/recoVacunasAdultos.pdf [consultado el 10 de octubre de 2017].

24. Kim DK, Riley LE, Harriman KH, et al. Advisory Committee on Immunization Practices Recommended Immunization Schedule for Adults Aged 19 Years or Older - United States, 2017. MMWR Morb Mortal Wkly Rep 2017; 66:136-138.

25. Australian Government Departament of Health. The Australian Immunisation Handbook 10th Edition. Part 3.3.10 Vaccination of men who have sex with men. Disponible en: http://www.health.gov.au/internet/immunise/publishing.nsf/content/Handbook10-home~handbook10part3~handbook10-3-3#3-3-10 [consultado el 10 junio 2022].

26. Grupo de trabajo hepatitis A 2017 de la Ponencia de Programa y Registro de Vacunaciones. Recomendaciones de vacunación frente a hepatitis A en grupos de riesgo. Comisión de Salud Pública del Consejo Interterritorial del Sistema Nacional de Salud. Ministerio de Sanidad, Servicios Sociales e Igualdad, abril 2017. Disponible en: http://msssi.es/profesionales/saludPublica/prevPromocion/vacunaciones/docs/Recomend_HepatitisA.pdf [consultado 05 junio de 2022].

27. Public Health England. Guidance. HPV vaccination pilot for men who have sex with men (MSM). May 2016. Disponible en: https://www.gov.uk/government/publications/hpv-vaccination-pilot-for-menwho-have-sex-with-men-msm [consultado el 11 de mayo de 2017].

28. Public Health Agency of Canada. Canada Immunization Guide. Part 4: Active vaccines. Human Papillomavirus. Men who have sex with men. Update 2017. Disponible en: https://www.canada.ca/en/public-health/services/publications/healthy-living/canadianimmunization-guide-part-4-active-vaccines/page-9-human-papillomavirus-vaccine.html#a5_c [consultado el 10 junio de 2022].

29. Grupo de Trabajo Criterios 2011 de la Ponencia de Programa y Registro de Vacunaciones. Criterios de evaluación para fundamentar modificaciones en el Programa de Vacunación en España. Comisión de Salud Pública del Consejo Interterritorial del Sistema Nacional de Salud. Ministerio de Sanidad, Política Social e Igualdad, septiembre 2011. Disponible en: http://www.msssi.gob.es/profesionales/saludPublica/prevPromocion/vacunaciones/docs/Criterios_ProgramaVacunas.pdf [consultado el 10 de junio de 2022].

30. Ministerio de Sanidad, Servicios Sociales e Igualdad. Observatorio Español de las Drogas y las Adicciones. Informe 2017. Alcohol, tabaco y drogas ilegales en España. Disponible en: http://www.pnsd.msssi.gob.es/fr/profesionales/sistemasInformacion/informesEstadisticas/pdf/2017OEDA-INFORME.pdf [consultado 22 de junio de 2022].

31. Hahné SJ, White JM, Crowcroft NS, et al. Tetanus in injecting drug users, United Kingdom. Emerg Infect Dis 2006; 12: 709-710.

32. Grupo de trabajo recomendaciones Td 2017 de la Ponencia de Programa y Registro de Vacunaciones. Recomendaciones de utilización de vacunas Td. Comisión de Salud Pública del Consejo Interterritorial del Sistema Nacional de Salud. Ministerio de Sanidad, Servicios Sociales e Igualdad, marzo 2017. Disponible en: https://www.msssi.gob.es/ciudadanos/proteccionSalud/vacunaciones/docs/TetanosDifteria_2017.pdf [consultado 20 junio de 2022].

33. Australian Technical Advisory Group on Immunisation (ATAGI). The Australian immunisation handbook 10th ed (2017 update). Canberra: Australian Government Department of Health, 2017. Part 3.3.11 Vaccination of persons who inject drugs. Disponible en: http://www.immunise.health.gov.au/internet/immunise/publishing.nsf/Content/Handbook10-home~handbook10part3~handbook10-3-3#3-3-11 [consultado 10 de junio de 2022]

Mujeres edad fértil, embarazadas y puerperio

1. Englund JA. The influence of maternal immunization on infant immune responses. J Comp Pathol 2007; 137 Suppl 1: S16-19.

2. Coonrod DV, Jack BW, Boggess KA, et al. The clinical content of preconcep-

tion care: immunizations as part of preconception care. Am J Obstet Gynecol 2008; 199: S290-295

3. Grupo de trabajo de vacunación de adultos de la Ponencia de Programa y Registro de Vacunaciones. Vacunación en adultos. Recomendaciones año 2004. Comisión de Salud Pública del Consejo Interterritorial del Sistema Nacional de Salud. Ministerio de Sanidad y Consumo, septiembre 2004. Disponible en: http://www.msssi.gob.es/profesionales/saludPublica/prevPromocion/vacunaciones/docs/recoVacunasAdultos.pdf [consultado el 10 de octubre de 2021].

4. Centers for Disease Control and Prevention. Prevention of measles, rubella, congenital rubella syndrome, and mumps, 2013: summary recommendations of the Advisory Committee on Immunization Practices (ACIP). MMWR Recomm Rep 2013; 62:1-34.

5. WHO. Weekly epidemiological record. Rubella vaccines: WHO position paper. 2011; 86: 301–316

6. Centro Nacional de Epidemiología. Plan Nacional de Eliminación del Sarampión y de la Rubéola. Informe anual 2016. Madrid. Junio de 2017. Disponible en: http://www.isciii.es/ISCIII/es/contenidos/fd-servicios-cientifico-tecnicos/fd-vigilancias-alertas/fdenfermedades/fd-enfermedades-preveniblesvacunacion/pdf_2016/Vigilancia_SAR_RUB_2016._Act.pdf [Consultado 4 mayo 2018].

7. Kakoulidou M, Forsgren M, Lewensohn-Fuchs I, et al. Serum levels of rubella-specific antibodies in Swedish women following three decades of vaccination programmes. Vaccine 2010; 28: 1002-1007.

8. Hahné S, Macey J, van Binnendijk R, et al. Rubella outbreak in the Netherlands, 2004-2005: high burden of congenital infection and spread to Canada. Pediatr Infect Dis J 2009; 28: 795-800.

9. Dubé E, Laberge C, Guay M, et al. Vaccine hesitancy: an overview. Hum Vaccin Immunother 2013; 9: 1763-1773.

10. Grupo de trabajo recomendaciones Td 2017 de la Ponencia de Programa y Registro de Vacunaciones. Recomendaciones de utilización de vacunas Td.

Comisión de Salud Pública del Consejo Interterritorial del Sistema Nacional de Salud. Ministerio de Sanidad, Servicios Sociales e Igualdad, marzo 2017. Disponible en: http://www.msssi.gob.es/ciudadanos/proteccionSalud/vacunaciones/docs/TetanosDifteria_2017.pdf [consultado el 10 de junio de 2022].

11. Grupo de trabajo de la Ponencia de Programa y Registro de Vacunaciones. Revisión del Calendario de Vacunación. Comisión de Salud Pública del Consejo Interterritorial del Sistema Nacional de Salud. Ministerio de Sanidad, Servicios Sociales e Igualdad, marzo 2016. Disponible en: http://www.msssi.gob.es/profesionales/saludPublica/prevPromocion/vacunaciones/docs/Revision_CalendarioVacunacion.pdf [consultado el 10 de junio de 2022].

12. Grupo de trabajo de la Ponencia de programas y registro de vacunaciones. Recomendaciones de utilización de vacunas frente a hepatitis B para adultos en situación de problemas de suministro. Comisión de Salud Pública del Consejo Interterritorial del Sistema Nacional de Salud. Ministerio de Sanidad, Servicios Sociales e Igualdad, julio 2017. Disponible en: https://www.msssi.gob.es/profesionales/saludPublica/prevPromocion/vacunaciones/docs/Recomend_HepatitisB_Problema_suministro.pdf [consultado el 5 de junio de 2022].

13. Grupo de trabajo vacunación frente a neumococo en grupos de riesgo 2015 de la Ponencia de Programas y Registro de Vacunaciones. Utilización de la vacuna frente a neumococo en grupos de riesgo. Comisión de Salud Pública del Consejo Interterritorial del Sistema Nacional de Salud. Ministerio de Sanidad, Servicios Sociales e Igualdad, mayo 2015. Disponible en: http://msssi.es/profesionales/saludPublica/prevPromocion/vacunaciones/docs/Neumococo_Gruposri esgo.pdf [consultado el 5 de junio de 2022].

14. Ponencia de Programas y Registro de Vacunaciones. Revisión de las recomendaciones de vacunación frente a varicela en grupos de riesgo. Comisión de Salud Pública del Consejo Interterritorial del Sistema Nacional de Salud. Ministerio de Sanidad, Servicios Sociales e Igualdad, mayo 2015. Disponible en: http://msssi.es/profesionales/saludPublica/prevPromocion/vacunaciones/docs/Recomend_Varicela_G ruposriesgo.pdf [consultado el 10 de junio de 2022].

15. Grupo de trabajo de la Ponencia de Programa y Registro de Vacunaciones. Recomendaciones de vacunación frente a hepatitis A en grupos de riesgo. Comisión de Salud Pública del Consejo Interterritorial del Sistema Nacional, abril 2017. Disponible en: http://www.msssi.gob.es/profesionales/saludPublica/prevPromocion/vacunaciones/docs/Recomend_HepatitisA.pdf [consultado el 22 de junio de 2022].

16. American College of Obstetricians and Gynecologists. ACOG Committee Opinion. Obstetrics & Gynecology 2018;131:e214-e217.

17. Grohskopf LA, Sokolow LZ, Broder KR, et al. Prevention and control of seasonal influenza with vaccines: recommendations of the Advisory Committee on Immunization Practices — United States, 2017–18 influenza season. MMWR Recomm Rep 2017; 66: 1-20.

18. Mosby LG, Rasmussen SA, Jamieson DJ. 2009 pandemic influenza A (H1N1) in pregnancy: a systematic review of the literature. Am J Obstet Gynecol 2011; 205:10-18. 7. Mujeres en edad fértil, embarazadas y puerperio Vacunación en grupos de riesgo de todas las edades y en determinadas situaciones 144

19. Luteijn JM, Brown MJ, Dolk H. Influenza and congenital anomalies: a systematic review and metaanalysis. Hum Reprod 2014; 29: 809-823.

20. Meijer WJ, van Noortwijk AG, Bruinse HW, et al. Influenza virus infection in pregnancy: a review. Acta Obstet Gynecol Scand 2015; 94:797-819.

21. Fell DB, Azziz-Baumgartner E, Baker MG, et al. Influenza epidemiology and immunization during pregnancy: Final report of a World Health Organization working group. Vaccine 2017; 35: 5738-5750.

22. Omer SB, Clark DR, Aqil AR, et al. Maternal influenza immunization and prevention of severe clinical pneumonia in young infants: analysis of randomized controlled trials conducted in Nepal, Mali and South Africa. Pediatr Infect Dis J 2018; 37: 436-440.

23. Nunes MC, Cutland CL, Jones S, et al. Duration of infant protection against influenza illness conferred by maternal immunization: secondary analysis of a randomized clinical trial. JAMA Pediatr 2016; 170: 840-847.

24. Nunes MC, Cutland CL, Jones S, et al. Efficacy of maternal influenza vaccination against all-cause lower respiratory tract infection hospitalizations in young infants: results from a randomized controlled trial. Clin Infect Dis 2017; 65: 1066-1071.

25. Grupo de Trabajo tosferina 2015 de la Ponencia de Programa y Registro de Vacunaciones. Adenda al programa de vacunación frente a tosferina en España: vacunación en el embarazo. Comisión de Salud Pública del Consejo Interterritorial del Sistema Nacional de Salud. Ministerio de Sanidad, Servicios Sociales e Igualdad, junio 2015. Disponible en: http://www.msssi.gob.es/profesionales/saludPublica/prevPromocion/vacunaciones/docs/Adenda_Tos FerinaEmbarazo.pdf [consultado el 10 de junio de 2022].

26. Forsyth K, Plotkin S, Tan T, et al. Strategies to decrease pertussis transmission to infants. Pediatrics 2015; 135: e1475-82.

27. Quiambao BP, Nohynek HM, Käyhty H, et al. Immunogenicity and reactogenicity of 23-valent pneumococcal polysaccharide vaccine among pregnant Filipino women and placental transfer of antibodies. Vaccine 2007; 25: 4470-4477.

28. Ficha técnica de Prevenar 13. Disponible en: https://www.aemps.gob.es/cima/pdfs/es/ft/09590002/FT_09590002.pdf [consultado el 10 de junio de 2022].

29. Chu HY, Englund JA. Maternal immunization. Clin Infect Dis 2014; 59: 560-568.

30. Cohn AC, MacNeil JR, Clark TA, et al. Prevention and control of meningococcal disease: recommendations of the Advisory Committee on Immunization Practices (ACIP). MMWR Recomm Rep 2013; 62: 1-28.

31. Zheteyeva Y, Moro PL, Yue X, et al. Safety of meningococcal polysaccharide-protein conjugate vaccine in pregnancy: a review of the Vaccine Adverse Event Reporting System. Am J Obstet Gynecol 2013; 208: 478.e1-6.

32. Moro PL, Museru OI, Niu M, et al. Reports to the Vaccine Adverse Event Reporting System after hepatitis A and hepatitis AB vaccines in pregnant women. Am J Obstet Gynecol 2014; 210: 561.e1-6.

33. World Health Organisation. Rabies vaccines: WHO position paper. Wkly Epidemiol Rec 2018; 93: 201– 220.

34. Sudarshan MK, Giri MS, Mahendra BJ, et al. Assessing the safety of post-exposure rabies immunization in pregnancy. Hum Vaccin 2007; 3: 87-89.

35. Ministerio de Sanidad, Servicios Sociales e Igualdad. Sanidad Exterior. Viajeros: «La salud también viaja». Disponible en: https://www.msssi.gob.es/profesionales/saludPublica/sanidadExterior/salud/home.htm [consultado el 22 de junio de 2022].

36. Sulaiman K, Sarwari AR. Culture-confirmed typhoid fever and pregnancy. Int J Infect Dis 2007; 11: 337- 341.

37. Staples JE, Gershman M, Fischer M, et al. Centers for Disease Control and Prevention (CDC). Yellow fever vaccine: recommendations of the Advisory Committee on Immunization Practices (ACIP). MMWR Recomm Rep 2010; 59:1-27.

38. Immunization in special clinical circumstances. Pregnancy. In: Pickering LK, Baker CJ, Kimberlin DW, Long SS, eds. Red Book: 2012 Report of the Committee on Infectious Diseases, 29th ed. Elk Grove Village, IL. American Academy of Pediatrics; 2012: 71-74.

39. Markowitz LE, Dunne EF, Saraiya M, et al. Human Papillomavirus vaccination: recommendations of the Advisory Committee on Immunization Practices (ACIP). MMWR Recomm Rep 2014; 63: 1-30.

40. Moro PL, Zheteyeva Y, Lewis P, et al. Safety of quadrivalent human. Papillomavirus vaccine (Gardasil) in pregnancy: adverse events among non-manufacturer reports in the Vaccine Adverse Event Reporting System, 2006-2013. Vaccine 2015; 33: 519–522.

41. Goss MA, Lievano F, Buchanan KM, et al. Final report on exposure during pregnancy from a pregnancy registry for quadrivalent human papillomavirus vaccine. Vaccine 2015; 33: 3422–3428.

42. Scheller NM, Pasternak B, Mølgaard-Nielsen D, et al. Quadrivalent HPV Vaccination and the Risk of Adverse Pregnancy Outcomes. N Eng J Med 2017; 376: 1223-1333.

43. Bonde U, Joergensen J, Lamont R, et al. Is HPV vaccination in pregnancy safe? Hum Vaccin Immunother 2016; 12: 1960-1964.

44. Panagiotou OA, Befano BL Gonzalez P, et al. Effect of bivalent human papillomavirus vaccination on pregnancy outcomes: long term observational follow-up in the Costa Rica HPV Vaccine Trial. Br Med J 2015; 351:h4705.

45. Sachs HC, Committee On Drugs. The transfer of drugs and therapeutics into human breast milk: an update on selected topics. Pediatrics 2013; 132: e796-809.

46. Centers for Disease Control and Prevention (CDC). Transmission of yellow fever vaccine virus through breast-feeding - Brazil, 2009. MMWR Morb Mortal Wkly Rep 2010; 59: 130-132.

CAPÍTULO 10

VACUNACIÓN FRENTE A GRIPE Y NEUMOCOCO

Guadalupe Fontán Vinagre, María Enríquez Jiménez

VÍDEO DE PRESENTACIÓN DE LOS AUTORES:
VACUNACIÓN FRENTE A GRIPE Y NEUMOCOCO

CAPÍTULO 10

VACUNACIÓN FRENTE A GRIPE Y NEUMOCOCO

Guadalupe Fontán Vinagre, María Enríquez Jiménez

10.1 Introducción

La gripe y el neumococo son dos de las principales infecciones respiratorias que provocan un importante problema de salud, tanto por la mortalidad que pueden provocar de forma directa o indirecta como por las complicaciones que puede ocasionar y los costes económicos y sociales que origina.

La gripe está causada por el virus influenza, un ARN virus de la familia *Orthomyxoviridae*. Existen tres tipos de virus de la gripe: A, B y C, y de ellos, los tipos A y B pueden causar epidemias estacionales en humanos.

Suele cursar con un cuadro de aparición brusca con fiebre (entre 38 y 40 °C), de unos 3 a 7 días de duración, acompañado de cefalea, tos generalmente seca, falta de apetito, dolor muscular o corporales y malestar general. El curso de la gripe puede ser leve o grave dependiendo de varios factores y condiciones como la edad, el estado inmunitario, la presencia de comorbilidades o la cepa de gripe estacional. En la mayoría de las personas se resuelve en un número limitado de días, pero la edad avanzada y algunas patologías predisponen a las complicaciones: afecciones crónicas pulmonares, cardiovasculares o metabólicas como la diabetes o la insuficiencia renal, así como diferentes déficits inmunitarios[1,2].

Las vías de transmisión de los virus catarrales son por contacto directo, a través de gotas en aerosol cargadas de virus (procedentes de secreción nasal, bronquial o saliva), emitidas al toser, estornudar o hablar («gotas de Flügge» y «corpúsculos de Wells») o por contacto indirecto al tocarse la boca, la nariz o los ojos después de tocar una superficie que esté contaminada con dichas gotas[1]. El periodo de transmisión va desde un día antes del comienzo de los síntomas hasta de tres a siete después, aunque en los niños este periodo puede ser más largo. Es importante recalcar que las personas infectadas pueden transmitir el virus, aunque no se tenga síntomas[3].

A pesar de ser procesos infecciosos de carácter estacional y cuya incidencia varía considerablemente de unas temporadas a otras, se han convertido en un problema de salud pública de primera magnitud, especialmente debido al aumento de la mortalidad asociada a ellos, así como a los costes directos e indirectos que generan en el sistema sanitario, pues son las causas más frecuentes de absentismo laboral y escolar[1,4].

A nivel mundial se estima que cada año mueren hasta 650.000 personas por causas relacionadas con la gripe. En España, durante la temporada 2019-2020, 619.000 personas acudieron a las consultas de atención primaria por gripe, hubo 27.700 hospitalizaciones con gripe confirmada por ensayos de laboratorio, 1800 ingresos en la UCI y 3900 muertes asociadas a la gripe[5]. Los datos actuales de vigilancia de la gripe deben interpretarse con cautela, ya que la pandemia de COVID-19 en curso ha influido en diversos grados en los comportamientos de búsqueda de asistencia sanitaria, los profesionales y rutinas en el seguimiento en los sitios centinela.

Figura 1

Comparación de los datos actuales de vigilancia de gripe con datos históricos OMS

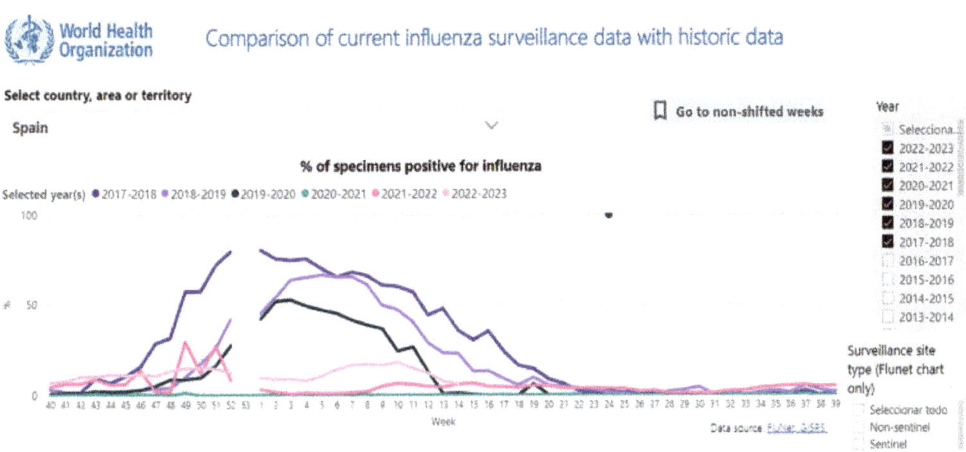

Fuente: OMS - https://n9.cl/eg7au. Consultado el 04/01/2023

En Europa, el Centro Europeo para el Control de Enfermedades (ECDC) coordina desde 2008 la Red de Vigilancia Europea de Gripe (European Influenza Surveillance Network [EISN]), con el objetivo principal de proporcionar información epidemiológica y virológica útil para la vigilancia de gripe estacional o pandémica, contribuyendo así a la formulación de recomendaciones y la adopción de medidas para el control de la enfermedad.

La vigilancia de la gripe en España se ha servido habitualmente de la ayuda de diversos sistemas y fuentes de información que permitían ofrecer una visión amplia del comportamiento de la enfermedad y de los virus gripales circulantes, tanto en el conjunto del Estado español como en cada comunidad autónoma CCAA[6].

El conjunto del Sistema de Vigilancia de Gripe y otros Virus Respiratorios en España (SVGE) englobaría las siguientes fuentes y sistemas de información:

- Vigilancia centinela de Infección respiratoria aguda (IRA) en Atención Primaria (IRAs).
- Vigilancia centinela de Infección respiratoria aguda grave (IRAG) en hospitales.
- Notificación de brotes de gripe.
- Exceso de mortalidad por todas las causas a partir del sistema de Monitorización de la Mortalidad diaria (MoMo) y EuroMOMO.
- Vigilancia internacional.

Otra patología respiratoria importante es la enfermedad neumocócica causada por la bacteria *Streptococcus pneumoniae* (neumococo) y que se manifiesta fundamentalmente en forma de meningitis, sepsis o neumonía. Aparece en personas sanas o debilitadas por comorbilidades (cardiopatías, neumopatías, nefropatías, diabetes, alcoholismo…) o convalecientes de procesos infecciosos como la gripe y la COVID-19 que pueden incrementar de forma exponencial el riesgo ya elevado de por sí[7].

La neumonía neumocócica causa 9995 ingresos anuales en adultos en España (72 % en >65 años). La probabilidad de hospitalización de estos pacientes es de hasta 73 veces mayor en pacientes con otras comorbilidades, como ocurre de manera más frecuente en las personas de más edad. La tasa de letalidad en este grupo de edad es del 9,5 %[8].

Como hemos visto, las infecciones respiratorias suponen una causa importante de morbimortalidad en personas de edad avanzada, con comorbilidades o institucionalizadas, con gran repercusión en ingresos y estancias hospitalarias. Por ello, es muy importante prevenir infecciones víricas y bacterianas primarias y secundarias con el objetivo de reducir la carga de enfermedad sobre el sistema de salud y salvar vidas[9,10]. Para conseguirlo es fundamental implementar medidas preventivas y una de las más importantes es la vacunación, la cual además de prevenir infecciones tanto primarias como secundarias, evita el uso innecesario de antibióticos y otros medicamentos.

10.2 Vacunación frente a la gripe[11,12]

La vacunación es la medida más eficaz para prevenir la gripe y sus complicaciones. En la temporada 2019-2020 la vacunación evitó el 26 % de las hospitalizaciones, el 40 % de los ingresos en UCI y el 37 % de las defunciones atribuibles a la gripe en las personas de 65 años y mayores[5].

La vacunación antigripal tiene como objetivo reducir la mortalidad y morbilidad asociada a la gripe y el impacto de la enfermedad en la comunidad. No obstante, hay que destacar que los virus de la gripe tienen una elevada capacidad para variar sus antígenos de superficie (proteínas con especial relevancia en la capacidad del virus para infectar). Estas variaciones implican la aparición de nuevos virus de la gripe frente a los que el ser humano no tiene protección. Este es el motivo por el cual la vacuna debe actualizarse cada año, sumado a que los anticuerpos producidos por las personas gracias a la vacunación antigripal disminuyen con el tiempo.

A pesar de la necesidad de repetir la vacunación cada año, se trata de una vacuna muy segura y con alto impacto para evitar un alto porcentaje de las hospitalizaciones y muertes ocasionadas por la gripe.

La efectividad de dicha vacuna depende fundamentalmente de dos factores:

- La edad y el estado de salud de la persona vacunada.
- La similitud entre los virus de la gripe que está circulando y aquellos con los que se fabricó la vacuna.

Existe una variedad de vacunas contra la influenza estacional, pudiéndose dividir principalmente en vacunas inactivadas y vacunas vivas atenuadas. Cada año, la Agencia Española del Medicamento y Productos Sanitarios recoge las normas a seguir con respecto al cambio de cepas en las vacunas de la gripe para la campaña anual, siguiendo la última recomendación de la Organización Mundial de la Salud (OMS) y de los Centros para el Control de la Enfermedad y la Prevención (CDC) para la situación europea del año correspondiente y no se pueden dispensar vacunas antigripales con distinta composición de la indicada para cada campaña según el RD 726/1982, de 17 de marzo (BOE de 17 abril de 1982).

El sistema de vigilancia ayuda a determinar la composición de las vacunas, según el número de casos y los subtipos detectados se darán las recomendaciones para la siguiente temporada.

De tal manera que las vacunas antigripales se modifican todos los años para incluir las cepas más prevalentes (en general, 2 cepas del virus de la gripe tipo A y 1 o 2 del tipo B). A veces se usan vacunas ligeramente diferentes en los hemisferios norte y sur.

Figura 2

Número de especímenes positivos para influenza por subtipo

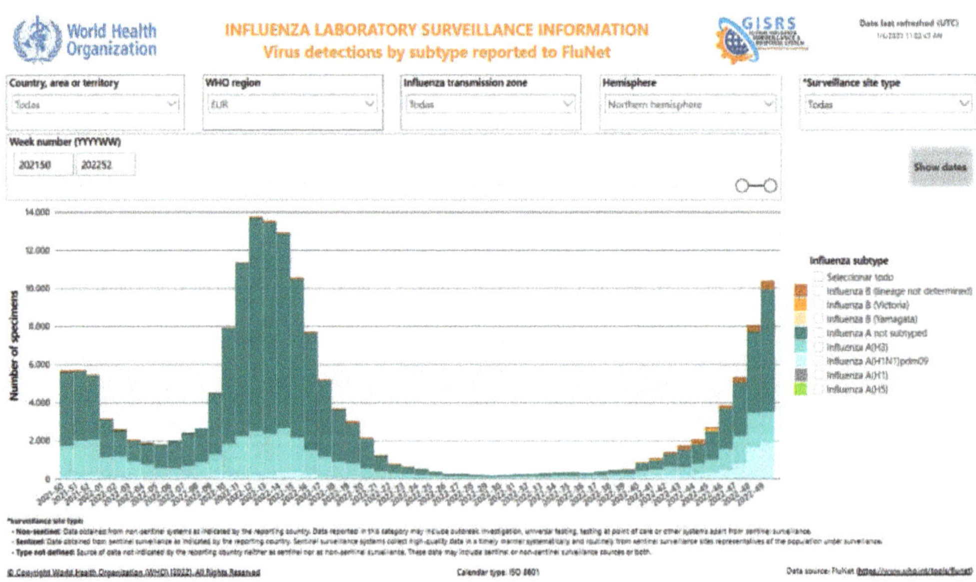

Fuente: OMS - https://n9.cl/eg7au. Consultado el 04/01/2023

Figura 3

Porcentaje de muestras respiratorias que dieron positivo para influenza por zona de transmisión de influenza

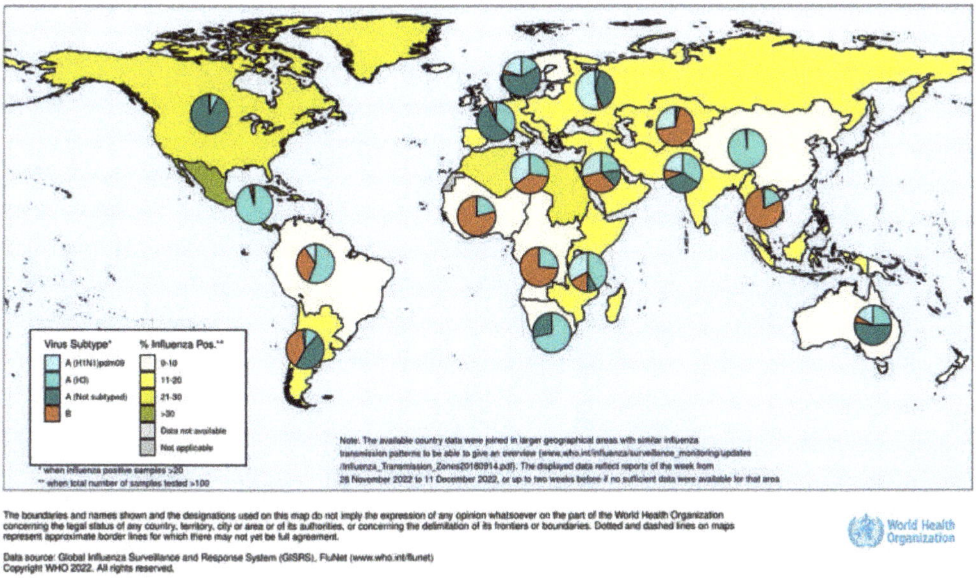

Fuente: OMS. Actualización Influenza N° 435. 22 de diciembre de 2022 https://www.who.int/publications/m/item/influenza-update-n-435. Consultado el 04/01/2023

En el mes de febrero de cada año, la OMS publica la composición de la vacuna para su utilización en el hemisferio norte, para los diferentes tipos de vacunas[13]. Actualmente, en España se comercializan vacunas tetravalentes inactivas y una vacuna de virus vivos atenuados.

Los anticuerpos se desarrollan aproximadamente dos semanas después de la vacunación y brindan protección contra la infección por los virus incluidos en las vacunas, que, según las investigaciones, podrían ser los más comunes durante la próxima temporada.

Se autorizan diferentes vacunas contra la influenza para diferentes grupos de edad. En general, las vacunas trivalentes están siendo reemplazadas gradualmente, en algunos países, por vacunas tetravalentes que cubren una cepa más del virus B adicional. Las vacunas tetravalentes contra la gripe incluyen:

- Vacunas tetravalentes contra la influenza de dosis estándar que se fabrican con virus cultivados en huevos.
- Vacuna contra la influenza tetravalente basada en células que contiene virus cultivado en cultivo celular y no contiene huevo.
- Vacuna tetravalente contra la gripe que usa un adyuvante que es una sustancia que ayuda a crear una respuesta inmunitaria más fuerte.
- Vacuna contra la influenza tetravalente de dosis alta que contiene una dosis más alta de antígeno para ayudar a crear una respuesta inmunitaria más fuerte,
- Vacuna viva atenuada contra la influenza que se administra por vía intranasal. La vacuna contra la influenza atenuada viva no debe administrarse a personas embarazadas, personas inmunodeprimidas y algunos otros grupos.

Figura 4

Composición recomendada de las vacunas antigripales para la temporada 2022-23 en el hemisferio norte

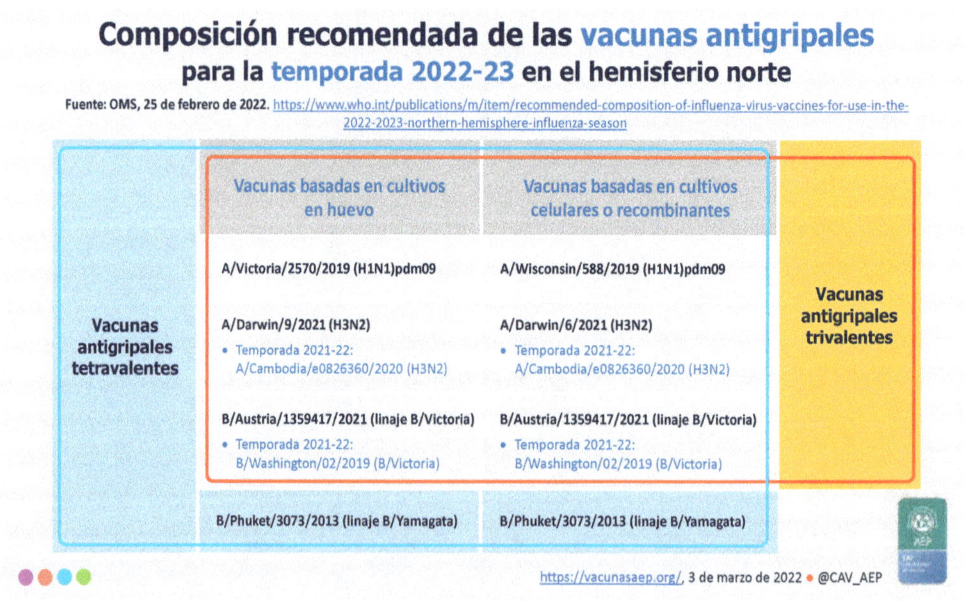

Fuente: CAV-AEP
https://vacunasaep.org/profesionales/noticias/gripe-oms-composicion-vacuna-2022-23

10.2.1 Grupos recomendados para la vacunación de la gripe[14]

El primer grupo que vamos a abordar es el de los mayores de 65 años en general, aunque se debe hacer énfasis en conseguir en especial la vacunación de las personas mayores, a partir de 65 años, que conviven en instituciones cerradas.

La Asociación Española de Pediatría, en sus recomendaciones de vacunación infantil, incluye la vacunación antigripal universal entre los 6 y 59 meses de edad. https://vacunasaep.org/profesionales/calendario-de-inmunizaciones-de-la-aep-2023

Recientemente, el Consejo Interterritorial del Sistema Nacional de Salud ha incluido en el Calendario Común de Vacunación a lo largo de toda la vida 2023, la vacunación frente a gripe en niños y niñas entre 6 y 59 meses, que deberá comenzar en la campaña 2023-24.

A continuación, está el grupo de personas con menos de 65 años, que presentan un alto riesgo de complicaciones derivadas de la gripe como son:

- Menores (a partir de los 6 meses) y adultos con enfermedades crónicas cardiovasculares, neurológicas o respiratorias, incluyendo displasia bronco-pulmonar, fibrosis quística y asma.
- Menores (a partir de los 6 meses) y adultos con:
  - Diabetes *mellitus*.
  - Obesidad mórbida (índice de masa corporal ≥40 en adultos, ≥35 en adolescentes o ≥3 DS en la infancia).
  - Enfermedad renal crónica y síndrome nefrótico.
  - Hemoglobinopatías y anemias.
  - Hemofilia, otros trastornos de la coagulación y trastornos hemorrágicos crónicos, así como receptores de hemoderivados y transfusiones múltiples.
  - Asplenia o disfunción esplénica grave.
  - Enfermedad hepática crónica, incluyendo alcoholismo crónico.
  - Enfermedades neuromusculares graves.
  - Inmunosupresión (incluyendo las inmunodeficiencias primarias y la originada por la infección por VIH, por fármacos –incluyendo tratamiento con eculizumab–, en los receptores de trasplantes y déficit de complemento).

- Cáncer y hemopatías malignas.
- Implante coclear o en espera del mismo.
- Fístula de líquido cefalorraquídeo.
- Enfermedad celíaca.
- Enfermedad inflamatoria crónica.
- Trastornos y enfermedades que conllevan disfunción cognitiva: síndrome de Down, demencias y otras.

En todo el grupo descrito anteriormente se hará un especial énfasis en aquellas personas que precisen seguimiento médico periódico o que hayan sido hospitalizadas en el año precedente.

- Menores entre los 6 meses y los 18 años, que reciben tratamiento prolongado con ácido acetilsalicílico, por la posibilidad de desarrollar un síndrome de Reye tras la gripe.
- Personas de cualquier edad (≥6 meses) institucionalizadas de manera prolongada.
- Mujeres embarazadas en cualquier trimestre de gestación y mujeres durante el puerperio (hasta los 6 meses tras el parto y que no se hayan vacunado durante el embarazo).

Queremos incidir en la importancia de la vacunación en las embarazadas en cualquier trimestre de gestación porque proporciona un triple efecto:

- Protección de la madre.
- Protección del neonato.
- Protección del lactante en los primeros meses de vida.

La morbilidad e, incluso, mortalidad, que puede ocasionar la gripe durante el embarazo, es similar a la descrita para otros grupos de riesgo. La infección por el virus de la gripe durante el primer trimestre de embarazo se ha asociado a un aumento de malformaciones cardiacas, labio leporino y defectos del tubo neural y, durante el segundo y tercer trimestre, a un mayor número de abortos y partos prematuros.

- Menores entre los 6 meses y los 2 años con antecedentes de prematuridad menor de 32 semanas de gestación.
- Otro grupo importante es el compuesto por las personas que pueden transmitir la gripe a aquellas que tienen un alto riesgo de presentar complicaciones:
  - Personal de los centros, servicios y establecimientos sanitarios, tanto de atención primaria como especializada y hospitalaria, pública y privada, así como personal de oficinas de farmacia y centros sociosanitarios. Se hará especial énfasis en el personal que tiene contacto mantenido con pacientes de algunos de los grupos de alto riesgo anteriormente descritos.
  - Personas que trabajan en instituciones geriátricas o en centros de atención a enfermos crónicos, especialmente los que tengan contacto continuo con personas vulnerables.
  - Estudiantes en prácticas en centros sanitarios y sociosanitarios.
  - Personas que proporcionen cuidados domiciliarios a pacientes de alto riesgo o mayores.

Existen otros grupos profesionales a los que se recomienda la vacunación como son las personas que trabajan en servicios públicos esenciales, con especial énfasis en los siguientes subgrupos:

- Fuerzas y Cuerpos de Seguridad del Estado, con dependencia nacional, autonómica o local.
- Bomberos.
- Servicios de Protección Civil.
- Personas que trabajan en los servicios de emergencias sanitarias.
- Personal de instituciones penitenciarias y de otros centros de internamiento por resolución judicial (incluyendo centros de acogida de inmigrantes).
- Personas con exposición laboral directa a aves domésticas o a cerdos en granjas o explotaciones avícolas o porcinas y también a aves silvestres. La finalidad en estos casos es reducir la oportunidad de una infección concomitante de virus humano y aviar o porcino, disminuyendo la posibilidad de recombinación o intercambio genético entre ambos virus.

10.2.2 Momento de la vacunación[5,12]

El mejor momento para vacunarse es antes de que la gripe comience a propagarse en la comunidad, septiembre, octubre y principio de noviembre son generalmente buenos momentos. Sin embargo, incluso si no ha podido vacunarse en estas fechas, más tarde aún se recomienda la vacunación porque la gripe suele alcanzar su punto máximo en febrero y la actividad significativa puede continuar hasta mayo.

Las consideraciones adicionales sobre el momento de la vacunación para ciertos grupos incluyen:

- Los adultos, especialmente los mayores de 65 años generalmente no deben vacunarse muy pronto porque la protección puede disminuir con el tiempo, pero se puede considerar la vacunación temprana para cualquier persona que no pueda regresar más tarde para vacunarse.
- Los niños pueden vacunarse tan pronto como la vacuna esté disponible, incluso si es en julio o agosto. Algunos niños necesitan dos dosis de la vacuna contra la gripe. Para esos niños, se recomienda recibir la primera dosis tan pronto como la vacuna esté disponible, porque la segunda dosis debe administrarse al menos 4 semanas después de la primera.
- También se puede considerar la vacunación temprana para las personas que están en el tercer trimestre del embarazo, porque esto puede ayudar a proteger a sus bebés durante los primeros meses de vida (cuando son demasiado pequeños para ser vacunados).

10.2.3 Contraindicaciones y precauciones en la vacunación de la gripe[14]

La vacuna contra Influenza está contraindicada en los siguientes casos:

- Niños y niñas menores de 6 meses.
- Personas alérgicas a los principios activos o a algún componente de la vacuna. Una reacción alérgica grave previa a un componente de una vacuna contra la influenza es una contraindicación para recibir esa vacuna y las vacunas que contienen ese componente.

Un caso especial es el de las personas con sospecha de alergia al huevo. Cuando existen antecedentes de alergia al huevo que solo han experimentado urticaria después de la exposición al huevo, estas personas deben recibir la vacuna antigripal que se recomiende según la edad y el estado de salud del receptor.

Los pacientes que informan reacciones al huevo que involucran síntomas distintos de la urticaria (como angioedema, dificultad respiratoria, mareos o vómitos recurrentes) o que requirieron adrenalina u otra intervención médica de emergencia, de manera similar pueden recibir cualquier vacuna antigripal que se recomiende según la edad del receptor y el estado de salud. La vacuna debe administrarse en un entorno médico y debe ser supervisada por un profesional de la salud que sea capaz de reconocer y manejar afecciones alérgicas graves[5,12].

- Personas que han tenido una reacción alérgica grave a una vacuna de la gripe con anterioridad.
- Personas que tengan fiebre o una infección aguda en el momento de la vacunación o recientemente: la vacunación deberá posponerse hasta que se hayan recuperado.

La vacuna de la gripe se puede administrar de manera concomitante con otras vacunas, incluidas la vacuna de ARNm frente a COVID-19 y el neumococo. Las vacunas inyectables administradas simultáneamente deben administrarse en sitios anatómicos separados.

10.3 Vacunación frente a neumococo

La vacunación frente a neumococo es la forma más efectiva de prevenir la enfermedad y sus complicaciones habiendo demostrado ser segura y eficaz.

Hasta hace pocas fechas, en nuestro país se encontraban disponibles varios tipos de vacunas frente a neumococo, la vacuna neumocócica conjugada 13 valente VNC13 (Prevenar 13), la vacuna neumocócica polisacarídica 23 valente VNP23 (Penumovax 23) y la vacuna neumocócica conjugada 10 valente (Synflorix) aunque esta última no se utilizaba prácticamente.

En estos momentos se dispone de otras dos vacunas antineumocócicas, la vacuna conjugada 20 valente (Apexxnar) y la y la vacuna conjugada 15 valente (Vaxneuvance)[15].

La vacuna polisacárida VNP23 (Penumovax 23), se emplea en mayores de 2 años, es la que más serotipos incluye (1, 2, 3, 4, 5, 6B, 7F, 8, 9N, 9V, 10A, 11A, 12F, 14, 15B, 17F, 18C, 19F, 19A, 20, 22F, 23F, 33F), pero presenta limitaciones, porque no genera memoria inmunitaria[16].

La vacuna conjugada VNC13 (Prevenar 13), puede emplearse en cualquier edad, a partir de las 6 semanas de vida, genera memoria y una respuesta inmunitaria más potente que la VNP23, pero presenta como limitación, que tiene menos serotipos incluidos. Es una vacuna anti-neumocócica en la que cada uno de los serotipos que incorpora está conjugado con la proteína CRM 197 proporcionando protección frente a 13 serotipos de *S. pneumoniae*. Los 13 serotipos de neumococo incluidos en esta vacuna (1, 3, 4, 5, 6A, 6B, 7F, 9V, 14, 18C, 19A, 19F y 23F) son responsables de, al menos, el 50-76 % de los casos de enfermedad neumocócica invasiva en adultos de 50 años o mayores[17,18].

La vacuna conjugada 20 valente (Apexxnar) protege frente a los seropotipos 1, 3, 4, 5, 6A, 6B, 7F, 8, 9V, 10A, 11A, 12F, 14, 15B, 18C, 19A, 19F, 22F, 23F y 33F, que actualmente son responsables del 70 % de las neumonías neumocócicas que requieren hospitalización en adultos en España y según ficha técnica está indicada para la inmunización activa para la prevención de la enfermedad invasiva y la neumonía causadas por *Streptococcus pneumoniae* en individuos de 18 años de edad y mayores[19].

La vacuna conjugada 15 valente (Vaxneuvance), protege frente a enfermedades invasivas y neumonías causada por los serotipos 1, 3, 4, 5, 6A, 6B, 7F, 9V, 14, 18C, 19A, 19F, 22F, 23F y 33F y según ficha técnica está indicada para la inmunización activa para la prevención de enfermedades invasivas, neumonías y otitis media aguda causadas por *Streptococcus pneumoniae* en lactantes, niños y adolescentes desde las 6 semanas hasta los 18 años de edad y para la inmunización activa para la prevención de enfermedades invasivas y neumonías causadas por *Streptococcus pneumoniae* en individuos a partir de 18 años de edad[20].

Tal como se ha indicado anteriormente (Vaxneuvance y Apexxnar), no se ha establecido la necesidad de revacunación con ninguna de las dos[19,20].

Las vacunas conjugadas son las que mayor y más duradera inmunidad producen, por lo que únicamente es necesario vacunarse una vez en la vida en pacientes inmunocompetentes con enfermedades de base, a diferencia de la VNP23 que precisa una única dosis de recuerdo a los 5 años (si se ha administrado antes de los 65 años) por agotamiento de la respuesta inmunitaria.

La vacunación de la población infantil confiere una protección indirecta a los mayores, pero hasta que sea sistemática, la vacunación con vacunas conjugadas está justificada en los grupos de adultos de mayor riesgo.

La pauta de vacunación antineumocócica será diferente si se trata de vacunación sistemática o para grupos de riesgo.

10.3.1 Grupos recomendados y pautas de vacunación[21,22]

La vacunación sistemática es la indicación de una vacuna a todas las personas de un grupo etario independientemente de si tiene o no patologías de base o situaciones especiales, salvo que existan contraindicaciones para ello.

Está indicada actualmente en todos los menores de 5 años (a partir de los 2 meses de edad) y a todas las personas nacidas entre 1951 y 1961 y se lleva a cabo en ambos grupos de edad con la vacuna VNC13[21].

Durante la infancia (a partir de los 6 meses), se recomienda la pauta con 3 dosis de vacuna (VNC13) a los 2, 4 y 11 meses, aunque hay que seguir el calendario vacunal de cada CCAA.

En la edad adulta, la vacunación frente al neumococo se realizará a las personas mayores de 60-65 años (en función de la CCAA), aunque se aplicarán pautas correctoras en función del año de nacimiento y antecedentes vacunales.

Se priorizará la vacunación en los nacidos a partir de 1951 y las personas institucionalizadas[10]. No está indicada la captación activa de personas mayores de 70 años, aunque si puede vacunarse a demanda o de forma oportunista.

En las personas con patologías de base o situaciones especiales, se recomienda la vacunación secuencial, es decir, la combinación de vacunas (VNC13 y VPN23), por el potencial beneficio proporcionado por los 10 serotipos adicionales incluidos en la vacuna antineumocócica polisacárida 23valente. Se realiza en personas que se encuentran enmarcadas en los siguientes casos[22]:

- Factores de riesgo o patologías de base: presentar alguna enfermedad respiratoria (EPOC, asma grave y patología intersticial difusa pulmonar), enfermedad hepática crónica (que incluye cirrosis), enfermedades cardiovasculares crónicas (insuficiencia cardiaca crónica, cardiopatía isquémica, cardiopatías congénitas, hipertensión con afectación cardíaca y pacientes con patología cerebrovascular), enfermedades hepáticas, diabetes mellitus en tratamiento con antidiabéticos orales o insulina, tabaquismo y abuso del alcohol.
- Grupo de riesgo: ausencia de bazo, fístulas de líquido cefalorraquídeo, personas portadoras de implantes cocleares y pacientes inmunodeprimidos (como los pacientes con leucemias, linfomas, insuficiencia renal crónica, pacientes que han recibido un trasplante, tratamiento inmunosupresor, quimioterapia, infección por el VIH, enfermedades reumatológicas y la enfermedad inflamatoria intestinal, que incluye la colitis ulcerosa y la enfermedad de Crohn).

Dada la alta incidencia y las consecuencias pulmonares que provoca la COVID-19 en su forma grave en un porcentaje importante de pacientes (se estima que el 50 % podría presentar alteraciones pulmonares persistentes posteriores a la fase aguda[23,24]), algunas comunidades autónomas han incluido a los pacientes que han padecido COVID-19 como grupos objetivos para la vacunación frente al neumococo con vacuna conjugada 13 valente (VNC13). Dicha vacunación se recomienda una vez finalizado el aislamiento y superada la enfermedad, transcurridos entre 15 y 30 días aproximadamente tras esta, no debiendo demorarse más allá sustancialmente, sobre todo en los más debilitados, con el fin de protegerlos lo más precozmente posible.

Con relación a los grupos recomendados y pautas de vacunación, para las vacunas de reciente incorporación (Apexxnar y Vaxneuvance), hay que esperar a que sean introducidas en los calendarios vacunales de las CCAA, pero se debe tener en cuenta que en estos momentos, la vacuna 20 valente solo podrá usarse en los grupos etarios mayores de 18 años y siempre siguiendo las recomendaciones oficiales. Aunque algunas CCAA (Cataluña y Murcia), ya han sustituido la vacunación con la vacuna de polisacáridos 23 valente por la conjugada 20 valente.

Figura 5

Esquema de vacunación por grupos de riesgo

Adultos y niños de 6 o más años de edad

No vacunado previamente:

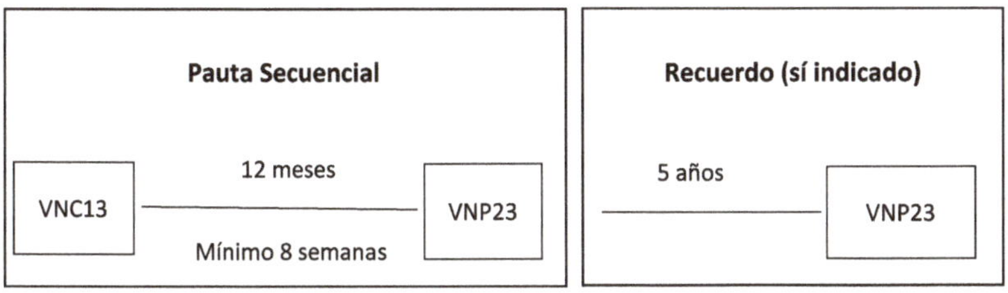

Vacunado previamente VNP23:

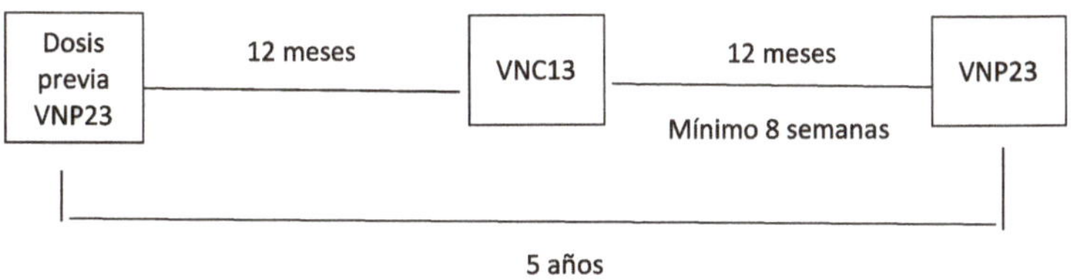

Vacunado previamente VNC13:

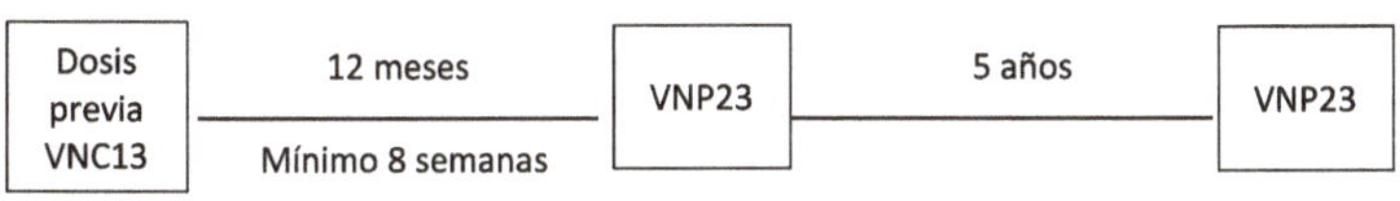

Niños de 5 o menos años de edad

Vacuna recomendada	Edad	Nº total de dosis	Pauta	Intervalos mínimos
VNC13	2-6 meses	4	3+1	1 mes entre las 3 primeras y 2 meses entre la 3ª y la 4ª (en el 2º año de vida)
	7-11 meses	3	2+1	1 mes entre las 2 primeras y 2 meses entre la 2ª y la 3ª (en el 2º año de vida)
	12-71 meses	2	1+1	2 meses
VNP23	≥ 24 meses	2	1+1	2ª dosis separada 5 años de VNP23

Fuente: Documento Actualización vacunación frente a neumococo. Octubre 2019.Consejeria de Sanidad. Dirección General de Salud Pública Junta de Castilla y León y *Grupo de trabajo vacunación* frente a neumococo en grupos de riesgo 2015 de la Ponencia de Programas y Registro de Vacunaciones. *Utilización de la vacuna frente a neumococo en grupos de riesgo.* Comisión de Salud Pública del Consejo Interterritorial del Sistema Nacional de Salud. Ministerio de Sanidad, Servicios Sociales e Igualdad. 2015.

Figura 6

Las recomendaciones actualizadas por cada CCAA se pueden encontrar en el documento de solicitud de vacunación frente a neumococo con vacuna conjugada 20 valente en el adulto. Noviembre de 2022

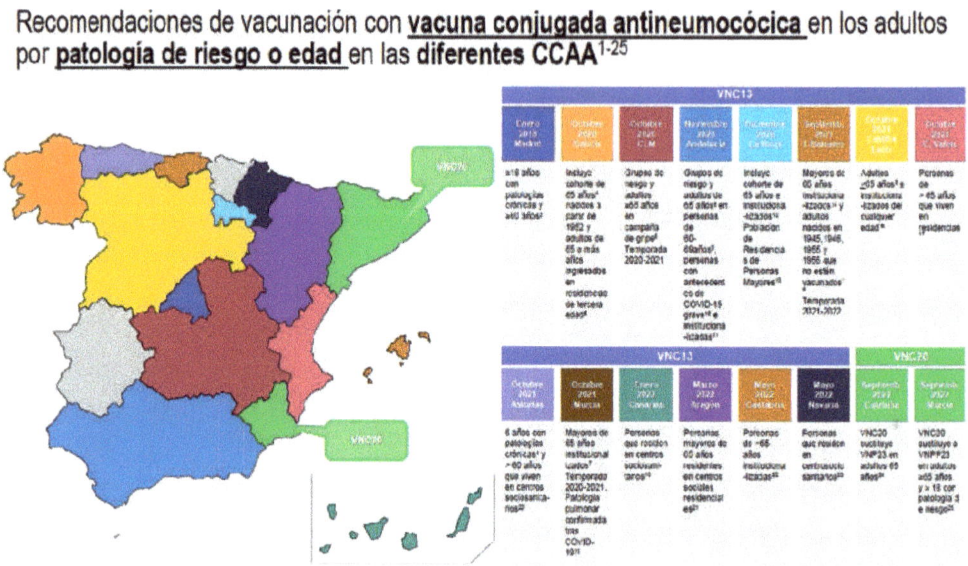

Fuente: https://www.enfermeriayvacunas.es/anenvac/documento-de-solicitud-de-vacunacion-frente-a-neumococo-con-vacuna-conjugada-20-valente-en-el-adulto-noviembre-de-2022/

En este documento, la Asociación Nacional de Enfermería y Vacunas, con al apoyo de varias Sociedades Científica, solicita de las autoridades sanitarias de las CCAA que se incluya la vacunación frente a neumococo con la vacuna antineumocócica conjugada 20 valente (Apexxnar®) para personas mayores de 64 años, y personas de 18 a 64 años con condiciones de riesgo.

Como segundo paso, se solicita también la vacunación con la vacuna 20 valente (VCN20) a las personas institucionalizadas independientemente de su edad, las personas con una afectación crónica a cualquier edad, personas que hubiesen padecido COVID-19 de forma grave y los trabajadores sanitarios.

Para la implementación efectiva de estos programas y conseguir la máxima adhesión, solicitamos que se realicen campañas informativas sobre esta vacunación entre todos los grupos implicados y entre los trabajadores sanitarios como transmisores de esta información a sus pacientes.

10.3.2 Aspectos generales de la vacunación frente a neumococo[16,18-20]

Administración: La VNC13 o VNC15 y VNP23 no deben administrarse simultáneamente. En la relación a la VNC20, hay que tener en cuenta que no se administra de manera secuencial y tampoco se puede administrar de manera simultánea.

Todas las vacunas se administran por vía intramuscular, excepto a personas con trombocitopenia o cualquier trastorno de la coagulación que pudiera contraindicar la inyección intramuscular, en estos casos puede ser administrada subcutáneamente si el beneficio potencial claramente supera los riesgos.

Tanto VNC13 (Prevenar 13®), VNC15 (Vaxneuvance®) como VNP23 (Pneumovax 23®) puede administrarse de forma simultánea con vacunas hexavalentes, hepatitis B, Tdpa, meningococo B, C y ACWY, triple vírica, varicela, rotavirus, vacunas inactivadas antigripales y vacunas frente a COVID-19. La administración concomitante de varias vacunas debe realizarse siempre en diferentes lugares de inyección. Si por cualquier razón no se administra el mismo día, no es necesario respetar ningún intervalo entre dosis.

Apexxnar se puede administrar de forma concomitante con la vacuna frente a la gripe estacional (QIV; antígeno de superficie, inactivada, con adyuvante). En sujetos con condiciones subyacentes asociadas con un alto riesgo de desarrollar enfermedad neumocócica potencialmente mortal, se puede considerar separar las administraciones de QIV y Apexxnar (por ejemplo, aproximadamente 4 semanas).

Contraindicaciones

VNC13: Hipersensibilidad al principio activo, a alguno de los excipientes incluidos en la vacuna o al toxoide diftérico.

VNC15: Hipersensibilidad a los principios activos o a alguno de los excipientes incluidos en la vacuna o a cualquier vacuna que contenga toxoide diftérico.

VNC20: Hipersensibilidad al principio activo, a alguno de los excipientes incluidos en la vacuna o al toxoide diftérico.

VNC23: Hipersensibilidad a los principios activos o a alguno de los excipientes incluidos en la vacuna.

Efectos adversos

Los efectos adversos de estas 4 vacunas son generalmente de carácter leve y local en el lugar de inyección o febrícula, sensación de cansancio, escalofríos, cefalea o dolor muscular de pocas horas o días de duración.

Los efectos adversos esperables se pueden conocer en las respectivas fichas técnicas, y deben ser declarados a través del sistema de farmacovigilancia

10.4 Conclusiones

La gripe y la enfermedad neumocócica son un importante problema de salud, por la mortalidad, las complicaciones y costes económicos y sociales que originan.

La vacunación es una herramienta eficaz y segura para prevenir estas dos enfermedades y sus complicaciones y tienen como objetivo reducir la mortalidad y morbilidad asociada a ellas y el impacto de estas enfermedades en la comunidad. Por ello, deberá ir dirigida fundamentalmente a proteger a las personas que tienen un mayor riesgo de presentar complicaciones y a las que pueden transmitir la enfermedad a otras que tienen un alto riesgo de complicaciones, tal y como se refleja en el calendario de vacunación a lo largo de toda la vida y en el calendario de vacunación de grupos de riesgo.

Proteger a las personas que viven en centros o que están institucionalizados es una prioridad, así como sensibilizar y fomentar la vacunación en todas las personas que trabajan o están en contacto con los grupos de riesgo.

Dada la situación de pandemia que vivimos actualmente, se recomienda alentar a mejorar la vigilancia integrada para monitorear la influenza y el SARS-CoV-2 al mismo tiempo y aumentar su campaña de vacunación contra la influenza y neumococo para prevenir enfermedades graves y hospitalizaciones asociadas.

Recomendamos mantenerse al día en las nuevas vacunas que van autorizándose y en las recomendaciones de las autoridades sanitarias para garantizar la cobertura vacunal de nuestros pacientes con mayor calidad.

Bibliografía

1. Fornos Rodríguez J.A, Gallego Pérez R.M, Flor A. Prevención de catarros y resfriados. farmacéutico. 2017;544:20–5.
2. Dini G, Toletone A, Sticchi L, et al. Influenza vaccination in healtcare workers: a comprenhensive critical apprasial of the literature. Hum Vaccines Immunother. 2018;14:772–89.
3. Ministerio de Sanidad. Gobierno de España. Preguntas y respuestas sobre la vacunación frente a la gripe [Internet]. 2022 (citado el 26 abril de 2022). Disponible en: https://www.sanidad.gob.es/profesionales/saludPublica/prevPromocion/vacunaciones/profesionales/faq/docs/Preguntas_respuestas_gripe_profsanitarios.pdf
4. WHO. Influenza (Seasonal) [Internet]. (citado el 26 de abril de 2022.) Disponible en: https://www.who.int/es/news-room/fact-sheets/detail/influenza-(seasonal)
5. Ministerio de sanidad. Preguntas y respuestas sobre la vacunación frente a la gripe. Madrid; 2021.
6. Instituto Carlos III. Vigilancia de gripe y otros virus respiratorios en España. Sistemas y fuentes de información. Temporada 2020-201. Madrid; 2021.
7. Pelton SI. Rethinking Risk for Pneumococcal Disease in Adults: The Role of Risk Stacking. Open Forum Infect Dis. 2015;2(1).
8. Dirección General de Salud Pública, Consejería de Sanidad. Vigilancia epidemiológica de la gripe en la Comunidad de Madrid. Temporada 2018-2019. Madrid; 2019.
9. Dirección General de Salud Pública, Consejería de Sanidad, Junta de Castilla y León. «Actualización del calendario vacunal para toda la vida». Vacunación frente a Neumococo. [Internet]. Cambiar por: (citado el 4 de abril de 2022). Disponible en: https://www.saludcastillayleon.es/profesionales/es/vacunaciones.
10. SACYL, Junta de Castilla y León. Programa de vacunación frente al neumococo (Actualización octubre 2021) [Internet]. (citado el 20 de abril de 2022). Disponible en: https://www.saludcastillayleon.es/profesionales/es/vacunaciones/programa-vacunacion-frente-neumococo-actualizacion-octubre
11. Agencia española de medicamentos y productos sanitarios, Ministerio de Sanidad. Vacunas [Internet]. Cambiar por: (citado el 24 de abril de 2022). Disponible en: https://www.aemps.gob.es/medicamentos-de-uso-humano/vacunas/

12. CDC. Influenza (gripe). Información para profesionales [Internet]. Cambiar por: (citado el 14 de abril de 2022). Disponible en: https://espanol.cdc.gov/flu/professionals/index.htm
13. Instituto Carlos III, SIVIRA. Composición de la vacuna antigripal recomendada por la OMS temporada de la gripe 2022-2023 en el hemisferio norte. 2022.
14. Consejo Interterritorial, SNS. Recomendaciones de vacunación frente a la gripe. Temporada 2021-2022.
15. Agencia española de medicamentos y productos sanitarios, Ministerio de Sanidad, Gobierno de España. CIMA. Encuentra aquí tu medicamento [Internet]. 2022. (Citado el 13 de septiembre de 2022). Disponible en: https://cima.aemps.es/cima/publico/home.html
16. Agencia española de medicamento y producto sanitario, Gobierno de España. Ficha técnica de Pneumovax, suspensión inyectable [Internet]. (Citado el 13 de septiembre de 2022.) Disponible en: https://cima.aemps.es/cima/dochtml/ft/63828/FT_63828.html
17. González-Romo F, Picazo J, García Rojas A. Consenso sobre la vacunación antineumocócica en el adulto por riesgo de edad y patología de base. Revista Española de Quimioterapia. 2017;30(2).
18. Agencia española de medicamentos y productos sanitarios, Ministerio de Sanidad. Ficha técnica de prevenar 13 suspensión inyectable. (Citado el 15 de abril de 2022.) Disponible en: https://cima.aemps.es/cima/dochtml/ft/09590002/FT_09590002.html
19. Agencia española del medicamento, Gobierno de España. Ficha técnica de Apexxnar. (Citado el 13 de septiembre de 2022). Disponible en: https://cima.aemps.es/cima/dochtml/ft/1211612002/FT_1211612002.html
20. Agencia española del medicamento, Gobierno de España. Ficha técnica de Vaxneuvance [Internet]. (Citado el 13 de septiembre de 2022). Disponible en: https://cima.aemps.es/cima/dochtml/ft/1211591003/FT_1211591003.html
21. Dirección General de Salud Pública, Consejería de Sanidad, Junta de Castilla y León. Actualización vacunación frente a neumococo. 2019.
22. Dirección General de Salud Pública, Consejería de Sanidad, Comunidad de Madrid. Importancia de la vacunación del adulto frente a neumococo en situación de pandemia por COVID-19. 2021.
23. Huang C. 6-month consequences of COVID-19 in patients discharged from hospital: a cohort study. Lancet. 2021;220–32.
24. Bellan M. Respiratory and psychophysical sequelae among patients with COVID-19 four months after hospital discharge. JAMA Netw Open. 2021;4(1).

CAPÍTULO 11

COVID-19 Y VACUNAS

José Manuel Martínez Casas

VÍDEO DE PRESENTACIÓN DEL AUTOR:

COVID-19 Y VACUNAS

CAPÍTULO 11

COVID-19 Y VACUNAS

José Manuel Martínez Casas

11.1 Qué es la vacuna COVID-19 y su origen

Al final del mes de diciembre de 2019, se registró un brote de neumonía causada por un agente desconocido en la provincia china de Wuhan.

El 7 de enero de 2020, las autoridades chinas identificaron un nuevo virus de la familia *Coronaviridae* como causante de la enfermedad; este agente fue denominado SARS-CoV-2. Días después, unos científicos chinos compartieron el genoma del nuevo virus y se inició un duro camino por el conocimiento del nuevo agente, las enfermedades que causa y su modo de transmisión, así como por la obtención de tratamientos y vacunas[1].

Sabemos que hay en investigación un gran número de vacunas en todo el mundo, por lo que es complicado realizar un seguimiento exhaustivo de todas ellas.

La Organización Mundial de la Salud (OMS) dispone de una página web en la que se resumen las vacunas conocidas Y en qué punto se encuentra el desarrollo clínico y su proceso de autorización[2].

A continuación, revisaremos aquellas vacunas que están disponibles en nuestro país.

11.2 Tipos de vacunas COVID-19

En la UE han sido autorizadas a día de hoy seis vacunas, la última incluida es la vacuna frente COVID-19 Valneva (24 de junio de 2022). https://www.ema.europa.eu/en/human-regulatory/overview/public-health-threats/coronavirus-disease-covid-19/treatments-vaccines/covid-19-vaccines.

En España están autorizadas cinco de ellas, https://www.sanidad.gob.es/profesionales/saludPublica/prevPromocion/vacunaciones/covid19/FichasTecnicas_vacunaCOVID-19.htm[3]:

Dos vacunas de ARNm: Comirnaty® (Pfizer-Biontech, fecha de aprobación 22 de diciembre de 2020) presenta dos formulaciones diferentes. Una para adultos (mayores de 12 años) y otra para edad pediátrica (entre 5 y 11 años). https://www.ema.europa.eu/en/documents/product-information/comirnaty-epar-product-information_es.pdf.

La otra vacuna es Spikevax (Moderna, fecha de aprobación 23 julio de 2021).

- Dos vacunas con vector viral no replicante: Vaxzevria® (AstraZeneca, fecha de autorización 1 de febrero de 2021) y Janssen® (Johnson&Johnson, fecha de autorización 15 de marzo de 2021).
- Una vacuna de subunidades de proteínas recombinantes: Nuvaxovid® (Novavax, fecha de autorización 20 de diciembre de 2021).
- Una vacuna de virus inactivado con adyuvante: Vacuna Valneva (VLA2001) frente COVID-19 (Valneva, fecha de autorización 24 de junio de 2022). Actualmente no disponible en España. https://www.who.int/es/news-room/feature-stories/detail/the-valneva-vla2001-covid-19-vaccine--what-you-need-to-know https://www.ema.europa.eu/en/documents/product-information/covid-19-vaccine-inactivated-adjuvanted-valneva-epar-product-information_es.pdf

11.2.1 Comirnaty® (PFIZER-BIONTECH)

Se trata de una vacuna desarrollada conjuntamente por BioNTech en Mainz (Alemania) y por Pfizer en EEUU. Consiste en una molécula de ARN mensajero que codifica la proteína S (Spike) del virus, estabilizada, envuelta en una nanopartícula lipídica.

Conservación y empleo vacuna Comirnaty® *(PFIZER-BIONTECH)*

Precauciones especiales de conservación: conservar en congelador a entre −90 °C y −60 °C, conservar en el embalaje original para protegerlo de la luz, durante la conservación, reduzca al mínimo la exposición a la luz ambiente y evite la exposición directa a la luz del sol y a la luz ultravioleta.

El vial contiene 5 dosis (6 dosis dependiendo de la jeringa).

Necesita diluir el concentrado antes de su administración.

Se administra en dos dosis intramusculares con 21 días o más de separación. En la actualidad, a la vista de los datos de inmunogenicidad y de la necesidad de cubrir cuanto antes a los no vacunados, el Ministerio de Sanidad recomienda que, por debajo de los 79 años, la segunda dosis de Pfizer y Moderna se administre a las 8 semanas.

Figura 1

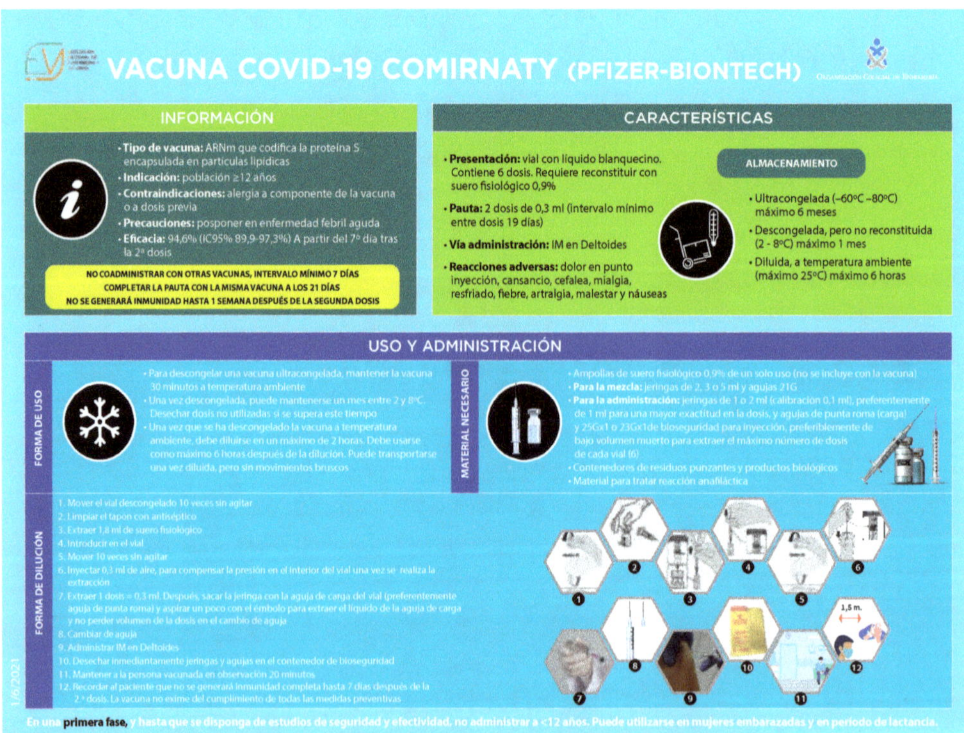

Fuente: https://www.consejogeneralenfermeria.org/COVID-19

Figura 2

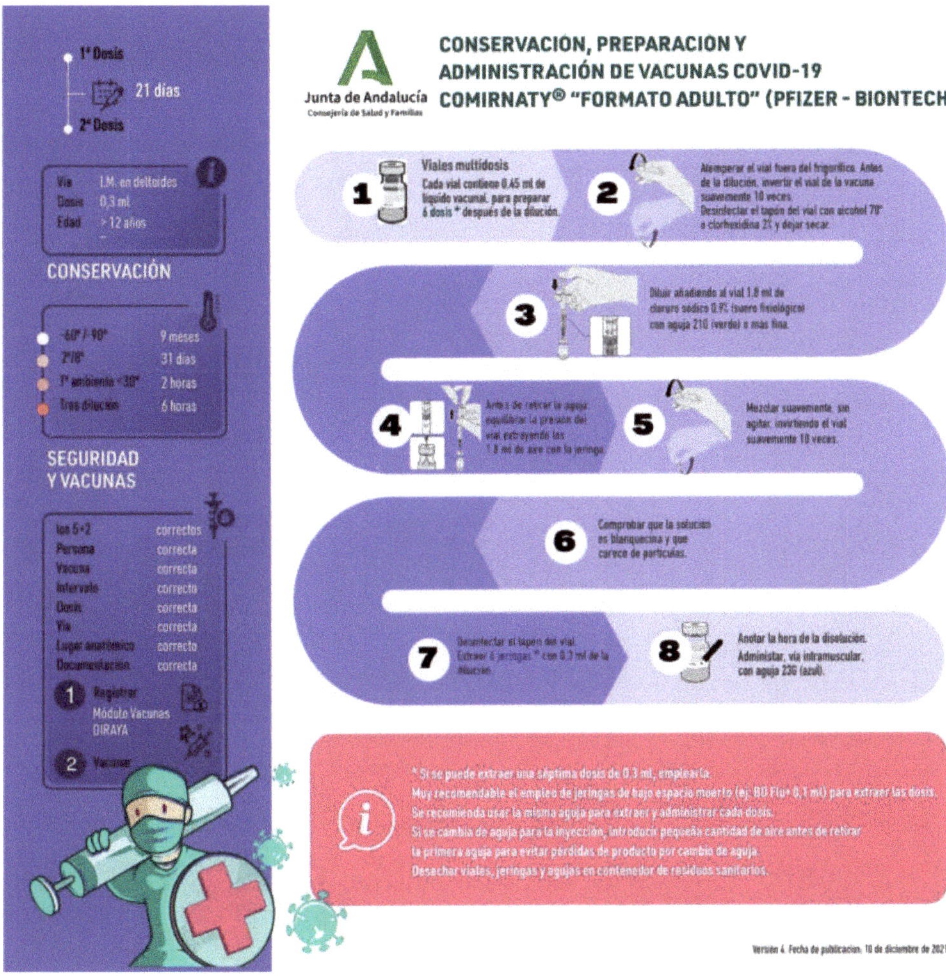

Fuente: https://www.andavac.es/campanas/covid/informacion-para-profesionales/infografias/

Figura 3

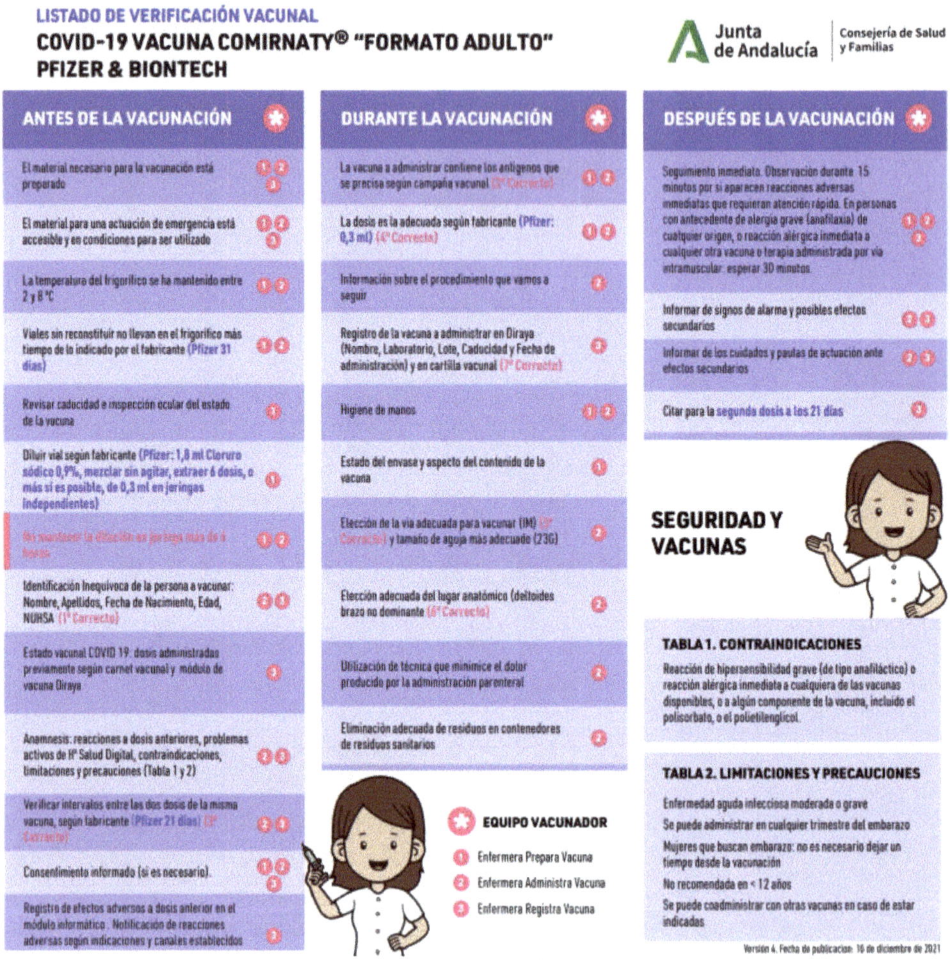

Fuente: https://www.andavac.es/campanas/covid/informacion-para-profesionales/infografias/

Figura 4

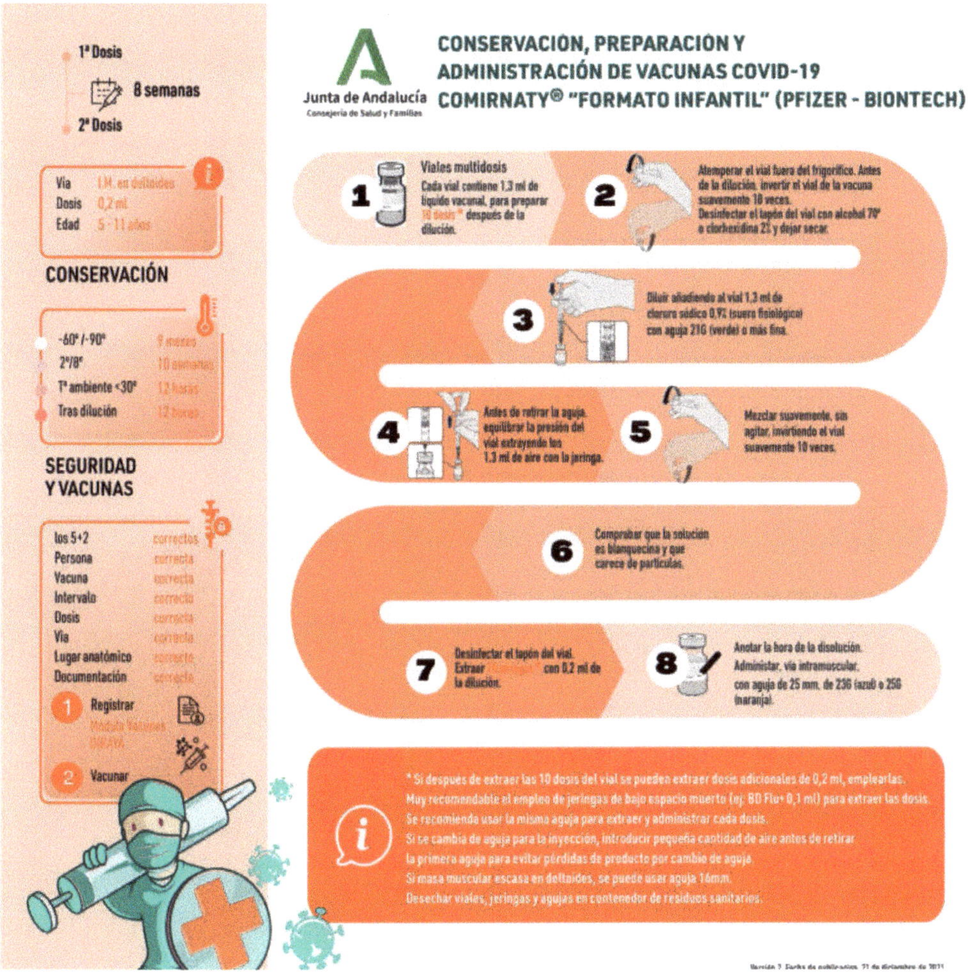

Fuente: https://www.andavac.es/campanas/covid/informacion-para-profesionales/infografias/

Figura 5

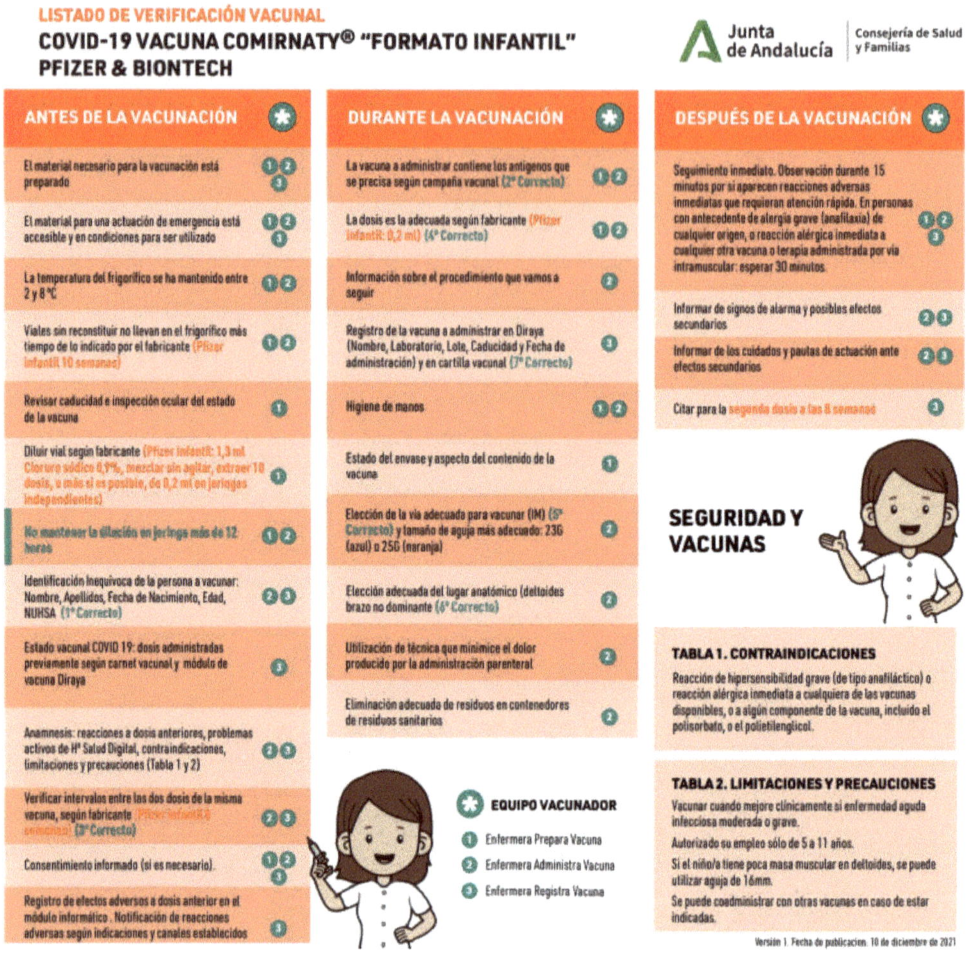

Fuente: https://www.andavac.es/campanas/covid/informacion-para-profesionales/infografias/

11.2.2 Spikevax® (MODERNA)

Se trata de una molécula de ARN mensajero que codifica al antígeno S-2P que incluye la glicoproteína, su lugar de anclaje a la membrana viral y el sitio de unión S1-S2.

El ARNm está envuelto en una cápsula nanoproteica de 4 lípidos que protege al ARNm de su degradación.

Conservación y empleo vacuna Spikevax® (MODERNA)

Precauciones especiales de conservación:

- Vial multidosis (Spikevax 0,2 mg/ml dispersión inyectable y Spikevax 0,1 mg/ml dispersión inyectable).
- Conservar congelado entre -50 °C y -15 °C.
  Conservar el vial en el embalaje externo para protegerlo de la luz.17
- No conservar a menos de -50 °C.
- Para consultar las condiciones de conservación tras la descongelación y primera apertura, ver sección 6.3.

https://www.ema.europa.eu/en/documents/product-information/spikevax-previously-covid-19-vaccine-moderna-epar-product-information_es.pdf

Figura 6

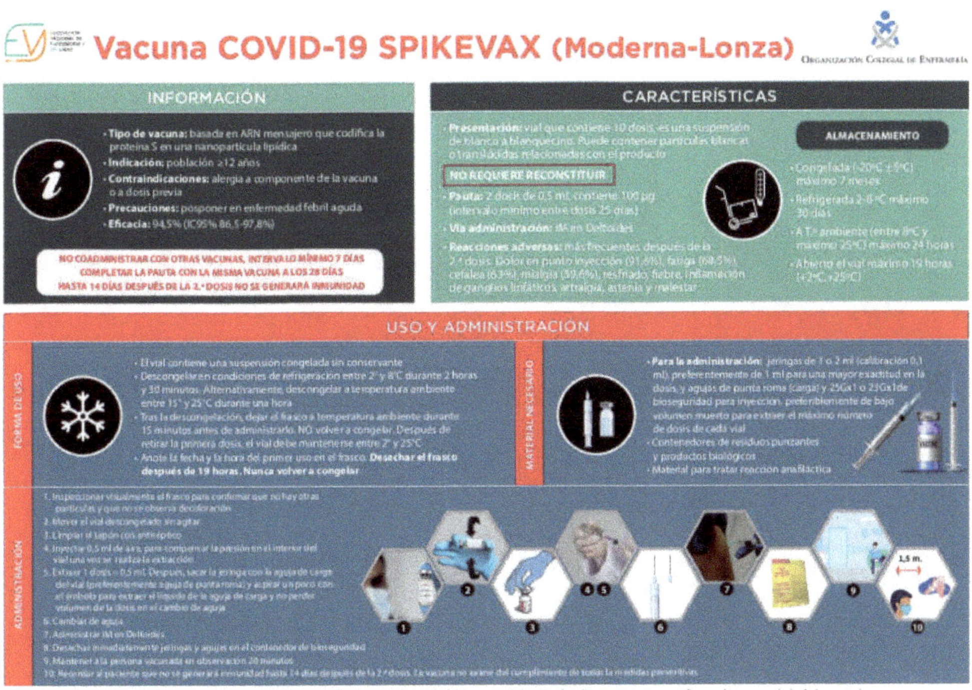

Fuente: https://www.consejogeneralenfermeria.org/COVID-19

Figura 7

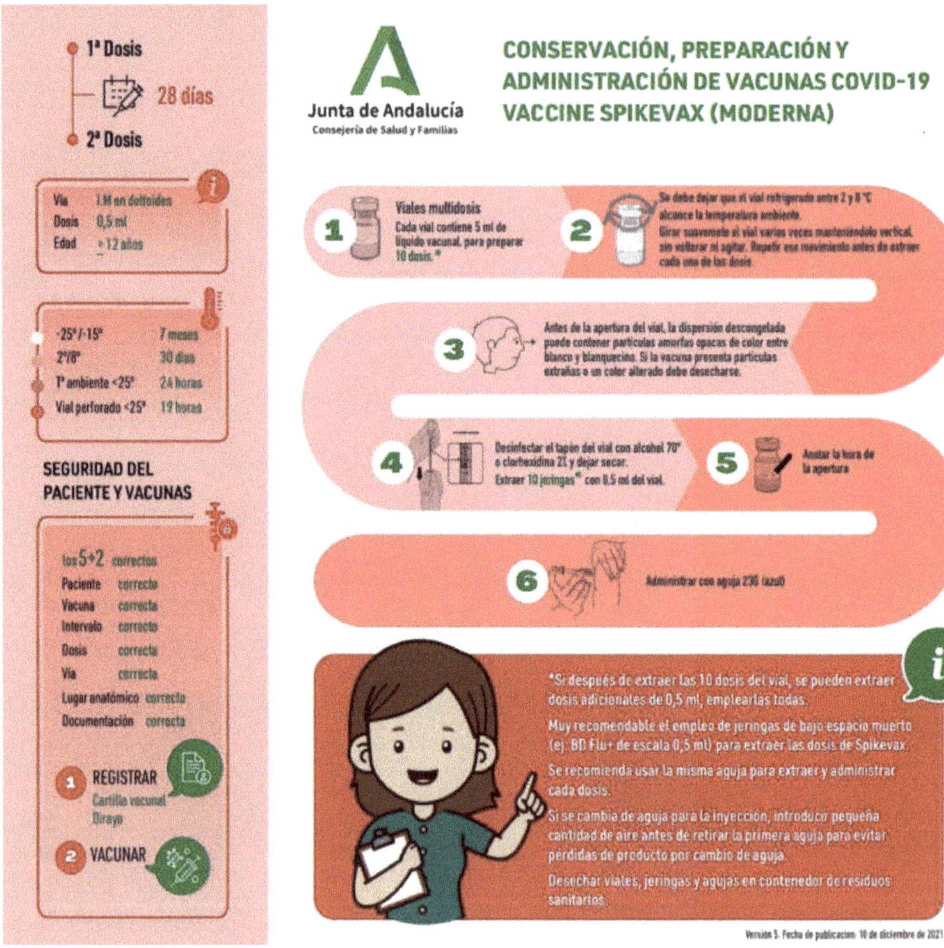

Fuente: https://www.andavac.es/campanas/covid/informacion-para-profesionales/infografias/

Figura 8

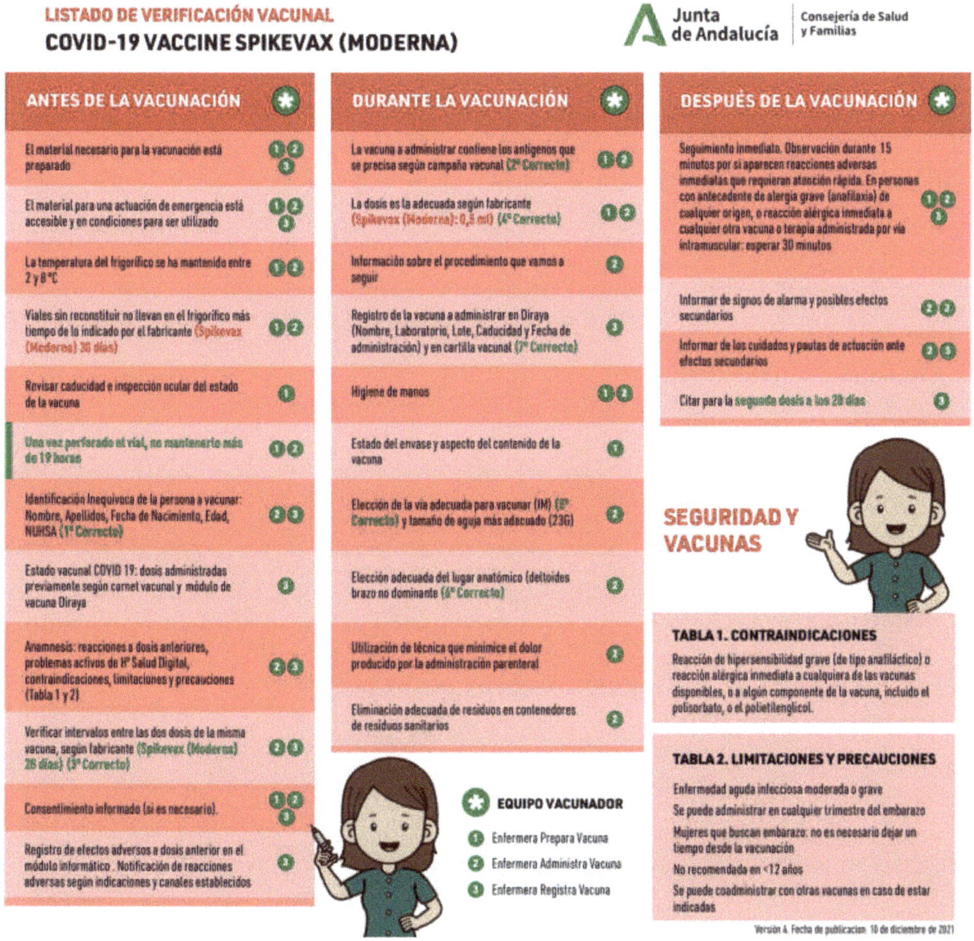
LISTADO DE VERIFICACIÓN VACUNAL

COVID-19 VACCINE SPIKEVAX (MODERNA)

Junta de Andalucía | Consejería de Salud y Familias

ANTES DE LA VACUNACIÓN	Equipo
El material necesario para la vacunación está preparado	1 2 3
El material para una actuación de emergencia está accesible y en condiciones para ser utilizado	1 2 3
La temperatura del frigorífico se ha mantenido entre 2 y 8 °C	1 2
Viales sin reconstituir no llevan en el frigorífico más tiempo de lo indicado por el fabricante (Spikevax (Moderna) 30 días)	1 2
Revisar caducidad e inspección ocular del estado de la vacuna	1
Una vez perforado el vial, no mantenerlo más de 19 horas	1 2
Identificación Inequívoca de la persona a vacunar: Nombre, Apellidos, Fecha de Nacimiento, Edad, NUHSA (1º Correcto)	2 3
Estado vacunal COVID 19: dosis administradas previamente según carnet vacunal y módulo de vacuna Diraya	3
Anamnesis: reacciones a dosis anteriores, problemas activos de Hª Salud Digital, contraindicaciones, limitaciones y precauciones (Tabla 1 y 2)	2 3
Verificar intervalos entre las dos dosis de la misma vacuna, según fabricante (Spikevax (Moderna) 28 días) (3º Correcto)	2 3
Consentimiento informado (si es necesario).	1 2 3
Registro de efectos adversos a dosis anterior en el módulo informático . Notificación de reacciones adversas según indicaciones y canales establecidos	3

DURANTE LA VACUNACIÓN	Equipo
La vacuna a administrar contiene los antígenos que se precisa según campaña vacunal (2º Correcto)	1 2
La dosis es la adecuada según fabricante (Spikevax (Moderna): 0,5 ml) (4º Correcto)	1 2
Información sobre el procedimiento que vamos a seguir	2
Registro de la vacuna a administrar en Diraya (Nombre, Laboratorio, Lote, Caducidad y Fecha de administración) y en cartilla vacunal (7º Correcto)	3
Higiene de manos	1 2
Estado del envase y aspecto del contenido de la vacuna	1
Elección de la vía adecuada para vacunar (IM) (5º Correcto) y tamaño de aguja más adecuado (23G)	2
Elección adecuada del lugar anatómico (deltoides brazo no dominante (6º Correcto)	2
Utilización de técnica que minimice el dolor producido por la administración parenteral	2
Eliminación adecuada de residuos en contenedores de residuos sanitarios	2

DESPUÉS DE LA VACUNACIÓN	Equipo
Seguimiento inmediato. Observación durante 15 minutos por si aparecen reacciones adversas inmediatas que requieran atención rápida. En personas con antecedente de alergia grave (anafilaxia) de cualquier origen, o reacción alérgica inmediata a cualquier otra vacuna o terapia administrada por vía intramuscular: esperar 30 minutos	1 2 3
Informar de signos de alarma y posibles efectos secundarios	2 3
Informar de los cuidados y pautas de actuación ante efectos secundarios	2 3
Citar para la segunda dosis a los 28 días	3

EQUIPO VACUNADOR
1. Enfermera Prepara Vacuna
2. Enfermera Administra Vacuna
3. Enfermera Registra Vacuna

SEGURIDAD Y VACUNAS

TABLA 1. CONTRAINDICACIONES

Reacción de hipersensibilidad grave (de tipo anafiláctico) o reacción alérgica inmediata a cualquiera de las vacunas disponibles, o a algún componente de la vacuna, incluido el polisorbato, o el polietilenglicol.

TABLA 2. LIMITACIONES Y PRECAUCIONES

Enfermedad aguda infecciosa moderada o grave

Se puede administrar en cualquier trimestre del embarazo

Mujeres que buscan embarazo: no es necesario dejar un tiempo desde la vacunación

No recomendada en <12 años

Se puede coadministrar con otras vacunas en caso de estar indicadas

Versión 4. Fecha de publicación: 10 de diciembre de 2021

Fuente: https://www.andavac.es/campanas/covid/informacion-para-profesionales/infografias/

11.2.3 Janssen® (JHONSON&JHONSON)

Se trata de una vacuna recombinante cuyo vector es un adenovirus serotipo 26 (Ad26) que codifica la proteína S, completa y estabilizada. Este vector, que es incapaz de replicarse, ha sido usado anteriormente para la vacuna frente al ébola y frente a otros virus.

Conservación y empleo vacuna Janssen® (JHONSON&JHONSON)

Se mantiene en una nevera normal (entre 2-8 °C) durante 3 meses. En el congelador, (-15 °C a -25 °C) durante 2 años.

No lleva adyuvantes, ni antibióticos, ni conservantes.

El virus es incapaz de replicarse.

La EMA aprobó una dosis de refuerzo de la vacuna Janssen®, que se administrará al menos dos meses después de la primera dosis a personas mayores de 18 años con la vacuna de BNT/Pfizer o Moderna (una vacuna de ARNm).

Figura 9

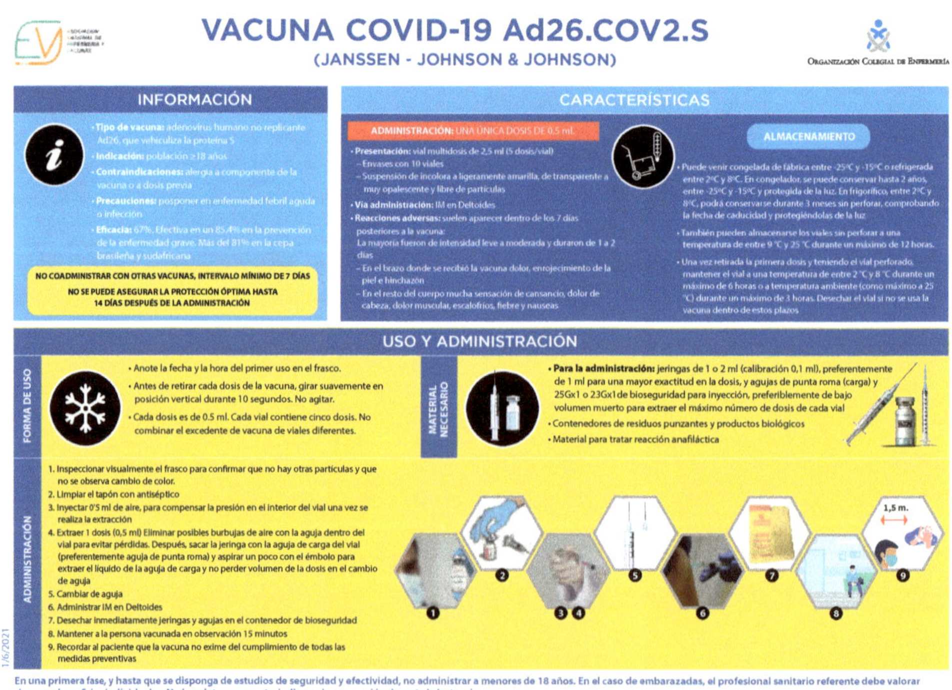

Fuente: https://www.consejogeneralenfermeria.org/COVID-19

Figura 10

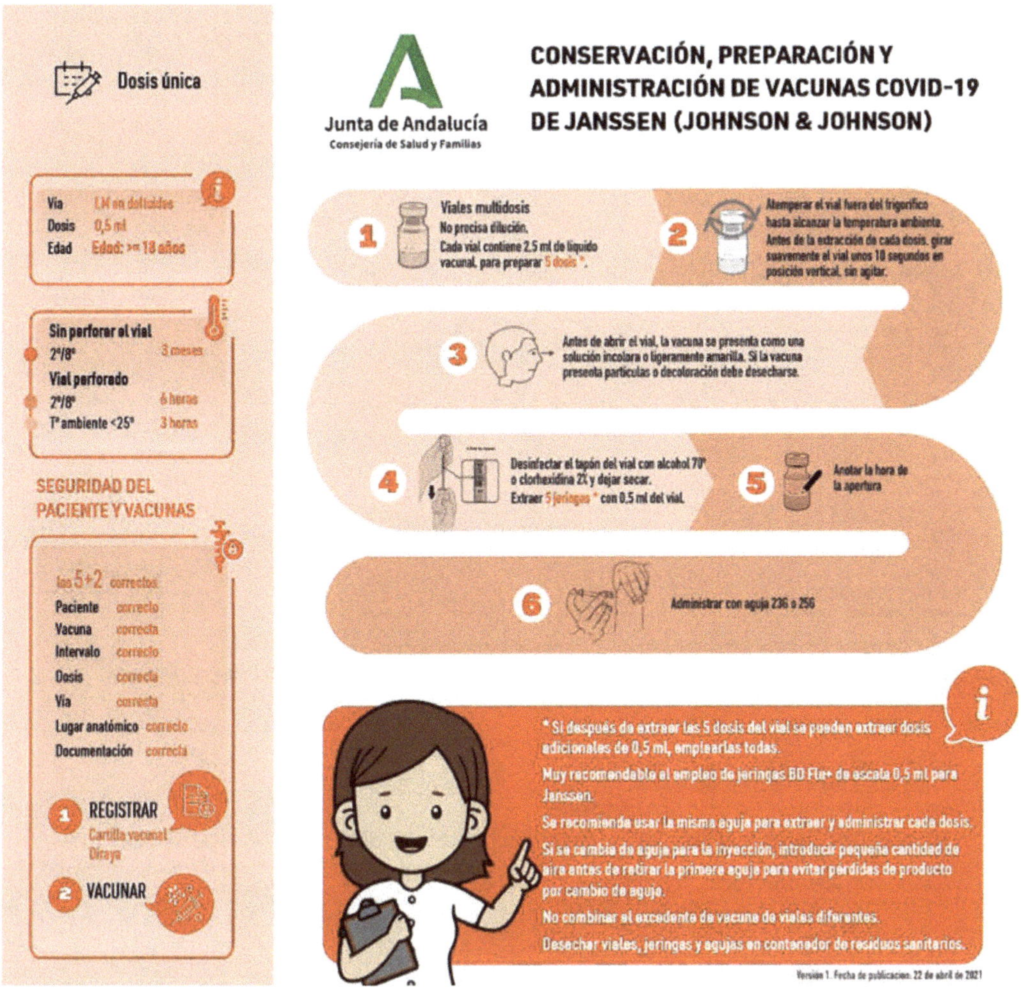

Fuente: https://www.andavac.es/campanas/covid/informacion-para-profesionales/infografias/

Figura 11

LISTADO DE VERIFICACIÓN VACUNAL

COVID-19 VACUNA DE JANSSEN (JOHNSON & JOHNSON)

Junta de Andalucía | Consejería de Salud y Familias

ANTES DE LA VACUNACIÓN	
El material necesario para la vacunación está preparado	1 2 3
El material para una actuación de emergencia está accesible y en condiciones para ser utilizado	1 2 3
La temperatura del frigorífico se ha mantenido entre 2 y 8 ºC	1 2
Viales sin perforar no llevan en el frigorífico más tiempo de lo indicado por el fabricante (3 meses)	1 2
Revisar caducidad e inspección ocular del estado de la vacuna	1
Una vez perforado el vial, no mantenerlo más de 6 horas en el frigorífico	1 2
Identificación inequívoca de la persona a vacunar: Nombre, Apellidos, Fecha de Nacimiento, Edad, NUHSA (1º Correcto)	2 3
Estado vacunal COVID 19: dosis administradas previamente según carnet vacunal y módulo de vacuna Diraya	3
Anamnesis: problemas activos de Hª Salud Digital, contraindicaciones, limitaciones y precauciones (Tabla 1 y 2)	2 3
Verificar intervalos entre esta vacuna y otras vacunas (7 días) (3º Correcto)	2 3
Consentimiento informado (si es necesario).	1 2 3
Notificación de reacciones adversas según indicaciones y canales establecidos	3

DURANTE LA VACUNACIÓN	
La vacuna a administrar contiene los antígenos que se precisa según campaña vacunal (2º Correcto)	1 2
La dosis es la adecuada según fabricante (0,5 ml) (4º Correcto)	1 2
Información sobre el procedimiento que vamos a seguir	2
Registro de la vacuna a administrar en Diraya (Nombre, Laboratorio, Lote, Caducidad y Fecha de administración) y en cartilla vacunal (7º Correcto)	3
Higiene de manos	1 2
Estado del envase y aspecto del contenido de la vacuna	1
Elección de la vía adecuada para vacunar (IM) (5º Correcto) y tamaño de aguja más adecuado (23G o 25G)	2
Elección adecuada del lugar anatómico (deltoides brazo no dominante (6º Correcto)	2
Utilización de técnica que minimice el dolor producido por la administración parenteral	2
Eliminación adecuada de residuos en contenedores de residuos sanitarios	2

DESPUÉS DE LA VACUNACIÓN	
Seguimiento inmediato. Observación durante 15 minutos por si aparecen reacciones adversas inmediatas que requieran atención rápida. En personas con antecedente de alergia grave (anafilaxia) de cualquier origen, o reacción alérgica inmediata a cualquier otra vacuna o terapia administrada por vía intramuscular: esperar 30 minutos.	1 2 3
Informar de signos de alarma y posibles efectos secundarios	2 3
Informar de los cuidados y pautas de actuación ante efectos secundarios	2 3
Vacuna unidosis	3

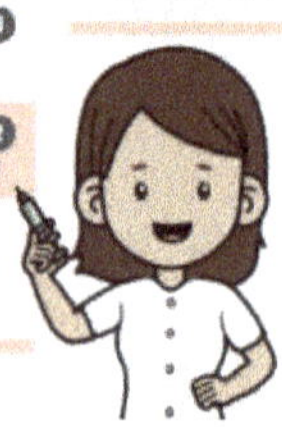

EQUIPO VACUNADOR

1. Enfermera Prepara Vacuna
2. Enfermera Administra Vacuna
3. Enfermera Registra Vacuna

SEGURIDAD Y VACUNAS

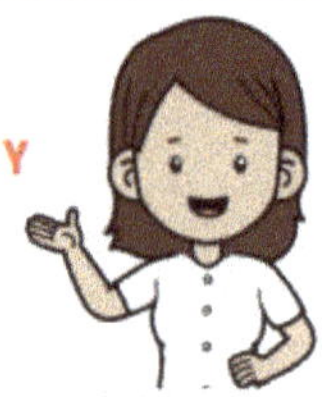

TABLA 1. CONTRAINDICACIONES

Reacción de hipersensibilidad grave (de tipo anafiláctico) o reacción alérgica inmediata a cualquiera de las vacunas disponibles, o a algún componente de la vacuna.

TABLA 2. LIMITACIONES Y PRECAUCIONES

Enfermedad aguda infecciosa moderada o grave

Se puede administrar en cualquier trimestre del embarazo

No recomendada en <18 años

No coadministrar con otro tipo de vacuna. Dejar al menos 7 días entre cualquier vacuna y la de Covid-19

Versión 2. Fecha de publicación: 29 de julio de 2021

Fuente: https://www.andavac.es/campanas/covid/informacion-para-profesionales/infografias/

11.2.4 Vaxzevria® (ASTRAZENECA)

El diseño de esta vacuna es diferente a las tres anteriores.

Se trata una vacuna recombinante que utiliza un virus como vector, que expresa los antígenos del virus. Esta plataforma da lugar a una importante respuesta de células T sin necesidad de adyuvante. Hay dos vectores que se han empleado fundamentalmente, el Ad5 y el ChAd. El adenovirus de chimpancé (ChAd) es un vector no replicativo. Se introduce en las células pero no pasa de una a otra. Es un adenovirus no patógeno para las células humanas, se incluye una secuencia de ADN o ARN para que cuando ese vector infecte las células humanas, estas sean capaces de sintetizar la proteína de la espícula del virus y generar respuesta inmune.

Conservación y empleo vacuna Vaxzevria® (ASTRAZENECA)

- Viales cerrados, 6 meses a 2 °C-8 °C. Viales abiertos (tras una primera vacunación): 48 horas a 2 °C-8 °C. Seis horas a temperatura ambiente (30 °C).
- Se trata de viales multidosis, conteniendo 8 o 10 dosis de 0,5 ml.
- No congelar.
- Debe protegerse de la luz.
- En España se utilizará de momento exclusivamente en la población de mayores de 60 años.

Posología y forma de administración: dos dosis administradas intramuscularmente (a nivel del deltoides), con un intervalo entre dosis entre 4 y 12 semanas tras la primera.

https://www.ema.europa.eu/en/documents/product-information/vaxzevria-previously-covid-19-vaccine-astrazeneca-epar-product-information_es.pdf

Almacenamiento: se utilizan 2 inyecciones intramusculares en el brazo (deltoides), la segunda dosis entre 4-12 semanas de la primera.

Figura 12

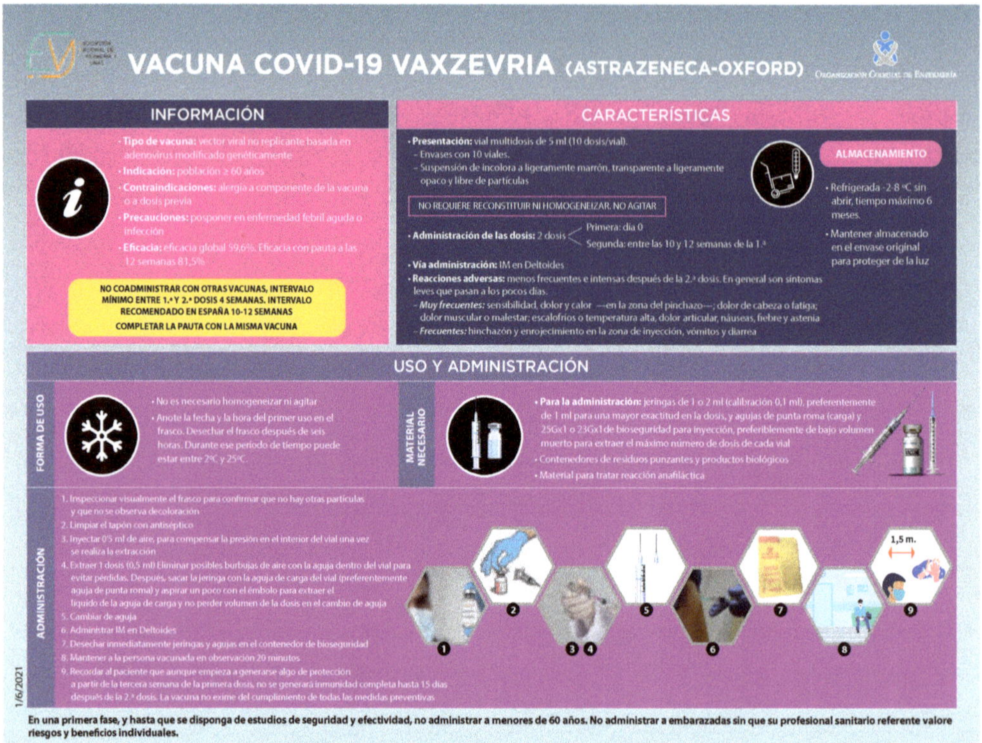

Fuente: https://www.consejogeneralenfermeria.org/COVID-19

Figura 13

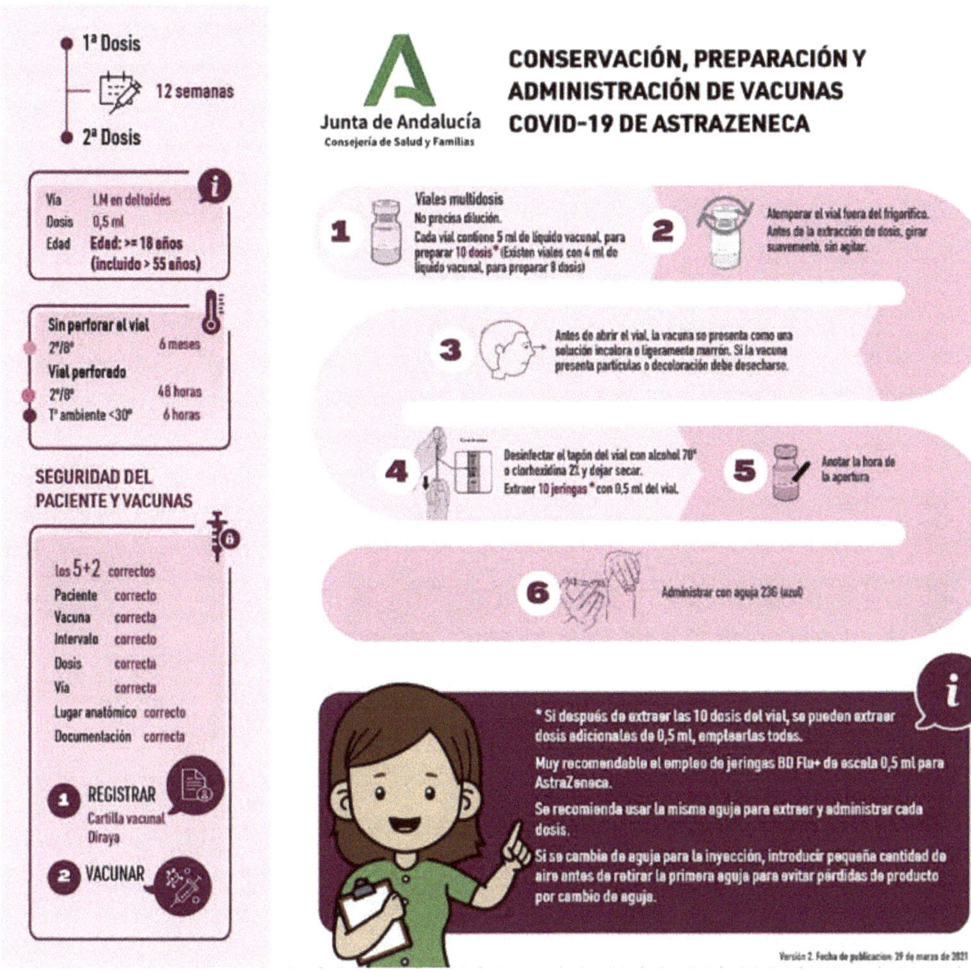

Fuente: https://www.andavac.es/campanas/covid/informacion-para-profesionales/infografias/

Figura 14

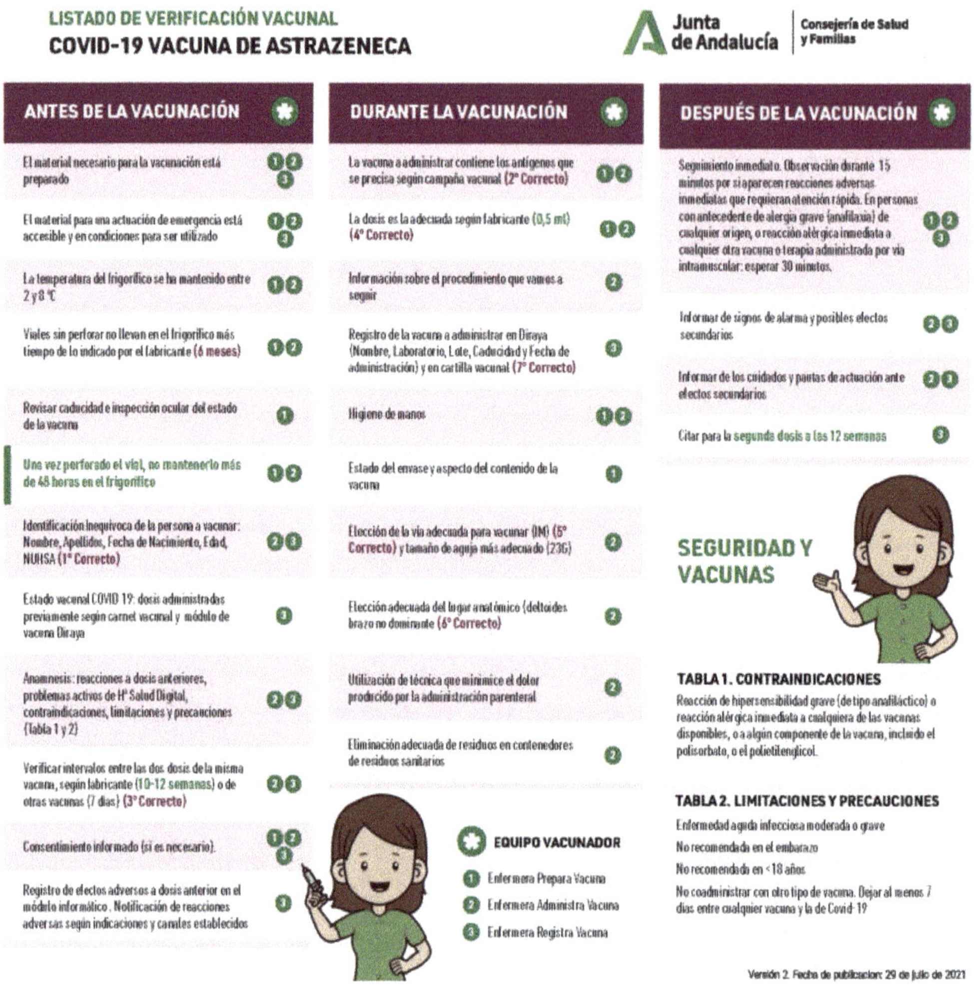

LISTADO DE VERIFICACIÓN VACUNAL

COVID-19 VACUNA DE ASTRAZENECA

Junta de Andalucía | Consejería de Salud y Familias

ANTES DE LA VACUNACIÓN	
El material necesario para la vacunación está preparado	1 2 3
El material para una actuación de emergencia está accesible y en condiciones para ser utilizado	1 2 3
La temperatura del frigorífico se ha mantenido entre 2 y 8 °C	1 2
Viales sin perforar no llevan en el frigorífico más tiempo de lo indicado por el fabricante (6 meses)	1 2
Revisar caducidad e inspección ocular del estado de la vacuna	1
Una vez perforado el vial, no mantenerlo más de 48 horas en el frigorífico	1 2
Identificación inequívoca de la persona a vacunar: Nombre, Apellidos, Fecha de Nacimiento, Edad, NUHSA (1° Correcto)	2 3
Estado vacunal COVID 19: dosis administradas previamente según carnet vacunal y módulo de vacuna Diraya	3
Anamnesis: reacciones a dosis anteriores, problemas activos de Hª Salud Digital, contraindicaciones, limitaciones y precauciones (Tabla 1 y 2)	2 3
Verificar intervalos entre las dos dosis de la misma vacuna, según fabricante (10-12 semanas) o de otras vacunas (7 días) (3° Correcto)	2 3
Consentimiento informado (si es necesario).	1 2 3
Registro de efectos adversos a dosis anterior en el módulo informático. Notificación de reacciones adversas según indicaciones y canales establecidos	3

DURANTE LA VACUNACIÓN	
La vacuna a administrar contiene los antígenos que se precisa según campaña vacunal (2° Correcto)	1 2
La dosis es la adecuada según fabricante (0,5 ml) (4° Correcto)	1 2
Información sobre el procedimiento que vamos a seguir	2
Registro de la vacuna a administrar en Diraya (Nombre, Laboratorio, Lote, Caducidad y Fecha de administración) y en cartilla vacunal (7° Correcto)	3
Higiene de manos	1 2
Estado del envase y aspecto del contenido de la vacuna	1
Elección de la vía adecuada para vacunar (IM) (5° Correcto) y tamaño de aguja más adecuado (23G)	2
Elección adecuada del lugar anatómico (deltoides brazo no dominante (6° Correcto)	2
Utilización de técnica que minimice el dolor producido por la administración parenteral	2
Eliminación adecuada de residuos en contenedores de residuos sanitarios	2

DESPUÉS DE LA VACUNACIÓN	
Seguimiento inmediato. Observación durante 15 minutos por si aparecen reacciones adversas inmediatas que requieran atención rápida. En personas con antecedente de alergia grave (anafilaxia) de cualquier origen, o reacción alérgica inmediata a cualquier otra vacuna o terapia administrada por vía intramuscular: esperar 30 minutos.	1 2 3
Informar de signos de alarma y posibles efectos secundarios	2 3
Informar de los cuidados y pautas de actuación ante efectos secundarios	2 3
Citar para la segunda dosis a las 12 semanas	3

EQUIPO VACUNADOR

1. Enfermera Prepara Vacuna
2. Enfermera Administra Vacuna
3. Enfermera Registra Vacuna

SEGURIDAD Y VACUNAS

TABLA 1. CONTRAINDICACIONES

Reacción de hipersensibilidad grave (de tipo anafiláctico) o reacción alérgica inmediata a cualquiera de las vacunas disponibles, o a algún componente de la vacuna, incluido el polisorbato, o el polietilenglicol.

TABLA 2. LIMITACIONES Y PRECAUCIONES

Enfermedad aguda infecciosa moderada o grave

No recomendada en el embarazo

No recomendada en <18 años

No coadministrar con otro tipo de vacuna. Dejar al menos 7 días entre cualquier vacuna y la de Covid-19

Versión 2. Fecha de publicación: 29 de julio de 2021

Fuente: https://www.andavac.es/campanas/covid/informacion-para-profesionales/infografias/

11.2.5 Nuvaxovid® (NOVAVAX)

Se trata de una vacuna de subunidades, que contiene exclusivamente la proteína S en forma de nanopartículas termoestables, unida a un adyuvante Matrix-M, basado en saponina, que se ha comprobado que se une al receptor hACE2[4].

Conservación y empleo vacuna Nuvaxovid® (NOVAVAX)

- La vacuna puede almacenarse a 2 °C-8 °C.
- Vial sin abrir: 9 meses entre 2 °C-8 °C
- Vial perforado: 6 horas entre 2 °C-8 °C
- No congelar.
- Cada vial contiene 10 dosis de 0,5 ml.

https://www.ema.europa.eu/en/documents/product-information/nuvaxovid-epar-product-information_es.pdf

Posología y administración de la vacuna: 2 dosis con un intervalo de 3 semanas entre ambas. Administración intramuscular.

Administra en dos dosis (la 2ª dosis a los 21 días de la 1ª dosis).

Presenta una eficacia frente a la cepa original del 95,6 %, proporcionando protección frente a la variante británica (B.1.1.7) del 85,6 % y menor protección frente a la cepa sudafricana (B.1.351) del 96,4 %.

Figura 15

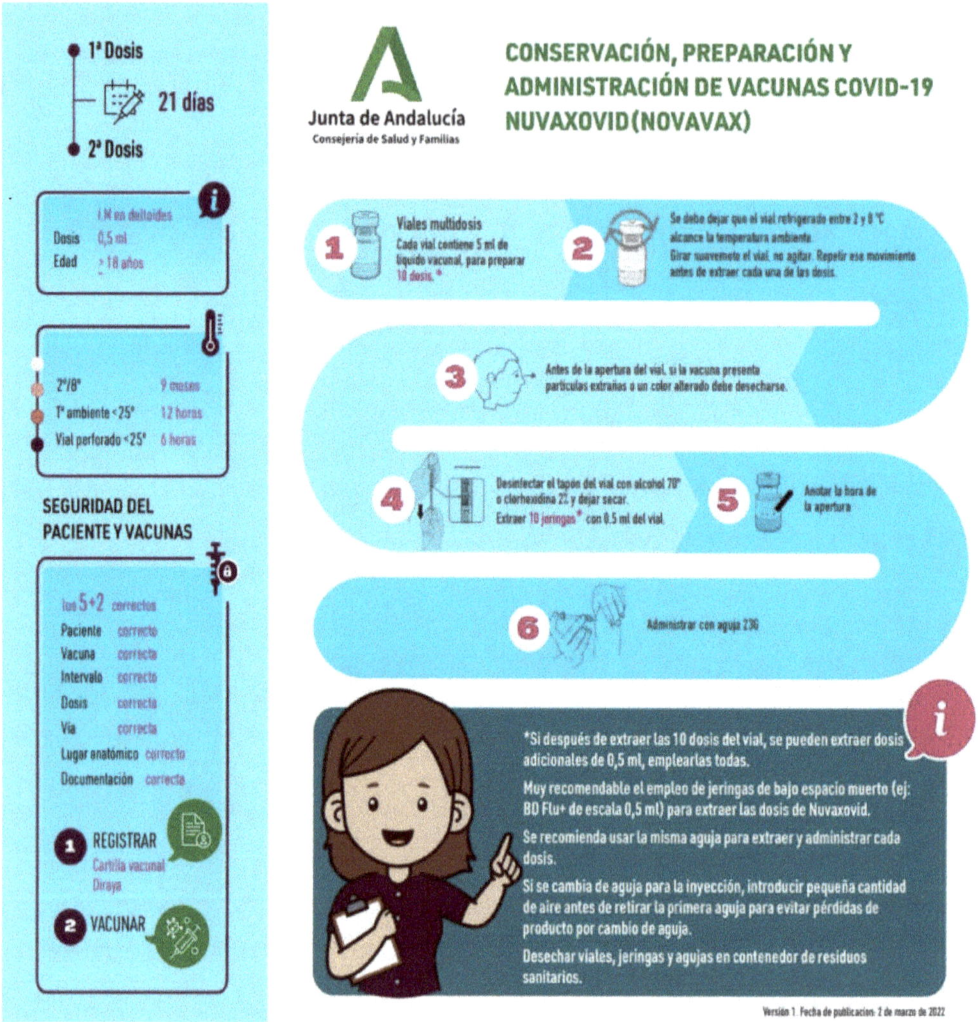

Fuente: https://www.andavac.es/campanas/covid/informacion-para-profesionales/infografias/

Figura 16

LISTADO DE VERIFICACIÓN VACUNAL

COVID-19 NUVAXOVID (NOVAVAX)

Junta de Andalucía · Consejería de Salud y Familias

ANTES DE LA VACUNACIÓN	✱
El material necesario para la vacunación está preparado	1 2 3
El material para una actuación de emergencia está accesible y en condiciones para ser utilizado	1 2 3
La temperatura del frigorífico se ha mantenido entre 2 y 8 °C	1 2
Viales sin reconstituir no llevan en el frigorífico más tiempo de lo indicado por el fabricante **(Nuvaxovid , Novavax: entre 2 y 8°C, 9 meses)**	1 2
Revisar caducidad e inspección ocular del estado de la vacuna	1
Una vez perforado el vial, no mantenerlo más de 6 horas	1 2
Identificación Inequívoca de la persona a vacunar: Nombre, Apellidos, Fecha de Nacimiento, Edad, NUHSA (1° Correcto)	2 3
Estado vacunal COVID 19: dosis administradas previamente según carnet vacunal y módulo de vacuna Diraya	3
Anamnesis: reacciones a dosis anteriores, problemas activos de Hª Salud Digital, contraindicaciones, limitaciones y precauciones (Tabla 1 y 2)	2 3
Verificar intervalos entre las dos dosis de la misma vacuna, según fabricante **(Nuvaxovid (Novavax) 21 días)** (3° Correcto)	2 3
Consentimiento informado (si es necesario).	1 2 3
Registro de efectos adversos a dosis anterior en el módulo informático . Notificación de reacciones adversas según indicaciones y canales establecidos	3

DURANTE LA VACUNACIÓN	✱
La vacuna a administrar contiene los antígenos que se precisa según campaña vacunal (2° Correcto)	1 2
La dosis es la adecuada según fabricante **(Nuvaxovid (Novavax): 0,5 ml)** (4° Correcto)	1 2
Información sobre el procedimiento que vamos a seguir	2
Registro de la vacuna a administrar en Diraya (Nombre, Laboratorio, Lote, Caducidad y Fecha de administración) y en cartilla vacunal (7° Correcto)	3
Higiene de manos	1 2
Estado del envase y aspecto del contenido de la vacuna	1
Elección de la vía adecuada para vacunar (IM) (5° Correcto) y tamaño de aguja más adecuado (23G)	2
Elección adecuada del lugar anatómico (deltoides brazo no dominante (6° Correcto)	2
Utilización de técnica que minimice el dolor producido por la administración parenteral	2
Eliminación adecuada de residuos en contenedores de residuos sanitarios	2

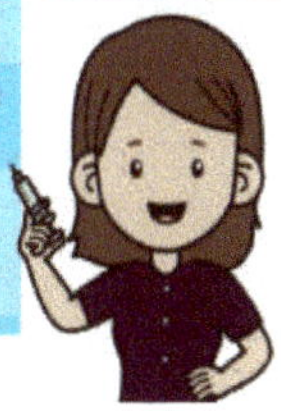

✱ EQUIPO VACUNADOR

1. Enfermera Prepara Vacuna
2. Enfermera Administra Vacuna
3. Enfermera Registra Vacuna

DESPUÉS DE LA VACUNACIÓN	✱
Seguimiento inmediato. Observación durante 15 minutos por si aparecen reacciones adversas inmediatas que requieran atención rápida. En personas con antecedente de alergia grave (anafilaxia) de cualquier origen, o reacción alérgica inmediata a cualquier otra vacuna o terapia administrada por vía intramuscular: esperar 30 minutos	1 2 3
Informar de signos de alarma y posibles efectos secundarios	2 3
Informar de los cuidados y pautas de actuación ante efectos secundarios	2 3
Citar para la segunda dosis a los 21 días	3

SEGURIDAD Y VACUNAS

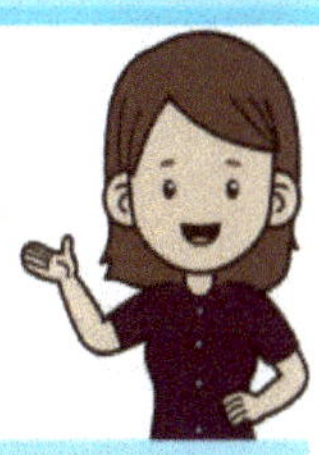

TABLA 1. CONTRAINDICACIONES

La vacuna está contraindicada en personas que hayan presentado una reacción de hipersensibilidad al principio activo o a alguno de los componentes de la vacuna.

TABLA 2. LIMITACIONES Y PRECAUCIONES

Enfermedad aguda infecciosa moderada o grave.

Experiencia limitada. Sólo si beneficios superan los riesgos y no es posible emplear vacunas ARNm.

Mujeres que buscan embarazo: no es necesario dejar un tiempo desde la vacunación.

No recomendada en <18 años.

Se puede coadministrar con otras vacunas en caso de estar indicadas.

Versión 1. Fecha de publicación: 2 de marzo de 2022

Fuente: https://www.andavac.es/campanas/covid/informacion-para-profesionales/infografias/

Otras infografías de interés:

Figura 17

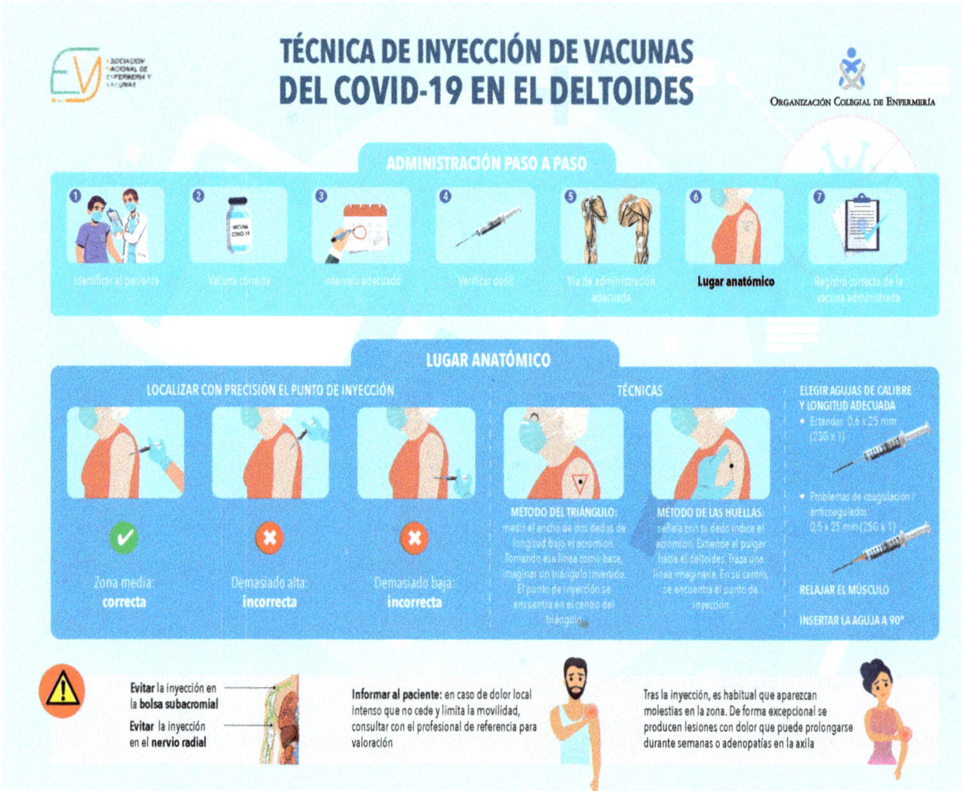

Fuente: https://www.consejogeneralenfermeria.org/COVID-19

Figura 18

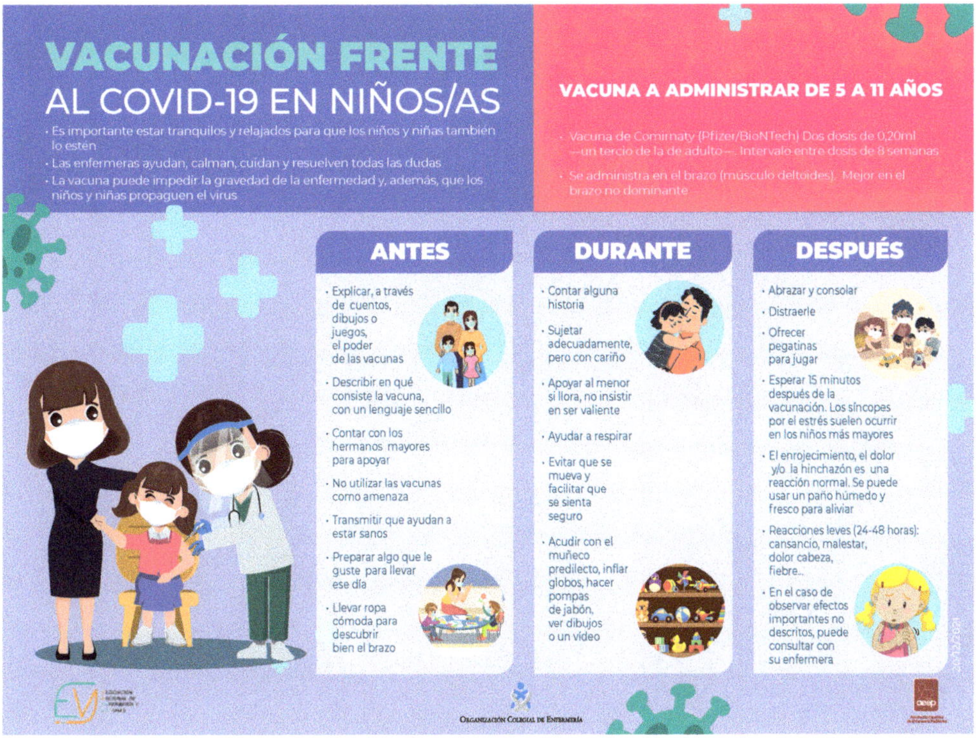

VACUNACIÓN FRENTE
AL COVID-19 EN NIÑOS/AS
· Es importante estar tranquilos y relajados para que los niños y niñas también lo estén
· Las enfermeras ayudan, calman, cuidan y resuelven todas las dudas
· La vacuna puede impedir la gravedad de la enfermedad y, además, que los niños y niñas propaguen el virus
VACUNA A ADMINISTRAR DE 5 A 11 AÑOS
· Vacuna de Comirnaty (Pfizer/BioNTech) Dos dosis de 0,20ml —un tercio de la de adulto—. Intervalo entre dosis de 8 semanas
· Se administra en el brazo (músculo deltoides). Mejor en el brazo no dominante
ANTES
· Explicar, a través de cuentos, dibujos o juegos, el poder de las vacunas
· Describir en qué consiste la vacuna, con un lenguaje sencillo
· Contar con los hermanos mayores para apoyar
· No utilizar las vacunas como amenaza
· Transmitir que ayudan a estar sanos
· Preparar algo que le guste para llevar ese día
· Llevar ropa cómoda para descubrir bien el brazo
DURANTE
· Contar alguna historia
· Sujetar adecuadamente, pero con cariño
· Apoyar al menor si llora, no insistir en ser valiente
· Ayudar a respirar
· Evitar que se mueva y facilitar que se sienta seguro
· Acudir con el muñeco predilecto, inflar globos, hacer pompas de jabón, ver dibujos o un vídeo
DESPUÉS
· Abrazar y consolar
· Distraerle
· Ofrecer pegatinas para jugar
· Esperar 15 minutos después de la vacunación. Los síncopes por el estrés suelen ocurrir en los niños más mayores
· El enrojecimiento, el dolor y/o la hinchazón es una reacción normal. Se puede usar un paño húmedo y fresco para aliviar
· Reacciones leves (24-48 horas): cansancio, malestar, dolor cabeza, fiebre...
· En el caso de observar efectos importantes no descritos, puede consultar con su enfermera
Organización Colegial de Enfermería
aeep

Fuente: https://www.consejogeneralenfermeria.org/COVID-19

Figura 19

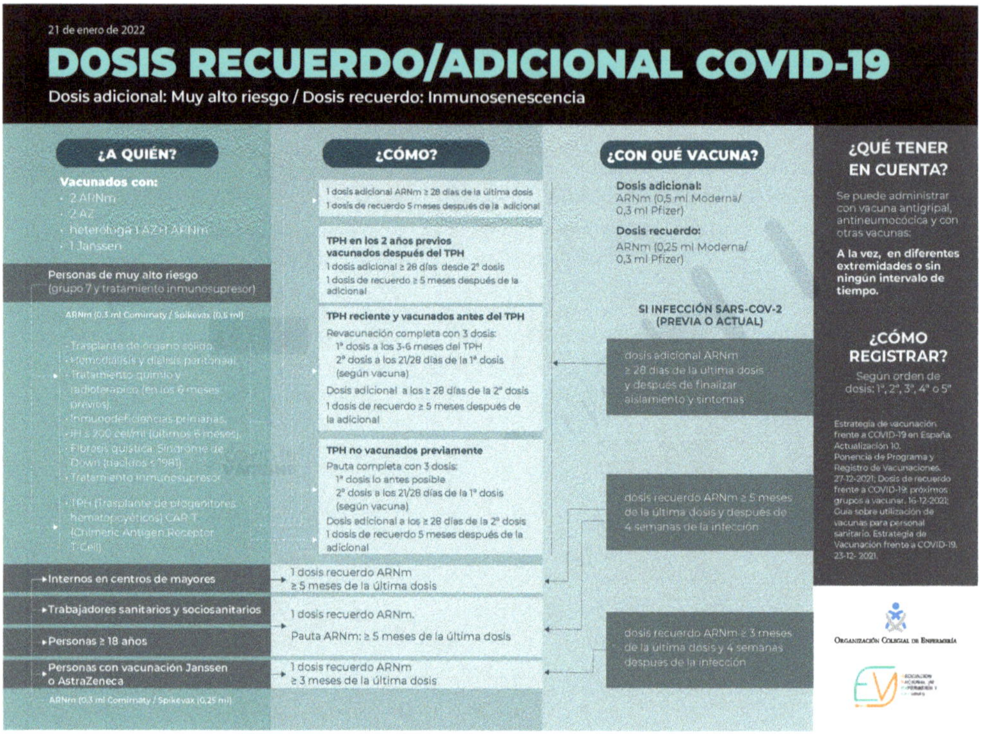

Fuente: https://www.consejogeneralenfermeria.org/COVID-19

Figura 20

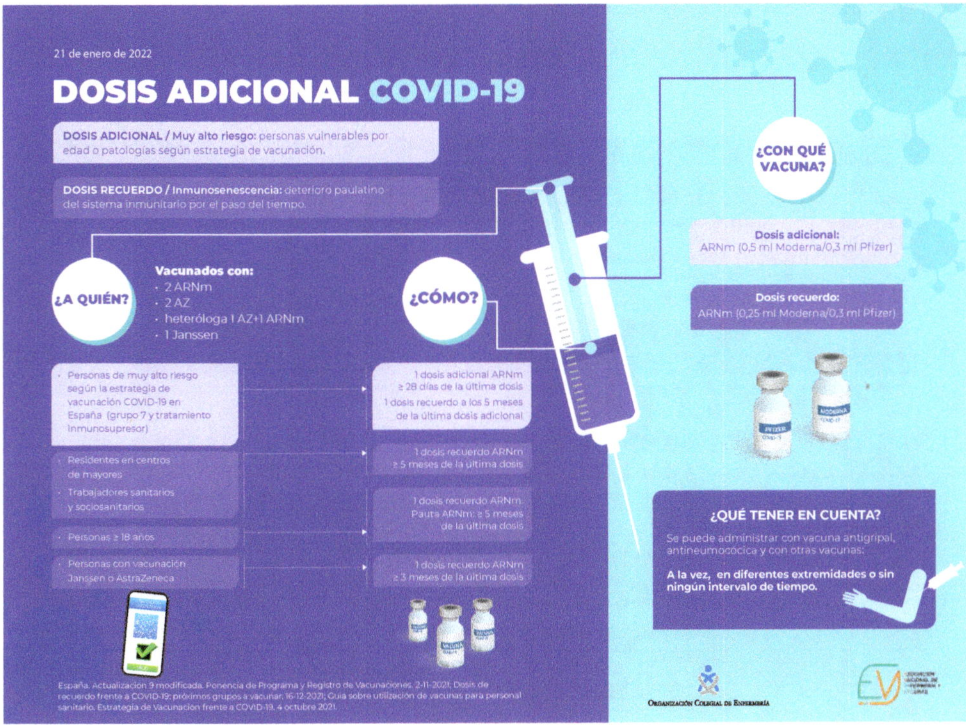

Fuente: https://www.consejogeneralenfermeria.org/COVID-19

Figura 21

VACUNACIÓN FRENTE A COVID-19
(actualización julio 2022)

Organización Colegial de Enfermería de España

VACUNAS A UTILIZAR ACTUALMENTE

ARN Mensajero

COMIRNATY 30 µg (Pfizer) (≥ 12 años edad) intervalo 21 días (mínimo 19 días)

COMIRNATY 10 µg (Pfizer) (5-11 años edad) intervalo 8 semanas.

SPIKEVAX (Moderna) (≥ 6 años edad) intervalo 28 días (mínimo 25 días). Dosis de **0,50 ml** o dosis de **0,25 ml**

Subunidad proteica

NUVAXOVID (Novavax) (≥ 18 años edad) intervalo 3 semanas (mínimo 14 días).

Para personas con contraindicación a otras vacunas

POBLACIÓN DE MUY ALTO RIESGO GRUPO 7 E IMUNOSUPRESIÓN

PRIMOVACUNACIÓN: 2 DOSIS + DOSIS ADICIONAL

- **Población 5-11 años:** 2 dosis COMIRNATY 10 µg + 1 dosis adicional COMIRNATY 10 µg, a las 8 semanas tras la 2ª dosis
- **Población ≥ 12 años:** 2 dosis COMIRNATY 30 µg / SPIKEVAX (0,50ml) + 1 dosis adicional COMIRNATY 30 µg / SPIKEVAX (0,50ml) / NUVAXOVID intervalo mínimo 28 días desde la última dosis independientemente de si han pasado la infección

DOSIS DE RECUERDO (4ª dosis)

Población ≥ 12 años: COMIRNATY 30 µg / SPIKEVAX (0,25 ml)* / NUVAXOVID
→ 1 dosis tras un intervalo ≥ 5 meses desde la dosis anterior (mínimo 4 semanas)

CON ANTECEDENTE DE INFECCIÓN

- **Población 5-11 años**
  - Infección antes de 1ª dosis o entre 1ª y 2ª dosis: COMIRNATY 10 µg
    → Pauta estándar 2 dosis. La 2ª dosis se administrará a las 8 semanas desde la 1ª dosis
- **Población ≥ 12 años**
  - Infección antes de 1ª dosis o entre 1ª y 2ª dosis: COMIRNATY 30 µg / SPIKEVAX (0,50ml)
    → Pauta estándar 2 dosis, tras recuperación de infección e intervalo entre dosis
  - Infección después de la primovacunación: COMIRNATY 30 µg / SPIKEVAX (0,25 ml)* / NUVAXOVID
    → 1 dosis que cumpla intervalo recomendado ≥ 5 meses desde la última dosis independientemente de la fecha de infección

*En personas que no recibieron la dosis adicional, la dosis de SPIKEVAX será de 0,5ml

Población general infantil de 5-11 años

PRIMOVACUNACIÓN.
COMIRNATY 10 µg
→ 2 dosis

CON ANTECEDENTE DE INFECCIÓN:

- Infección antes de 1ª dosis → dosis única a las 8 semanas de la infección
- Infección entre 1ª y 2ª dosis → completar 2ª dosis a las 8 semanas de la infección

Población general de 12-65 años

PRIMOVACUNACIÓN:

COMIRNATY 30 µg / SPIKEVAX (0,50ml) → 2 dosis

JANSSEN ≥ 18 años de edad → dosis única

VAXZEVRIA homóloga o heteróloga Vaxzevria-Comirnaty (≥ 18 años):
→ 2 dosis intervalo 12 semanas (mín. 21 d)

NUVAXOVID (0,5ml), población ≥ 18 años que → 2 dosis ó 1 dosis (completar la pauta)

DOSIS DE RECUERDO:

- ≥ 18 años con primovacunación ARNm o heteróloga VAXZEVRIA COMIRNATY: COMIRNATY 30 µg / SPIKEVAX (0,25 ml) / NUVAXOVID → 1 dosis tras un intervalo ≥ 5 meses desde la dosis anterior (mín. 4 semanas)
- ≥ 18 años con primovacunación homóloga VAXZEVRIA o pauta JANSSEN: COMIRNATY 30 µg / SPIKEVAX (0,25 ml) / NUVAXOVID → 1 dosis tras un intervalo ≥3 meses desde la dosis anterior (mín. 4 semanas).

CON ANTECEDENTE DE INFECCIÓN:

- Infección antes de 1ª dosis: COMIRNATY 30 µg / SPIKEVAX (0,50ml) → dosis única a las 4 semanas de la infección.
- Infección entre 1ª y 2ª dosis: COMIRNATY 30 µg / SPIKEVAX (0,50ml) → completar 2ª dosis a las 4 semanas de la infección
- Infección después de 2ª dosis: COMIRNATY 30 µg / SPIKEVAX (0,25 ml) / NUVAXOVID → 1 dosis que cumpla intervalo recomendado ≥ 5 meses desde el diagnóstico de infección (mínimo 4 semanas)

Población >65 años, residentes centros de mayores y grandes dependientes

PRIMOVACUNACIÓN:
COMIRNATY 30 µg / SPIKEVAX (0,50 ml) → 2 dosis

DOSIS DE RECUERDO:
COMIRNATY 30 µg / SPIKEVAX (0,25 ml) / NUVAXOVID → 1 dosis tras un intervalo ≥ 5 meses desde la dosis anterior.

CON ANTECEDENTE DE INFECCIÓN:

- Infección antes de 1ª dosis o entre 1ª y 2ª dosis: COMIRNATY 30 µg / SPIKEVAX (0,50ml) → pauta estándar 2 dosis, tras recuperación de la infección y garantizando el intervalo aconsejado entre dosis
- Infección después de 2ª dosis: COMIRNATY 30 µg / SPIKEVAX (0,25 ml) / NUVAXOVID → 1 dosis que cumpla intervalo recomendado ≥ 5 meses desde la administración de la última dosis

QR de la Guía sobre utilización de vacunas para personal sanitario Estrategia de VAcunación frente a COVID-19 27/05/2022

Recomendaciones a fecha 4 -7-2022

Fuente: https://www.consejogeneralenfermeria.org/COVID-19

11.3 Vídeos de interés

VACUNACIÓN EMBARAZADAS

TÉCNICA DE VACUNACIÓN DELTOIDES

https://www.consejogeneralenfermeria.org/covid-19

11.4 Reacciones adversas en las vacunas COVID-19

Al igual que todos los medicamentos, las vacunas pueden provocar reacciones adversas. No obstante, en los estudios clínicos realizados para su autorización se ha observado que la mayoría de ellas son leves, de corta duración y no todas las personas las sufren.

En las vacunas para las que se necesitará recibir dos dosis, aunque después de recibir la primera aparezca algún efecto adverso leve, no debe dejar de administrarse la segunda, ya que si bien con la primera dosis se consigue cierto grado de protección frente al virus, solo se estará realmente protegido cuando se reciba la segunda dosis.

Las reacciones adversas más frecuentes identificadas para las vacunas frente a la COVID-19 actualmente autorizadas incluyen[5]:

- Sensación de dolor, pesadez y/o sensibilidad en el brazo donde se le puso la inyección (que suele ser más intensa durante las primeras 24-48 h).
- Cansancio, dolor muscular.
- Dolor de cabeza.
- Malestar general y síntomas leves similares a los de la gripe.
- Náuseas.
- Fiebre.
- También puede aparecer inflamación de los ganglios unos días después de la vacunación que puede prolongarse hasta dos semanas. Es una reacción esperable y constituye una señal de que el sistema inmunológico está respondiendo a la vacuna.

En cualquier caso, estos síntomas son leves y suelen durar unos días. Si se prolongan en el tiempo o se agravan, no dude en consultar a su médico.

11.5 Errores en la administración de la vacuna (casos prácticos)

11.5.1 Administración inadvertida únicamente del diluyente (vacuna Comirnaty de Pfizer)

El diluyente de la vacuna Comirnaty es cloruro sódico, que se usa de forma habitual como diluyente de otros medicamentos, por lo que no se espera que produzca ninguna reacción adversa si se administra solo. Sin embargo, el diluyente por sí solo no desencadena la respuesta inmune, por tanto, debe administrarse una dosis de la vacuna reconstituida de forma adecuada tan pronto como se detecte el error.

11.5.2 Administración inadvertida de una vacuna sobrediluida (con mayor cantidad de diluyente de lo recomendado)

Al inyectar más diluyente, en los 0,3 ml que debe contener una dosis de Comirnaty® 30 μg/dosis o en los 0,2 ml de Comirnaty® 10 μg/dosis el contenido activo es menor. Por tanto, debe repetirse la dosis de la vacuna tan pronto como se observe el error utilizando una vacuna correctamente reconstituida.

11.5.3 Administración del vial completo de la vacuna en lugar de la dosis recomendada:

No es peligroso recibir mayor dosis de la recomendada, pero es más probable que presenten las reacciones adversas más frecuentemente esperadas. Si una persona recibe una dosis mayor a la recomendada, debe realizarse seguimiento y tratar los síntomas que presente según sea necesario.

En caso de que se produzca en la 1ª dosis, la 2ª dosis deberá administrarse cuando corresponda según la pauta recomendada para cada vacuna. Y si se produce en la 2ª dosis, la dosis de recuerdo también se administrará cuando corresponda.

11.5.4 Administración inadvertida de una dosis incompleta

Si se administra menos de una dosis completa, como por ejemplo si una parte de la vacuna se extravasa durante la inyección, debe extraerse una dosis íntegra y administrarla tan pronto como ocurra el error. Si por cualquier circunstancia se detecta una vez que haya abandonado el puesto de vacunación, recibirá la dosis completa en los 7 días siguientes, preferiblemente en las primeras 48 horas.

La dosis incompleta no contabiliza.

11.5.5 Administración en un área anatómica distinta a la recomendada (vasto externo)

No es necesario repetir la dosis.

11.5.6 Administración subcutánea de la vacuna en lugar de intramuscular

No es necesario repetir la dosis.

11.5.7 Administración de una vacuna que pudo verse afectada por un error involuntario en el almacenamiento o en su preparación

Si se administra una vacuna que ha sufrido algún incidente durante su almacenamiento o preparación que pueda afectar su validez y/o sus propiedades (rotura de cadena de frío, caducidad, etc.), debe repetirse la dosis, si es posible en el mismo día o en los 7 días posteriores.

En caso de que este suceso ocurriera en la 1ª dosis, la 2ª dosis debe administrarse según el intervalo recomendado para dicha vacuna contando desde el momento de administración de la dosis de reemplazo.

11.5.8 Administración de la segunda dosis antes del intervalo mínimo recomendado

Si se administra la 2ª dosis de cualquiera de las vacunas antes del intervalo mínimo recomendado para cada una de ellas, esa dosis administrada antes de tiempo no se considerará válida. Por tanto, deberá administrarse una 3ªa dosis tras los intervalos recomendados para cada vacuna contados a partir del momento en que se administró la 2ª dosis que no se considera válida.

11.5.9 Administración de la segunda dosis en un intervalo mayor al recomendado

Si el intervalo entre dosis es mayor al recomendado, se administrará la 2ª dosis en cuanto sea posible y no es necesario reiniciar la pauta.

11.5.10 Administración de la dosis de recuerdo con un intervalo inferior a 5 meses (vacunas de ARNm) o a 3 meses (vacuna de Janssen® y Vaxzevria®) tras la primovacunación

Aunque el intervalo óptimo para obtener una respuesta inmune adecuada es a partir de 5 meses (vacunas de ARNm) o 3 meses (en el caso de las vacunas de Janssen® y Vaxzevria®) se considerarán como válidas las dosis de recuerdo administradas a partir de 28 días tras la última dosis de primovacunación.

11.5.11 Administración de Comirnaty 10 µg/dosis (presentación pediátrica) en lugar de Comirnaty 30 µg/dosis en personas de 12 y más años de edad

Si una persona de 12 a 17 años recibe de forma inadvertida una dosis de Comirnaty® 10 µg/dosis en lugar de Comirnaty® 30 µg/dosis, que es la recomendada a partir de 12 años, está dosis se considerará como válida y no será necesario repetirla. En caso de que se administrase como 1ª dosis, se administrará como 2ª dosis Comirnaty 30 µg/dosis con un intervalo de 21 días.

En las personas de 18 y más años se considerará como inválida y se administrará la pauta completa de Comirnaty 30 µg/dosis tan pronto como se detecte el error, preferiblemente en las primeras 48 horas. La dosis de Comirnaty 10 µg/dosis no contabiliza.

11.5.12 Administración de Comirnaty® 30 µg/dosis o Spikevax® en una dosis mayor de la recomendada en población pediátrica de 5 a 11 años

Si un niño o niña de 5 a 11 años recibe una mayor dosis de la recomendada es más probable que presenten las reacciones adversas más frecuentemente esperadas. En estos casos debe realizarse seguimiento y tratar los síntomas que presente según sea necesario.

En caso de que se produzca el error en la 1ª dosis, la 2ª dosis deberá administrarse cuando corresponda según la pauta recomendada.

11.5.13 Notificar errores de vacunación

Todos los errores o incidentes en el almacenamiento, preparación o administración de las vacunas deben notificarse a los responsables locales del programa de vacunación tan pronto como sean advertidos.

11.6 Conclusiones

- El seguimiento de los resultados de las vacunaciones es fundamental para entender la eficacia, la posible disminución de la respuesta inmune con el tiempo y los posibles efectos adversos.
- Quedan todavía algunas incógnitas que se irán desvelando. Es posible que las mutaciones del virus afecten a la inmunidad proporcionada por las vacunas y será necesario hacer un seguimiento del impacto de estos cambios en la eficacia de las vacunas disponibles y, en su caso, realizar los cambios oportunos.

11.7 Actualización

Debido a la gran velocidad con la que la información va cambiando, puede que la contenida en este tema se haya quedado desactualizada; es por ello que ponemos al alcance del lector unos códigos QR donde podrá ver las actualizaciones en materia de Vacunación COVID-19 SARS-CoV-2.

https://www.sanidad.gob.es/profesionales/saludPublica/prevPromocion/vacunaciones/COVID19/vacunasCOVID19_Profesionales.htm

https://www.sanidad.gob.es/profesionales/saludPublica/prevPromocion/vacunaciones/COVID19/docs/COVID-19_Guia_utilizacion_vacunas_personalsanitario.pdf

Bibliografía

1. Comité Asesor de Vacunas (CAV-AEP). Virus SARS-CoV-2. Manual de vacunas en línea de la AEP [Internet]. Madrid: AEP; ene/2022. [consultado el 30/mayo/2022]. Disponible en: http://vacunasaep.org/documentos/manual/cap-43

2. COVID-19 vaccine tracker and landscape [Internet]. [consultado el 30/mayo/2022]. Disponible en: https://www.who.int/publications/m/item/draft-landscape-of-COVID-19-candidate-vaccines

3. Casas I, Mena G. La vacunación de la COVID-19. MedicinaClínica. 2021 21 de mayo; 156 (10): 500.[consultado el 30/mayo/2022].

4. Tian JH, Patel N, Haupt R, Zhou H, Weston S, Hammond H, Logue J, Portnoff AD, Norton J, Guebre-Xabier M, Zhou B. SARS-CoV-2 candidato a vacuna con glicoproteína de punta Inmunogenicidad NVX-CoV2373 en babuinos y protección en ratones. Comunicaciones de la naturaleza. 14 de enero de 2021; 12 (1): 1-4. [consultado el 30/mayo/2022].

5. 1° Informe de Farmacovigilancia sobre Vacunas COVID-19 [Internet]. Agencia Española de Medicamentos y Productos Sanitarios. 2021 [consultado el 30/mayo/2022]. Disponible en: https://www.aemps.gob.es/informa/boletines-aemps/boletin-fv/2021-boletin-fv/1o-informe-de-farmacovigilancia-sobre-vacunas-COVID-19-25-01-2021/

CAPÍTULO 12

EL ACTO VACUNAL

Silvia Bernárdez Carracedo

VÍDEO DE PRESENTACIÓN DE LA AUTORA:
EL ACTO VACUNAL

CAPÍTULO 12

EL ACTO VACUNAL

Silvia Bernárdez Carracedo

12.1 Introducción y definición

El acto vacunal es un conjunto de procesos, protocolos y técnicas que se aplican desde el momento en que se recibe a un usuario del sistema sanitario demandante de una actuación en relación con las vacunaciones hasta el momento en que se ha completado esta actuación.

Esto quiere decir que no solo se reduce al hecho de la administración del preparado vacunal, sino que también comprende una serie de procesos diferenciados, por ejemplo: comprobar el documento vacunal, realizar una anamnesis, elegir y preparar el producto biológico, la asepsia de la piel, la elección de la vía y del lugar anatómico de inyección, la sepsis durante toda la técnica, el registro vacunal, etcétera.

Son mayoritariamente los profesionales de enfermería los responsables de la actuación en relación al acto vacunal y es por ello necesario incrementar la formación e información en este colectivo con objeto de conseguir la excelencia y mayor calidad en la actuación profesional y en la mayor calidad en la atención prestada a los usuarios del sistema sanitario.

12.2 Antes de vacunar

Además de los puntos que vamos a tratar en la etapa previa al acto de administración vacunal, será oportuno tener unos aspectos generales bajo control:

- Medicación y material ante una posible reacción adversa inmediata como una lipotimia, síncope o anafilaxia. Adrenalina 1/1000 (ampollas 1 mg/ml), jeringas y agujas.

- Protocolos actualizados para profesionales y profesionales entrenados para su aplicación.
- Conocer y comprobar la correcta cadena de frío en el transporte, almacenamiento y manipulación de las vacunas. Sería oportuno realizar una comprobación al inicio de la jornada. De forma específica, revisaremos:
  - Neveras en perfecto estado.
  - Registro diario de temperaturas máximas y mínimas, a realizar dos veces al día, y comprobar el mantenimiento entre +2 y +8 °C, y en ningún caso, las vacunas o los disolventes congelados.

12.2.1 Comprobación del estado vacunal

En esta primera parte del proceso debemos identificar al paciente a vacunar, comprobar las vacunaciones en los registros de la historia clínica verificando la igualdad respecto la cartilla de vacunación. Para realizar este paso de forma satisfactoria, los registros deberán estar informatizados y permitirán el registro exhaustivo de los datos de los pacientes y de las vacunas, conteniendo sistema de alerta de situaciones anómalas, así como de permitir la explotación de la información almacenada por parte de los profesionales y los servicios de salud pública.

En la cartilla vacunal debe constar: fecha, vacuna/s administrada/s, fabricantes y lotes, y la identificación del centro y del profesional.

En la elección de la estrategia individual a seguir con el paciente se debe verificar:

- Número de dosis de cada vacuna necesarias según la edad.
- Intervalos de tiempo mínimos entre dosis de la misma vacuna.
- Edad mínima de comienzo de las vacunaciones.
- Propuestas de aplicación práctica de las vacunas según la edad.
- Recomendaciones para la administración de múltiples vacunas de forma simultánea.

12.2.2 Recomendaciones prácticas: las 7C «7 de Correcto»

- 1C. Paciente correcto: comprobar nombre, apellidos y fecha de nacimiento si se corresponde con los datos de su historia.
- 2C. Edad correcta: comprobar que tiene la edad adecuada para la vacuna a administrar.
- 3C. Vacuna correcta: comprobar que la vacuna a administrar es la que le corresponde según el motivo de vacunación y está en perfectas condiciones.
- 4C. Dosis correcta: comprobar que la dosis a administrar es la que le corresponde según su historia de vacunación.
- 5C. Vía de administración correcta: comprobar que utilizamos la vía de administración que corresponde a esa vacuna.
- 6C. Condiciones correctas: comprobar que la vacuna se encuentra en perfectas condiciones para su administración y su almacenamiento.
- 7C. Registro correcto: comprobar que el registro en su cartilla vacunal y en la historia clínica es el adecuado, antes y después del acto vacunal. Algunas comunidades autónomas aconsejan en sus protocolos de vacunación, como rutina de buena práctica, proceder al registro de la vacunación antes de la administración de las vacunas y no después, como medida de seguridad para prevenir errores.

Fuente: Seguridad del paciente en el proceso de vacunación.
https://portalcecova.es/files/COEGI_guiaseguridadv.pdf

12.2.3 Anamnesis

Se realizará una anamnesis o cribado prevacunación para poder detectar contraindicaciones u otras situaciones especiales. El objetivo prioritario será establecer si existen contraindicaciones absolutas o relativas que puedan indicar una demora en la vacunación, como también comprobar si además de las vacunas previstas, quedan otras pendientes y así poder proponer un nuevo esquema de vacunación.

Tabla 1

Anamnesis vacunal

Nombre del niño/a:				
Cuestionario contestado por:				
Fecha:				
	Pregunta	**Sí**	**No**	**?**
1	¿El niño está enfermo hoy?			
2	¿Es alérgico a algún medicamento, alimento, vacuna o al látex?			
3	¿Ha tenido antes una reacción importante a alguna vacuna?			
4	¿Ha recibido alguna vacuna en el mes anterior?			
5	¿Tiene alguna enfermedad crónica? (diabetes, asma, del corazón, de la coagulación de la sangre, etc.)			
6	¿Ha tenido convulsiones, algún problema cerebral o el síndrome de Guillain-Barré con anterioridad?			
7	¿Tiene leucemia, cáncer o alguna otra enfermedad que afecte a la inmunidad?			
8	¿Ha recibido corticoides, medicamentos que disminuyan la inmunidad o radioterapia en los últimos 3 meses?			
9	¿Ha recibido inyecciones de inmunoglobulinas o transfusiones de sangre u otros derivados de la misma, en el último año?			
10	¿Convive con personas de edad avanzada o alguna persona con cáncer, trasplantes, o alguna otra circunstancia que afecta a la inmunidad?			
11	En el caso de tratarse de una adolescente: ¿está embarazada o existe la posibilidad de que se quede embarazada en las próximas 4 semanas?			

Modificado de: Inmmunization Action Coalition.Screening Checklist for Contraindications to Vaccines for Children and Teens (http://www.immunize.org/catg.d/p4060.pdf).

Si usted ha contestado "sí" a alguna de las preguntas, antes de la vacunación, debe aclarar con su enfermera o pediatra si la vacunación prevista debe llevarse a cabo o si se le puede proponer un esquema de vacunación alternativo.

Fuente: https://vacunasaep.org/documentos/manual/cap-5#3.3

12.2.4 Respuestas y acciones recomendadas a las cuestiones planteadas en el cribado prevacunal

Tabla 2

Respuestas y acciones recomendadas a las cuestiones planteadas en el cribado prevacunal

	Situaciones y acciones propuestas	Observaciones
1	Infección aguda leve (respiratoria, gastrointestinal, etc.) con fiebre menor de 38 °C - Vacunar sin problemas	No existen evidencias de que una infección aguda leve reduzca la efectividad o aumente los efectos adversos de las vacunas Tratamiento antibiótico: no contraindica la vacunación
1	Enfermedad aguda moderada o grave (o fiebre ≥38 °C): - Demorar la vacunación hasta la recuperación	Para evitar los efectos secundarios de la vacuna y para evitar confundir éstos y los síntomas de la enfermedad
2	Antecedentes de anafilaxia a alguna vacunación previa: - Vacuna implicada contraindicada	Contraindicación absoluta de la vacuna implicada
2	Antecedentes de anafilaxia al huevo: - Vacuna frente a la fiebre amarilla: contraindicada - Vacuna antigripal: vacunar en un centro sanitario preparado* - Vacuna SRP: vacunar en el centro de salud	* Se considera que los pacientes con alergia grave al huevo pueden ser vacunados en centros sanitarios con experiencia en el reconocimiento y tratamiento de reacciones alérgicas graves. Actualmente se recomienda que las personas con reacciones graves tras la toma de huevo, como angioedema, dificultad respiratoria o síntomas que hayan requerido adrenalina, pueden ser vacunadas con cualquiera de las vacunas disponibles, pero deberán ser vacunadas en centros, no necesariamente hospitalarios, con medios y preparación para atender eventuales reacciones graves
2	Antecedentes de anafilaxia a la gelatina: - Vacunas M-M-RVaxpro, ProQuad, Varivax y Vivotif: contraindicadas	
2	Antecedentes de reacciones no anafilácticas al huevo: - Vacuna SRP: vacunar sin problemas - Vacuna antigripal: vacunar sin problemas	
2	Antecedentes de reacciones alérgicas a antibióticos: - Consultar la tabla de componentes de las vacunas	Si la vacuna contiene el antibiótico que ha producido previamente la reacción anafiláctica, contraindicación absoluta
3	Encefalopatía aparecida en los 7 días siguientes a la administración de la vacuna DTPa o Tdpa: - Evitar el componente tosferina en vacunaciones ulteriores	Contraindicación absoluta

	Situaciones y acciones propuestas	Observaciones
3	Episodios de hipotonía-hiporreactividad (también puede producirse con otras vacunas), llanto inconsolable prolongado, o fiebre ≥ 40,5 °C en las 48 horas siguientes o convulsiones en las 72 horas siguientes a una vacuna DTPa: - Es una precaución, pero no contraindica el componente tosferina (u otras vacunas) en vacunaciones ulteriores	Las reacciones cutáneas no contraindican las dosis siguientes
3	Antecedente de reacción de hipersensibilidad tipo Arthus después de una dosis previa de vacuna con toxoide diftérico o toxoide tetánico: - Es una precaución, pero no contraindicación en vacunaciones ulteriores con dicho componente	Si hay que administrar más dosis de esas vacunas, deben aplazarse hasta que hayan transcurrido, al menos, 10 años
4	Las vacunas vivas atenuadas parenterales (SRP, varicela, tetravírica, BCG, fiebre amarilla) o se administran simultáneamente o se separan con un intervalo de 4 semanas	Por la posibilidad de interferencia en la respuesta a alguna de las vacunas; incluso la vacuna SRP y la de la fiebre amarilla no se recomienda administrarlas el mismo día y han de separarse siempre, al menos, 4 semanas
5	Trastornos de la coagulación: - Vía IM con compresión, sin masaje, en los trastornos leves - Valorar usar la vía SC como alternativa a la vía IM, si está autorizada	Valorar la vacunación en unidades hospitalarias específicas
5	Enfermedades crónicas: - Vacunas no sistemáticas indicadas: antigripal, hepatitis A - Vacunas inactivadas: indicadas - Vacunas atenuadas: posible contraindicación si la patología de base o su tratamiento implican inmunodeficiencia relevante	Los pacientes con enfermedades crónicas graves tienen mayor riesgo de morbilidad por las infecciones inmunoprevenibles, pero pueden responder de forma subóptima a algunas vacunaciones
5	Antecedentes de trombocitopenia o púrpura trombopénica: - Valorar beneficio/riesgo para la vacunación triple vírica	

	Situaciones y acciones propuestas	Observaciones
5	Historia previa de invaginación intestinal, malformación congénita intestinal que pueda predisponer a invaginación, inmunodeficiencia combinada grave (IDCG), inmunosupresión, o hijo de madre que recibió tratamiento durante la gestación o en la lactancia con anticuerpos monoclonales y otros inmunosupresores (ver capítulo 14): - Vacuna antirrotavirus: contraindicada	Una enfermedad gastrointestinal crónica o la inmunodeficiencia distinta de la IDCG, son precauciones, pero no contraindicaciones. La espina bífida o la extrofia vesical son precauciones para la vacuna RV1, pero no para la vacuna RV5, según ficha técnica.
6	Trastorno neurológico progresivo, incluidos espasmos infantiles, epilepsia no controlada y encefalopatía progresiva: - Son precauciones para DTPa y Tdpa. Se vacunará al cesar la progresión o la inestabilidad	No se incluyen las crisis febriles, otras condiciones neurológicas estables y los antecedentes familiares de epilepsia o convulsiones
6	Antecedentes de síndrome de Guillain-Barré: - Valorar riesgos/beneficios de las vacunas antigripal y antitetánica, si alguna de ellas se administró en las 6 semanas previas al SGB	La vacunación antigripal y antitetánica pueden incrementar el riesgo de recurrencia del síndrome de Guillain-Barré
6	Paciente esplenectomizado o con asplenia funcional: - Comprobar la inmunización correcta frente al neumococo, meningococos y *Haemophilus influenzae* tipo b	Las vacunas frente a estos microorganismos están indicadas por ser grupos de riesgo
7	Cáncer u otras patologías que por sí mismas o por los tratamientos que reciben producen inmunosupresión: - Consultar los capítulos correspondientes a cada entidad	La efectividad y la seguridad de las vacunas pueden estar comprometidas en pacientes con estas condiciones, por lo que hay que individualizar. En general las vacunas inactivadas se consideran seguras. Las vacunas atenuadas pueden estar contraindicadas si hay inmunosupresión, aunque con excepciones
7	Corticoides sistémicos: - Dosis inferiores a 2 mg/kg/día y durante menos de 2 semanas no contraindican la vacunación. Dosis mayores justifican posponer la vacunación hasta 1 mes después de finalizar el tratamiento	

	Situaciones y acciones propuestas	Observaciones
8	Sangre completa o derivados: - Demorar la vacunación (SRP, varicela, tetravírica). Consultar capítulo 2 y capítulo 44	
8	Inmunoglobulinas IM/IV: - Demorar la vacunación (SRP, varicela, tetravírica). Consultar capítulo 2 y capítulo 44	
9	Los convivientes de los pacientes, con alguno de los trastornos citados en esta tabla, deben recibir todas las vacunas indicadas, incluyendo las de virus atenuados	
10	La concepción debe demorarse, al menos, 4 semanas tras la administración de una vacuna de bacterias o virus atenuados En mujeres ya embarazadas, las vacunas de virus o bacterias atenuadas deben demorarse hasta después del parto (salvo que el riesgo de la infección supere el de la vacuna, como en la fiebre amarilla)	En general, la administración de vacunas inactivadas, cuando están indicadas, se considera segura Muy recomendada la vacunación antigripal en cualquier trimestre del embarazo y la vacunación Tdpa a partir de la semana 27

Fuente: Tabla 5.2 https://vacunasaep.org/documentos/manual/cap-5#3.3

12.2.5 Consentimiento informado

Se trata de dar la información al paciente/padres/tutores legales de la actividad que se va a realizar en cada acto vacunal y recibir un asentimiento oral o escrito para llevarla a cabo.

Los pacientes/familia/tutores recibirán información entendible y completa (puede ser de forma verbal y añadir información escrita que dé apoyo) sobre el acto vacunal que se va a realizar. Los profesionales deberemos informar de todas las vacunas autorizadas e indicadas, estando estas financiadas o no, incluyendo los beneficios y los riesgos de la vacunación, así como de la no vacunación, los efectos secundarios frecuentes y cómo proceder si ocurre.

12.2.6 Recursos de apoyo respecto los beneficios de la vacunación

- Comité Asesor en Vacunas de la AEP: https://vacunasaep.org/
- Asociación Española de Vacunología: www.vacunas.org
- Asociación Nacional de Enfermería y Vacunas: www.enfermeriayvacunas.es
- Información sobre vacunaciones. MurciaSalud: http://www.murciasalud.es/pagina.php?id=3541&idsec=85
- Información sobre vacunas. Fisterra: https://www.fisterra.com/guias-clinicas/vacunas/
- CDC (en español):

  Enfermedades: https://www.cdc.gov/spanish/enfermedades/

  Inmunización: https://www.cdc.gov/spanish/inmunizacion/index.html
- ECDC (en inglés):

  All Topics: https://www.ecdc.europa.eu/en/all-topics
- Commonly asked questions about vaccination (en inglés): https://www.health.gov.au/resources/publications/questions-about-vaccina...
- Common Immunization questions (en inglés): https://www.cdc.gov/vaccines/vac-gen/common-faqs.htm

Será el momento de crear un clima de diálogo y confianza para poder expresar verbalmente la aceptación de las vacunas propuestas en cada acto vacunal.

12.2.7 Situaciones especiales

- El paciente que acude a una consulta de vacunación y no expone objeciones significa que acepta formalmente y consiente la intervención propuesta a efectos legales.
- Niños mayores de 12 años también deben recibir la información adaptada a su lenguaje y tener la posibilidad de exponer dudas y demandar aclaraciones.
- Menores emancipados o mayores de 16 años, no cabe prestar el consentimiento informado por representación.

- Vacunación en centros escolares: se deberá aportar a la familia y paciente la información completa y entendible relativa a las vacunas incluidas en el programa de vacunación de forma escrita. Esta información debe ser preparada por el organismo o servicio regional de salud responsable del programa y puede complementarse con información verbal, individual o en grupo. El consentimiento será también por escrito y podrá ser cancelado en cualquier momento posterior.

12.2.8 Preparación de las vacunas

Durante la preparación, comprobaremos la disposición de todo el material necesario para la administración de la vacuna: guantes, agujas de bioseguridad, apósitos, antiséptico, contenedor de residuos. De igual modo, revisaremos el material y medicación que pudiese ser necesario ante una posible reacción anafiláctica inmediata en la consulta.

12.2.9 Preparación del material

Primero, comprobaremos las vacunas necesarias que estén disponibles, y que las mismas estén en sus envases, cartonajes, etiquetes y prospectos originales, sobre todo revisaremos su fecha de caducidad.

Las sacaremos de la nevera 10 minutos antes de la administración si es posible.

Con la cartilla vacunal del paciente, revisaremos que no haya error con las vacunas seleccionadas para el acto vacunal. Para tal fin, tenemos unos criterios a determinar ante la selección:

- Contraindicaciones permanentes de las vacunas:
  - Reacción alérgica anafiláctica a una dosis previa de una vacuna o a algún componente de la misma. Esta situación contraindica permanentemente para volver a administrar dicha vacuna o cualquier otra vacuna que contenga dicho componente.
  - Presencia de encefalopatía de etiología desconocida aparecida en los 7 días siguientes a la administración de una vacuna con componente frente a la tos ferina. Esta situación contraindica la administración de la vacuna para dosis posteriores que contengan dicho componente.

- Contraindicaciones temporales de las vacunas:
    - Inmunodepresión o inmunosupresión y el embarazo, son situaciones que contraindican temporalmente la administración de vacunas vivas o atenuadas.
    - Una vez resuelta la causa de la contraindicación temporal, se permite entonces proseguir con la administración de las vacunas.
- Precauciones de las vacunas: sucede cuando la administración de una vacuna puede condicionar a un mayor riesgo de presentar un efecto adverso o bien que la respuesta inmunitaria a la vacuna pueda ser insuficiente y no permita una adecuada protección. La precaución por significado, entonces, indica que se valorará el cociente beneficio/riesgo para decidir la administración de tal vacuna. Si la circunstancia determina que el beneficio es superior al riesgo (por ejemplo, en situación de epidemia), la vacuna puede administrarse.
- Falsas contraindicaciones: será imprescindible discernir las contraindicaciones reales de las falsas a fin de evitar pérdidas de oportunidad de vacunación. Conocerlas para poder desargumentarlas ayudará a la no propagación en la población de creencias erróneas con relación a la vacunación.

Comprobaremos la vía de administración recomendada en función del producto vacunal y también del lugar anatómico seleccionado según edad.

Si la vacuna precisa reconstitución, se reconstituye utilizando una aguja de carga (sin filo). En vacunas precargadas, tan solo deberemos colocar la aguja de bioseguridad adecuada y agitaremos. Antes de administrarla, revisaremos que la vacuna está correcta verificando que no haya partículas en suspensión.

12.2.10 Limpieza de la piel

Para realizar este punto, lo primordial será elegir primero el lugar anatómico según la vía y la edad de la persona a vacunar.

- Intramuscular (en lactantes de masa muscular normal):
    - Menores de 12 meses en el cuádriceps (zona anterolateral externa) o vasto externo de la pierna.
    - Mayores de 12 meses: en deltoides del brazo, zona externa.

- Subcutánea e intradérmica: deltoides o cara externa del tercio superior del brazo (tríceps). También se podría usar el muslo en menores de 12 meses.

Siempre nos deberemos asegurar de que la zona de inyección no presente ninguna materia orgánica y esté limpia, como también revisar de que no existan lesiones. A fin de desinfectar la zona, podemos usar una gasa o algodón empapado con agua destilada/agua estéril o suero salino fisiológico, y dejar secar.

12.2.11 Higiene de las manos y guantes

De máxima importancia es asegurar la protección de la enfermera que vacuna. Para tal finalidad, se deberán seguir los protocolos disponibles respecto la seguridad de los profesionales en el uso y manipulación de objetos punzantes. Será conveniente usar agujas con mecanismos de bioseguridad y tomar todas las precauciones necesarias para evitar el contacto con sangre y fluidos.

Ante cada acto vacunal, se realizará una adecuada higiene de manos con agua y jabón/solución hidroalcohólica, antes y después.

No es obligatorio el uso de guantes para la administración de vacunas, incluidas las de la COVID-19, pero existen algunas excepciones:

- Que el profesional tenga heridas abiertas en las manos.
- Riesgo de contacto con sangre, mucosas o fluidos corporales del sujeto a vacunar (por ejemplo, con la vacuna antigripal intranasal o la vacuna oral frente a rotavirus).
- Si lo contempla el protocolo del servicio regional de salud o del servicio de prevención de riesgos laborales.
- Decisión individual del profesional.

Cabe mencionar que el uso de los guantes será prescindible si, además de ser innecesarios, pudieran suponer una fuente de diseminación de microorganismos y un riesgo de transmisión de infecciones nosocomiales. Importante descartar la opción del uso del doble guante. Por consiguiente, si se utilizan, deberán desecharse tras cada paciente y utilizar unos guantes nuevos para el próximo paciente.

En caso de exposición por pinchazo o contacto sobre piel no intacta o mucosas con sangre o fluidos, deberán seguirse las indicaciones de los protocolos relativos a esta incidencia, específicos del servicio regional de salud correspondiente. Los protocolos deberán ser conocidos por todos los profesionales sanitarios y revisados periódicamente.

Será óptimo que los profesionales directamente implicados en la vacunación estén vacunados correctamente y/o haberse comprobado su inmunización previa.

12.2.12 Prevención de la ansiedad y del dolor

Una parte práctica obligada en el acto vacunal será tratar de minimizar el dolor y el estrés asociado a la vacunación. Existen diferentes técnicas y recomendaciones, en general fáciles de llevar a la práctica, que han demostrado su efectividad ante la administración de vacunas:

- Formación y educación de los profesionales sanitarios, de los padres y del paciente (recomendación fuerte a favor).
- Amamantamiento en lactantes (recomendación fuente a favor).
- Ofrecer soluciones azucaradas (glucosa, sacarosa) en lactantes si no se puede ofrecer lactancia materna (recomendación fuerte a favor).
- Anestésicos tópicos en todas las edades (Emla®, por ejemplo), requiere un tiempo en actuar, coste adicional (recomendación fuerte a favor).
- Usar marcas de productos vacunales menos dolorosas, si existen (recomendación fuerte a favor).
- No disponer al lactante en posición supina en menores de 3 años (recomendación fuerte a favor).
- Inyectar rápido sin aspirar, en todas las edades (recomendación fuerte a favor).
- Utilizar maniobras de distracción, cuentos, juguetes, vídeos del móvil, etc., en niños de 2-12 años (recomendación fuerte a favor).
- Aplicar la vacuna más dolorosa al final de la secuencia, en todas las edades (recomendación débil a favor).
- Masajear la zona próxima al lugar de inyección antes y durante la administración de la vacuna en niños mayores de 4 años, pero no frotar después para no aumentar la reactogenicidad (recomendación débil a favor).

- Aplicar varias vacunas simultáneamente si se requiere de inyección múltiple, aunque se precisarán varios profesionales (recomendación débil a favor).
- Escoger la zona de punción adecuada y elegir agujas largas, en todas las edades (recomendación débil a favor).

Recomendaciones por parte de profesionales sanitarios

- Asegurar técnica IM correcta en todas las edades.
- Frotar la vacuna entre las manos antes de la administración, en cualquier edad.
- Preparar la vacuna fuera de la vista del paciente.

Consenso de la Asociación Médica Canadiense (CMAJ) y el Servicio Nacional de Salud del Reino Unido (NHS) recomiendan

- Amamantar a niños menores de 2 años durante la inyección.
- Darles una sustancia dulce.
- Cargar a los niños menores de tres años.
- Colocar al niño en posición vertical en brazos del familiar.
- Se puede aplicar anestésico tópico antes de la sesión en niños menores de 12 años.
- Padres estén presentes, al menos uno de ellos.
- Evitar la ropa gruesa.
- Explicar que las vacunas son algo bueno a los niños.
- Pedir ayuda si el profesional tiene miedo.

12.3 Durante la vacunación

Esta fase del proceso, contempla de forma especialmente importante, y dirigido a los profesionales sanitarios encargados de vacunación, unos aspectos prácticos que aseguren el cumplimiento de una praxis correcta:

1. Persona correcta.
2. Vacuna correcta para la edad y características de la persona.
3. Tiempo de administración correcto en relación al calendario vacunal y a la administración de otras vacunas.
4. Dosis correcta.
5. Vacuna correcta.

12.3.1 Vías

Este punto de elección de la vía de administración atañe al profesional sanitario conocer las especificaciones de la ficha técnica de la vacuna/as a administrar. Asegurar que se coge de la nevera la vacuna adecuada debido a la similitud de cartonaje entre diferentes preparados vacunales.

La vía elegida es el resultado de conocer bajo estudios cuál conviene para conseguir una inmunogenicidad óptima con una mínima reactogenicidad para cada vacuna.

Figura 1

Vías de administración

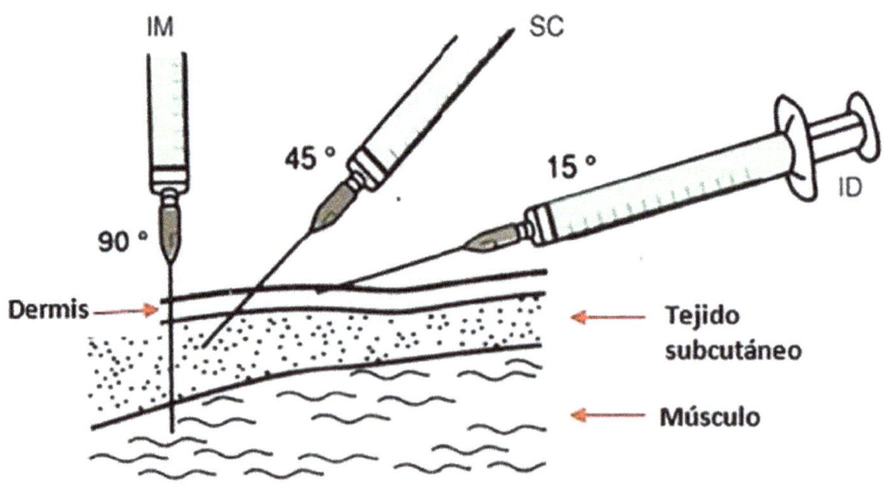

Fuente: Figura 5.1. Vías de administración https://vacunasaep.org/documentos/manual/cap-5#3.3

Tabla 3

Administración de vacunas; vía, lugar anatómico y tipos de agujas

Vía (ángulo)	Niños: edad y tamaño		Lugar anatómico	Aguja	
				Calibre (color)	Longitud*
IM (90º)	Lactantes muy pequeños, prematuros		Músculo vasto externo del muslo	25 G (naranja)	16 mm
	Lactantes, niños y adolescentes	< 12 meses	Músculo vasto externo del muslo	25 G (naranja)	25 mm
		1-2 años	Músculo vasto externo del muslo[#]	25 G (naranja)	25-32 mm
			Deltoides	25 G (naranja)	16-25 mm
		≥ 3 años	Deltoides[#]	25 G (naranja) 23 G (azul)	
			Músculo vasto externo del muslo	25 G (naranja) 23 G (azul)	25-32 mm
	Niños/adolescentes muy grandes u obesos		Deltoides	23 G (azul) 21 G (verde)	25-40 mm
SC (45º)	Lactantes, niños y adolescentes	< 12 meses	Muslo[§]	25 G (naranja)	16 mm
		≥ 12 meses	Músculo tríceps del brazo (cara externa/posterior) o deltoides	25 G (naranja) 23 G (azul)	
ID (15º)	Cualquier edad/peso		BCG: cara externa superior del brazo (en la región superior de la inserción distal del músculo deltoides) o en la cara externa del muslo. Tuberculina: cara ventral del antebrazo	27 G (gris)	13 mm

G: gauge (calibre, diámetro exterior de la aguja); 21 G (verde): 0,8 mm; 23 G (azul): 0,6 mm; 25 G (naranja): 0,5 mm; 27 G (gris): 0,4 mm (las normas ISO marcan un escalado no continuo; las medidas indicadas son aproximadas). El color del cono indica el calibre y no la longitud.

ID: vía intradérmica. IM: vía intramuscular. SC: vía subcutánea.

* Las agujas más largas causan reacciones locales de menor intensidad en comparación con las más cortas.

[#] Lugar recomendado (dependiendo de la masa muscular a los 1-2 años).

[§]Cara anterior o anterolateral externa.

Fuente: Tabla 5.3. Administración de vacunas; vía, lugar anatómico y tipos de agujas. https://vacunasaep.org/documentos/manual/cap-5#3.3

Tabla 4

Vías de administración de las vacunas actuales

Vacunas sistemáticas				
IM	**IM o SC***	**Oral**	**ID**	**IN**
DTPa: Infanrix **DTPa+VPI+Hib+HB**: Hexyon, Infanrix Hexa **Gripe**: Chiromas, Fluarix Tetra, Flucelvax tetra **HA**: Havrix 720, Havrix 1440, Vaqta 25, Vaqta 50 **HB**: Engerix B-10, Engerix B-20, Fendrix, HBvaxpro 5-10-40 **HA+HB**: Twinrix pediátrico, Twinrix adulto **Meningococo**: Bexsero, Meningitec, Menjugate, Menveo, NeisVac-C, Nimenrix, Trumenba **Neumococo**: Prevenar 13, Synflorix **Td**: Ditanrix-adulto, Ditebooster **Tdpa**: Boostrix, Triaxis **Tdpa + VPI**: Boostrix polio **VPH**: Cervarix, Gardasil, Gardasil 9	**Gripe:** Chiroflu, Influvac tetra, Vaxigrip, Vaxigrip tetra **Hib:** Hiberix **Neumococo**: Pneumovax-23 **Td**: Diftavax **Triple Vírica**: Priorix, M-M-R-vaxpro **Varicela**: Varivax, Varilrix **Tetravírica**: ProQuad	**Rotavirus**: Rotarix RotaTeq		**Gripe**: Fluenz Tetra
Vacunas no sistemáticas				
IM	**IM o SC***	**Oral**	**ID**	**IN**
Encefalitis japonesa: Ixiaro **Rabia**: Antirrábica Merieux, Rabipur	**Fiebre amarilla**: Stamaril **Fiebre tifoidea**: Typhim Vi	**Cólera**: Dukoral **Fiebre tifoidea**: Vivotif	**TBC**: Vacuna BCG	

ID: vía intradérmica. IM: vía intramuscular. IN: intranasal. SC: vía subcutánea. TBC: tuberculosis.
*: subcutánea profunda.

Fuente: Tabla 5.4. Vías de administración de las vacunas actuales.
https://vacunasaep.org/documentos/manual/cap-5#3.3

12.3.2 Técnicas

Figura 2

Administración de vacunas; vía, lugar anatómico y tipos de agujas

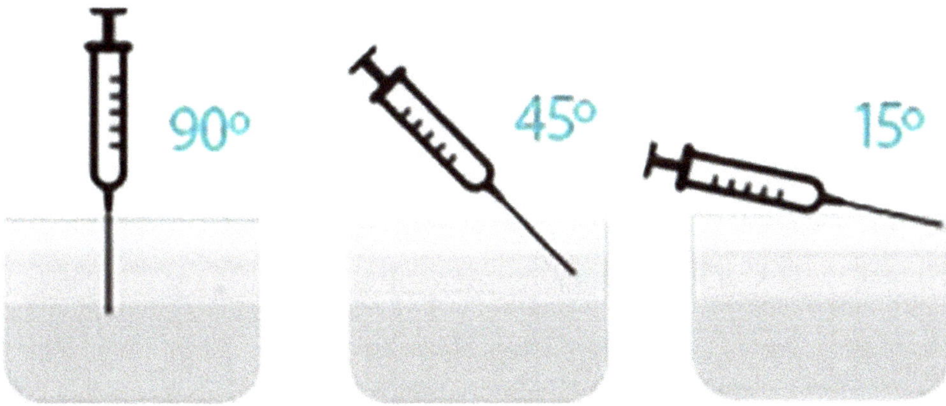

Fuente: Tabla 5.3. Administración de vacunas; vía, lugar anatómico y tipos de agujas. https://vacunasaep.org/documentos/manual/cap-5#3.3

Tras haber elegido la vía de administración, y según sea la correcta, podremos también decidir la técnica de administración:

Administración intramuscular: se recomienda una inyección rápida sin aspiración pues parece ser menos dolorosa, existiendo dos técnicas:

- Técnica del aplanado: consiste en aplanar la piel y el tejido celular subcutáneo en el lugar de la inyección tras un movimiento de separación entre pulgar e índice, al tiempo que se presiona sobre la masa muscular (técnica recomendada por la Organización Mundial De La Salud [OMS]).
- Técnica del pellizco: consiste en coger el músculo entre los dedos índice y pulgar de la mano libre.

Administración subcutánea: se utiliza la técnica del pellizco, separando la piel y el tejido celular subcutáneo del músculo. O bien, la técnica del pellizco; cogiendo el músculo entre los dedos índice y pulgar de la mano libre.

Administración intradérmica: la técnica intradérmica no se utiliza prácticamente en vacunas en nuestro país, tan solo se podría utilizar para la vacuna BCG. Para realizarla, se debe administrar con el bisel de la aguja hacia arriba, de forma que se provoque la aparición de una pequeña pápula que indica una administración correcta. Cabe mencionar que existe una vacuna antigripal intradérmica que utiliza un sistema de microinyección, por lo que no requiere ninguna técnica especial. Se colocará en ángulo de 90° sobre la zona a administrarla, preferentemente en deltoides.

Administración oral: este tipo de preparado vacunal se administrará después de sacarla del frigorífico. Al lactante se le posicionará en decúbito supino, ligeramente elevado. El líquido se administra hacia los lados de la boca para evitar atragantamientos.

La FT de Rotarix indica: en ensayos clínicos se ha observado raramente que se escupa o regurgite la vacuna y, en tales circunstancias, no se administró ninguna dosis de sustitución. Sin embargo, en el caso improbable de que un niño escupa o regurgite la mayor parte de la dosis de la vacuna, se puede administrar una única dosis de sustitución en la misma visita.

La FT de Rotateq indica: si se observa o se sospecha firmemente que se ha tomado una dosis incompleta (por ejemplo, el niño escupe o regurgita la vacuna), puede administrarse una única dosis de reemplazo en la misma visita, pero esta circunstancia no se ha estudiado en los ensayos clínicos. Si el problema se repite, no deben administrarse más dosis de reemplazo.

Administración intranasal: esta técnica es la utilizada para una vacuna antigripal de virus vivos atenuados mediante un dispositivo similar a una jeringa que pulveriza la suspensión en el interior de la nariz. Se administra la mitad de la dosis en cada fosa nasal.

Recomendaciones generales

- La reconstitución de las vacunas ha de hacerse inmediatamente antes de su administración.
- No es necesario extraer pequeñas burbujas de aire presentes en la aguja o en el vial.

- Para vacunas contenidas en un envase multidosis debe extraerse cada dosis con una aguja nueva y cambiarse también para la inyección. (jeringa y aguja distinta para cada acto vacunal).
- Jamás mezclar distintas vacunas en la misma jeringa.
- No mezclar anestésicos locales con las vacunas.
- Usar solamente el disolvente provisto por el fabricante para cada vacuna, sin añadir en su defecto agua estéril o suero salino fisiológico.
- Antes de administrar, comprobar que disolvente y vacuna se han disuelto bien.

Finalmente, añadir que si en la administración de una vacuna por vía intramuscular, si se realiza la aspiración (que no hace falta de forma obligada) y sale sangre, se saca la aguja y se repite la inyección en otro lugar.

12.3.3 Lugares de administración

Para escoger el lugar donde administrar las vacunas parenterales, haremos por cumplir el requisito de ser un lugar donde mayor sea la inmunogenicidad y menor, el riesgo de producir una lesión local en vasos, nervios o tejidos.

Si existe la necesidad de administrar múltiples vacunas en el mismo acto vacunal:

- Podrán administrarse 3 o 4 inyecciones IM en el mismo acto, procurando una separación de 2,5 cm. Entre ellas.
- Podrán administrarse según un orden determinado y dejar para el final las más dolorosas (por ejemplo: la antineumocócica conjugada o la vacuna contra el VPH).
- Los lactantes y niños pequeños pueden recibir 1 o 2 vacunas en cada muslo.
- En niños mayores pueden usarse ambas regiones deltoideas (si la masa muscular deltoidea es grande, puede admitir 2 inyecciones) como alternativa al muslo.
- Cuando se deba administrar una gammaglobulina y una vacuna, deben inyectarse en extremidades distintas.

Pueden existir también diferentes incidencias durante la administración de una vacuna, que serán evitables si se cumplen escrupulosamente los pasos previos:

- Desconexión de la aguja y la jeringa o la aguja sale por un movimiento brusco de un niño: repetir una dosis completa lo antes posible tan solo si ha habido una pérdida sustancial de vacuna.

- Regurgitación/vómito de una vacuna oral: no se considera la repetición de la vacunación a menos que conste firmemente que se ha perdido casi toda o toda la vacuna.
- Desmayos: si el paciente presenta síntomas de nerviosismo, palidez, sudoración o ha tenido eventos iguales previos ante un acto vacunal; intentaremos tranquilizarle y se optará por administrar la vacuna o bien sentado o tumbado en la camilla.

12.3.4 Errores en la administración

También deberemos conocer los diferentes errores en la administración de las vacunas, cuya consecuencia sería dejar desprotegido al paciente frente a enfermedades infecciosas graves además de poder conllevar a la aparición de reacciones adversas (errores de programa). Los errores se clasifican en:

- Errores en la prescripción y planificación de la pauta vacunal.
- Errores en la manipulación y preparación de las vacunas.
- Errores en el almacenamiento y conservación de las vacunas.
- Errores inducidos por la técnica vacunal empleada.

Tabla 5

Errores de programa y sus consecuencias

Error de programa	Incidente adverso previsto
Inyección no estéril	
• Reutilización de una jeringa o aguja desechable. • Esterilización inapropiada de una jeringa o aguja. • Vacuna o diluyente contaminado. • Reutilización en sesiones posteriores de la vacuna reconstituida.	• Infección, como absceso localizado en el sitio de la inyección, septicemia, síndrome de Shock tóxico o muerte. Infección transmitida por la sangre, como hepatitis o VIH.
Error de reconstitución	
• Reconstrucción con el diluyente incorrecto. • Reemplazo de la vacuna o del diluyente con un fármaco.	• Absceso local por agitación indebida. • Efecto adverso de un fármaco, p. ej. insulina. • Muerte. • Vacuna ineficaz.*
Inyección en el lugar equivocado	
• BCG, aplicada por vía subcutánea. • DTP/DT/TT, demasiado superficial. • Inyección en la nalga.	• Reacción o absceso local. • Daño al nervio ciático.
Caso omiso de las contraindicaciones	**Reacción grave prevenible**

* La ineficacia de una vacuna es un "efecto" y no un incidente adverso, estrictamente hablando. Fuente: WHO/V&B/00.36. Supplementary information on vaccine safety. Part 2: Background rates of adverse events following immunitation

Fuente: Controversias en vacunas: seguridad vacunal. ¿Qué sabemos y qué podemos hacer para evitar errores en la práctica diaria? https://scielo.isciii.es/scielo.php?script=sci_arttext&pid=S1139-76322010000500003

Tabla 6

Errores en la vacunación

Factores relacionados con	Causas
Los profesionales	· Falta de formación, prisa y registro erróneo en la historia clínica. · Incorrecta anamnesis previa a la vacunación. · Intervención de más de un profesional en la vacunación.
La organización	· Ausencia en el procedimiento de acogida para nuevos profesionales. · Ausencia de etiquetado claro en las neveras de vacunas y de un sistema claro sobre el proceso.
La comunicación	· Transmisión insuficiente de información por parte del responsable de vacunas sobre los cambios en el proceso (calendario, presentaciones...). · No transmisión de la información sobre protocolos y recomendaciones institucionales.
Los agentes y recursos	· Coexistencia de vacunas para reconstituir con otras ya preparadas. · Cartonaje similar en vacunas diferentes
El paciente	· Incumplimiento de citas para vacunación.

Tipos de errores	Vacuna o intervalo de administración incorrectos según el calendario vacunal o pauta de vacunación	Vacuna o dosis incorrectas para el paciente por su edad o características	Vacuna contraindicada	Vacuna errónea
Causas y factores asociados más frecuentes	Falta de comprobación del calendario vacunal o de la historia de vacunación del paciente antes de la administración y a la inexperiencia de los profesionales en el proceso de vacunación.	Selección y administración de una vacuna inapropiada para el paciente según su edad. En algunos casos, el error se favorece porque en el etiquetado de las vacunas no se especifica claramente si se trata de una vacuna pediátrica o para adultos.	Vacuna contraindicada para la persona a vacunar, por no haber revisado previamente las posibles contraindicaciones.	Dispensación o la administración de una vacuna distinta a la que se pretendía utilizar. Las vacunas se almacenan en frigorífico, esto es, en espacios reducidos y en lugares contiguos.

Tipos de errores	Errores en la preparación	Vía de administración equivocada	Persona equivocada	Vacuna caducada
Causas y factores asociados más frecuentes	Han ocurrido con vacunas combinadas o con vacunas que precisan reconstitución con un diluyente.	La administración intramuscular en lugar de oral de la vacuna del rotavirus es un caso que ha ocurrido, al tratarse de la única vacuna, dentro de las más frecuentes, que se administra por vía oral.	Administración de una vacuna a una persona equivocada, cuando varios pacientes están siendo vacunados al mismo tiempo se está administrando medicación a más de un paciente al mismo tiempo.	Cuando no se ha verificado la caducidad previamente.

Fuente: Forcada Segarra JA. Guía práctica de administración de Vacunas para Enfermería. Madrid: Undergraf, 2019

12.3.5 Tipos de jeringas y agujas

Habrá que comprobar, ante todo, tener el material básico necesario:

- Contenedor de desechos cortantes/punzantes y materiales biológicos.
- Vacunas y disolvente correspondiente si precisa reconstitución previa. En caso de duda, consultar la ficha técnica o el prospecto del producto a administrar para evitar errores.
- Usar agujas de carga sin filo para las vacunas a reconstituir, si se disponen.

Tabla 7

Tipos de agujas

Color	Diámetro	Longitud
Verde	21 G – 0'8 mm	1 - ½" - 38-40 mm
Negro	22 G – 0'7 mm	11/2" - 30 mm
Azul	23 G – 0'6 mm	1" - 25 mm
Naranja	25 G – 0'5 mm	5/8" - 16 mm
Naranja	25 G – 0'5 mm	1" - 25 mm
Gris	27 G – 0'4 mm	½" - 13 mm

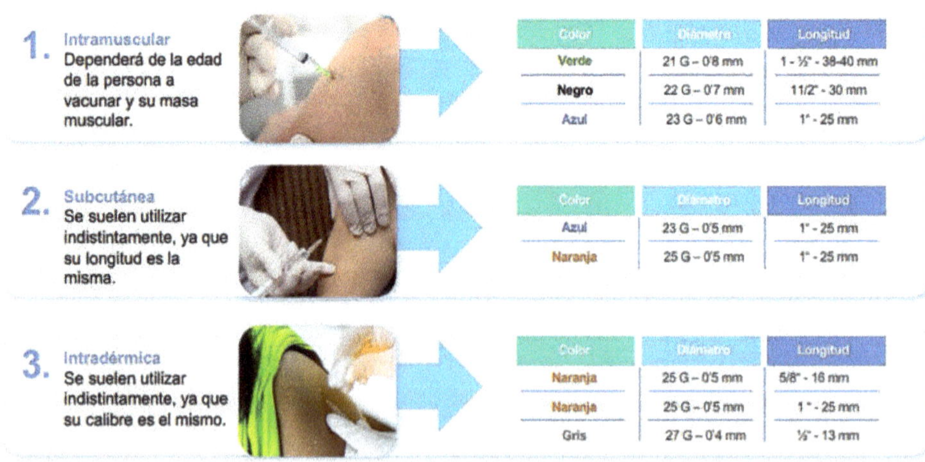

Fuente: Forcada Segarra JA. Guía práctica de administración de Vacunas para Enfermería. Madrid: Undergraf, 2017

Respecto el tipo de aguja a escoger, habrá que tener en cuenta de la vía de administración, el lugar anatómico y la técnica de administración elegida. También habrá que valorar la edad del paciente, y la masa muscular de la misma.

El calibre o diámetro exterior de la aguja se expresa en Gauges (G) o milímetros (mm). Cuanto mayor es el número de G, menor será el diámetro. La longitud se expresa en mm.

Las jeringas y las agujas han de ser material estéril y de un solo uso, y se recomendará siempre el uso de agujas con mecanismos de seguridad para evitar punciones accidentales del profesional durante la administración. En vacunas precargadas, se colocará sencillamente la aguja de bioseguridad adecuada y se agitará el producto.

12.4 Tras la vacunación

Al terminar la inyección, retiraremos rápidamente la aguja y realizaremos un punto de presión ligera en la zona de la punción con un algodón. No se realizará masaje sobre las zonas.

Recomendaremos permanecer en la sala de espera, al menos 30 minutos en observación, para detectar posibles reacciones adversas inmediatas. Recordaremos la información ofrecida previamente tanto a los padres/tutores como a los adultos vacunados sobre las posibles reacciones adversas y la actuación ante ellas. Del mismo modo, dispondremos de unas pautas de actuación y recomendaciones a las familias/tutores/paciente de forma protocolizada que ofreceremos para el control de posibles reacciones adversas con analgésicos y antipiréticos, sin ser una prescripción facultativa.

Tras la administración de la vacuna deberemos eliminar los residuos, siendo este un punto importante en la gestión del riesgo biológico de los centros sanitarios:

- Las agujas y jeringas utilizadas en la administración, como material biopeligroso, se recogen en contenedores con símbolo internacional de «biocontaminante» sobre fondo amarillo. Para su eliminación, se desecha el conjunto aguja-jeringa sin separar ni reencapuchar, solo se activará el mecanismo de protección de bioseguridad.
- Las vacunas vivas atenuadas son clasificadas dentro del Grupo III como residuos sanitarios específicos. Por sus características y grado de contaminación biológica, requieren un tratamiento específico y diferenciado de los residuos municipales, tanto dentro como fuera del centro.
- Los materiales de un solo uso manchados con restos tendrán otro tratamiento diferenciado como residuo asimilable al urbano (basura).

12.4.1 Control de eventos adversos

Los eventos adversos pueden suceder y según la OMS existe una clasificación relacionada con la posible causa:

- Reacciones inducidas por la vacunación, incluidas las reacciones alérgicas.
- Reacciones debidas a errores del programa: por errores en el almacenamiento, manipulación o administración.
- Reacciones relacionadas con la ansiedad generada por el hecho de la vacunación.
- Acontecimientos idiosincrásicos o de causa desconocida.
- Acontecimientos coincidentes

12.4.2 Preparación y actuación ante eventos adversos inmediatos

Los eventos adversos tras la vacunación en la consulta son muy infrecuentes (menos de 1,3 casos/1.000.000 de dosis).

Diferenciar la anafilaxia con otras entidades más frecuentes, como el síncope vaso-vagal o el espasmo del sollozo, será primordial.

Básico disponer de adrenalina y de material de reanimación cardiopulmonar para poder actuar ante una reacción anafiláctica.

El pronóstico estará sumamente relacionado con el reconocimiento rápido y el tratamiento precoz y agresivo, que será consecuencia de un alto grado deformación del equipo sanitario.

Este aspecto se trata ampliamente en el capítulo 15 de este Manual.

12.4.3 Registro de la vacunación

Será esencial registrar la vacunación en el registro vacunal comunitario y en la cartilla individual. Algunos autores recomiendan el registro antes de la vacunación, por si se olvida *a posteriori*. Esto no debe ocurrir si se cumple estrictamente el protocolo.

12.4.4 Continuidad del calendario de vacunación

Se informará a la familia/tutor/paciente sobre las siguientes vacunas a administrar en el futuro próximo y si se puede, se programará la visita.

Bibliografía

1. Forcada Segarra JA. Guía práctica de administración de Vacunas para Enfermería. Madrid: Undergraf, 2019.
2. Asociación Española de Pediatría. Comité Asesor de Vacunas. Manual de vacunas en línia de la AEP. Aspectos generales de la vacunación. El acto antes, durante y después. Acceso Marzo 2022. Disponible en: http://vacunasaep.org/documento/manual/cap-5.
3. Ley 41/2002, de 14 de novembre, básica reguladora de la autonomia del paciente y de derechos y obligaciones en materia de información y documentacón clínica.Acceso marzo 2022. Disponible en: http://www.boe.es/boe/dias/2002/11/15/pdfs/A40126-40132.pdf
4. Van Esso DL, Marès Bermúdez J. Manual de Vacunas pediátricas para atención primaria. Aspectos generales de las vacunas. 2ª Ed. Madrid. Undergraf; 2021.
5. Garcés Sánchez M, Bernaola Iturbe E. Lugar y vías de administración de vacunas. En: Comité Asesor de Vacunas de la Asociación Española de Pediatría (CAV-AEP). Vacunas en Pediatría. Manual de la AEP 2012, 5ª ed. Madrid: Exlibris ediciones SL; 2012. p. 206-216; 4.
6. Guía de Bioseguridad para los profesionales sanitarios. Ministerio de Sanidad, Servicios Sociales e igualdad. 2015. Acceso marzo 2022. Disponible en: http://www.msssi.gob.es/ciudadanos/saludAmbLaboral/docs/guiabioseg.pdf.
7. CDC. Cómo sostener a su hijo durante las vacunaciones. Acceso marzo 2022. Disponible en: https://www.cdc.gov/vaccines/parents/visit/holds-factsheet-sp.html
8. Orden ESS/1451/2013, de 29 de julio, por la que se establecen disposiciones para la prevención de lesiones causadas por instrumentos cortantes y punzantes en el sector sanitario y hospitalario. Ministerio de Empleo y Seguridad Social. Acceso marzo 2022. Disponible en: https://www.boe.es/boe/dias/2013/07/31/pdfs/BOE-A-2013-8381.pdf
9. Forcada Segarra, JA. Garcés-Sánchez, M. ¿Podemos aliviar el dolor al vacunar? Madrid: Undergraf; 2019.

CAPÍTULO 13

CADENA DE FRÍO

Antonio Peña González

VÍDEO DE PRESENTACIÓN DEL AUTOR:
CADENA DE FRÍO

CAPÍTULO 13

CADENA DE FRÍO

Antonio Peña González

13.1 Introducción

La correcta conservación de las vacunas se puso de manifiesto como método preventivo de enfermedades transmisibles allá por el siglo XIX. Como ejemplo podemos tomar la Real Expedición Filantrópica de la Vacuna, también conocida como «Expedición Balmis», llevada a cabo por Francisco Javier Balmis Berenguer, que extendió la vacuna antivariólica por América y Asia. Viaje que se prolongó durante tres años, entre 1803 y 1806, por lo que el primer problema que se presentó fue el de la conservación de la muestra, que tan solo duraba unos pocos días. Para conservar el suero, este sería transportado dentro de receptáculos vivos, 22 niños de la casa de huérfanos de La Coruña.

La Sra. Isabel Zendal en calidad de enfermera se encargaría del cuidado de los niños durante la travesía. La idea era inocular la viruela a los jóvenes cada semana de dos en dos (por si había complicaciones fatales en alguno) con las pústulas de los vacunados la semana anterior. De este modo conservarían el fluido vacuno fresco y sin alteración hasta destino. Esto pone de manifiesto la relación entre la profesión enfermera y la conservación de las vacunas.

13.2 Concepto

Por norma general, los productos biológicos, y las vacunas son uno de ellos, requieren de unas determinadas especificaciones en cuanto a su conservación y manipulación, de no ser así, podrían llegar a perder su capacidad inmunógena. Tanto la temperatura como la exposición a la luz afectan a las vacunas disminuyendo su potencia, desvirtuándolas de su eficacia inmunógena, lo cual daría pie a brotes de la enfermedad que se pretendía prevenir debido a alteraciones en la conservación adecuada de las vacunas. Es decir, son termolábiles y fotosensibles. Como regla general, sabemos que las vacunas se han de mantener entre 2 y 8 °C y las preservaremos de la luz.

Se entiende por cadena de frío al proceso organizado de distribución, transporte, conservación, almacenamiento y manipulación de las vacunas. Tiene por objetivo principal el de mantener las características de la vacuna en óptimas condiciones de luz y temperatura, desde el punto de fabricación hasta la aplicación al usuario (Figura 1). De forma que se garantice en todo momento la inmunogenicidad y la eficacia protectora de las vacunas. En este proceso interviene la industria farmacéutica, el nivel autonómico, los distritos o áreas sanitarias y los centros de vacunación.

Figura 1

Concepto de cadena de frío

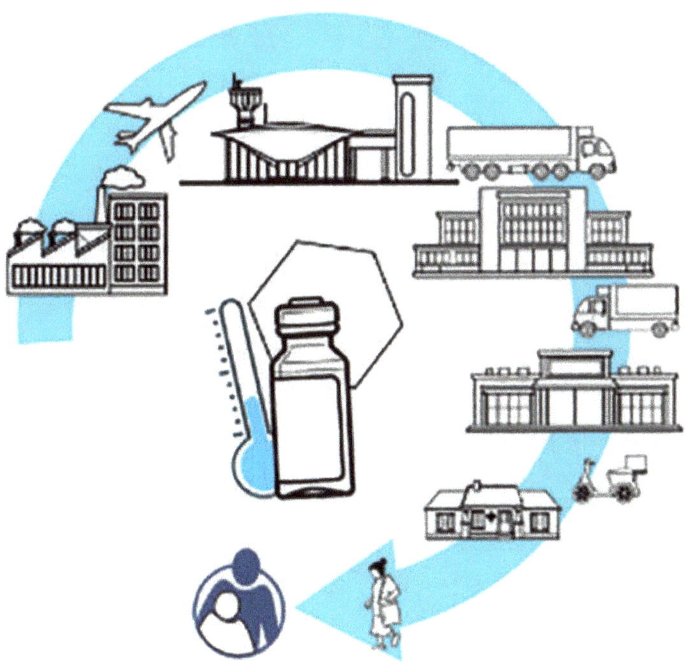

Fuente: OPS. Cadena de frío https://www.paho.org/es/inmunizaci%C3%B3n/cadena-frío

13.3 Componentes de la cadena de frío

Existe en el mercado gran diversidad de artículos para el transporte, almacenamiento, distribución y aplicación de las vacunas. Por esta razón es necesario, antes de adquirir cualquiera de ellos, hacer un estudio de las necesidades y adecuar los elementos a estas. La elección del equipo adecuado estará en función de la fase de la cadena de frío y el nivel de aplicación de la logística, es decir, dependiendo de si se trata de un almacén distribuidor o de un punto de vacunación (Figura 2).

La cadena del frío está compuesta por cadena móvil, cadena fija y personal sanitario. Para garantizar el correcto funcionamiento de la cadena del frío es necesario disponer, por tanto, de recursos materiales y recursos humanos.

Figura 2

Niveles de la cadena de frío

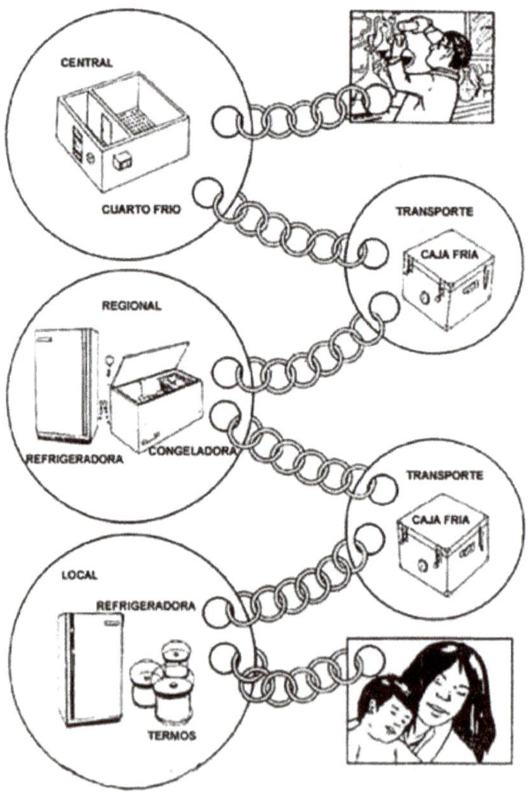

Fuente: Universidad de Concepción. Chile. Vacunación BCG
http://www2.udec.cl/ofem/neonat/bcg3.htm

13.4 Recursos materiales para la cadena del frío

Entre los recursos materiales de la cadena de frío nos encontramos (Figuras 3, 4 y 5):

Figura 3
Elementos de la cadena del frío

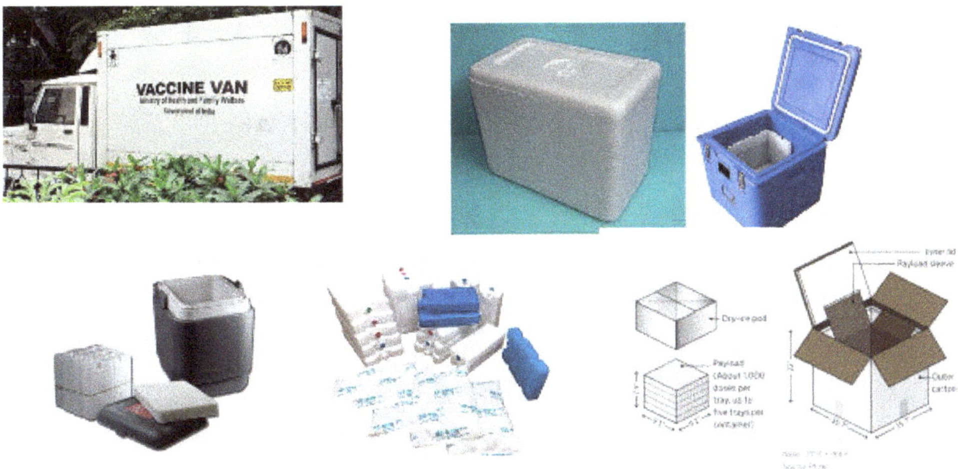

Fuente: elaboración propia

Figura 4
Elementos de la cadena del frío

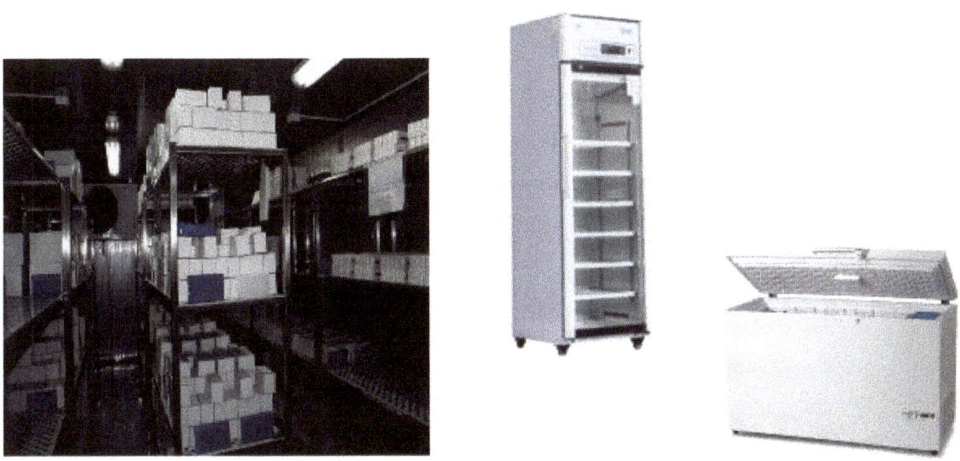

Fuente: elaboración propia

Figura 5

Elementos de la cadena del frío

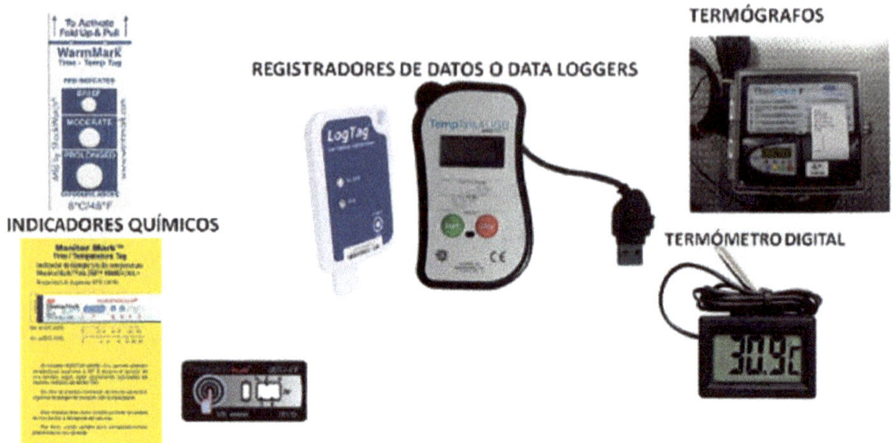

Fuente: elaboración propia

Los vehículos frigoríficos/refrigerados se utilizarán para el transporte y distribución de grandes suministros.

Las cajas o neveras isotérmicas han de ser compactas, sólidas, aisladas y herméticas. Su función es la de mantener el frío durante el transporte y permitir el almacenamiento en caso de avería del frigorífico. Tienen la propiedad de conservar el frío aproximadamente entre 2 y 6 días.

Las neveras portátiles útiles para transportar pocas unidades y trayectos cortos desde el punto de vacunación hasta otros lugares periféricos como consultorios locales, colegios o domicilios. Usadas también como material de almacenaje de vacunas cuando se produce un corte aislado del suministro eléctrico o una limpieza del frigorífico. Tienen capacidad de conservación de frío entre 3 y 7 días. Para lograr un buen funcionamiento es recomendable que se abra lo menos posible.

Los portavacunas se reservan para transportar mínimas cantidades de vacuna en trayectos cortos. Mantienen la temperatura entre 12 y 36 horas.

Los acumuladores de frío usados junto con las cajas, las neveras isotérmicas, las neveras portátiles o incluso en las neveras fijas son recipientes rellenos de líquido no tóxico como agua, glicoles o gel viscoso. No se deforma una vez congelado, son reutilizables indefinidamente y en caso de rotura no manchan. Para un uso correcto y evitar la congelación de las vacunas, no deben entrar en contacto directo con ellas, las separaremos con cartones rígidos y gruesos, papel arrugado o placas de poliestireno. Mantienen la temperatura adecuada de conservación hasta 24 horas.

Las cámaras frigoríficas se usan para aquellos casos en los que el volumen medio de existencias sea elevado. Usualmente, se encuentran en centros destinados a la recepción, almacenamiento y posterior distribución a centros vacunales. La fiabilidad y eficacia de la cámara ha de ser óptima, debe estar conectada a un grupo electrógeno, estar conectada directamente a la red y nunca a derivaciones, disponer de un termostato y de un registro continuo de temperatura y alarma visual y sonora.

Las neveras dedicadas al almacenamiento de las vacunas deben tener las siguientes características:

- Han de ser neveras de uso farmacéutico. En caso de usar domésticas deben permitir un correcto control de la temperatura interior.
- Han de disponer de registro de temperatura, ya sean físicos o digitales que permitan recopilar datos en casos de roturas de la cadena del frío.
- Única y exclusivamente dedicadas a almacenar vacunas. Procurando que solo dispongan de acceso el personal que administra vacunas o aquel que deba gestionarlas.
- Su capacidad vendrá determinada por las necesidades del centro, así como por el número y volumen de las vacunas a almacenar.
- Se elegirán neveras cuyo intervalo de temperatura interior pueda mantenerse entre +2 y +8 °C.
- Las neveras se situarán alejadas de fuentes de calor directa y en entornos adecuados en cuanto a temperatura ambiental, ventilación, humedad y luminosidad.
- Los congeladores deberán permitir un intervalo de temperatura -15 y -25 °C. Se descongelará periódicamente siempre que el grosor de la escarcha oscile entre 0,5-1 cm, pues su acúmulo disminuye la capacidad frigorífica.

Los controladores de temperatura cuya principal característica será comprobar el funcionamiento correcto de las cadenas móvil y fija. Existen varios dispositivos que nos permiten monitorizar la temperatura, cada uno con características específicas y destinados a diferentes eslabones de la cadena del frío.

Los termógrafos miden la temperatura de forma continua y automática. Las mediciones quedan registradas en gráficas de papel.

Los registradores de dato son dispositivos electrónicos de precisión, contienen un sensor interno y una memoria para el almacenamiento de datos.

Existen, asimismo, diferentes indicadores químicos:

- **Indicadores de umbral crítico de temperatura:** advierten si la vacuna ha estado a una temperatura superior a la óptima durante el transporte. Son etiquetas autoadhesivas que se fija a la vacuna y que cambian de color cuando la temperatura sobrepasa el umbral deseado.
- **Indicadores de congelación:** monitorizan las vacunas que ven sus propiedades alteradas por la congelación. Son de un solo uso o irreversibles, disponibles a dos temperaturas menos 4 y 0 °C. Constan de una ampolla rellena de un líquido azul oscuro pegada a un papel de filtro blanco que se coloca sobre los embalajes de las vacunas. Si la ampolla se rompe, tiñe de color azul oscuro el papel de filtro indicando que las vacunas han estado por debajo de 0 °C.
- **Indicadores para acumuladores de frío:** reversibles, advierten de la congelación de las vacunas por contacto con el acumulador. Son etiquetas autoadhesivas colocadas sobre el acumulador de frío, que debe estar descongelado. El resultante es:
  - Apto para el transporte: cuando no existe riesgo de congelación sucede un viraje en la coloración pasando de amarillo a violeta-morado, indica por tanto que el acumulador ha estado expuesto a temperaturas por encima de +4 °C.
  - No apto para el transporte: existe riesgo de congelación, se produce un cambio de coloración de violeta-morado a amarillo e indica que el acumulador ha estado sometido a temperaturas por debajo de -4 °C. Los colores pueden variar de una casa comercial a otra. Este tipo de monitores son utilizados para aquellas vacunas que son muy sensibles a la

congelación como tétanos-difteria de carga antigénica reducida (Td), DTPa y sobre todo la hepatitis B, cuyo punto de congelación es -0,5 °C.

- **Indicadores de tiempo y temperatura:** dispositivo fijado a la mercancía y que permite el registro de la temperatura durante el tiempo que dura el transporte. La lectura de estos indicadores debe hacerse en el momento de la recepción, tan pronto se abra el pedido y comprobar que las vacunas se han mantenido de forma correcta durante el transporte. Pueden usarse para controlar cualquier vacuna expuesta a temperaturas, tiempos o ambos fuera del rango aceptable.

Generalmente, es una tira de papel poroso y un reservorio de producto químico de color azul; ambos se encuentran separados por una tira reactiva que es necesario que el usuario retire para que entren en contacto directo entre ellos. En un primer momento, la tira reactiva es de color blanco, pero a medida que las temperaturas exceden el umbral de respuesta, el producto químico se funde y comienza su recorrido por la tira. La aparición de cualquier coloración azul en la primera ventana del indicador es una estimación del tiempo de exposición por encima de la temperatura umbral (10 °C). En el caso de que esto ocurriera, el fabricante aporta plantillas que facilitan la estimación directa y sencilla de la sobreexposición.

Los termómetros digitales deben situarse en el exterior del frigorífico, estar visibles y alejados de cualquier fuente de calor. Constan de un cable con un sensor en su extremo que por su elevada sensibilidad ha de colocarse en la zona central del frigorífico separado de la puerta y de las paredes. Se recomienda sumergir el sensor de temperatura en un líquido (mejor con un punto de congelación más bajo que el agua, como el suero salino o una solución alcohólica), para que los registros de variaciones de temperaturas máximas y mínimas sean «significativos» y que no respondan a cambios térmicos de muy corta duración, como podría ser la subida instantánea de la temperatura debida a la apertura de la nevera.

13.5 Recursos humanos

Para que el mantenimiento de la cadena de frío sea operativo es necesario que los profesionales implicados, en sus distintas fases (adquisición, recepción, almacenamiento, transporte y administración), tengan una formación adecuada sobre la termolabilidad de los productos que manipulan.

En este sentido, tanto expertos en la cadena de frío como en la logística coinciden en que un elemento clave para el buen funcionamiento de los programas de vacunación es la figura del responsable de vacunas tanto a nivel central (abarca todo el territorio de la CCAA), como a nivel de área (según la configuración de la política sanitaria de cada CCAA) o en el nivel de centro de salud (destino final de las vacunas donde se administrarán) la presencia de un profesional referente de vacunas se hace imprescindible, así como otra persona que pueda sustituirla en caso necesario. El objetivo de este profesional será el de garantizar que las vacunas que se administren hayan estado en todo momento almacenadas en condiciones óptimas.

Entre las funciones y requisitos que ha de tener un referente en vacunas son:

a) Controlar las condiciones de almacenamiento.

b) Inculcar tanto a la dirección, a los demás profesionales del centro, al personal de limpieza y al de mantenimiento la importancia de garantizar la cadena del frío de las vacunas.

c) Formarse en materia de vacunas y en el uso de los materiales necesarios que conforman la cadena del frío (termómetros, material para el acondicionamiento, etcétera).

d) Informar a los profesionales sanitarios y otros profesionales del centro sobre los procedimientos establecidos para:

- Controlar y registrar diariamente las temperaturas de las neveras.
- Gestionar las incidencias en caso de ruptura de cadena del frío. Identificarlas, registrarlas y notificarlas siguiendo el procedimiento establecido (se recomienda disponer de un algoritmo) en el centro para estos casos.
- Generar los pedidos necesarios con el carácter temporal que se establezca (semanales, mensuales, bimensuales o para determinadas campañas especiales).
- Controlar la recepción de los pedidos, comprobando que se recibe aquello que se demandó, que se encuentra en perfectas condiciones, que los indicadores de temperatura están dentro de los límites aconsejados, que los acumuladores de frío estén correctos y efectuar el registro de entradas.

- Controlar y registrar semanalmente el stock disponible, tanto la cantidad como la caducidad.
- Garantizar el correcto funcionamiento y mantenimiento de las neveras, así como del material para el control de la temperatura de estas.
- Procurar y registrar la limpieza y el mantenimiento de las neveras y congeladores.

13.6 Transporte y distribución de las vacunas

El transporte configura esencialmente la cadena móvil de la cadena de frío. Si rompemos esta cadena de frío durante los traslados, reduciremos la efectividad de la vacuna. Para evitar esto debemos cumplir lo siguiente:

- Respetar y hacer cumplir las normas recomendadas por el laboratorio fabricante.
- Se debe realizar en contenedores especiales que garanticen la temperatura estable de conservación durante todo el trayecto.
- Deben quedar registrados en un albarán los siguientes datos: fecha de salida, lugar de destino, tipo de vacunas y presentación, cantidad de dosis, fecha de caducidad y lotes.

La distribución de las vacunas desde los laboratorios a los almacenes de área se realizará mediante camiones frigoríficos con embalajes isotérmicos.

Desde el almacén de área a los centros de vacunación se hará mediante neveras portátiles dotadas de acumuladores de frío e indicadores de tiempo/temperatura.

Si desde los centros de vacunación se ha de distribuir a otros puntos para su administración (atención domiciliaria, vacunación en centros educativos, etc.) debemos tener en cuenta lo siguiente:

- El material que se utilice ha de estar limpio y en buenas condiciones.
- Los acumuladores de frío deben tener una temperatura de entre +2 y +8 °C. Si se utilizan congelados, debemos dejarlos 1-2 horas antes a temperatura ambiente y evitar el contacto directo con las vacunas.

- El número de acumuladores necesario para el transporte variará en función de la medida de la bolsa, caja o nevera portátil, de la cantidad de vacuna y de la temperatura exterior.
- Las vacunas no deberán estar en contacto directo con los acumuladores de frío con el fin de evitar su congelación.
- Procuraremos no sobrepasar las 2-3 horas que las vacunas estén en las bolsas, cajas o neveras portátiles.
- Solamente abriremos el recipiente que contenga las vacunas cuando sea preciso.
- Evitaremos las fuentes de calor directas.
- Si detectamos alguna incidencia, procederemos como establece el protocolo establecido en cada centro.

13.7 Almacenamiento y conservación

El tiempo y la temperatura son los dos factores más importantes en el mantenimiento de la cadena del frío. A mayor aumento de uno y de otro, mayor deterioro del material biológico (Figura 6). Este deterioro es irreversible, aunque se almacene nuevamente a su temperatura ideal.

Figura 6

Tiempo y temperatura

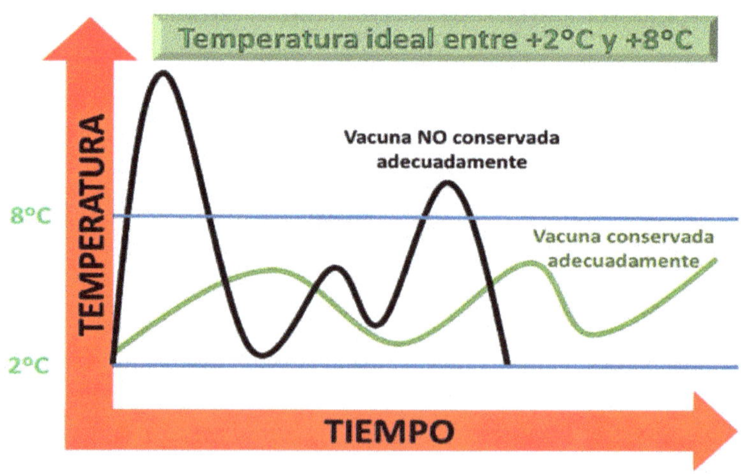

Fuente: elaboración propia

Esta degradación sucede como un proceso natural; sin embargo, existe la posibilidad de postergarla o detenerla, por un determinado tiempo, mediante la aplicación de frío.

Como norma general, existen dos rangos de temperatura que interesan para conservar las vacunas en condiciones óptimas: uno de ellos para mantener el proceso de refrigeración y el otro para el de congelación.

a) Refrigeración: rango de temperatura entre 0 y +8 °C, preferentemente entre +2 y +8 °C. No debiendo de exceder nunca los 10 °C. Para su control se prefiere mantener el refrigerador en +4 °C.

b) Congelación: rango de temperatura entre 0 °C y -20 °C o hasta -70 °C las de ARNm.

Al colocar las vacunas en la cámara, nevera o frigorífico, deberán tenerse en cuenta cuatro aspectos: la termoestabilidad, la accesibilidad, la caducidad y la fotoestabilidad.

13.7.1 Termoestabilidad

La termoestabilidad de una vacuna es la resistencia al deterioro por las variaciones en la luz, la temperatura o el tiempo transcurrido desde su fabricación, que hace que mantenga su capacidad inmunógena (Figura 7). La pérdida de esta es permanente e irreversible. Cuando se produce por exposición a temperaturas elevadas, el deterioro es acumulativo y se incrementa con el tiempo.

La pérdida de la capacidad inmunizante por variaciones en la temperatura depende, además del umbral alcanzado, del tiempo de exposición y de si el preparado se encontraba liofilizado o reconstituido.

Ubicación según termoestabilidad:

Vacunas sensibles a temperaturas elevadas

- Las colocaremos en los lugares más frescos de la nevera, permitiendo que circule el aire entre sus envases.
- Las vacunas más sensibles a temperaturas elevadas son las atenuadas (triple vírica, varicela o la combinación de estas en una vacuna tetravírica).

Figura 7

Termoestabilidad de las vacunas

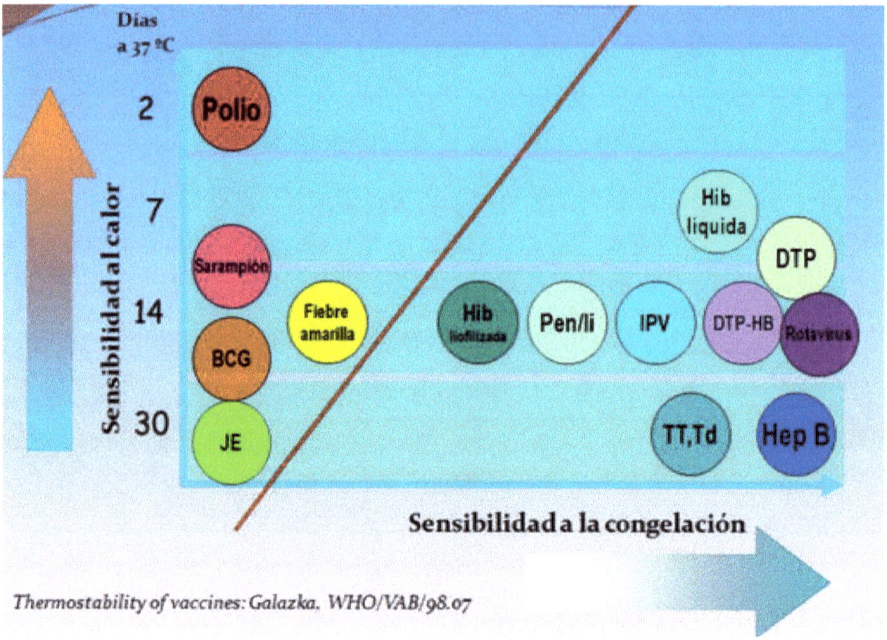

Fuente: Galazka, Artur M, Milstien, Julie B, Zaffran, Michel & WHO Global Programme for Vaccines and Immunization. (1998). Thermostability of vaccines / Artur Galazka. World Health Organization. https://apps.who.int/iris/handle/10665/64980

Vacunas sensibles a temperaturas de congelación

- Deberán almacenarse en los estantes menos fríos, evitando el contacto con las paredes del frigorífico.
- Generalmente, aquellas que contienen en su composición sales de aluminio como adyuvante (Vacunas frente a VHA, VHB, VPH, pneumoccócicas y meningocóccicas conjugadas, así como las que se componen de toxoide tetánico o diftérico Td dTpa, pentavalentes o hexavalentes).

13.7.2 Caducidad

Desde su fabricación, las vacunas inician un proceso natural de pérdida de actividad inmunógena que finaliza al llegar a su fecha de caducidad, siempre y cuando se haya conservado correctamente dicha vacuna.

En los envases suelen aparecer las fechas solamente con el mes y año de caducidad. Tomaremos como referencia general el último día del mes para concretar su caducidad.

Evidentemente queda totalmente descartada la administración de una vacuna fuera de su fecha de caducidad.

Ubicación según caducidad:

- Situaremos las vacunas de más próxima caducidad en los estantes por delante de las que caduquen más tarde.
- Retirar las vacunas caducadas y proceder a su eliminación. Hasta el momento de su recogida se almacenarán en recipientes opacos, estancos, resistentes a rotura y debidamente señalizados.

13.7.3 Fotoestabilidad

Entendemos como fotoestabilidad la capacidad de un material o un producto para soportar la exposición a la luz sin sufrir efectos adversos.

Ciertas vacunas expuestas directamente a la luz, ya sea solar o fluorescente, pierden potencia inmunógena. Para evitar esta pérdida las conservaremos manteniendo sus envases originales hasta el momento de ser administradas.

Figura 8

Fotosensibilidad de las vacunas

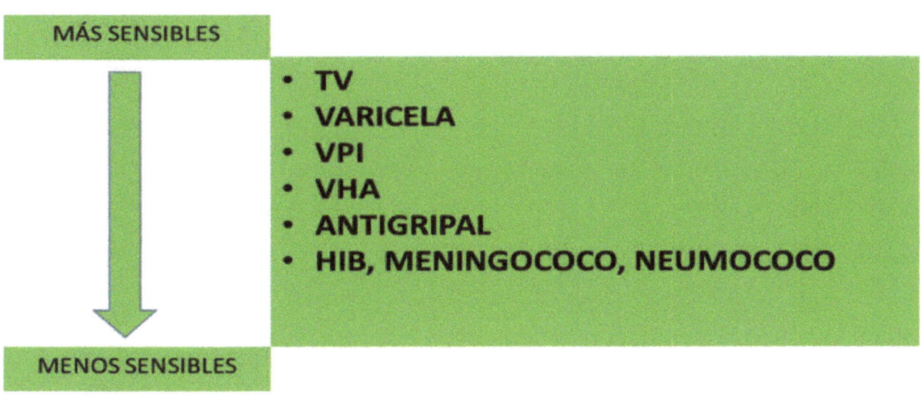

Fuente: elaboración propia

Entre las vacunas con mayor riesgo de inactivación por exposición a la luz está la TV, la varicela, VPI, VHA, antigripal y aquellas que sean conjugadas (Hib, meningoccócicas, neumoccócicas, etcétera).

13.7.4 Organización del frigorífico

El volumen de vacunas almacenadas no debe exceder del 50 % de la capacidad total del frigorífico (en campañas de vacunación masivas, escolares o gripe, aumentan considerablemente el volumen a almacenar). La colocación de los preparados vacunales debe permitir de forma óptima la circulación del aire por el interior.

Los envases no deben tocar las paredes, guardando una distancia mínima de 5 cm para evitar la congelación y posible degradación.

Deben conservarse en su envase original hasta el mismo momento de la administración.

Se deben colocar de forma agrupada por tipos y lotes, facilitando su visión mediante el etiquetado donde se indique el nombre del compuesto (cuidado con los colores de las cajas que son muy semejantes entre vacunas de la misma casa comercial y pueden llevar a confusión).

Colocar en la parte de delante, las vacunas que tengan la fecha de caducidad más próxima. Retirar las vacunas caducadas (expresado por el último día del mes y año que aparece en el envase).

Las vacunas de uso más frecuente se ubicarán en la parte más accesible y se garantizará la rotación de todas las vacunas contenidas en el frigorífico

Colocar en los estantes más fríos (en general, cercanos al congelador) las vacunas de gérmenes más sensibles al calor como varicela, triple vírica, gripe, polio oral, BCG y fiebre amarilla.

En los estantes más alejados al frío, las vacunas de toxoides (tétanos y difteria), tosferina, polio inactivada, hepatitis B, hepatitis A, neumocócica conjugada y polisacárídica, *Haemophilus influenzae* tipo b, virus del papiloma humano (VPH) y todos los diluyentes o disolventes vacunales.

En el estante inferior, colocar las botellas de agua y/o de suero fisiológico o acumuladores de frío para mantener la temperatura en caso de avería o corte de suministro.

No se almacenarán vacunas en las puertas de los frigoríficos, zona más vulnerable a los cambios de temperatura, ni en el congelador.

Si existe un fallo en el sistema de refrigeración que no pueda ser subsanado rápidamente, en el momento en que se detecta deberá asegurarse la conservación de las vacunas, trasladándolas a otro frigorífico hasta solucionar el problema.

13.7.5 Rotura de la cadena de frío

La interrupción de la cadena de frío se produce cuando la temperatura se sitúa fuera de los límites del intervalo óptimo (Figura 10), tanto por encima como por debajo (congelación).

Las causas por las cuales se produce una interrupción en la cadena de frío se pueden clasificar en causas técnicas (avería del frigorífico), causas climatológicas (tormentas que afectan a la red eléctrica, desastres naturales, inundaciones, lluvias) y causas humanas (fallos en la recepción, manipulación y almacenamiento de las vacunas, mala praxis profesional).

Delante de esto debemos preceder de la siguiente manera:

- No abrir la puerta del frigorífico. Si es una interrupción por debajo de las 6 horas, y si disponemos en el interior de la nevera de acumuladores de frío o botellas de suero salino, manteniendo la puerta del frigorífico permanentemente cerrada, se mantendrá la temperatura interna dentro de unos rangos aceptables generalmente.
- Comprobar que la temperatura actual es adecuada.
- Anotar la hora y las lecturas de temperatura actual, mínima y máxima. Debemos disponer de un algoritmo de actuación (Figura 9).
- Inmovilizar las vacunas hasta evaluar el grado de afectación: temperatura alcanzada y tiempo transcurrido.
- Trasladar las vacunas afectadas a la nevera auxiliar si se prevé que el problema no se solucionará antes de las 6-8 horas.
- Aclarar el motivo del incidente e intentar subsanarlo en el menor tiempo posible.
- Rotular las vacunas afectadas que pueden ser utilizadas: fecha del suceso, tiempo que han estado fuera de rango y temperatura alcanzada en ese tiempo. Si vuelve a ocurrir otro suceso se acumulan los tiempos de las incidencias.
- Notificar la interrupción de la cadena según el protocolo establecido por cada CCAA.
- Solicitar nuevas vacunas en caso de ser declaradas inutilizables las vacunas afectadas.

Figura 9

Algoritmo rotura de cadena de frío

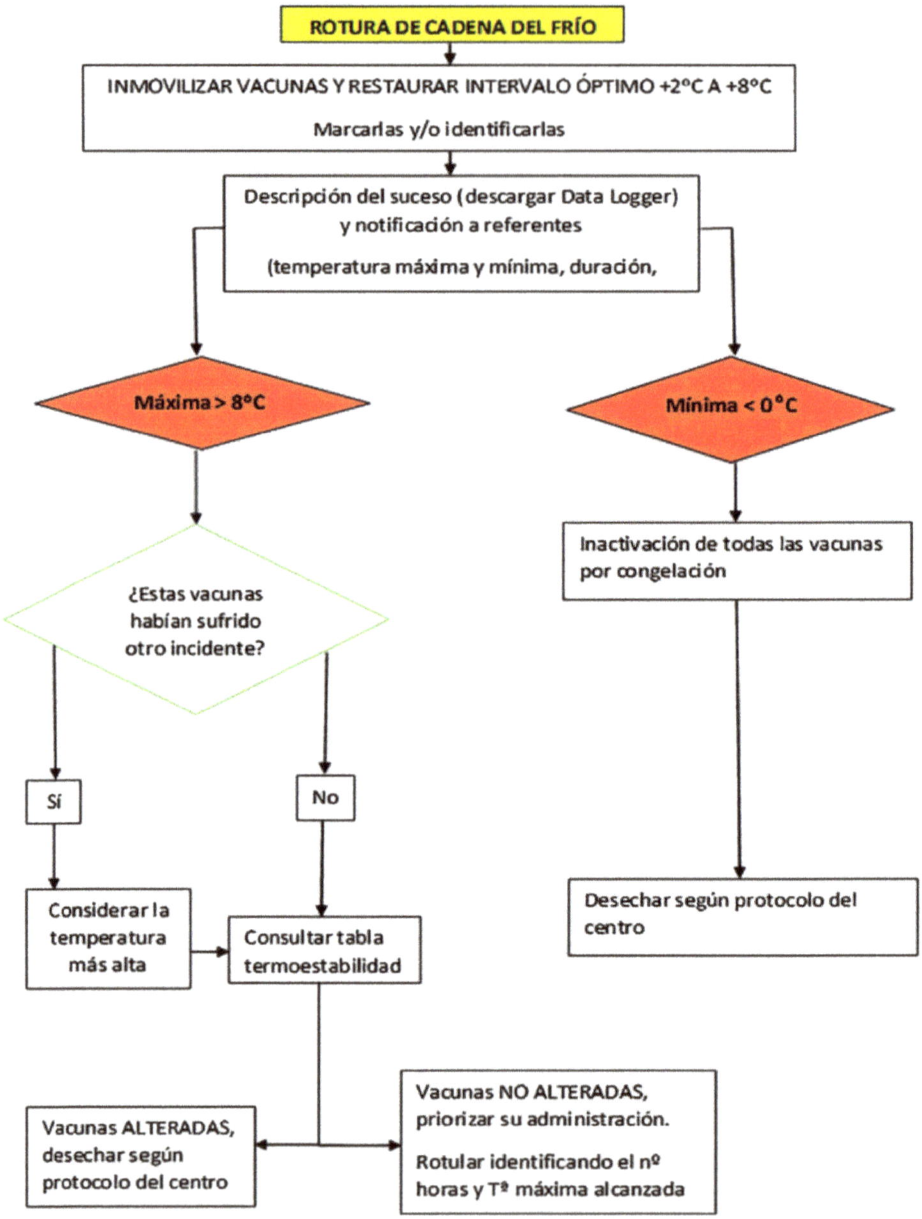

Fuente: elaboración propia Adaptado de: Manual de vacunacions de Catalunya. Aspectes pràctics de la vacunació. https://salutpublica.gencat.cat/web/.content/minisite/aspcat/promocio_salut/vacunacions/00manual_de_vacunacions/capitols_i_annexos_manual/Manual-Vacunacions-apartat-3.pdf

Figura 10

Temperatura de almacenamiento de algunas vacunas

Nivel	Central	Regional	Local
Vacunas	**6 a 12 meses**	**3 a 6 meses**	**1 a 3 meses**
VPO polio oral	**De -15 ° C a – 25 ° C**		**De +2 ° C a +8 ° C**
BCG	**Conservar estas vacunas entre -15 ° C y -25 ° C** **Pueden conservarse temporalmente entre +2 ° C y +8 ° C** **ATENCIÓN: ¡Los diluyentes NO *deben* congelarse!**		**De +2 ° C a +8 ° C**
Sarampión, rubéola y parotiditis			
Sarampión y rubéola			
Fiebre amarilla			
Hib, liofilizada			
Varicela			
Meningococo	**De +2 ° C a +8 ° C** **No congelar**		
Hepatitis A			
Hepatitis B			
DPT- hepatitis B			
DPT - hepatitis B- Hib, líquida			
Hib, líquida			
DPT			
DT /Td			
Neumococo			
Rotavirus			
VPH (virus del papiloma humano)			
Influenza estacional, virus vivos atenuados			
Influenza estacional virus inactivados			
VPI polio inactivada			
Rabia humana, células vero			

Fuente: OPS. Cadena de frío. https://www.paho.org/es/inmunizaci%C3%B3n/cadena-frío

13.7.6 Principales errores evitables relacionados con el almacenamiento, manipulación y conservación de las vacunas

- Designar a una sola persona en lugar de, al menos, dos como responsable del almacenamiento y manipulación de las vacunas.
- Guardar la vacuna incorrectamente.
- La puerta de la nevera ha quedado abierta de forma inadvertida.
- Almacenar alimentos, bebidas y otros medicamentos en la nevera de las vacunas.

- Desconectar de forma inadvertida la fuente de alimentación de la nevera.
- Registrar temperaturas un número insuficiente de veces cada día.
- Registrar temperaturas fuera de rango, pero no hacer nada.
- Desechar registros de temperatura recientes.
- No usar primero la vacuna con la fecha de caducidad más próxima.
- Manipular incorrectamente las vacunas caducadas.
- Desechar viales multidosis prematuramente.

13.7.7 Eliminación de las vacunas

Cualquier producto farmacéutico, las vacunas lo son, está regulado por la Ley del Medicamento. Atendiendo a esta Ley, deben mostrar en el envase la fecha de caducidad. Esta fecha aparece en formato dd/mm/aa o mm/aa. Si apareciera como en este último caso tendremos en cuenta que podrá utilizarse hasta el último día de ese mes.

La Ley 22/2011, de 28 de julio, de residuos y suelos contaminados clasifica los residuos sanitarios en varios grupos. Las vacunas vivas en el Grupo III, siendo el resto de vacunas enmarcadas en el Grupo IV. Los materiales de Grupo III se recogen en bolsa de polietileno de color rojo con normativo UNE 53-147-85 o contenedores con cuerpo y tapa, rígidos e impermeables, resistentes a agentes químicos y a materiales perforantes y que dispongan de cierre hermético provisional hasta su llenado y cierre hermético definitivo con indicación de biocontaminante en fondo amarillo según norma DIN-V-30-739.

Nunca deberán ser desechadas como residuo asimilable a urbano, sino que tendrán que seguir el proceso de gestión de residuos establecido en cada CCAA.

Desde los centros de gestión habrá que establecer los protocolos adecuados para la gestión de los residuos vacunales (viales de vacunas caducados o inutilizados).

Bibliografía

1. Forcada Segarra JA *et al.* Actualización en vacunas y vacunología para enfermer@s. DAE Editorial. Grupo Paradigma. 2018.

2. La cadena de frío. Normas de almacenamiento y administración de vacunas. Dirección General de Salud Pública y Consumo. Consejería de Sanidad. Junta de Comunidades de Castilla-La Mancha Octubre 2018. Ultimo acceso 8/22. Disponible en: https://www.castillalamancha.es/sites/default/files/documentos/pdf/20181024/manual-cadena-frío.pdf

3. Vaccine Storage and Hanling Toolkit. CDC U.S. Department of Health and Human Services. September 2021. Ultimo acceso 8/22. Disponible en: https://www.cdc.gov/vaccines/hcp/admin/storage/toolkit/storage-handling-toolkit.pdf

4. Cadena de frío. Organización Panamericana de la Salud. Ultimo acceso 8/22. Disponible en: https://www.paho.org/es/inmunizaci%C3%B3n/cadena-frío

5. Manual de Vacunacions a Catalunya. Edició 2020. Generalitat de Catalunya. Agència de Salut Pública de Catalunya. Ultimo acceso 8/22. Disponible en: https://salutpublica.gencat.cat/ca/ambits/promocio_salut/vacunacions/Manual-de-vacunacions/

6. MANUAL DE VACUNAS EN LÍNEA DE LA AEP. Transporte y conservación de las vacunas. Ultimo acceso 8/22. Disponible en: https://vacunasaep.org/printpdf/documentos/manual/cap-6

7. Wikipedia. Registrador de datos. Ultimo acceso 8/22. Disponible en: https://es.wikipedia.org/wiki/Registrador_de_datos

8. Manual de Vacunaciones. Departamento de Salud, Gobierno Vasco. CONTROL DE CADENA DE FRÍO Y ALMACENAMIENTO DE LAS VACUNAS. Ultimo acceso 8/22. Disponible en: https://www.euskadi.eus/contenidos/informacion/manual_vacunaciones/es_def/adjuntos/2_3_control-cadena-frío.pdf

9. Ministerio de Sanidad. Vacunas y Programa de Vacunación. Ultimo acceso 8/22. Disponible en: https://www.sanidad.gob.es/profesionales/saludPublica/prevPromocion/vacunaciones/calendario-y-coberturas/home.htm

10. Curso E Learning de Vacunas y Cadena de Frío. Ultimo acceso 8/22. Disponible en: http://www.enfermeriaaps.com/portal/wp-content/uploads/2012/01/Quiebre-Cadena-Frío.pdf

11. OPS. Unicef. Vacunación frente a la COVID 19: Guía de suministro y logística. Orientación provisional. 12 de febrero de 2021. https://apps.who.int/iris/bitstream/handle/10665/340088/WHO-2019-nCoV-vaccine-deployment-logistics-2021.1-spa.pdf

CAPÍTULO 14

SEGURIDAD VACUNAL, FARMACOVIGILANCIA, CONTRAINDICACIONES, PRECAUCIONES Y FALSAS CONTRAINDICACIONES

Glòria Mirada Masip

VÍDEO DE PRESENTACIÓN DE LA AUTORA:
SEGURIDAD VACUNAL, FARMACOVIGILANCIA, CONTRAINDICACIONES, PRECAUCIONES Y FALSAS CONTRAINDICACIONES

CAPÍTULO 14

SEGURIDAD VACUNAL, FARMACOVIGILANCIA, CONTRAINDICACIONES, PRECAUCIONES Y FALSAS CONTRAINDICACIONES

Glòria Mirada Masip

14.1 Introducción

La vacunación es una de las mejores formas de prevenir enfermedades. Según la Organización Mundial de la Salud (OMS), se estima que las vacunas infantiles salvan más de 4 millones de vidas cada año, poniendo de manifiesto que la inmunización es una de las intervenciones de salud pública más coste-efectivas. El programa de seguridad de las vacunas de la OMS contribuye de forma permanente a vigilar la seguridad de estas, en colaboración con los gobiernos, los productores de vacunas, los científicos y los expertos. Ello ayuda a garantizar que las vacunas sean eficaces y seguras.

La importancia de las vacunas reside en que aportan unos efectos beneficiosos con un gran impacto en la disminución de las enfermedades transmisibles y prevenibles por vacunación. Pero, por otra parte, ninguna vacuna está completamente libre de riesgos y, en ocasiones, se pueden producir eventos adversos después de una inmunización; unos pueden ser esperables y otros que no deberían producirse.

Las agencias reguladoras de medicamentos de todo el mundo han potenciado unos sistemas para vigilar cualquier reacción adversa que pueda producirse, y también para compartir y analizar la información, y tomar las medidas que fueran necesarias para mantener favorable la relación entre los beneficios y los riesgos potenciales de una vacuna. En España es la Agencia Española del Medicamento y Productos Sanitarios (AEMPS) quien realiza esta labor.

Para evitar o minimizar las reacciones adversas indeseables, es imprescindible cumplir estrictamente las técnicas y las pautas de administración recomendadas para cada vacuna: vía de administración, dosis, intervalos entre vacunas, preparación adecuada, valoración de la edad y estado previo de salud antes de su administración. Y también identificar aquellas situaciones especiales que puedan exigir variaciones en las pautas de vacunación (alergias, inmunodeficiencias, prematuridad, embarazo...). Por lo tanto, un aspecto imprescindible vinculado a la seguridad vacunal es conocer las precauciones y las contraindicaciones vacunales e identificarlas realizando una buena anamnesis prevacunal.

En el presente capítulo se abordarán estos aspectos relacionados con la seguridad vacunal y en el siguiente se desarrollarán las actuaciones en caso de que se produzca una reacción adversa.

14.2 Seguridad vacunal

Las vacunas y, en concreto, los programas de vacunación son una de las estrategias preventivas más beneficiosas en el ámbito de la salud pública.

Todas las vacunas que están comercializadas cumplen con los requisitos de seguridad y eficacia. Pero, constituyen un apartado especial dentro de los fármacos, ya que se administran a personas sanas para evitar enfermedades y, por lo tanto, se les exige que el beneficio de su administración sea mayor que el riesgo de presentar una reacción adversa asociada a dicha administración. Al igual que cualquier otro medicamento, presentan beneficios y riesgos; en ocasiones, pueden producir reacciones adversas después de una inmunización. En su gran mayoría son leves, bien toleradas y aceptables, aunque en raras ocasiones pueden producirse efectos de mayor gravedad. Algunas de estas reacciones adversas se conocen en el momento de su autorización y otras aparecen una vez que ya está comercializada y se está utilizando.

Durante las fases de investigación precomercialización de los medicamentos se evalúa su calidad, eficacia y seguridad, de manera que todo medicamento, para obtener la autorización de comercialización, debe presentar una relación beneficio/riesgo favorable, es decir, que las reacciones adversas detectadas sean aceptables.

La farmacovigilancia es la actividad de salud pública encargada de recoger, elaborar y, en su caso, procesar la información sobre sospechas de reacciones adversas a los medicamentos cuando ya han sido comercializados, con la finalidad de identificar y evaluar riesgos previamente no conocidos o cambios de los ya conocidos, así como para la realización de cuantos estudios se consideren necesarios con el fin de confirmar y/o cuantificar y prevenir dichos riesgos de manera permanente y continuada.

Un aspecto importante relacionado con la seguridad de las vacunas es conocer las precauciones y contraindicaciones de cada vacuna. Estas vienen definidas en su ficha técnica que conviene revisarla por si se ha actualizado. Por lo tanto, el profesional que administra las vacunas o interviene en el proceso vacunal debe conocer las precauciones y contraindicaciones de la vacuna

14.3 Farmacovigilancia

Según la OMS, la farmacovigilancia es la ciencia y las actividades relacionadas con la detección, evaluación, comprensión y prevención de efectos adversos o cualquier otro problema de salud relacionado con medicamentos o vacunas.

El propósito de la farmacovigilancia es asegurar que la relación beneficio-riesgo se mantenga favorable desde que se autoriza la vacuna hasta que se retira del mercado o se interrumpe su producción. Así, su seguridad se vigila tanto en la fase de precomercialización, durante los ensayos clínicos, como en la postcomercialización, ya que es cuando la vacuna se administra en situaciones reales de uso y permite identificar reacciones adversas menos frecuentes porque habitualmente, se administra a un gran número de personas.

Al igual que con el resto de fármacos, las agencias reguladoras de medicamentos ponen en marcha sistemas de farmacovigilancia que permiten identificar reacciones adversas que son muy poco frecuentes. En España, esta labor de farmacovigilancia la realiza la AEMPS de manera coordinada con las comunidades autónomas, y con el resto de agencias de medicamentos nacionales y la Agencia Europea de Medicamentos (EMA). Las agencias de medicamentos de todo el mundo, incluida la AEMPS, han potenciado estos sistemas para vigilar cualquier reacción adversa que pueda producirse, y a su vez para compartir, y analizar la información, y tomar las medidas que fueran necesarias para mantener favorable la relación entre sus beneficios y sus riesgos potenciales.

Los objetivos de la farmacovigilancia son:

- Identificar los efectos indeseados anteriormente no descritos o desconocidos.
- Cuantificar el riesgo.
- Proponer medidas de salud pública para reducir la incidencia de RAM.
- Informar a los prescriptores, a otros profesionales sanitarios, a las autoridades sanitarias y a la población.

La responsabilidad de la farmacovigilancia es compartida por todos los que de alguna manera tienen relación con el medicamento: la industria farmacéutica, las autoridades sanitarias, los profesionales sanitarios y los usuarios. En España, se dispone del Sistema Español de Farmacovigilancia Humana. Está formado por una red de Centros de todas las Comunidades Autónomas, coordinados por el Ministerio de Sanidad a través de la Agencia Española del Medicamento y Productos Sanitarios (AEMPS), que integra las actividades que las Administraciones sanitarias realizan para recoger y elaborar la información sobre reacciones adversas a medicamentos.

14.4 Reacciones adversas a las vacunas

En España, el Real Decreto 577/2013, de 26 de julio, regula la farmacovigilancia de medicamentos de uso humano. Se define la reacción adversa como cualquier respuesta nociva y no intencionada a un medicamento.

Estas reacciones adversas pueden clasificarse según la frecuencia (comunes y raras), el grado o extensión (locales, generales o sistémicas), la gravedad (leves, moderadas o graves) y la causa (inducida por la vacunación, relacionada con el producto, con defectos de calidad en la vacuna, con el error de inmunización, con la ansiedad por la inmunización y eventos coincidentes no relacionados con la vacuna ni con la vacunación). En la tabla 1 se detallan estas cinco categorías de reacciones adversas seguidas a la inmunización según su causa, clasificación de la OMS.

Tabla 1

Causas de reacciones adversas seguidas a la inmunización

1	Reacción inducida por la vacunación (incluyendo reacciones alérgicas), relacionada con el producto. Respuesta causada o precipitada por una vacuna debido a una las propiedades inherentes del producto y cuando la vacuna se ha manipulado y administrado correctamente. Ejemplo: Inflamación extensa de las extremidades después de la vacuna DTP.
2	Reacción relacionada con defectos de calidad en la vacuna. Respuesta causada o precipitada por una vacuna que se debe a uno o más defectos de calidad del producto, incluido su dispositivo de administración, según lo provisto por el fabricante. Ejemplo: Incumplimiento por parte del fabricante de inactivar por completo una gran cantidad de vacuna antipoliomielítica inactivada.
3	Reacción relacionada con el error de inmunización. Respuesta causada por una manipulación, prescripción o administración inadecuadas de las vacunas y, por tanto, por su naturaleza, se puede prevenir y evitar. Ejemplo: administración de vacuna solamente con el disolvente, sin hacer la dilución previa.
4	Reacción relacionada con la ansiedad por la inmunización. Describe una variedad de síntomas y signos que pueden surgir de la ansiedad por el acto vacunal. Las reacciones más frecuentes son síncope, hiperventilación, vómitos y convulsiones. Sin embargo, el término «ansiedad» no cubre adecuadamente la presentación de todos los eventos. Por lo tanto, se propone un nuevo término que describe mejor esta reacción de causa específica, que es «respuesta relacionada con el estrés de la inmunización». Ejemplo: síncope o hiperventilación.
5	Eventos coincidentes No relacionados con la vacuna.

Fuente: Adaptado de: World Health Organization. Global manual on surveillance of adverse events following immunization. 2016 update. Disponible en: https://www.who.int/publications/i/item/10665206144

14.4.1 Errores vacunales

En el Real Decreto 577/2013, que se regula la farmacovigilancia de medicamentos de uso humano, se define el error de medicación como el error no intencionado en el proceso de prescripción, dispensación o administración de un medicamento bajo el control del profesional sanitario o del ciudadano que consume dicho medicamento. Los errores de medicación que producen un daño al paciente, se consideran reacciones adversas, excepto aquellos derivados del fallo terapéutico por omisión de un tratamiento.

Un error de vacunación es un error de medicación derivado del uso de las vacunas y/o del proceso de vacunación (almacenamiento, conservación, preparación y administración). Un error en la administración de una vacuna es cualquier incidente prevenible que puede causar o dar lugar a la utilización inapropiada de la vacuna o a un evento adverso al paciente.

Según se ha detallado en la Tabla 1, la OMS identifica dentro de las causas de efectos adversos seguidos a la inmunización, las reacciones relacionadas con el error en la inmunización, antes llamados errores de programa o programáticos, que por definición son como consecuencia de la manipulación inadecuada de la vacuna, la prescripción o no adherencia a las recomendaciones de uso o la administración inadecuada (Tabla 2). Todos estos errores tienen como característica común que pueden ser prevenibles y, por lo tanto, evitables.

Tabla 2

Clasificación de los errores relacionados con la inmunización y sus consecuencias

	Error de inmunización	Reacción relacionada
Error en la manipulación de las vacunas	La exposición al exceso de calor o frío como resultado del transporte, almacenamiento o manipulación inadecuados de la vacuna (y sus diluyentes cuando sea aplicable).	Reacciones sistémicas o locales debidas a cambios en la naturaleza física de la vacuna, como la aglutinación de excipientes a base de aluminio en vacunas sensibles a la congelación.
	Uso de un producto después de la fecha de caducidad.	Fallo en la protección como resultado de la pérdida de potencia o de la no viabilidad de un producto atenuado.
Error en la prescripción de la vacuna o no adherencia a las recomendaciones de uso	Incumplimiento de una contraindicación.	Anafilaxia, infección diseminada con una vacuna atenuada.
	Incumplimiento de las indicaciones de la vacuna o prescripción (dosis o intervalo).	Reacciones sistémicas y / o locales, lesiones neurológicas, musculares, vasculares u óseas debidas a un lugar, equipo o técnica de inyección incorrecta.
Error en la administración	Uso de un diluyente o inyección incorrecto de un producto distinto de la vacuna prevista.	Falta de vacunación debido al diluyente incorrecto, reacción debido a las propiedades inherentes de lo que se administró con excepción de la vacuna o diluyente deseada.
	Técnica estéril incorrecta o procedimiento inadecuado con un vial multidosis.	Infección en / más allá del sitio de la inyección.

Fuente: elaboración propia

14.4.2 Recomendaciones para prevenir los errores

La OMS indica que, como norma general, para evitar/minimizar el error de inmunización debe tenerse en cuenta lo siguiente:

- Es importante y necesario mantener la cadena de frío en todos los niveles.
- Las vacunas deben reconstituirse únicamente con los diluyentes suministrados por el fabricante.
- La vacuna reconstituida debe usarse dentro de las seis horas posteriores a su reconstitución; debería desecharse al final de cada sesión de vacunación y nunca debe conservarse.
- Aparte de las vacunas, no se deben almacenar otros medicamentos o sustancias en el refrigerador del centro de inmunización.
- El personal que participa en el proceso de inmunización debe estar adecuadamente capacitado y a su vez, debe haber supervisores que garanticen que se siguen los procedimientos adecuados.
- Es precisa una investigación epidemiológica cuidadosa de un evento adverso para identificar la causa y para corregir las prácticas de inmunización.
- Antes de la vacunación, se debe prestar la debida atención a las contraindicaciones.

Así, antes de la administración de la vacuna es necesario hacer una completa verificación de los siguientes aspectos para asegurar el cumplimiento de los 7 correctos (Figura 1):

1. Paciente correcto: identificar al paciente y comprobar su fecha de nacimiento y edad, y verificar que se corresponde con los datos de la historia clínica. Comprobar antecedentes y estado actual.
2. Edad correcta: comprobar que tiene la edad adecuada para la vacuna a administrar.
3. Vacuna correcta: comprobar el estado de la vacuna, que se encuentre en buenas condiciones de almacenaje y conservación para su posterior administración.
4. Dosis Correcta: comprobar que la dosis a administrar es la que le corresponde según su historia de vacunación. Comprobar que las pautas de administración

sean las correctas en relación al calendario vacunal y a la administración de otras vacunas.

5. Vía administración correcta: elegir la vía de administración correcta según el tipo de vacuna (intramuscular, subcutánea, intradérmica, intranasal, oral).
6. Lugar anatómico correcto: elegir el lugar de administración adecuado según el tipo de vacuna y la edad. Preparar al individuo para la administración de la vacuna.
7. Registro correcto: registrar la vacunación en su historia clínica y en el documento personal.

Figura 1

Estandarización del proceso de vacunación: los 7 correctos

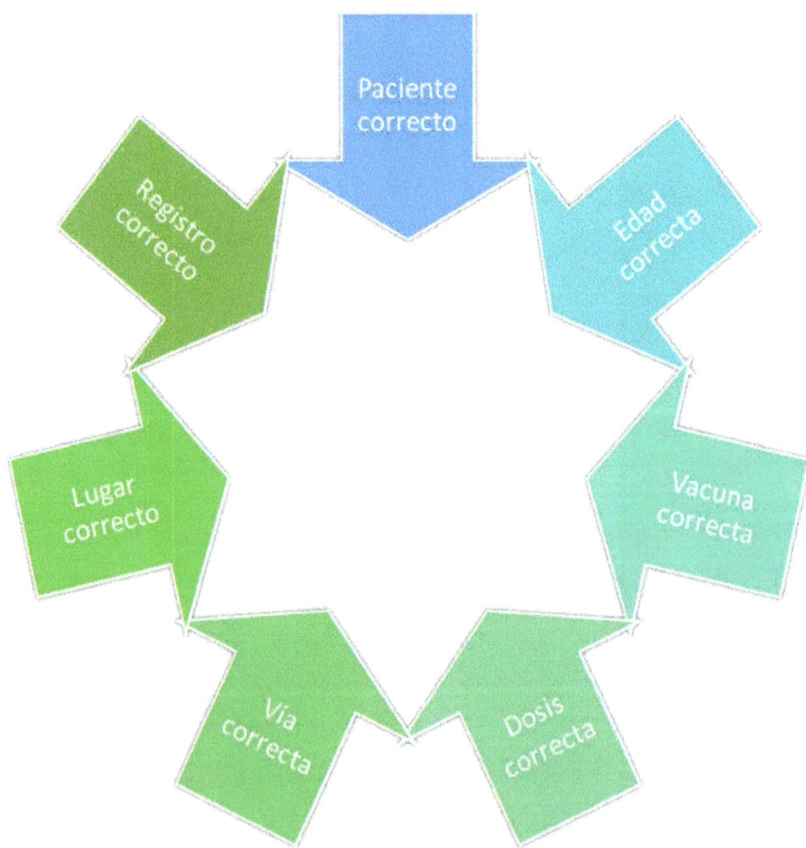

Fuente: Elaboración propia

Además, para evitar errores en la administración de las vacunas se recomienda reordenar los pasos del proceso de vacunación, de manera que el registro vacunal, que habitualmente se realiza una vez se ha administrado la vacuna, se realice antes: registrar antes de administrar. Así, se pueden evitar errores como la administración de una vacuna caducada, administrar una vacuna no indicada para la edad, repetir una vacuna que ya tiene administrada anteriormente, etcétera.

Los pasos del proceso de vacunación recomendados son:

1. Preparación del individuo.
2. Selección de la vacuna.
3. Registro de la vacuna.
4. Preparación de la vacuna.
5. Administración de la vacuna.

14.5 Contraindicaciones vacunales

Las contraindicaciones a la vacunación son circunstancias que justifican que a un individuo no se le administre una vacuna, ya sea porque las complicaciones que se pueden generar son más relevantes que el riesgo de presentar la enfermedad, o porque la edad o las características del individuo hacen prever una menor respuesta inmunitaria. Así, una vacuna está contraindicada cuando el riesgo potencial de reacciones adversas supera al beneficio que puede aportar dicha vacunación.

El número de verdaderas contraindicaciones es cada vez menor, ya que los controles de seguridad son cada vez más exigentes, previos a la autorización de comercialización de una vacuna.

Las contraindicaciones se clasifican en absolutas y temporales. Aunque son pocas, la mayoría son temporales, de manera que se podrá administrar la vacuna cuando la situación haya cambiado.

Las contraindicaciones tienen relación con situaciones particulares del potencial receptor de la vacuna, no con la vacuna en sí. Por ejemplo, la vacuna antigripal está contraindicada en personas con antecedentes de reacciones alérgicas severas.

Pueden ser generales, aplicables a todas las vacunas o específicas, para una o más vacunas.

14.5.1 Contraindicaciones permanentes

Son situaciones en la que no debe administrarse bajo ninguna circunstancia una vacuna, dado el elevado riesgo de que pueda tener lugar una reacción adversa grave o incluso fatal.

Hay unas contraindicaciones permanentes que afectan a todas las vacunas:

1. Una reacción adversa grave a una dosis previa de vacuna.
2. Hipersensibilidad o reacción alérgica grave a algún componente de la vacuna. Es una contraindicación para la administración de esa vacuna o de vacunas que contengan ese componente.

Los productos más alergénicos son los antibióticos, las proteínas del huevo, el tiomersal, las gelatinas y la levadura.

Hay una contraindicación permanente que solamente afecta a algunas vacunas:

3. Presencia de una encefalopatía de etiología desconocida en los 7 días siguientes a la administración de una vacuna frente a la tos ferina contraindica la administración de dosis posteriores de vacunas que contengan el componente pertussico.

14.5.2 Contraindicaciones temporales

Las contraindicaciones temporales permiten la administración de una vacuna una vez se haya resuelto. Las más comunes son:

Enfermedad aguda, moderada o grave, con o sin fiebre, o fiebre alta (más de 38,5 °C axilar o 39 °C rectal). No hay evidencias de que la enfermedad aguda reduzca la eficacia de la vacuna o que aumente las reacciones adversas. Por precaución, las vacunas no deben administrarse en el curso de infecciones agudas moderadas y graves, mientras dure esa situación. En los casos de enfermedad aguda, como fiebre muy elevada, crisis asmática, cardiopatía o nefropatía descompensadas, estarán contraindicadas mientras dure la situación aguda. En enfermedades leves es preferible vacunar (resfriado, diarrea leve, fiebre baja). Se recomienda retrasarlas hasta su mejoría salvo situación de riesgo epidémico.

Edad de administración: depende de la ficha técnica y de las indicaciones de las autoridades sanitarias. Por ejemplo: la vacuna triple vírica no se aconseja administrarla antes de los 12 meses de vida, aunque en situaciones epidémicas se puede administrar a partir de los 6 meses de edad; la vacuna frente a la hepatitis A se administra a partir de los 12 meses de edad; la vacuna antigripal a partir de los 6 meses de edad; los componentes de alta carga antigénica de difteria y tos ferina (D y P) solo se pueden aplicar hasta los 7 años de edad.

Embarazo: el riesgo de la vacunación es teórico. No hay evidencia de riesgo derivado de la administración con vacunas actuales vivas o inactivadas.

- Las vacunas de microorganismos vivos están contraindicadas por el riesgo potencial de provocar lesiones en el desarrollo del feto. Se valorará el riesgo/beneficio cuando contraer la enfermedad y sus consecuencias para la madre y el feto es mucho más importante que el riesgo teórico derivado de la administración de la vacuna, como sería con la vacuna contra la fiebre amarilla. La administración inadvertida de una vacuna viva durante el embarazo no constituye un motivo de interrupción y el riesgo es mucho menor que el de la infección natural.
- Las vacunas de microorganismos inactivados, aunque siempre hay que valorar si el beneficio es mayor que el riesgo, se podrían aplicar durante el embarazo, aunque en algunas de ellas no existen estudios que ratifiquen su seguridad. No se ha mostrado riesgo alguno de administrarlas durante el primer trimestre del embarazo.

Inmunodeficiencia: en el caso de inmunodeficiencias graves, sea debida por una enfermedad de base o por un tratamiento, las vacunas de microorganismos atenuados están contraindicadas. Como excepción, la vacuna triple vírica y la vacuna frente la varicela, se recomienda para personas infectadas por VIH que no tienen inmunodeficiencia grave. Las vacunas inactivadas pueden administrarse, pero suelen provocar escaso estímulo de la respuesta inmunológica, por lo que pueden necesitar más dosis que una persona sana.

Los contactos que conviven con personas inmunodeprimidas pueden y deben recibir todas las vacunas, incluidas las de virus vivos como triple vírica, varicela y rotavirus, pero es necesario tomar precauciones para evitar el contagio. Asimismo, deben vacunarse anualmente frente a la gripe.

14.5.3 Precauciones vacunales

Son actitudes de cautela que se deben cumplir ante condiciones del receptor que pueden aumentar el riesgo de que se produzca una reacción adversa a la vacuna o pueden comprometer la inmunogenicidad de la misma. Una vacuna puede estar indicada si después de una evaluación cuidadosa se considera que el beneficio supera el posible riesgo. Por ejemplo, la administración de vacuna frente al sarampión en personas que tengan inmunidad pasiva frente a dicha enfermedad a consecuencia de una transfusión reciente.

También se requiere precaución en el caso de padecer algún trastorno neurológico progresivo (por ejemplo: epilepsia no controlada) y se recomienda retrasar la vacunación hasta que el paciente esté estabilizado del trastorno.

Es importante seguir las recomendaciones y respetar los intervalos entre las vacunas y tratamiento con productos biológicos, inmunoglobulinas o derivados hemáticos.

Coadministración de vacunas: destacar el tipo de vacuna, inactivada o atenuada y si se administran de manera simultánea o no.

- **Simultáneas:** todas las vacunas se pueden administrar de modo simultáneo. Será la 1ª opción para evitar incumplimientos. Las vacunas parenterales deben ser administradas por separado, con jeringas distintas. Si es en la misma extremidad, separadas de 2,5 cm como mínimo. Como excepción: no deben administrarse formulaciones vacunales distintas contra una misma enfermedad. Por ejemplo, vacunas conjugadas y polisacáridas. Tampoco se recomienda la administración de la vacuna fiebre amarilla y la triple vírica porque puede haber una respuesta subóptima de los antígenos de la fiebre amarilla, la parotiditis y la rubéola.
- **No simultánea:** las vacunas inactivadas pueden administrarse en cualquier momento antes o después de cualquier vacuna inactivada o atenuada.

Las vacunas atenuadas parenterales pueden administrarse en el mismo momento o separadas de un intervalo mínimo de 4 semanas. Intervalos inferiores pueden interferir en la respuesta inmune de la segunda vacuna administrada. Excepción: las vacunas atenuadas orales y parenterales pueden administrarse en cualquier momento.

Edad mínima e intervalos mínimos de administración de una vacuna: como precaución, la vacunación se debe realizar a la edad mínima permitida y también se deben utilizar intervalos mínimos que no comprometan su inmunogenicidad y eficacia. Por ejemplo, para la vacuna frente al virus de la hepatitis B la edad mínima de administración es al nacer, en cambio, para la hepatitis A es a los 12 meses de edad.

Para la mayoría de vacunas, existe el periodo de gracia; si la vacuna se ha administrado antes del intervalo o la edad mínima se considera válida si se ha realizado 4 días antes. Por ejemplo, si la vacuna de la hepatitis A se administra 4 días antes de los 12 meses de edad se considerará válida. O si el intervalo entre la administración de la primera y segunda dosis de la pauta de primovacunación frente al tétanos y difteria es de 26 días, también se considerará válida.

Es importante seguir las especificaciones de la ficha técnica y también respetar los intervalos óptimos de vacunación, excepto en aquellas situaciones en que se puede requerir una inmunización rápida y será necesaria la vacunación con intervalos mínimos.

Coadministración de vacunas y otros productos inmunobiológicos: la inmunidad pasiva que confiere la administración de inmunoglobulinas o hemoderivados portadores de anticuerpos, puede contrarrestar la respuesta inmunitaria de las vacunas atenuadas que se administran por vía parenteral. Su intensidad y duración dependerá de la vacuna y de la dosis de anticuerpos transferidos, y se deberá retrasar el intervalo de tiempo para su administración. La vacuna de la fiebre amarilla, aun estando constituida por virus atenuados, no se ~~la~~ incluye entre las afectadas por la recepción previa de inmunoglobulinas, al ser excepcional que estos hemoderivados contengan anticuerpos frente a esa enfermedad. Las vacunas inactivadas y las atenuadas orales no se inhiben por la recepción previa de productos inmunobiológicos. Así, no se ve disminuido el efecto de las vacunas vivas orales, como la del rotavirus o la fiebre tifoidea oral.

No es necesario retrasar la administración de vacunas parenterales atenuadas tras recibir inmunoglobulina anti-D, ya que se ha demostrado que el bajo contenido de IgG inespecífica del producto no reduce la respuesta a la vacuna. Así, en mujeres en las que se detecta la ausencia de inmunidad frente a la rubeola, se puede administrar la vacuna triple vírica durante el posparto.

También es importante tener en cuenta la administración de vacunas y fármacos inmunodepresores, inmunomoduladores y antineoplásicos. El tratamiento con dosis sistémicas elevadas de corticoides, ≥ 2 mg/kg/día de prednisona o prednisolona (o sus equivalentes de otros corticoides), contraindica el uso de las vacunas atenuadas. Tampoco están contraindicas, cuando el tratamiento es de aplicación tópica o en aerosol, las dosis fisiológicas sustitutivas.

El tratamiento con quimioterapia antineoplásica contraindica la administración de vacunas atenuadas. Esta debe demorarse como mínimo 3 meses tras la interrupción o finalización del tratamiento, dependiendo de su intensidad, de la enfermedad subyacente y de la concurrencia de otras terapias.

Durante el tratamiento con anticuerpos monoclonales están contraindicadas las vacunas atenuadas. Se debe esperar hasta que hayan transcurrido, al menos, 3 meses. Es importante revisar de manera específica el intervalo, ya que hay fármacos en los que este puede llegar hasta los 12 meses después de la finalización del tratamiento.

14.5.4 Falsas contraindicaciones

Son aquellas situaciones que no comportan una contraindicación y hacen perder oportunidades de administrar vacunas necesarias. Conllevan retrasos innecesarios para la adecuada protección. Son más abundantes que las verdaderas contraindicaciones y no tienen ningún fundamento científico. Pero favorecen la propagación en la sociedad de creencias erróneas en relación a las situaciones en las que se puede o no se puede vacunar.

A continuación, se detallan falsas contraindicaciones:

- Enfermedad leve con fiebre < 38 °C o sin fiebre. Hay que vacunar según la pauta programada a los niños con enfermedades agudas leves, como febrícula, infección de las vías respiratorias altas, resfriado, otitis media y diarrea leve. La febrícula no es una contraindicación para la vacuna.
- Historia familiar de efectos adversos tras las vacunas.
- Antecedentes de epilepsia o convulsiones febriles.
- Condiciones neurológicas estables, como parálisis cerebral y síndrome de Down. Los pacientes diagnosticados de epilepsia en situación estable y los que presentaron convulsiones febriles pueden vacunarse sin ningún tipo de riesgo.
- Tratamiento con antibióticos. La vacuna tifoidea oral tiene que pasar 24 h después de la toma de antibiótico.
- Tratamiento con corticoides tópicos o inhalados.
- Tratamiento con dosis fisiológicas de reemplazo con corticoides sistémicos.
- Cirugía reciente.

- Antecedentes de asma.
- Prematuridad. Los niños pretérminos se vacunarán a la misma edad cronológica que los niños a término, salvo la particular excepción de la HB en los muy prematuros sin riesgo de trasmisión vertical. Se puede producir una disminución de la tasa de seroconversión en lactantes prematuros con muy bajo peso al nacer (menos de 2000 gramos) tras la administración de la vacuna contra la HB al nacimiento. Si es hijo de madre portadora del virus, esta vacuna no contará y se deberán administrar otras 3 dosis. Los niños que no están en esta situación deberán recibir la vacuna al cabo de 1 mes.
- Contactos embarazada.
- Contacto domiciliario con personas inmunodeprimidas.
- Lactancia materna (excepto la vacuna fiebre amarilla en lactantes menores 9 meses de edad).
- Exposición a enfermedades o convalecencia: si una persona no padece una enfermedad moderada o grave, debe vacunarse. No se ha demostrado que la exposición a enfermedades o la convalecencia de una enfermedad afecten a la respuesta de una vacuna o aumenten las probabilidades de un acontecimiento adverso.
- Historial de vacunas insuficientemente documentado. Vacunar si ya ha pasado la enfermedad: no hay riesgo alguno de vacunar a un paciente que haya padecido la enfermedad frente a la cual se le vacuna. El único efecto esperable es el aumento o refuerzo de la inmunidad adquirida de forma natural.
- Alergia al huevo y vacunación con triple vírica. Como excepción a la regla de la anafilaxia como contraindicación permanente, los niños con alergia anafiláctica al huevo pueden recibir la vacuna triple vírica en el hospital por precaución, aunque la cantidad de proteínas es ínfima; pero si la alergia es no anafiláctica, la pueden recibir con total tranquilidad en el centro de salud, permaneciendo posteriormente 30 minutos en la sala de espera. La vacuna de la gripe contiene mayor cantidad de proteína de huevo, por lo que está contraindicada si ha habido reacción anafiláctica al huevo. En los casos en que la alergia no es anafiláctica, se utilizarán vacunas que contengan $\leq 1,2$ µg de proteína de huevo por ml de vacuna y se administrará de forma fraccionada: la primera dosis de 1/10 de la vacuna y a los 30 minutos el resto (9/10 partes), manteniendo al paciente en observación durante una hora. En caso de precisar una segunda dosis al cabo de un mes, si no ha presentado reacción

que la contraindique, esta puede administrarse en una sola dosis, y también, debe mantenerse al paciente en observación durante una hora.

- Alergia a componentes no incluidos en las vacunas.
- Tratamiento con inmunoterapia antialérgica.
- Tratamiento con antipalúdicos (excepto la vacuna fiebre tifoidea oral).
- Prueba de la tuberculina. PPD: todas las vacunas se pueden administrar el mismo día que se realiza la prueba o en cualquier momento posterior. La vacuna TV puede disminuir la respuesta, con la posibilidad de producir un falso negativo. Se administrará el mismo día o en días posteriores. Si se ha administrado con anterioridad la vacuna y ha transcurrido uno o más días, debe esperarse 4 semanas antes de realizar la prueba.
- Temperatura ambiental elevada o durante los meses de verano.

14.6 Conclusiones

Las vacunas pasan por mayores y más estrictos controles de calidad y de seguridad que la mayor parte de medicamentos. A pesar de ello, y debido principalmente a que se administran a una gran cantidad de población, pueden aparecer reacciones adversas poco frecuentes y que no se habían detectado en la fase de precomercialización al ser mucho menor el número de participantes en los ensayos. La mayoría de estas reacciones adversas son leves; aun así, y para reducir el riesgo, es importante realizar previamente una prescripción adecuada de las vacunas. Para ello, es necesario evaluar a la persona que va a recibirla, valorar e identificar las posibles precauciones, contraindicaciones, permanentes o temporales y también conocer las falsas contraindicaciones con el fin de evitar oportunidades perdidas de vacunación. Es indispensable realizar una buena anamnesis prevacunal.

Debe garantizarse en todo momento la seguridad de las vacunas y al mismo tiempo, realizar una estrecha monitorización a través de los sistemas de farmacovigilancia. También es necesario llevar a cabo una planificación de la formación continuada a los profesionales implicados en todo el proceso vacunal y actualización de la evidencia científica.

Para que los programas de vacunación sean un éxito, es imprescindible no solo conseguir la aceptación y la confianza de la mayor parte de la población hacia las vacunas, sino que también debe hacerse una labor continuada de información para que esta concienciación se consolide.

De nada sirve tener una buena vacuna, segura, eficaz e inmunógena si no se administra.

Bibliografía

1. World Health Organization. Global manual on surveillance of adverse events following immunization. 2014 (Revised March 2016). [consultado el 17/08/2022]. Disponible en: https://apps.who.int/iris/bitstream/handle/10665/206144/9789241507769_eng.pdf
2. Organización Mundial de la Salud. Vacunas e inmunización: la seguridad de las vacunas. Preguntas y respuestas. 2021. [consultado el 17/08/2022]. Disponible en: https://www.who.int/es/news-room/questions-and-answers/item/vaccines-and-immunization-vaccine-safety
3. España. Real Decreto 577/2013, de 26 de julio, por el que se regula la farmacovigilancia de medicamentos de uso humano. Boletín Oficial del Estado, 27 de julio de 2013, núm. 179, Sec. I, pág. 55066. [consultado el 17/08/2022]. Disponible en: https://www.boe.es/eli/es/rd/2013/07/26/577
4. Comité Asesor de Vacunas (CAV-AEP). Seguridad de las vacunas. Contraindicaciones y precauciones. Manual de vacunas en línea de la AEP [Internet]. Madrid: AEP; jun/2022. [consultado el 17/08/2022]. Disponible en: http://vacunasaep.org/documentos/manual/cap-3
5. Manual de vacunacions de Catalunya. 5a ed. Barcelona: Agència de Salut Pública de Catalunya; 2018. Cap 2. Seguretat de les vacunes: reaccions adverses, contraindicacions i precaucions [consultado el 17/08/2022]. Disponible en: https://salutpublica.gencat.cat/ca/ambits/promocio_salut/vacunacions/Manual-de-vacunacions/

CAPÍTULO 15

ACTUACIÓN ANTE REACCIONES ADVERSAS. ANAFILAXIA Y SÍNDROME VASO-VAGAL

María Teresa Carceller Segura

VÍDEO DE PRESENTACIÓN DE LA AUTORA:
ACTUACIÓN ANTE REACCIONES ADVERSAS. ANAFILAXIA Y SÍNDROME VASO-VAGAL

CAPÍTULO 15

ACTUACIÓN ANTE REACCIONES ADVERSAS. ANAFILAXIA Y SÍNDROME VASO-VAGAL

María Teresa Carceller Segura

15.1 Introducción

Cuando administramos una vacuna, estamos administrando un medicamento y, por lo tanto, no está exento de un posible efecto secundario o adverso.

Las vacunas se aplican a personas sanas con la finalidad de prevenir enfermedades y para que la población acepte su administración deberán tener un perfil de seguridad máximo. El desarrollo tecnológico permite cada vez fabricar vacunas más seguras y eficaces. Esta seguridad se vigila durante todo el proceso de fabricación de la vacuna en el laboratorio, pero es posteriormente, tras la comercialización y seguimiento al ser aplicada a un gran número de personas, cuando se puede conocer la tasa real de reacciones adversas.

En general, en la actualidad, las vacunas son muy bien toleradas, pero en algunas ocasiones pueden producir reacciones adversas.

Un efecto no deseado que se produce tras la administración de una dosis de vacuna, si no se aborda de manera rápida y efectiva, puede socavar la confianza en una vacuna y tener consecuencias dramáticas para la cobertura de inmunización y la incidencia de la enfermedad.

Los eventos adversos asociados a la vacuna pueden afectar a individuos sanos y deben identificarse rápidamente para permitir que se realicen investigaciones adicionales y se tomen las medidas adecuadas. Con el fin de responder con prontitud, eficiencia y rigor científico a las cuestiones de seguridad de las vacunas, la OMS ha establecido un Comité Consultivo Mundial sobre seguridad de las vacunas.

No hay una vacuna «perfecta» que proteja a todos los que la reciben y sea completamente segura para todos. Aunque la mayoría de los eventos que se cree que están relacionados con su administración en realidad no se deben a la vacuna en sí; muchos son, simplemente, eventos casuales; otros, a errores humanos o de programa.

Tampoco es posible predecir qué individuos podrían tener una reacción leve o grave a una vacuna. Pero si se puede minimizar el riesgo de efectos adversos graves si tenemos en cuenta las contraindicaciones que tienen algunas vacunas.

15.2 Conceptos

15.2.1 Efecto adverso

Es un acontecimiento nocivo y no deseado que se produce por la administración de un medicamento a las dosis normalmente utilizadas en el ser humano, ya sea como profilaxis, diagnóstico o tratamiento.

Para considerar que es un efecto adverso a un fármaco no es suficiente con que haya una relación temporal, sino que tiene que haber una relación causal entre el fármaco y el evento indeseado.

15.2.2 Relaciones alérgicas

En estas no hay ninguna relación con el efecto habitual del fármaco. El efecto producido no tiene relación con la dosis y, aunque esta sea muy pequeña, puede desencadenar la respuesta alérgica una vez que la hipersensibilidad se ha establecido. La clínica es característica y no depende del fármaco administrado, sino de la respuesta inmunológica del organismo y de los mediadores liberados en cada caso.

Es necesaria una exposición previa al fármaco para que aparezca el fenómeno de hipersensibilidad, aunque esta puede haber pasado desapercibida.

15.2.3 Evento adverso después de la inmunización

«Cualquier acontecimiento médico adverso que sigue a la inmunización y que no necesariamente tiene una relación causal con el uso de la vacuna».

15.2.4 Reacción adversa a una vacuna

Un efecto no deseado que se produce tras la administración de una dosis de vacuna.

15.3 Clasificación

15.3.1 Eventos adversos relacionados con la vacunación

Teniendo en cuenta las reacciones inducidas por la vacunación se clasifican en: locales, sistémicos, alérgicos. Su presentación puede ser desde leves a moderados o graves:

- Las reacciones locales suelen ser las más frecuentes y las menos graves.
- Las reacciones sistémicas, como fiebre, son menos frecuentes.
- Las reacciones alérgicas, las más graves, como, por ejemplo, la anafilaxia, son las más infrecuentes.

Los efectos adversos, ya sean de tipo alérgico o no, pueden deberse al propio antígeno vacunal o a los otros componentes de la vacuna.

15.3.2 Diagnóstico diferencial de anafilaxia y otras reacciones agudas después de la vacunación

Los eventos adversos que pueden presentarse de forma aguda después de la vacunación y que deben diferenciarse de la reacción anafiláctica son:

- Relacionados con la ansiedad después de la inmunización (AEFI), como síncope vaso-vagal (desmayo), hiperventilación y retención de la respiración.

  En niños, además:
- Espasmo del llanto.
- Episodio de hipotonía-hiporrespuesta.
- Convulsión.
- Aspiración de secreciones, por vómito o reflujo gastroesofágico.

Estas situaciones, en general, son más frecuentes que la anafilaxia, no son graves y requieren un tratamiento distinto a la anafilaxia.

Es importante distinguir de forma rápida en qué situación estamos para poder aplicar la intervención terapéutica adecuada (Tabla 1).

Tabla 1

Diferencias clínicas del desmayo por síndrome vaso-vagal/anafilaxia

CLÍNICA	SINCOPE VASOVAGAL	ANAFILAXIA
INICIO DESDE LA INMUNIZACIÓN	A los pocos minutos de la inyección	Desde minutos, hasta 4 horas después de la inyección; la mayoría en 2 horas
PIEL	Palidez generalizada, piel fría y húmeda	Urticaria, angioedema, prurito, eritema
RESPIRATORIO	Respiración normal: puede ser superficial pero sin trabajo respiratorio	Tos, sibilancias, estridor, dificultad respiratoria, rinorrea, estornudos
CARDIACO	Bradicardia	Taquicardia
NEUROLÓGICOS	Sensación de aturdimiento; pérdida de la conciencia: mejora una vez en decúbito supino o en posición de cabeza hacia abajo; puede ser sacudidas transitorias de las extremidades y rodar los ojos	Sensación de ansiedad y angustia severas; pérdida del conocimiento: no hay mejoría una vez en decúbito supino o en posición de cabeza hacia abajo

Fuente: Anafilaxia y otras reacciones agudas posteriores a la vacunación: Guía canadiense de vacunación

15.3.3 Eventos adversos relacionados con la ansiedad

Contención de la respiración

Los episodios de contención de la respiración ocurren en algunos niños pequeños cuando están molestos y lloran con fuerza. El niño de repente se queda en silencio, pero permanece agitado. El enrojecimiento facial y la cianosis perioral se profundizan a medida que continúa la contención de la respiración. Algunos episodios terminan con la reanudación del llanto, pero otros terminan con un breve periodo de inconsciencia durante el cual se reanuda la respiración.

Tratamiento: no se requiere tratamiento más allá de la tranquilidad del niño y los padres.

Hiperventilación

Las personas que experimentan ansiedad pueden parecer temerosas, pálidas y diaforéticas. Pueden quejarse de aturdimiento, mareos y entumecimiento, así como hormigueo en la cara y las extremidades. La hiperventilación suele ser evidente.

Tratamiento: tranquilizar y alentar al individuo a respirar lenta y profundamente. Iniciar una actividad de reenfoque, como pedirle a la persona que cuente hasta diez, puede ayudar. Si hay otra afección que causa la hiperventilación, como asma o ataque cardíaco, contener la respiración podría empeorar la afección.

Síncope vaso-vagal (desmayo)

El desmayo ocurre con una frecuencia aproximadamente en el 3,5 % de las mujeres y en el 3 % de los hombres. No se conoce la frecuencia exacta de los desmayos después de la vacunación, pero la mayoría de estos síntomas ocurren en los adolescentes o adultos. Los desmayos son raros en bebés y niños.

Por lo tanto, si se produce una pérdida repentina de la conciencia en niños pequeños debemos pensar en la anafilaxia, especialmente si hay otras características clínicas de la misma.

El desmayo generalmente ocurre durante la inmunización o a los pocos minutos de la inmunización. El individuo puede quejarse de sentirse débil o mareado, luego de repente se pone pálido, pierde el conocimiento y colapsa en el suelo. Puede ir acompañado de una breve actividad convulsiva clónica (es decir, sacudidas rítmicas de las extremidades). Como regla general, la frecuencia respiratoria es normal y no laboriosa, pero puede ser poco profunda. Los signos cardiovasculares incluyen bradicardia y pulsos periféricos débiles, pero generalmente el pulso carotídeo es fuerte. Además de la palidez, la piel puede estar fresca y húmeda. Puede haber náuseas y vómitos asociados.

Tratamiento: colocar al vacunado en posición supina (acostado boca arriba) elevando las extremidades inferiores. Si se ha producido vómito o tiene náuseas, debemos colocar al vacunado acostado de un lado. Si la persona vacunada está embarazada, colóquela acostada sobre su lado izquierdo. La recuperación de la conciencia y la resolución de las sacudidas de las extremidades generalmente ocurren en uno o dos minutos. La persona puede permanecer pálida, diaforética y ligeramente hipotensa durante varios minutos. Tenemos que seguir con la monitorización del paciente y ayudando al vacunado que se ha desmayado hasta que los signos y síntomas se hayan estabilizado.

El desmayo en sí mismo no tiene consecuencias adversas, pero durante una caída pueden ocurrir, por ejemplo, lesiones graves en la cabeza.

Anafilaxia

Es una reacción sistémica grave, de comienzo brusco, que puede resultar amenazante para la vida y que ocurre como consecuencia de la exposición a una sustancia.

Es una reacción alérgica grave de instauración rápida y potencialmente mortal.

El mecanismo de producción puede ser inmunológico (mediado por IgE o no –reacciones anafilactoides–) o no inmunológico, sin que existan diferencias en las manifestaciones clínicas según cual sea.

Casi la mitad de las reacciones anafilácticas ocurren en pacientes sin antecedentes personales de alergia.

El diagnóstico es clínico. Suele manifestarse con síntomas cutáneos como urticaria y angioedema, a los que se añaden la afectación de otros sistemas como el respiratorio, el cardiovascular o el digestivo.

Debe distinguirse de las reacciones alérgicas menores tales como la urticaria aguda no complicada.

Aunque se ha demostrado que la frecuencia estimada en la que se asocia causalmente a la vacunación es de 1,3 episodios por millón de dosis de vacuna administradas, es decir, muy poco frecuente, es un efecto adverso posible y deberá estar previsto en cualquier acto vacunal.

Puntos clave:

- La anafilaxia es una reacción alérgica grave de instauración rápida y potencialmente mortal. La prevalencia de anafilaxia está aumentando en España.
- La anafilaxia es más frecuente en niños, adolescentes y jóvenes, pero puede manifestarse en cualquier rango de edad.
- La anafilaxia suele manifestarse con síntomas cutáneos como urticaria y angioedema, junto con la afectación de otros sistemas como el respiratorio, el cardiovascular o el digestivo.
- La adrenalina intramuscular es el tratamiento de elección de la anafilaxia en cualquier ámbito y debe administrarse precozmente.
- La triptasa sérica puede ser un marcador útil para confirmar el diagnóstico de anafilaxia.
- Todo paciente que haya sufrido una anafilaxia o tenga riesgo de sufrirla debe llevar consigo adrenalina autoinyectable.
- Todo paciente que haya sufrido una anafilaxia o tenga riesgo de sufrirla debe recibir una educación sanitaria dirigida a evitar el alérgeno causante y a la administración de la adrenalina. Planes de actuación por escrito.
- Los familiares, cuidadores y responsables de los menores con riesgo de anafilaxia deben ser instruidos para la administración de la adrenalina. Planes de actuación por escrito.
- El paciente que haya sufrido una anafilaxia debe ser remitido con carácter preferente al alergólogo para estudio.

a) Clínica de anafilaxia

Los signos y los síntomas suelen aparecen repentinamente y evolucionan de forma rápida en varios minutos y afectan a 2 o más sistemas del cuerpo.

En el caso de anafilaxia grave, además puede aparecer hinchazón obstructiva de las vías respiratorias superiores, broncoespasmo marcado e hipotensión y/o compromiso neurológico. La hipotensión puede progresar hasta causar shock y colapso.

Tabla 2

Criterios clínicos para el diagnóstico de la anafilaxia

La anafilaxia es muy probable cuando se cumple uno de los tres criterios siguientes:
1. Inicio agudo (minutos a horas) de un síndrome que afecta a la piel y/o mucosas (ej. urticaria generalizada, prurito, eritema, *flushing* (sofoco), edema de labios, úvula o lengua), junto con al menos uno de los siguientes: a. Compromiso respiratorio (ej. disnea, sibilancias, estridor, disminución del PEF, hipoxemia) b. Disminución de la TA o síntomas asociados de disfunción orgánica (ej. hipotonía, síncope, incontinencia)
2. Aparición rápida (de minutos a algunas horas) de dos o más de los siguientes síntomas tras la exposición a un alérgeno potencial para ese paciente: a. Afectación de piel y/o mucosas b. Compromiso respiratorio c. Disminución de la TA o síntomas asociados de disfunción orgánica d. Síntomas gastrointestinales persistentes (ej. dolor abdominal cólico, vómitos)
3. Disminución de la TA en minutos o algunas horas tras la exposición a un alérgeno conocido para ese paciente: a. Lactantes y niños: TA baja o descenso superior al 30% de la TA sistólica* b. Adultos: TA sistólica inferior a 90 mm Hg o descenso superior al 30% sobre la basal

PEF: pico flujo espiratorio; **TA:** tensión arterial. *TA sistólica baja en la infancia: menor de 70 mm Hg de 1 mes a 1 año, menor de [70 mm Hg + (2 x edad)] de uno a 10 años, y menor de 90 mm Hg de 11 a 17 años (D).

Fuente: Guía de Actuación en Anafilaxia. Galaxia 2022

En menores de 2 años, como no pueden describir los síntomas, puede ser más difícil identificar el cuadro.

Para un diagnóstico clínico se requiere la aparición de signos o síntomas específicos o inespecíficos en dos o más sistemas.

En los niños, la afectación más frecuente es la cutánea, que se da en el 80 % de los casos, asociada a síntomas respiratorios o digestivos. La presencia de síntomas digestivos se asocia a una mayor gravedad.

En los bebés puede haber dificultad respiratoria (con un aumento de trabajo para la respiración, tos, sibilancias, estridor) o taquicardia en lugar de hipotensión.

En los lactantes, otros signos o síntomas inespecíficos de presentarse la anafilaxia serían tranquilidad o somnolencia repentinas, babeo, incontinencia y cambios de comportamiento como llanto inconsolable e irritabilidad. También la urticaria generalizada, el enrojecimiento, los vómitos y el angioedema.

b) Criterios clínicos para el diagnóstico de anafilaxia

La presencia de un cuadro clínico compatible y el antecedente inmediato de administración de una vacuna establecen el diagnóstico de anafilaxia por vacunación.

Se considera que la anafilaxia es muy probable cuando se cumple uno de los tres criterios siguientes:

Tabla 3

Probabilidad y porcentaje de reacción anafiláctica

Piel/mucosas + 1 (respiratorio o cardiovascular) Inicio agudo de lesiones en piel o mucosas (por ejemplo, urticaria generalizada, prurito, eritema, flushing o sofoco, edema de labios, úvula o lengua), junto con al menos uno de los siguientes: a. Compromiso respiratorio (por ejemplo, disnea, sibilancias, estridor, disminución del pico flujo espiratorio, hipoxemia) b. Descenso de la presión arterial o síntomas asociados de disfunción orgánica (por ejemplo, hipotonía, síncope, incontinencia)	80% de las presentaciones
Dos sistemas tras exposición inmediata Aparición rápida de dos o más de los siguientes síntomas tras la exposición a un alérgeno potencial para ese paciente: a. Afectación de piel o mucosas b. Compromiso respiratorio c. Descenso de la presión arterial o síntomas asociados de disfunción orgánica d. Síntomas gastrointestinales persistentes (por ejemplo, dolor abdominal cólico, vómitos	15% de las presentaciones
Hipotensión tras alérgeno conocido Descenso de la presión arterial en minutos o algunas horas tras la exposición a un alérgeno conocido para ese paciente: - PAS < a 90 mmHg o descenso superior al 30% respecto a la basal	15% de las presentaciones

Fuente: Vacunación COVID-19 en Andalucía. www.andavac.es

c) Prevención

La mejor forma de abordar la anafilaxia va a ser la prevención porque es prevenible en muchos casos y tratable en todos. Para ello:

- Previo a la vacunación, deberemos preguntar sobre:
  - Antecedentes de anafilaxia.
  - La posible alergia a cualquier componente o excipiente de la vacuna a administrar con la finalidad de identificar si existe una contraindicación para su administración.
- Tras la vacunación:
  - Observación, durante al menos 15-20 minutos después de la inmunización, y si hay una preocupación específica sobre una posible alergia a la vacuna se aconsejarán 30 minutos. Porque la mayoría de los casos de anafilaxia a una vacuna comienzan dentro de los 30 minutos posteriores a su administración.
  - Si presenta hinchazón, eritema o urticaria en la zona de la inyección, podría ser la primera indicación de una anafilaxia por lo que se recomienda observar al paciente durante 30 minutos, para asegurarse que la reacción es solo local.
  - Y si aparecieran otros síntomas, como estornudos, rinorrea, tos, vómitos o mareo, se aplicará el protocolo de actuación frente a posible anafilaxia

Existen criterios diagnósticos que facilitan la identificación de los cuadros de anafilaxia y permiten instaurar más rápidamente el tratamiento adecuado (Tabla 2).

d) Factores de riesgo que pueden aumentar la aparición de una anafilaxia grave

- Ser muy joven o de edad avanzada.
- Embarazo.
- Asma grave o no controlada.
- Enfermedad cardiovascular.
- Enfermedad pulmonar obstructiva crónica.
- Mastocitosis sistémica.
- Uso recurrente de betabloqueantes e IECA (inhibidores de la enzima de conversión).

e) Actuación ante la sospecha de una reacción anafiláctica

La anafilaxia es una emergencia médica, y el reconocimiento y manejo rápido puede salvar vidas. La gravedad del episodio anafiláctico puede ser difícil de predecir al inicio; sin embargo, la muerte puede ocurrir en cuestión de minutos. El rápido desarrollo de anafilaxia después de la vacunación indica que es probable una reacción más grave. Si se sospecha de una reacción anafiláctica, es fundamental una intervención para revertir lo más pronto posible los síntomas y estabilizar al paciente.

La adrenalina es el único medicamento que reduce la hospitalización y la muerte y debe administrarse inmediatamente después del inicio de la anafilaxia.

f) Actuación y tratamiento de la reacción anafiláctica

- Colocar al paciente en decúbito supino con las piernas elevadas (posición de Trendelenburg).
- Si no estamos en un entorno sanitario pedir ayuda y contactar con el servicio de emergencias para traslado urgente.
- Si tiene dificultad respiratoria; lo pondremos en posición de confort (elevando cabeza y pecho).
- Si vomita o está inconsciente ponerlo acostado de lado (posición de seguridad).
- Si está embarazada, ponerla acostada sobre su lado izquierdo.
- Evaluar vías respiratorias. Observar si están hinchados los labios, la lengua y la garganta. Si es necesario, asegurarnos el mantenimiento de la vía aérea.

Tratamiento

El éxito del tratamiento de una reacción anafiláctica depende de varios factores:

- De la preparación del personal que atiende al paciente.
- Del reconocimiento temprano de la anafilaxia.
- Del tratamiento precoz.
  - Administrar adrenalina al 1/1,000 (1 mg/ml) intramuscular, es el tratamiento de elección y debe administrarse lo más precozmente posible, aunque el diagnóstico no sea de certeza. 0,1 ml por cada 10 kg de peso (0,01 mg/kg),

máximo 0,3 l en < de 12 años y 0,5 ml en mayores, adolescentes o adultos. En caso de necesidad pueden utilizarse inyectores de adrenalina precargada, empleando dosis de 0,15 mg en niños de entre 10-25 kg (de 1 a 6 años) y la de 0,3 mg en los de mayor peso.

- Hasta 3 dosis separadas 5-20 minutos, en caso de no obtener mejoría.
- Registrar la hora exacta de administración de cada dosis.
- La administración en vaso externo se ha demostrado más efectiva que la administración en deltoides.
- Se recomienda, si es posible, administrarla en la extremidad contraria a la que se ha administrado la vacuna.
- Retrasar la administración de la adrenalina está asociado con un pronóstico peor.
- La aparición de efectos secundarios leves y transitorios, como palidez, temblor, inquietud, taquicardia, cefalea o mareo es frecuente e indica que se ha alcanzado el rango terapéutico.

Tabla 4

Plan de actuación en la reacción anafiláctica

Si usted piensa que usted / su hijo / u otra persona está teniendo una reacción anafiláctica después de un posible contacto con un desencadenante alérgico. **o** **Si después de un posible contacto con un desencadenante alérgico, presenta algunos de los siguientes síntomas, pueden indicar que usted / su hijo / u otra persona está experimentando una reacción anafiláctica.**	
Problemas de las vías respiratorias altas (nariz, garganta)	**- Hinchazón de la lengua - Hinchazón / opresión en la garganta - Dificultad para tragar - Dificultad para hablar y/o cambio en la tonalidad de su voz (voz ronca)**
Problemas respiratorios	**- Respiración dificultosa - Ruidos respiratorios, sibilancias (pitidos en el pecho), y/o tos ruidosa o persistente**
Disminución de la consciencia	**- Sensación de desmayo, mareo, estado de confusión o pérdida de conocimiento, palidez y decaimiento o flacidez (niños pequeños)**

Fuente: Guía de Actuación en Anafilaxia. Galaxia 2022

La actuación siguiente la descripción de la tabla 5 sería:

1 Tumbar a la persona afectada (con las piernas elevadas si es posible), si hay dificultad para respirar, permita que se siente, pero evite que se ponga de pie.

2 Inmediatamente administrar autoinyector de adrenalina en la cara externa del muslo.

3 Llame al servicio de emergencias sanitarias e indique que el paciente está teniendo una reacción anafiláctica.

4 Si no mejora después de 5 minutos, administrar una segunda dosis de adrenalina con un autoinyector.

Tabla 5

Plan de actuación en la reacción anafiláctica

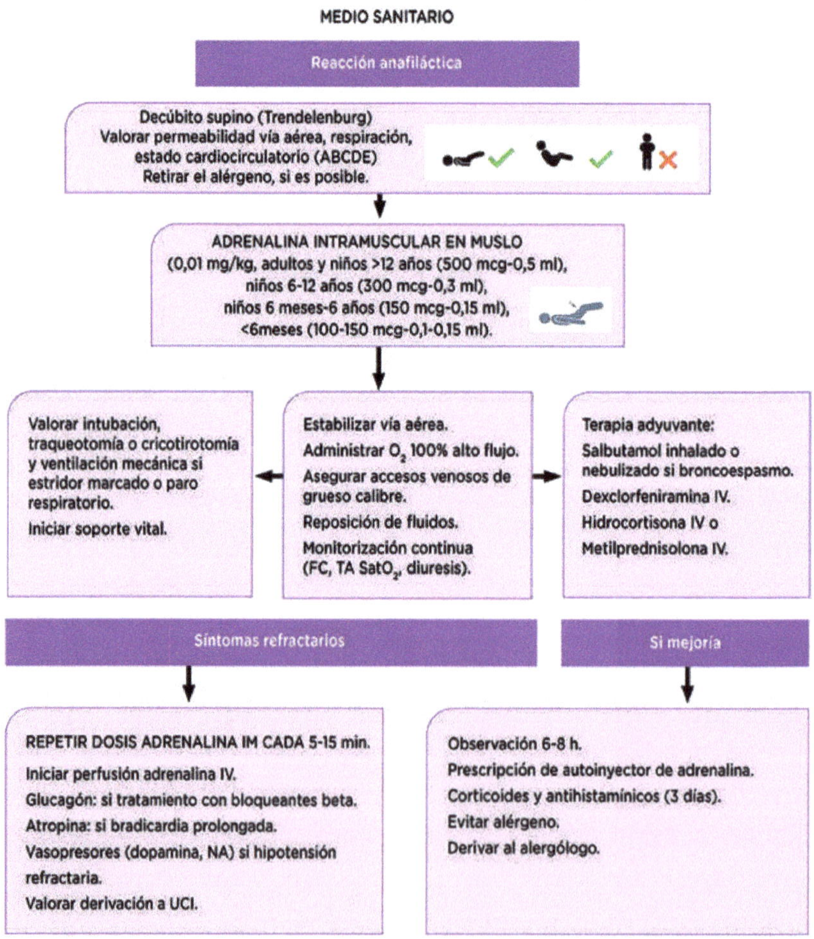

Fuente: Guía de Actuación en Anafilaxia. Galaxia 2022

Tabla 6

Algoritmo de actuación ante la anafilaxia en niños

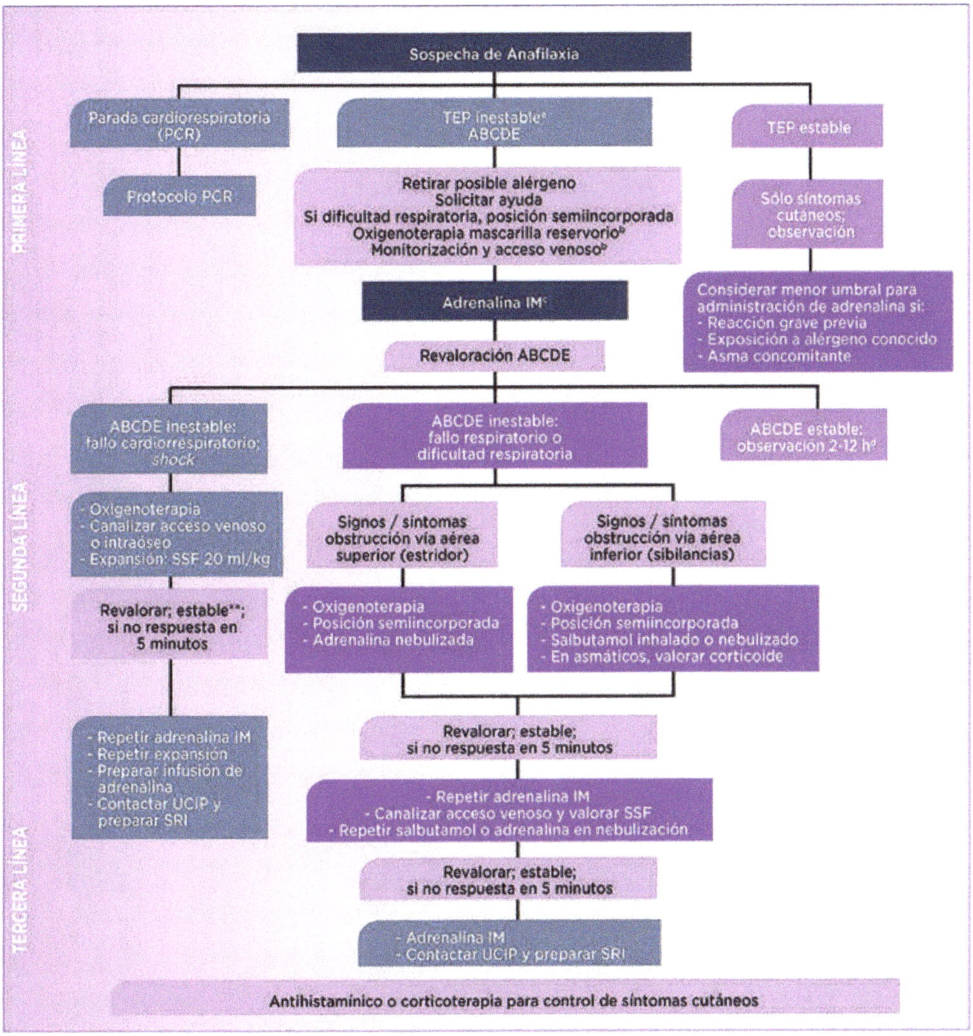

[a]TEP, triángulo de evaluación pediátrica: apariencia, respiración, circulación. [b]Si atiende personal sanitario. [c]Usar autoinyector en un contexto extrasanitario. En medio hospitalario, **0,01 mg/kg** (equivale a 0,01 ml/kg) **hasta una dosis máxima de 0,5 mg**. En caso de peso desconocido, niños 1-5 años: 0,15 mg = 0,15 ml, niños de 6-12 años: 0,3 mg = 0,3 ml, adolescentes y adultos: 0,5 mg = 0,5 ml. [d]Tiempos de observación recomendados: a) **2 horas** tras el control de síntomas si: buena respuesta a única dosis adrenalina y completa resolución síntomas y autoinyector domiciliario disponible y adecuada vigilancia al alta. b) **6 horas** si: necesidad dos dosis adrenalina o reacciones bifásicas previas. c) **Mínimo 12 horas** si: necesidad > 2 dosis adrenalina o paciente con asma grave o con insuficiencia respiratoria grave o probabilidad absorción continuada alérgeno (ej: medicamento liberación prolongada) o Paciente consulta de noche o puede no responder en caso de deterioro o dificultad para acceder a Servicio de Urgencias. **SRI:** secuencia rápida de intubación. **UCIP:** unidad de cuidados intensivos pediátrica.

Fuente: Guía de Actuación en Anafilaxia. Galaxia 2022

Tabla 7

Dosificación de los fármacos utilizados en anafilaxia

Adultos	Niños
1. Adrenalina IM (muslo)	
0,01 mg/kg, máx 0,5 mg (solución 1/1.000) Dosis específica por peso y edad detallada en tabla 8	
2. Sueroterapia	
Infusión rápida 1-2 l/h	20 ml/kg cada 5-10 min
3. Infusión IV de adrenalina*	
Diluir 1 mg de adrenalina en 100 ml SSF = 0,01 mg/ml (1/100.000) DOSIS DE INICIO: 0,5-1 ml/kg/h (30-100 ml/h), dosis máxima recomendada de 6 ml/kg/h SUSPENSIÓN DE LA INFUSIÓN: de forma progresiva. Vigilar recurrencias	Diluir 1 mg de adrenalina en 100 ml SSF = 0,01 mg/ml (1/100.000) DOSIS: 0,1-1 µg/kg/min SUSPENSIÓN DE LA INFUSIÓN: de forma progresiva. Vigilar recurrencias
4. Glucagón	
1-2 mg IV/IM en bolo en 5 min	20-30 µg/kg (máx 1 mg); puede repetirse en 5 min
5. Atropina	
0,5-1 mg en bolo, hasta 3 mg	0,02 mg/kg
6. Dopamina	
2 amp. (200 mg) en 100 ml de SG al 5% DOSIS MANTENIMIENTO: <3 ml/h efecto δ; 3-5 ml/h efecto β1; >5 ml/h efecto α1	3 mg × peso en kg = mg de dopamina a diluir en 50 ml de suero Administración: 1 ml/hora = 1 µg/kg/min Dosis 5-20 µg/kg/min
7. Noradrenalina	
2 amp. (10 mg) en 100 ml de SG al 5% DOSIS DE MANTENIMIENTO: comenzar con 5 ml/h y subir de 5 en 5 según respuesta	Diluir 1 mg en 100 ml de SG 0,01 mg/ml. Dosis: 0,05-1 µg/kg/min

IM: intramuscular; **IV:** intravenoso; **SG:** solución glucosada; **SSF:** solución salina fisiológica.
*Administración únicamente por médicos intensivistas.
Adaptado de refs. 57, 79, 119 (ver bilbiografía).

Fuente: Guía de Actuación en Anafilaxia. Galaxia 2022

Tabla 8

Dosis recomendadas de adrenalina intramuscular

Dosis recomendada por peso	
0,01 mg/kg hasta una dosis máxima de 0,5 mg.	Se recomienda utilizar adrenalina a 1 mg/ml (1:1000) 0,01 mg/kg = 0,01 ml/kg
Aproximación de dosis por edad (en caso de peso desconocido)	
Niños de 1 a 5 años	0,15 mg = 0,15 ml
Niños de 6 a 12 años	0,3 mg = 0,3 ml
Adolescentes y adultos	0,5 mg = 0,5 ml

Fuente: Guía de Actuación en Anafilaxia. Galaxia 2022

g) Efectos terapéuticos y adversos de la adrenalina

Terapéuticos

Aumenta la vasoconstricción y la resistencia vascular periférica.

Disminuye el edema mucoso.

Efecto inotrópico (aumento de la contractilidad muscular, específicamente la cardíaca) y cronotrópico positivo (aumento de la frecuencia cardíaca).

Incrementa la broncodilatación.

Disminuye la liberación de mediadores de la inflamación de mastocitos y basófilos.

Adversos

Ansiedad, miedo, inquietud, mareos, cefalea, palpitaciones, palidez, temblor.

Arritmias ventriculares, isquemia miocárdica, edema pulmonar, crisis de hipertensión, hemorragia intracraneal.

h) Estabilizar al vacunado

Mientras se recibe la asistencia especializada y/o traslado, se debe:

- Abrir la vía aérea y administrar oxígeno (6-10 L/min) con control de pulsioximetría.
- Canalizar una vía venosa para que en caso de hipotensión se pueda administrar solución salina fisiológica, a 20 ml/kg.
- Controlar la presión arterial, la frecuencia cardíaca y el estado respiratorio
- El paciente debe ser evaluado clínicamente de forma continua, siguiendo el sistema ABCDE que se aplica de manera estándar ante cualquier emergencia:
    - A (vía aérea): apertura manual o instrumental de vía aérea. Aspirar secreciones.
    - B (ventilación): administrar oxígeno. Si precisa, ventilación con máscara reservorio o intubación orotraqueal.
    - C (circulatorio): canalizar vía periférica, preferiblemente una en cada miembro. Si hipotensión, administrar cristaloides (suero salino fisiológico 0,9 % a 20 ml/kg en 15-20 minutos).
    - D (valoración neurológica).
    - E (valoración de piel y mucosas).
- Iniciar las maniobras de reanimación cardiopulmonar, en caso necesario.

Una vez resuelto el cuadro se debe:

- Observar al paciente al menos 12 horas después de la desaparición de los síntomas, antes de darle el alta.
- Notificar la reacción anafiláctica

i) Personal y equipamiento necesario

En todos los centros donde se administran vacunas debe existir un protocolo escrito de actuación para el manejo de emergencia de la anafilaxia. Los protocolos deben especificar el equipo de emergencia, los medicamentos y las dosis necesarios, y el personal médico necesario para manejar la anafilaxia de manera segura y efectiva.

Los profesionales sanitarios que administran vacunas deben estar capacitados para reconocer los signos y síntomas de la anafilaxia y estar preparados para actuar rápidamente e iniciar si es preciso las medidas de soporte vital básico como la reanimación cardiopulmonar avanzada

Se recomienda que ensayen regularmente el protocolo escrito de manejo de emergencias de anafilaxia. El pronóstico depende del reconocimiento rápido y del tratamiento precoz y agresivo y, por lo tanto, de la formación del equipo sanitario.

El equipamiento necesario para el tratamiento inicial de una anafilaxia forma parte de la dotación estándar exigible en cualquier centro de atención médica.

Los viales de adrenalina y el resto del material deben ser comprobados regularmente y desechados cuando alcancen la fecha de caducidad. Medicación y equipamiento necesarios para el tratamiento inicial de una anafilaxia.

j) Material mínimo necesario

Tabla 9

Medicación básica, equipamiento básico y adicional para puntos fijos de vacunación

En todo centro médico debería haber un carro de parada con el instrumental y la medicación necesarios para llevar a cabo una resucitación cardiopulmonar y tratar una reacción anafiláctica, Así como ser revisada periodicamente.

Medicación básica	Equipamiento básico	Equipamiento y medicación adicional para puntos fijos de vacunación
◆ Ampollas de adrenalina (1 mg/ml o 1/1000): al menos 4 ampollas de 1 ml. ◆ Metil-prednisolona: al menos 4 viales de 40 y/o 125 mg. ◆ Dexclorfeniramina (5 mg/ml): al menos 4 ampollas de 1 ml. ◆ Suero fisiológico (ClNa 0,9%): al menos 2 envases de 100 ml, y varios envases de 250 ml y/o 500 ml (mínimo 1000 ml).	◆ Fonendoscopio. ◆ Pulsioxímetro. ◆ Tensiómetro. ◆ Torniquetes (compresores elásticos), jeringas de 1, 2, 5, 10 ml, y agujas IV e IM. ◆ Material para administrar fluidos IV. ◆ Cánulas Guedel, bolsa autoinflable de ventilación (Ambú) con mascarilla.	◆ Salbutamol: un inhalador presurizado y una cámara espaciadora. ◆ Equipo para administración de oxígeno. ◆ Material para manejo avanzado de la vía aérea. ◆ Desfibrilador DEA o DESA.

Fuente: Vacunación COVID-19 en Andalucía. www.andavac.es

k) Declaración de reacción adversa

La declaración a la autoridad sanitaria de los efectos adversos posiblemente relacionados con medicamentos es una obligación inexcusable de los profesionales sanitarios.

Las reacciones anafilácticas producidas por vacunas han de declararse de forma individualizada y puede llevarse a cabo a través del formulario electrónico en línea, diseñado para notificar sospechas de reacciones adversas a medicamentos (RAM) del Sistema Español de Farmacovigilancia de Medicamentos de Uso Humano (SEFV-H).

15.4 Conclusiones

- La anafilaxia es una reacción alérgica grave de instauración rápida y potencialmente mortal.
- Suele manifestarse con síntomas cutáneos como urticaria y angioedema, junto con la afectación de otros sistemas como el respiratorio, el cardiovascular o el digestivo.
- Su relación con la vacunación es muy poco probable (menos de 1,3 casos/1.000.000 dosis), aunque la posibilidad de su presentación debe ser considerada en todo acto vacunal.
- El diagnóstico de la anafilaxia es clínico y debe diferenciarse de otras entidades más frecuentes, como el síncope vaso-vagal o el espasmo del sollozo.
- La adrenalina intramuscular es el tratamiento de elección y debe administrarse precozmente, aunque el diagnóstico no sea de certeza.
- En todo punto de vacunación no hospitalario es obligado disponer de adrenalina y de material de reanimación cardiopulmonar pediátrica y adultos para atender una posible anafilaxia.
- El pronóstico depende del reconocimiento rápido y del tratamiento precoz y agresivo y, por lo tanto, de la formación del equipo sanitario
- Todo paciente que haya sufrido una reacción anafiláctica o tenga riesgo de sufrirla debería llevar consigo autoinyectores de adrenalina para su administración IM.

Bibliografía

1. World Health Organization. (2014). Global manual on surveillance of adverse events following immunization. Consultado: dic. 2022. Disponible en: https://www.who.int/teams/regulation-prequalification/regulation-and-safety/pharmacovigilance/health-professionals-info/aefi
2. L.M. Fernández Cuesta. Reacciones secundarias y alérgicas de las vacunas. Seguridad. Vacunas. Algo más que el calendario vacunal. Cuestiones y respuestas. Editores: M.ª Jose Hidalgo Vicario, José Luis Montón Álvarez. 2ª Edición 2014. Pag 277-296.
3. Anafilaxia y otras reacciones agudas posteriores a la vacunación: Guía canadiense de vacunación. Gobierno de Canadá. Consultado: dic. 2022. Disponible en: https://www.canada.ca/en/public-health/services/publications/healthy-living/canadian-immunization-guide-part-2-vaccine-safety/page-4-early-vaccine-reactions-including-anaphylaxis.html
4. Sampson HA, Muñoz-Furlong A, Campbell RL, Adkinson NF, Allan Bock S, Branum A, et al. Second symposium on the definition and management of anaphylaxis: Summary report - Second National Institute of Allergy and Infectious Disease/Food Allergy and Anaphylaxis Network Symposium. Ann Emerg Med. 2006;47:373–80
5. National Advisory Committee on Immunization. Canadian Immunization Guide. Evergreen Edition. Public Health Agency of Canada. Consultado: dic. 2022. Disponible en: https://immunize.ca/resources/canadian-immunization-guide-evergreen-edition
6. Guía de Actuación en Anafilaxia. Galaxia 2022. Fundación SEAIC. Consultado: dic. 2022. Disponible en: https://www.guiagalaxia.com/
7. Traducción de conocimientos de emergencia para niños (TREKK). Recomendaciones finales: Anafilaxia. Diciembre 2018, Versión 1.2. Consultado: dic. 2022. Disponible en: https://play.google.com/store/apps/details?id=com.trekk&hl=es&gl=US&pli=1
8. Anafilaxia: preparación del material y tratamiento inicial en el punto de vacunación. Comité Asesor de Vacunas de la Asociación Española de Pediatría. Consultado: dic. 2022. Disponible en: https://vacunasaep.org/documentos/manual/cap-4#t4.1
9. Atención inicial de una reacción anafiláctica secundaria a la vacunación en adultos. Vacunación COVID-19 en Andalucía. Junta de Andalucia. Consejeria de Salud y Familias. Dirección General de Salud Pública y Ordenación Farmacéutica Servicio Andaluz de Salud. Consultado: dic. 2022. Disponible en: https://www.andavac.es/wp-content/uploads/infografias/2-anafilaxia_algoritmo_actuacion_inicial_adultos.pdf

CAPÍTULO 16

ACTITUD DE LA ENFERMERA EN UNA CONSULTA DE PEDIATRÍA, DE ADULTOS Y DE OBSTETRICIA (MATRONA) PARA PROMOVER LA VACUNACIÓN. RECOMENDACIÓN VERSUS PRESCRIPCIÓN

Raúl Ayala Velasco

VÍDEO DE PRESENTACIÓN DEL AUTOR:
ACTITUD DE LA ENFERMERA EN UNA CONSULTA DE PEDIATRÍA, DE ADULTOS Y DE OBSTETRICIA (MATRONA) PARA PROMOVER LA VACUNACIÓN. RECOMENDACIÓN VERSUS PRESCRIPCIÓN

CAPÍTULO 16

ACTITUD DE LA ENFERMERA EN UNA CONSULTA DE PEDIATRÍA, DE ADULTOS Y DE OBSTETRICIA (MATRONA) PARA PROMOVER LA VACUNACIÓN. RECOMENDACIÓN VERSUS PRESCRIPCIÓN

Raúl Ayala Velasco

16.1 Introducción

Ni todo el mundo ni todos los profesionales sanitarios son conscientes de que, después de la potabilización del agua, la vacunación es la medida de salud pública que más vidas ha salvado.

La inmunización puede considerarse una de las bases de la atención primaria en salud[1]. Es por ello esencial que los profesionales sanitarios que trabajamos en las consultas de Atención Primaria (pediatría, adultos y matronas) nos sensibilicemos para fomentar y promover la vacunación, informando proactivamente a todos nuestros pacientes y familias de los beneficios de la misma.

Gracias al cumplimiento de los calendarios de vacunación en el mundo, hemos conseguido erradicar la viruela (1977), el virus salvaje de la polio tipo 2 (2015) y la interrupción de la transmisión de la poliomielitis en casi todo el mundo, así como el control de enfermedades como el sarampión, la difteria, el tétanos, la rubéola o la enfermedad invasiva por *Haemophilus influenzae*[2].

16.2 Vacunación a lo largo de toda la vida

El calendario de vacunación infantil de nuestro país, desde 1975, fue primero elaborado por la dirección general del Ministerio de Sanidad. Entre los años 1979 y 1985, fueron las comunidades autónomas al recibir las competencias en materia de salud pública. Y es a partir de 1996 y hasta el 2018, el consejo interterritorial es el órgano encargado de dicha competencia. Tras el reconocimiento del calendario común de vacunación infantil, se constató la necesidad de extender las recomendaciones de vacunación al resto de la población. Así, a partir de 2019, se estableció un calendario de vacunación para toda la vida, que abarca desde la etapa prenatal (embarazo) hasta la etapa adulta. Se establecen un calendario de vacunación a lo largo de toda la vida, un calendario de vacunación en grupos de riesgo para la población infantil y un calendario de vacunación en grupos de riesgo para la población adulta[3].

En nuestro país, las coberturas de vacunación en edad pediátrica son superiores a las de los países de nuestro entorno. Así, por ejemplo, para una correcta vacunación frente al sarampión, las coberturas son de un 94,3 %, frente a un 90 % para la región europea y un 70 % a nivel global. Ocurre lo mismo con las coberturas frente a la vacuna antineumocócica conjugada. En España, son de un 93,71 %, frente a un 79 % para la región europea y un 49 % a nivel global[4].

Figura 1

Calendario común de vacunación a lo largo de toda la vida del Consejo Interterritorial del Sistema Nacional de Salud 2023

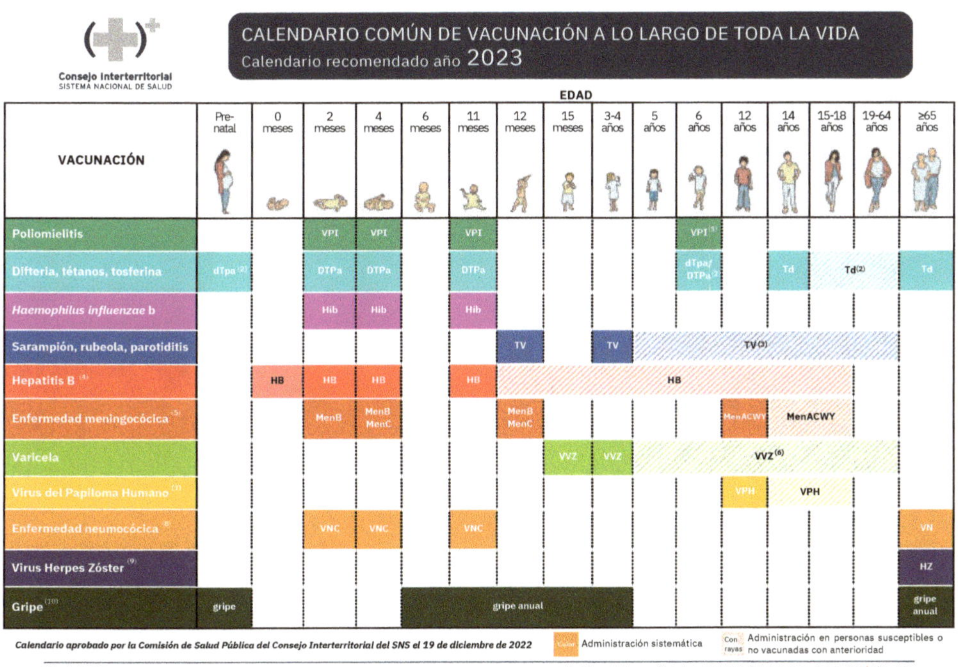

Fuente: https://www.sanidad.gob.es/profesionales/saludPublica/prevPromocion/vacunaciones/calendario-y-coberturas/home.htm

En cambio, las coberturas de vacunación en edad adulta y embarazadas no son las deseables y así en nuestro país, la cobertura frente a influenza en el año 2020 fue de un 54,68 % y un 50,03 % respectivamente, aunque en el año 2021 con la pandemia de la COVID-19 estas aumentaron, y se llegó a un 67,69 % y 61,88 %. Por el contrario, las coberturas de vacunación con vacuna dTpa en mujeres embarazadas es de un 87,7 %[4].

La responsabilidad del establecimiento y ejecución de estos calendarios de vacunación es de las distintas comunidades autónomas[3]. Algunas comunidades autónomas implementan el calendario común de vacunación a lo largo de toda la vida con otras vacunas que consideran importantes para proteger a su población, de manera que se crean desigualdades entre los habitantes de unas comunidades autónomas y otras, y por tanto se pierden los principios de igualdad y equidad.

Figura 2

Calendario de vacunación 2023 del Comité Asesor de Vacunas de la Asociación Española de Pediatría[5]

VACUNA	Edad en meses						Edad en años				
	2	3	4	11	12	15	3-4	6	12	14	15-18
Hepatitis B[1]	HB		HB	HB							
Difteria, tétanos y tosferina[2]	DTPa		DTPa	DTPa				DTPa/ Tdpa	Tdpa		
Poliomelitis[2]	VPI		VPI	VPI				VPI			
Haemophilus influenzae tipo b[4]	Hib		Hib	Hib							
Neumococo[5]	VNC		VNC	VNC							
Rotavirus[6]	RV	RV	(RV)								
Meningococo B[7]	MenB		MenB		MenB						
Meningococos C y ACWY[8]			MenC		Men ACWY				Men ACWY		
Gripe[9]				Gripe (6 meses a 59 meses)							
Sarampión, rubeola y parotiditis[10]					SRP		SRP				
Varicela[11]						Var	Var/ SRPV				
SARS-CoV-2[12]								SARS-CoV-2 (a partir de 5 años)			
Virus del papiloma humano[13]									VPH		
Virus respiratorio sincitial[14]	AcVRS (hasta los 6 meses)										

Fuente: https://vacunasaep.org/profesionales/noticias/calendario-de-inmunizaciones-de-la-aep-2023

La Asociación Española de Pediatría AEP, a través de su Comité Asesor de Vacunas, elabora anualmente un calendario de vacunación infantil que incluye todas aquellas vacunas recomendadas por distintas sociedades científicas, desde la etapa prenatal hasta la adolescencia. Muchas de estas vacunas, que el CAV de la AEP recomienda, terminan incluyéndose, posteriormente, tanto en los calendarios de vacunación de las distintas comunidades autónomas como en el calendario de vacunación a lo largo de toda la vida del CISNS.

16.3 Actitud de los profesionales de enfermería

Como profesionales sanitarios que somos, los profesionales de enfermería estamos obligados, según el artículo 2.6 de la Ley 41/2002, de 14 de noviembre, básica reguladora de la autonomía del paciente y de derechos y obligaciones en materia de información y documentación clínica, «*...no solo a la correcta prestación de sus técnicas, sino al cumplimiento de los deberes de información y documentación clínica, y al respeto de las decisiones adoptadas libre y voluntariamente por el paciente*»[6]. Por tanto, debemos estar constantemente actualizados para ofrecer a nuestros pacientes y familias la información más actualizada, y siempre basada en las recomendaciones de las autoridades sanitarias y de las distintas sociedades científicas.

La formación en vacunas es importante no solo para llevar a cabo con éxito el acto vacunal, sino, también, para resolver las preguntas que nos realicen los pacientes y dar argumentos a las personas que presenten dudas o sean reticentes a la vacunación.

El acto vacunal no es únicamente la administración de un antígeno a un paciente con el fin de prevenir una enfermedad, sino que comprende una serie de fases (valoración, diagnóstico, planificación, ejecución y evaluación), que todo profesional de enfermería que intervenga en un proceso de vacunación debe conocer. Este aspecto se tratará con más profundidad en el capítulo correspondiente del manual.

En las consultas de enfermería podemos encontrarnos con tres tipos de pacientes o familias:

- *Aquellos pacientes o familias que no tienen ningún tipo de duda acerca de los beneficios de la vacunación.* Estos pacientes van a demandar no solo las vacunas recogidas en los calendarios sistemáticos de vacunación, sino, también, todas aquellas vacunas no sistemáticas que las distintas SS.CC. recomiendan, en función de la edad y factores de riesgo asociados. Es por ello importante que nos adelantemos a proporcionarles la información de las mismas, ya que, como refleja el estudio *Wellcome Global Monitor*[7], un aspecto importante es la confianza que tienen los pacientes y familias en los profesionales sanitarios, y así se establece que los médicos y las enfermeras son los profesionales más fiables para obtener consejos de salud y afirma que el 73 % de las personas a nivel mundial confiaría más en un médico o enfermera que en cualquier otra fuente de asesoramiento en materia de salud, incluidos familiares, amigos, líderes religiosos o personajes famosos.
- *Aquellos pacientes o familias que presentan dudas acerca de los beneficios de la vacunación.* Estos pacientes van a poder tener dudas:
  - En cuanto al beneficio de la vacunación, al no percibir riesgo de enfermedad debido a las altas coberturas vacunales en nuestro país. Debemos informarles de que el riesgo cero no existe y que en cuanto disminuyen las coberturas de vacunación, las enfermedades inmunoprevenibles y no erradicadas aumentan, como ha ocurrido con el sarampión en Europa en los últimos años debido al resurgir de movimientos antivacunas.
  - En cuanto a la creencia que es mejor la exposición natural a la enfermedad que al antígeno para obtener una mejor inmunidad.
  - En cuanto al temor a presentar una reacción adversa, especialmente si esto ha sido experimentado con anterioridad, bien en ellos mismos o en algún familiar o conocido.
  - En cuanto a los mensajes que se difunden por televisión, redes sociales, líderes de opinión, famosos
  - En cuanto al precio de la vacuna, en el caso de vacunas no incluidas en los calendarios sistemáticos.
  - En cuanto a las vacunas de reciente aparición, al no llevar tiempo en el mercado y desconocer el procedimiento para su aprobación.

Nuestra actitud debe ser en todo momento comprensible y empática. Debemos ponernos a su disposición para tratar de resolver todas las dudas que nos presenten, siempre desde la evidencia científica, facilitándoles fuentes de información contrastada y fidedigna, que trate también sobre posibles reacciones adversas, así como los beneficios esperados, al evitar los efectos y las posibles complicaciones de la enfermedad que previenen. Así mismo, se debe informar de que la protección puede no ser completa, y que, a pesar de vacunarse, puede presentar la enfermedad.

La confianza en el profesional sanitario que le informe será capital para decantar la balanza a favor de la vacunación.

También es importante desmentir todos los bulos y falsos efectos adversos que se atribuyen a las vacunas.

- *Aquellos pacientes reticentes a la vacunación.* Dentro de este grupo de pacientes están los denominados grupos antivacunas. Estos grupos se dedican a sembrar dudas sobre la seguridad y eficacia de las vacunas, lo que contribuye a generar reticencia a la vacunación en algunas familias. En España, la vacunación no es obligatoria y, a pesar de ello, o precisamente por ello, las coberturas vacunales son incluso superiores a países en los que sí es obligatoria. Esto no exime a los profesionales sanitarios de que expongan, con claridad y rigor científico, desde la empatía y actitud de diálogo, argumentos que permitan a las familias tomar decisiones acertadas en cuanto a la inmunoprevención.

  El abordaje de este tipo de pacientes es complejo y plantea un reto continuo para alcanzar nuestro propósito. Es imprescindible, por tanto, mejorar nuestras habilidades comunicadoras. Frente a la confrontación es fundamental la empatía, que nos permite explorar las emociones del paciente y validar sus sentimientos. Comprender y no juzgar son las bases para cooperar y tomar decisiones conjuntas con los pacientes y las familias, buscando acuerdos, en un clima de respeto y progresiva confianza. Hay que estar abiertos a la negociación y a establecer plazos, dejando la puerta siempre abierta para abordar el tema más adelante[8].

16.4 Día a día en la consulta de enfermería de pediatría

Una de las principales actividades que se llevan a cabo en una consulta de pediatría de Atención Primaria es el programa de prevención en la infancia y la adolescencia. Comprende una serie de revisiones periódicas con el fin de promover la salud y evitar la enfermedad. Dentro de las actividades que se incluyen en estas revisiones periódicas está el seguimiento y cumplimiento del calendario de vacunación de cada comunidad autónoma.

En nuestro país, como ya se ha comentado antes, existen diferencias en los calendarios de vacunación entre comunidades autónomas. Esto nos debe poner en alerta cuando acudan a nuestras consultas niños que han empezado el calendario en una comunidad autónoma diferente, con el fin de no dejar de administrar o duplicar una dosis de un determinado preparado vacunal. Debemos, por tanto, conocer los calendarios de vacunación de las diferentes comunidades autónomas para evitar errores.

Además de las vacunas incluidas en los calendarios oficiales de vacunación o sistemáticas, existen una serie de vacunas no sistemáticas, que las familias deben adquirir de forma privada en las farmacias, que están recomendadas por las distintas sociedades científicas, como la Asociación Española de Pediatría entre otras. Nuestra obligación es proporcionar a las familias información sobre estas vacunas, y dejarla recogida en la historia clínica.

Para poder administrar estas vacunas no sistemáticas, el pediatra o médico de familia debe emitir una receta oficial pública o privada, para que los profesionales de enfermería podamos administrar las mismas.

Otro aspecto importante que la enfermería debe tener siempre presente es la de revisar los calendarios vacunales de nuestros pacientes y aprovechar cualquier consulta que el niño haga por otras circunstancias, como puedan ser un control de peso y de talla, curas, etcétera, para comprobar que su calendario vacunal se encuentre al día.

También debemos comprobar que les hemos informado de todas aquellas vacunas no sistemáticas que van surgiendo, y que van a prevenir enfermedades, que de padecerlas pueden causar enfermedades más o menos graves, secuelas más o menos importantes, e incluso desenlaces fatales, como la muerte.

16.5 Día a día en la consulta de enfermería de adultos

Las actividades que desarrolla la enfermería comunitaria en el día a día van encaminadas a la promoción de la salud y prevención de la enfermedad. Los principales programas que se manejan, en función de la cartera de servicios de cada comunidad autónoma, están dedicados a:

- Prevención de enfermedades cardiovasculares.
- Atención a pacientes crónicos: diabetes, hipertensión arterial, dislipemias, EPOC, obesidad.
- Educación para la salud en grupos de pacientes crónicos: diabéticos, obesos, hipertensos...
- Atención al consumidor excesivo de alcohol.
- Prevención y detección de problemas en el anciano.
- Atención al fumador.
- Diagnóstico precoz del cáncer de colon.
- Deshabituación tabáquica
- Captación, valoración y seguimiento de la mujer embarazada.
- Preparación al parto.
- Información y seguimiento de métodos anticonceptivos.
- Diagnóstico precoz del cáncer de cérvix, endometrio, mama.
- Atención a las mujeres en el climaterio.
- Detección y atención a la violencia contra las mujeres.
- Vacunación: gripe, neumococo, tétanos, hepatitis b grupos de riesgo, rubéola, pacientes inmunocomprometidos[9].

Por ello, es importante que revisemos los calendarios de vacunación en cada visita que el paciente realice a nuestra consulta, con el fin de comprobar y actualizar los mismos. Debemos administrar las vacunas que están pendientes e informar de las vacunas no sistemáticas que van surgiendo y que las distintas sociedades científicas recomiendan. Ello redundará en prevenir enfermedades y evitar complicaciones derivadas de las distintas patologías que pueda presentar el paciente.

16.6 Día a día en la consulta de la matrona

La matrona debe estar implicada en la vacunación de la embarazada. Son muy pocas las vacunas que no puede recibir una embarazada (vacunas de virus vivos atenuados como la triple vírica, varicela-zóster, fiebre amarilla y fiebre tifoidea oral), así como tampoco está recomendada la vacuna frente al virus del papiloma humano.

Cada vez menos embarazadas tienen dudas acerca de los beneficios de la vacunación durante el embarazo, así como de las consecuencias que puedan tener en el feto. Debemos informar por tanto a la embarazada, de los objetivos y beneficios que la vacunación en esta etapa tiene:

- Proteger a la embarazada durante la gestación con el fin de prevenir enfermedades inmunoprevenibles como la gripe y el COVID-19, que pueden ser más graves en caso de no estar vacunada.
- Proteger al lactante, gracias al paso de anticuerpos maternos a través de la placenta, frente a enfermedades que pudieran ser graves en los primeros meses de vida y antes de empezar la vacunación, como es la tos ferina.

Las vacunas que están recomendadas por todas las sociedades científicas y que toda embarazada deber recibir durante el embarazo son las siguientes:

- Vacuna antigripal, en cualquier trimestre del embarazo. Vacuna inactivada y preferiblemente tetravalente.
- Vacuna frente a la tos ferina en forma de dTpa en cada embarazo, entre la semana 27 y 36 de embarazo, preferiblemente entre la semana 27 y 32 por si se adelantara el nacimiento. También se admite adelantar su administración en casos de riesgo de parto prematuro.
- Vacuna frente al SARS-CoV-2, vacuna de ARNm. El número de dosis variará en función del protocolo existente en ese momento. Actualmente, la pauta es de 2 dosis como pauta inicial, separadas 21 o 28 días en función del preparado comercial (Comirnaty o Spikevax), y una tercera dosis de refuerzo a partir de los 5 meses de la segunda dosis, siempre y cuando no haya pasado la enfermedad. Si ha pasado la enfermedad, las pautas pueden ser diferentes.

Es también importante que los convivientes con la embarazada estén correctamente vacunados, incluso con vacunas vivas atenuadas (rotavirus, triple vírica, varicela-zóster). Únicamente se debe tener precaución, evitando el contacto directo de la gestante, si un conviviente vacunado frente a varicela desarrollara una erupción, cosa bastante improbable, y si esta fuera susceptible[10].

16.7 Recomendación versus prescripción

Las vacunas no financiadas son medicamentos sujetos a prescripción médica, por tanto, se precisa de una receta médica, ya sea pública o privada, por tratarse de medicamentos biológicos. Se deben prescribir por nombre comercial y, además, no son sustituibles, esto es, no podrán sustituirse en el acto de dispensación sin la autorización expresa del médico prescriptor[11].

El artículo 6.2. a) de la Ley 44/2003, de 21 de noviembre, de ordenación de las profesiones sanitarias establece que:

> *«Corresponde a los Licenciados en Medicina la indicación y realización de las actividades dirigidas a la promoción y mantenimiento de la salud, a la prevención de las enfermedades y al diagnóstico, tratamiento, terapéutica y rehabilitación de los pacientes, así como al enjuiciamiento y pronóstico de los procesos objeto de atención».*

El artículo 79.1 de la Ley del Medicamento establece que:

«La receta médica, pública o privada, y la orden de dispensación hospitalaria son los documentos que aseguran la instauración de un tratamiento con medicamentos por instrucción de un médico, un odontólogo o un podólogo, en el ámbito de sus competencias respectivas, únicos profesionales con facultad para recetar medicamentos sujetos a prescripción médica», pero que:

> *«Sin perjuicio de lo anterior, los enfermeros, de forma autónoma, podrán indicar, usar y autorizar la dispensación de todos aquellos medicamentos no sujetos a prescripción médica y los productos sanitarios relacionados con su ejercicio profesional, mediante la correspondiente orden de dispensación».*

Las vacunas financiadas, como las incluidas en los calendarios de vacunación oficial, no precisan receta médica, prescribe la autoridad sanitaria. Estas son competencia de la enfermería y basta con la orden de dispensación. Por tanto, la enfermería tendrá competencia en vacunación sistemática y las campañas de vacunación, salvo en aquellos casos en los que un paciente, en atención a sus condiciones particulares, precise de una valoración médica individualizada. La administración de las vacunas contempladas en el calendario vacunal, y aquellas que se incluyan en campañas de salud por las autoridades sanitarias, solo precisará de la correspondiente orden de dispensación.

Se trata de una regulación novedosa, que ya se apuntaba en texto acordado en octubre de 2017, y que se ha concretado más, limitándolo al ámbito de las vacunas de calendario y campañas vacunales.

Con esta medida, las vacunas de calendario y las campañas vacunales quedan bajo el control de la enfermería, salvo en el caso de pacientes que precisen de valoración médica individualizada. La razón última de esta medida se encuentra en que no se precisa prescripción médica, por entenderse que la prescripción en ambos supuestos (campañas vacunales y vacunas de calendario) lo hace la autoridad sanitaria[12].

En la Tabla 1 se resume qué vacunas están sujetas a prescripción médica y cuáles solo precisan de orden de dispensación.

Tabla 1

Adaptada de *Manual de Vacunas* del Comité Asesor de Vacunas de la Asociación Española de Pediatría

Vacunas sistemáticas o de calendario	Orden de dispensación
Vacunas NO sistemáticas o recomendadas	Prescripción médica obligatoria
Campañas vacunación (Gripe, COVID-19)	Orden de dispensación

La ficha técnica de las vacunas, como la de cualquier otro medicamento, vincula tanto a los fabricantes como a los profesionales sanitarios. Tiene, por tanto, la consideración de documento administrativo vinculante. Garantiza la identidad, la integridad de la información y garantiza una correcta prescripción sanitaria. Condiciona la promoción farmacéutica, dado que la información suministrada al personal sanitario debe ser coherente y fidedigna con el insertado en la ficha técnica. Así mismo, condiciona y determina la prescripción médica y la información que conforme a la Ley 41/2002 de Autonomía del paciente haya que facilitar a este. Cualquier alteración de la ficha técnica, a efecto de tomar una decisión asistencial, podría generar una responsabilidad para el profesional que lo realizó y también para la Administración sanitaria[13].

La recomendación/información sobre las vacunas es responsabilidad de todo el equipo de pediatría, tanto del pediatra como de la enfermera. Por tanto, una labor importante de la enfermería, y dado que somos el principal actor en el proceso de vacunación, es la de informar a las familias y pacientes de las vacunas sistemáticas o incluidas en los calendarios de vacunación de las distintas comunidades autónomas, así como de las vacunas no sistemáticas. Se debe también informar de las consecuencias leves y la forma de resolverlas (uso de antitérmicos, antiinflamatorios) en las vacunas sistemáticas y de las consecuencias graves en las vacunas no sistemáticas.

Se puede informar verbalmente y por escrito, de manera que los padres pueden leer tranquilamente la información y así puedan plantearnos las dudas que les surjan en visitas posteriores. Las hojas informativas de las distintas sociedades científicas, que se entregan a las familias y pacientes, no son sustitutas de la receta médica que se precisa para la adquisición de las mismas. Es importante y necesario anotar en la historia clínica del paciente que se ha informado tanto de las vacunas sistemáticas como de las no sistemáticas[12].

Con respecto al consentimiento informado, y partiendo de la base de que toda actuación en el ámbito de la salud de las personas necesita consentimiento libre y voluntario tras recibir la información oportuna, en la vacunación es necesario, habiendo consenso de que sea verbal, excepto en determinadas circunstancias en que se realice por escrito, como son por ejemplo ante la administración de vacunaciones en el ámbito escolar, donde los padres o tutores no están presentes. En este caso, será necesario contar con la autorización de los padres o tutores para poder administrar cualquier vacuna a los menores de edad.

Desde el punto de vista de salud pública, y tras haber suministrado la información adecuada, se considera recomendable documentar el rechazo o negativa a la vacunación sistemática o a la administración de alguna vacuna en particular. Esto deberá quedar reflejado en la historia clínica o registro de vacunación del paciente, pudiendo recogerse la negativa firmada del interesado o sus responsables si se considera pertinente[14].

El consentimiento informado va a variar en función de la edad del paciente y de su estado de salud, es decir, si el paciente puede decidir por sí mismo o no. En cuanto a la edad, en la Tabla 2 se resume quién es la persona competente para dar el consentimiento a la vacunación.

Tabla 2

Adaptada de manual de vacunas del CAV de la AEP

EDAD	CONSENTIMIENTO
0 a 12 años	Padre, madre o tutor
12 a 16 años	Padre, madre o tutor Después de haber oído y escuchado al menor
16 a 18 años	Con carácter general, el menor alcanza la mayoría de edad sanitaria a los 16 años En caso de grave riesgo para la vida o la salud del menor, padre, madre o tutor
Mayores de 18 años	Paciente o tutor legal

16.8 Conclusiones

El principal objetivo que se persigue con la vacunación es el control y la eliminación de las enfermedades infecciosas que causan infección y enfermedad en las personas[2].

La inmunización es una historia de éxito mundial en materia no solo de salud, sino también de desarrollo. Disponemos de un gran número de vacunas para prevenir más de 20 enfermedades potencialmente mortales, lo que se traduce en que las personas que las reciben van a tener una vida más saludable, así como una mayor expectativa de vida[1].

Como profesionales de enfermería, tenemos la obligación, junto con el resto del equipo de pediatría, comunitaria y obstetricia, de informar sobre los beneficios de la vacunación, así como fomentar proactivamente la misma, tanto en nuestras consultas de pediatría, como en nuestras consultas de adultos o comunitaria, como en nuestras consultas de obstetricia (matronas).

Los profesionales de enfermería somos los principales actores en el proceso de vacunación y tenemos la responsabilidad y el control en las campañas vacunales (gripe, neumococo, COVID-19...), así como del cumplimiento del calendario de vacunación para toda la vida, incluyendo la vacunación en los distintos grupos de riesgo, tanto en la población infantil como en la población adulta. Las vacunas no sistemáticas requieren la emisión de una receta médica, pública o privada, para que el profesional de enfermería pueda administrarlas.

Bibliografía

1. Agenda de Inmunización 2030: una estrategia global para no dejar a nadie atrás. Último acceso junio 2022. Disponible en: https://www.who.int/teams/immunization-vaccines-and-biologicals/strategies/ia2030.
2. Manual de vacunas en línea de la AEP. Capítulo 1. Generalidades de las vacunas. Último acceso junio 2022. Disponible en: https://vacunasaep.org/documentos/manual/cap-1#4.
3. Ministerio de Sanidad. Vacunas y programa de vacunacion. Coberturas de vacunación, Datos estadísticos. Último acceso junio 2022. Disponible en: https://www.sanidad.gob.es/profesionales/saludPublica/prevPromocion/vacunaciones/calendario-y-coberturas/home.htm.
4. OMS. Tablero de inmunización global. Casos notificados de enfermedades prevenibles por vacunación (EPV) a nivel mundial. Último acceso junio 2022. Disponible en: https://immunizationdata.who.int/index.html.
5. Asociación Española de Pediatría. Consejo Asesor de vacunaciones. Calendario de vacunaciones AEP 2022. Último acceso junio 2022. Disponible en: https://vacunasaep.org/profesionales/calendario-de-vacunaciones-de-la-aep-2022#calendario.

6. Ley 41/2002, de 14 de noviembre, básica reguladora de la autonomía del paciente y de derechos y obligaciones en materia de información y documentación clínica. Último acceso junio 2022. Disponible en: https://www.boe.es/buscar/act.php?id=BOE-A-2002-22188.

7. Global Monitor 2018. Último acceso junio 2022. Disponible en: https://wellcome.org/reports/wellcome-global-monitor/2018.

8. Mairal Buera M et al. Estado actual y conflictos ético/morales de las vacunas en niños. Revista sanitaria de investigación. Último acceso junio 2022. Disponible en: https://revistasanitariadeinvestigacion.com/estado-actual-y-conflictos-etico-morales-de-las-vacunas-en-ninos/.

9. Último acceso junio 2022. Disponible en: https://www.scsalud.es/web/scs/servicios-disponibles.

10. Asociación Española de Pediatría. Consejo Asesor de vacunaciones. Embarazo y vacunas. Último acceso junio 2022. Disponible en: https://vacunasaep.org/familias/embarazo-y-vacunas

11. Real Decreto Legislativo 1/2015, de 24 de julio, por el que se aprueba el texto refundido de la Ley de garantías y uso racional de los medicamentos y productos sanitarios. Último acceso junio 2022. Disponible en: https://www.boe.es/buscar/act.php?id=BOE-A-2015-8343.

12. Manual de vacunas en línea de la AEP. Capítulo 45. Aspectos legales de las vacunas. Último acceso junio 2022. Disponible en: https://vacunasaep.org/documentos/manual/cap-45.

13. Ministerio de Sanidad. Agencia Española del Medicamento y Productos Sanitarios. Preguntas y Respuestas sobre la información a incluir en Ficha Técnica, Etiquetado y Prospecto. Último acceso junio 2022. Disponible en: https://www.aemps.gob.es/industria-farmaceutica/etiquetado-y-prospectos/industria_etiquetado_preguntasrespuestas/.

14. Ministerio de Sanidad. Criterios de evaluación para fomentar modificaciones en el programa de vacunación en España. Ponencia de programa y registro de vacunaciones. Último acceso junio 2022. Disponible en: https://www.sanidad.gob.es/en/profesionales/saludPublica/prevPromocion/vacunaciones/comoTrabajamos/docs/Criterios_ProgramaVacunas.pdf

CAPÍTULO 17

VACUNAS. ASPECTOS ÉTICOS Y LEGALES

Federico de Montalvo Jääskeläinen

VÍDEO DE PRESENTACIÓN DEL AUTOR:
VACUNAS.
ASPECTOS ÉTICOS Y LEGALES

CAPÍTULO 17

VACUNAS. ASPECTOS ÉTICOS Y LEGALES

Federico de Montalvo Jääskeläinen

17.1 Introducción

- Nuestro sistema legal presenta un déficit a la hora de regular las vacunas al no existir ninguna norma que habilite expresamente a las autoridades públicas para aplicar una medida de vacunación obligatoria, salvo en el caso de epidemia/pandemia.
- Tal ausencia de previsión legal responde, como ocurre en otros países de nuestro entorno, al propio éxito de las vacunas que ha hecho reducir la concienciación ciudadana, política y jurídica sobre su importancia como herramienta básica de salud pública.
- Tal escepticismo o negacionismo insólito no se ha disipado ni siquiera tras la terrible experiencia de la pandemia y el éxito en eficacia y seguridad de las vacunas frente a la COVID-19.
- Tal ausencia de previsión legal alcanza igualmente al colectivo de los profesionales sanitarios lo que, desde la perspectiva del principio de *primum non nocere*, resulta ciertamente singular.
- Tal falta de previsión normativa sobre la obligatoriedad de las vacunas no implica que los padres puedan decidir libremente sobre la vacunación de sus hijos menores de edad, primando siempre el interés superior del menor que habitualmente se corresponderá con la conveniencia de ser vacunado.

17.2 La paradoja del éxito de las vacunas y de su fracaso legal

El debate sobre las vacunas encierra una gran paradoja: la vacunación constituye la política de salud pública que, junto a la potabilización del agua y la penicilina, más eficacia ha mostrado en la prevención de las enfermedades y salvación de vidas en las últimas décadas (ya en 2002, la Organización Mundial de la Salud estimaba que las vacunas salvaban más de dos millones de vidas al año), pero, al mismo, tiempo es también la que genera mayor controversia en la sociedad. Ello es debido al propio éxito de las vacunas. En aquellos países en los que las tasas de vacunación han obtenido los mayores logros es donde precisamente son vistas con mayor sospecha. Así, parece que el olvido en el que han caído muchas enfermedades que hasta hace pocas décadas asolaban la humanidad es lo que provoca la sensación en parte de la sociedad de que las vacunas ya no son necesarias, siendo un mero instrumento de enriquecimiento de la industria farmacéutica. Puede afirmarse, pues, que el principal enemigo de las vacunas es el propio éxito constatado de las vacunas que provoca en la población la creencia de que determinadas enfermedades han desaparecido.

Junto a este motivo pueden destacarse dos más: su propia condición de medicina preventiva (se propone su aplicación antes de que exista la enfermedad y, precisamente, para evitarla) y el hecho de que los posibles acontecimientos adversos tienen mucho más eco que los datos estadísticos, muchos más fríos, que vienen informando en los últimos años de sus virtudes clínicas.

Tal insólita actitud frente a las vacunas que no solo incorpora a personas legas en cuestiones sanitarias, sino también a algunos profesionales de la salud, no ha cesado ni siquiera con la experiencia que aún estamos viviendo de la pandemia de la COVID-19.

El desarrollo de diferentes vacunas de manera muy anticipada a las previsiones más halagüeñas, las de ARN mensajero que codifica la proteína S (Pfizer/BioNTech y Moderna), como las que se vehiculizan a través de un adenovirus no replicativo (Oxford Vaccine Group/AstraZeneca y Janssen/Johnson&Johnson), pudo ayudar a difundir ciertas dudas acerca de su seguridad, pese a haberse seguido los requisitos ético-legales en los diferentes ensayos clínicos que precedieron a su autorización y disponer la Unión Europea de un robusto sistema de control de la seguridad de las vacunas y medicamentos en general, a través de la Agencia Europea del Medicamento y las Agencias de los Estados Miembros. Sin embargo, tras más de un año de vacunación de la mayoría de la población española y, en general, de los países desarrollados, con unos resultados de seguridad y eficacia extraordinarios, tales dudas no han quedado totalmente disipadas. Incluso, ciertos movimientos que ponen en duda las virtudes de las vacunas frente a la COVID-19 han cobrado recientemente nuevos impulsos. Ya nos había advertido antes de la pandemia, en 2018, el Observatorio Europeo sobre sistemas y políticas de salud, que el movimiento antivacunas constituía una de las diez amenazas a las que se enfrentaba la humanidad (The European Observatory on Health Systems and Policies, The organization and delivery of vaccination services in the European Union (prepared for the European Commission), 2018) y la amenaza no ha cesado, pese a encontrarse la humanidad amenazada por este coronavirus.

La rápida aparición de las vacunas frente a la COVID-19 permitió a determinados grupos antivacunas en España expandir el temor de que aquellas iban a aprobarse en tiempos récord sin seguir los requisitos ético-legales exigidos, generando en una gran parte de nuestra población, tradicionalmente muy proclive a la vacunación, un rechazo inicial que llegó a alcanzar cifras similares a las de otros países en los que el movimiento antivacunas sí había gozado tradicionalmente de mayor predicamento, como Francia o Italia. Cerca del 70 % de los españoles mostraban muchas o algunas reticencias a vacunarse frente a la COVID-19 en los últimos meses de 2020 y cuando ya se anunciaba la llegada inminente de varias vacunas.

Tal suspicacia y dudas iniciales se disiparon tempranamente y, un año y medio después, España constituye junto a Portugal los dos países con mayor tasa poblacional de vacunación frente a la COVID-19, superando holgadamente el 90 % de la población mayor de 12 años. Sin embargo, pese a que las vacunas frente a la COVID-19 han mostrado un nivel de eficacia y seguridad, incluso, superior al esperado inicialmente, el movimiento antivacunas no ha cesado en su empeño. A mayor evidencia de las vacunas, menos suspicacias en la población general, pero más intensidad, sobre todo, en la Red, de los antivacunas. Abordar este paradójico fenómeno que parece ser expresión de esta nueva posmodernidad en la que llevamos asentados algunas décadas exigiría, no un capítulo entero, sino, incluso, un libro, labor que por cortesía hacia los coordinadores y el propio lector no vamos a afrontar.

17.3 La vacunación obligatoria: un debate tan antiguo como las propias vacunas

El debate acerca de la imposición de la vacunación obligatoria no es que nos haya traído esta pandemia, sino que surge ya en los inicios del propio desarrollo de las vacunas. El fenómeno de los antivacunas no es peculiar ni exclusivo de esta campaña de vacunación contra la COVID-19, sino bien antiguo y al amparo del mismo es como ha surgido tradicionalmente el debate ético y legal de la vacunación obligatoria.

Podemos recordar que la vacunación, como un intento deliberado de proteger al hombre contra las enfermedades, tiene una larga historia, aunque solo desde el siglo XX se ha convertido en una práctica habitual. Los primeros intentos de vacunar son casi tan antiguos como los de erradicar las enfermedades. Así, parece que fueron los chinos quienes trataron la viruela por vacunación en el siglo VI, aunque los primeros registros escritos son de alrededor el año 1000. Sin embargo, el primer intento científico de controlar una enfermedad infecciosa por inoculación sistemática deliberada es el trabajo de Jenner con la vacuna de la viruela, cuando observó que los individuos expuestos de manera intencionada a la viruela vacuna eran resistentes a la viruela humana. El siguiente avance en vacunación fue conseguido por Pasteur con sus estudios de vacunación con el virus del cólera aviar, sentando las bases para la seguridad y atenuación de sus efectos adversos.

Es indiscutible que las vacunas constituyen uno de los elementos esenciales de las políticas de salud pública y de la medicina preventiva si atendemos a la evidencia científica de décadas de vacunación y el impacto que ello ha tenido en el descenso de la mortalidad infantil y el incremento de la esperanza de la vida. La aplicación de vacunas en la prevención de las enfermedades transmisibles ha constituido uno de los mayores éxitos de la historia de la salud pública, no solo porque es el método más eficaz para prevenir determinadas infecciones a nivel individual, sino porque, además, ha permitido el control y casi la desaparición de enfermedades que representaban un grave problema sanitario y, en concreto, la erradicación mundial de la viruela, una de las grandes plagas de la humanidad. En palabras de la OMS previas a esta pandemia, actualmente la inmunización a través de las vacunas permite evitar de 2 a 3 millones de muertes cada año por diferentes enfermedades como difteria, tétanos, tosferina, gripe y sarampión en todos los grupos de edad. Es una de las intervenciones de salud pública más costo-eficaces y exitosas. Y si se mejora la cobertura vacunal mundial, se podrán evitar otros 1,5 millones de defunciones anuales (OMS, 10 datos sobre inmunización, 18 de julio de 2019).

Y resulta paradójico que sea la que más habitualmente es puesta en cuestión. Su eficacia en la lucha para prevenir gran número de enfermedades y para atajar los brotes epidémicos responde a datos objetivos y no a meras conjeturas. Sin embargo, tal éxito, que parece mostrarse indiscutible desde el punto de vista científico, no parece ir acompañado necesariamente del mismo reconocimiento social. A este respecto, al triunfo de la vacunación le sigue en los últimos años un movimiento social que rechaza los beneficios que las vacunas parecen presentar. Puede afirmarse que a mayor éxito de estas, mayor contestación por parte de algunos sectores ciudadanos. Este movimiento se ha centrado, en gran medida, en el rechazo a la vacunación de los menores de edad, aunque con la pandemia de la COVID-19 se ha extendido a todos los grupos de población.

Siendo, por tanto, el panorama en materia de vacunas muy halagüeño en los estados más desarrollados, ya que se aprecia un acceso universal a las vacunas en los diferentes grupos de riesgo, la cobertura frente a algunas enfermedades en vías de erradicación no son precisamente las más idóneas para conseguir dicho objetivo. Como ejemplo, valga el caso del sarampión. En la República de Irlanda se declararon 1560 casos durante los 10 primeros meses del año 2000; las coberturas en el Reino Unido no llegan al 88 %; en Italia se sitúan en el 56 %; en Francia son del 80 %, y en Suiza, no alcanzan el 83 %. Algunos incidentes recientes que han intentado asociar la aparición de alguna patología con la administración de una vacuna, como la vacuna del sarampión y el autismo, y la vacuna de la hepatitis B y la esclerosis múltiple se encuentran, entre otros hechos, tras estas bajas.

Y como decíamos antes, este fenómeno de la puesta en cuestión de la eficacia y seguridad de las vacunas no es algo de nuestro tiempo, sino que ha acompañado a las vacunas desde su propio origen y temprano éxito como principal instrumento de salud pública, y de ello, han dado buena cuenta los Tribunales de Justicia. Ya en el siglo XIX, encontramos algunos precedentes judiciales sobre la vacunación, aunque referidos al pago por una autoridad pública de las vacunas en una comunidad (véase, Tribunal Supremo de Vermont de 1830, *Hazen v. Strong*, y Tribunal Supremo de Pensilvania de 1894, *Duffield v. School District of City of Williamsport*). Sin embargo, será a principios del siglo XX, cuando el Tribunal Supremo de Estados Unidos de América tuvo que pronunciarse sobre la vacunación obligatoria –*Jacobson v. Commonwealth of Massachusetts*, 197 U.S. 11 (1905)–, caso judicial que vino precedido de uno de los mayores ejemplos de movimientos antivacunas que surgieron en aquel Estado. Tal movimiento aparece en el marco de una gran epidemia de viruela que se desató en la ciudad de Boston a principios del siglo XX. Como reacción a las publicaciones de un periodista del *Boston Globe* que acompañó a las brigadas estatales de vacunación acerca de una supuesta vulneración de los derechos civiles de ciertos ciudadanos (principalmente, vagabundos), surge tal movimiento.

El Tribunal Supremo resolvió, en concreto, sobre la negativa de un mayor de edad a la obligación de vacunarse frente a la viruela. El Alto Tribunal declaró que la comunidad tiene derecho a protegerse frente a determinados peligros como pudieran ser las epidemias y que, en consecuencia, ello constituye un límite a la libertad de decisión sobre su propio cuerpo que tiene todo sujeto. De este modo, la vacuna obligatoria es congruente con los tradicionales poderes de policía que tiene el Estado. Sin embargo, el propio Tribunal señaló que tal decisión no podía extrapolarse con carácter general a cualquier otro caso concreto de vacunación obligatoria, debiendo concurrir, como la propia decisión se encargó de remarcar, los elementos de epidemia, gravedad de la situación y eficacia demostrada de la vacuna. El Tribunal detalló cuáles habían de ser en el futuro los cuatro requisitos que habían de concurrir para poder admitir la vacunación obligatoria: en primer lugar, una necesidad de salud pública (*public health necessity*); en segundo lugar, una relación directa (razonable) entre la intervención y el objetivo de salud pública (*reasonable relationship between the intervention and public health objective*); en tercer lugar, la intervención no puede ser arbitraria u opresiva (*not be arbitrary or oppressive*), y, por último, la intervención no puede suponer un riesgo para la salud del sujeto (*the intervention should not pose a health risk to its subject*).

En España no ha sido infrecuente que los medios de comunicación se hayan hecho eco de algunos casos de rechazo a las vacunas, como el ocurrido en un colegio del barrio del Albaicín de la ciudad de Granada a finales de 2010, cuando ante la aparición de un brote de sarampión detectado con treinta y seis casos confirmados, producido, en gran parte, por la baja cobertura vacunal de los niños del barrio, los padres de cinco menores se negaron expresamente a que sus hijos fueran vacunados. Ante tal negativa, la Junta de Andalucía solicitó auxilio judicial con el fin de lograr que los niños fueran vacunados pese a la oposición de los padres. El Juzgado de lo Contencioso-Administrativo núm. 5 de Granada dictó Auto de 24 de noviembre de 2010, en virtud del cual se acordaba la vacunación forzosa de dichos menores. La resolución de instancia fue confirmada por Sentencia del Tribunal Superior de Justicia de Andalucía de 22 de julio de 2013 (recurso 667/2012), resultando de interés para el debate que nos ocupa lo que recogía su Fundamento Jurídico 5.º: «En relación a la proporcionalidad de la medida de vacunación forzosa acordada, se ha cuestionado por los apelantes, con referencias a un informe emitido por el Profesor Simón (cuya copia ni siquiera se aporta) que debiera haberse adoptado como medida la de aislamiento voluntario. Sin embargo, esta Sala no llega a vislumbrar por qué sería más proporcionado tal aislamiento, ya que el mismo incidiría sobre el derecho fundamental de libre circulación de las personas, tendría una duración incierta (dado que habría que esperar para su finalización a la erradicación total del brote) y su cumplimiento sería de difícil control por parte de la Administración. Con ello, se cuestiona también la propia eficacia de esta medida considerada más adecuada, o al menos, proporcional, por parte de los apelantes».

Igualmente, tuvo mucho impacto mediático el caso de un niño de seis años de edad en Olot que falleció de difteria en 2015, no estando vacunado por expresa voluntad de sus padres. La noticia tuvo, como decimos, gran trascendencia porque el último caso de esa enfermedad registrado en Cataluña fue en 1983. De hecho, en 1941 se registraron en España 1000 casos de difteria por cada 10.000 habitantes, pero tras una campaña de vacunación pública iniciada en 1947, que se prolongó mucho en el tiempo, la enfermedad fue declarada erradicada en 1987.

17.4 La negativa a la vacunación, ¿un problema de salud pública relevante?

Los conflictos legales que surgen en relación con la vacunación, sobre todo, en lo que se refiere a la negativa de los padres a vacunar a sus hijos menores de edad o el rechazo de los propios profesionales sanitarios a ser vacunados, suelen tener cierto eco en los medios de comunicación, al margen de que el contexto pandémico que estamos viviendo explique en gran parte su actualidad. Más allá de su incidencia en la opinión pública, el problema de las vacunas constituye una cuestión que ya desde hace tiempo ha venido preocupando no solo a las autoridades, sino también a los expertos en salud pública. Sin embargo, el Derecho poco se ha preocupado de tales conflictos y ello ha obedecido, quizás, al desconocimiento de que pudiera existir problema alguno en la realidad hasta que llegó el SARS-CoV-2.

También es cierto que el panorama que se ofrece en nuestro país nos permite concluir que no estamos ante un movimiento social relevante, siendo los porcentajes de vacunación que se alcanzan cada año muy altos, como hemos explicado qué ocurrió cuando se inició el proceso de vacunación frente a la COVID-19. Se trataría, por tanto, de reacciones muy concretas con un importante impacto en la opinión pública (el número de asociados al principal grupo social que se expresa en contra de las vacunas no alcanza las mil personas). Los datos sobre vacunación en España informan, por ejemplo, que la falta de vacunación en la infancia no constituye un problema de dimensiones significativas. En las estadísticas anuales que publican las autoridades sanitarias, el porcentaje de niños que había recibido la serie básica de las vacunas (primovacunación) recomendadas superaba en todos los casos el 96 %, porcentaje que aparece prácticamente sin cambios destacables. Igualmente, los porcentajes de niños que recibieron las dosis de recuerdo recomendadas se han aproximado siempre al 95 %.

17.5 La negativa a la vacunación, ¿un problema futuro?

Hace pocos años era fácil establecer la conjetura de que el rechazo a la vacunación en España podía aumentar a la vista de la situación en otros países y del hecho de que la tasa de vacunación en personas mayores se haya visto disminuida notablemente en los últimos años (hasta quince puntos en los últimos diez años), tomando como ejemplo la vacunación frente a la gripe en la población mayor de sesenta y cinco años, respecto de la que hace una década se había alcanzado, un porcentaje de vacunación del 70 %, situándose en la actualidad en el 56,2 %. Tal cifra se muestra en los últimos diez años muy lejos de la tasa de vacunación recomendada por la Organización Mundial de la Salud y de la Unión Europea, que se sitúa en el 75 %.

Ni dicho ejemplo en el ámbito concreto de la lucha contra la gripe ni lo que viene ocurriendo en otros países podía extrapolarse necesariamente al debate acerca de la vacunación de los menores de edad en nuestro país, pero tampoco podía negarse que tales datos, al que podría sumarse las bajas tasas de vacunación en el ámbito de los propios profesionales de la salud, exigían, al menos, plantear el debate y, en su caso, adoptar las medidas políticas y jurídicas que permitan enfrentarse a lo que, aún hoy, se muestra como un mero riesgo y no una realidad.

Los casos ocurridos en Olot (caso de la difteria) y en Granada (caso del sarampión) podían ser interpretados como una mera excepción o como un anticipo de algo que irremediablemente acabaría por llegar.

El movimiento antivacunas no es excesivamente relevante en nuestro país, a diferencia de lo que ocurre, por ejemplo, en los Estados Unidos, donde en las últimas décadas se aprecia un incremento de las negativas a la vacunación. Así, algunos estudios señalan, por ejemplo, que en quince Estados la tasa de vacunación de la triple vírica se encuentra por debajo del 90 % de cobertura poblacional.

En todo caso, sí que debe destacarse el hecho de que diferentes Estados hayan acordado modificar su legislación en materia de vacunación (véase el caso de California tras la epidemia de sarampión) o al menos hayan comenzado a debatir sobre esta cuestión.

Sin embargo, llegó el SARS-CoV-2 y con él la enfermedad de la COVID-19 y las inquietudes de la futura tasa de vacunación en nuestro país parece que se han disipado. La población española ha admitido, sin casi parangón en nuestro entorno, a salvo del ejemplo portugués, vacunarse frente a la COVID-19 como expresión de responsabilidad individual y social.

Sin embargo, pese a este hecho que habla muy positivamente de la sociedad española cuando de salud pública y vacunas se trata, sigue aún planteándose el debate de la vacunación de los profesionales sanitarios y de los menores de edad.

17.6 La negativa a la vacunación de algunos profesionales sanitarios

Uno de los elementos paradójicos de las vacunas, como ya apuntábamos antes, es la posición que sobre las mismas vienen manteniendo algunos profesionales sanitarios. La negativa de los profesionales sanitarios a la vacunación tiene una incidencia fundamental en el desarrollo de actitudes contrarias a la vacunación por parte de la población. Como ha señalado la propia Agencia de Protección de Salud (Health Protection Agency) del Reino Unido en un informe emitido a solicitud de la Unión Europea, es difícil convencer a los usuarios de que se vacunen cuando los propios agentes que han de administrar las vacunas ponen en cuestión los beneficios de las vacunas o rechazan vacunarse ellos mismos (vid. Assessment Report on EU-wide Pandemic Vaccine Strategies, Health Protection Agency, 25 de agosto de 2010, pág. 112, en http://ec.europa.eu).

En todo caso, no existe una norma legal que establezca, con carácter general, el deber de vacunarse respecto de los profesionales sanitarios y sociosanitarios, al margen de lo que pueda establecerse en situaciones de grave riesgo para la salud colectiva como son las de epidemia y pandemia, y a diferencia de lo decidido en otros países de nuestro entorno, antes y con ocasión de la pandemia frente a la COVID-19.

El actual Código Deontológico de la Organización Médico Colegial no recoge un deber deontológico explícito de vacunación, ni en aquellos contextos en los que el médico trabaje con personas vulnerables frente a la enfermedad infecciosa que permite evitar o mitigar la vacuna. Algunos han visto en el deber deontológico sustancial del «primero no hacer daño o principio de no maleficencia» un respaldo suficiente para que el profesional sanitario o sociosanitario deba vacunarse cuando la vacuna evita daños a los pacientes y usuarios. Pese a ello, en uno de los borradores de nuevo Código Deontológico distribuido antes de la pandemia se recogía ya una norma específica de deber deontológico de vacunación. Así, el artículo 45 del borrador citaba lo siguiente: «El médico debe estar vacunado contra aquellas enfermedades transmisibles de mayor prevalencia e incidencia a fin de evitar su transmisión a los pacientes».

En las normas laborales, únicamente se recogen las vacunas como derecho del trabajador y no como deber. Así, el Real Decreto 664/1997, sobre protección de los trabajadores contra los riesgos relacionados con la exposición a agentes biológicos durante el trabajo, dispone que cuando exista riesgo por exposición a agentes biológicos y haya vacunas eficaces, estas deberán ponerse a disposición de los trabajadores, informándoles de las ventajas e inconvenientes de las mismas.

CONTENIDO ADICIONAL:
ASPECTOS LEGISLATIVOS

17.7 El equilibrio entre interés individual e interés colectivo

Con carácter general, un modelo de salud pública habría de venir fundamentado, desde un punto de vista estrictamente legal, en una relación proporcional entre la libertad de los ciudadanos y los intereses colectivos. Y ello, porque, en definitiva, la cuestión central, tanto jurídica como ética, en salud pública es responder a la pregunta de en qué medida es admisible el establecimiento y promoción de políticas por el Estado que, si bien pueden tener efectos muy beneficiosos para la población, afectan habitualmente a derechos y libertades de ciudadanos concretos. La respuesta a esta cuestión es especialmente compleja por dos motivos:

En primer lugar, por el riesgo que, intencionada o no intencionadamente, pudiera esconderse tras las políticas públicas de salud pública. Nos estamos refiriendo, obviamente, a la posibilidad, nada descabellada, de que dichas políticas pudieran desembocar en verdaderas prácticas paternalistas, en las que el Estado, en beneficio de un sujeto plenamente capaz, adopta una decisión que atenta a su libertad, o incluso, peor aún, cuando detrás de estas políticas públicas se esconde la idea de conformar una moralidad particular determinada.

En segundo lugar, por la multitud de conflictos de diferente naturaleza que pueden plantearse al amparo de dichas políticas de salud pública. Así, una solución global se muestra muy difícil, habiendo de atenderse en cada caso a los derechos y valores en conflicto. No pueden equipararse casos tales como aquellos en los que un sujeto se niega a que se le practique una prueba de diagnóstico genético con el fin de determinar predictivamente su predisposición a desarrollar determinada enfermedad en el futuro y poder así adoptar medidas terapéuticas preventivas, que el caso bien distinto en el que unos padres rechazan la vacunación de sus hijos menores de edad.

Sin embargo, también es cierto que un pleno respeto de la libertad personal sin atender al bien común no solo no parece admisible en un modelo social como el nuestro que ya ha superado el concepto clásico de Estado liberal, sino que, además, se contradice con el hecho de que la Ley tiene como principal objetivo garantizar la salud de la comunidad.

En todo caso, fundamentar un sistema de protección de la salud pública en una fórmula general de vacunación obligatoria genera incertidumbre, no solo desde una perspectiva legal de la protección de los derechos del individuo frente a los intereses de la comunidad, sino incluso, aun aceptando que tales derechos deben en muchas ocasiones ceder a favor del interés colectivo, sobre todo, cuando se trata de la salud, sino también en lo que se refiere a su eficacia real. Se argumenta por algunos autores que la incorporación al ordenamiento jurídico de una cláusula legal de vacunación obligatoria con una virtualidad muy amplia puede, incluso, jugar en contra de las vacunas e incidir en la posición negativa o de sospecha que algunos, aunque pocos, sectores de la población muestran frente a las vacunas.

17.8 ¿Puede un padre/madre negarse a vacunar a su hijo/hija?

Aun cuando no exista en nuestro ordenamiento jurídico una norma legal de vacunación obligatoria, salvo en el caso de las epidemias, ello no significa que los padres puedan decidir libremente sobre sus hijos en este campo. Es verdad que dicha ausencia de norma puede permitir a un padre defender con mayor contundencia su deseo de no vacunar a un hijo, ya que resulta, como hemos visto antes, paradójico que lo que la ciencia considera un éxito, la Ley no ignore. En todo caso, dicha ausencia de obligación legal operaría principalmente respecto de los mayores de edad y no respecto de los menores. Y ello lo decimos porque las facultades de decisión de los padres sobre sus hijos se encuentran muy limitadas, de manera que aquellos solo pueden adoptar la decisión que se corresponda con el interés superior del hijo, no con los deseos del padre. Si la vacuna es considerada, lo que, por ejemplo, se derivaría de su inclusión en el calendario oficial de vacunación, puede fácilmente afirmarse que es mejor de cara a dicho interés superior del hijo vacunarse que no vacunarse.

Esta limitación de las facultades de actuación de los padres se ha visto, incluso, remarcada con la reforma legal del régimen de capacidad de los menores de edad en el ámbito sanitario; en concreto, la regulación contenida en el artículo 9 de la Ley de autonomía del paciente ha sido objeto de reforma por la Ley 26/2015, de 28 de julio, de modificación del sistema de protección a la infancia y a la adolescencia. El propio Preámbulo de esta última Ley destaca que el ámbito sanitario es uno de los más sensibles en relación a la posible concurrencia de situaciones de riesgo para el menor. Así, el Preámbulo dispone, literalmente: «*La intervención adecuada para paliar e intervenir en las situaciones de riesgo en que pueden encontrarse los menores se torna de capital importancia para preservar su superior interés, evitando en muchos casos que la situación se agrave, y que deban adoptarse decisiones mucho más traumáticas y de mayor coste individual, familiar y social, como la separación del menor de su familia... Especial relevancia se otorga a la intervención en las situaciones de posible riesgo prenatal a los efectos de evitar con posterioridad una eventual declaración de situación de riesgo o desamparo del recién nacido. También se prevé una solución para los casos de atención sanitaria necesaria para el menor no consentida por sus progenitores u otros responsables legales, que conlleva también la modificación de la Ley de la Autonomía del Paciente*».

Tal inquietud del legislador de 2015 se traduce en dos previsiones importantes por lo que al debate que nos ocupa se refiere:

Por un lado, el nuevo artículo 17 de la Ley Orgánica 1/1996, de 15 de enero, de protección jurídica del menor, relativo a las «*Actuaciones en situación de riesgo*» que incorpora un nuevo apartado 10 del siguiente tenor literal: «*10. La negativa de los progenitores, tutores, guardadores o acogedores a prestar el consentimiento respecto de los tratamientos médicos necesarios para salvaguardar la vida o integridad física o psíquica de un menor constituye una situación de riesgo. En tales casos, las autoridades sanitarias, pondrán inmediatamente en conocimiento de la autoridad judicial, directamente o a través del Ministerio Fiscal, tales situaciones a los efectos de que se adopte la decisión correspondiente en salvaguarda del mejor interés del menor*».

Por el otro, como también expone el Preámbulo, se añade al artículo 9 de la Ley 41/2002 un apartado 6 en el que se establece que en los casos en los que el consentimiento haya de otorgarlo el representante legal o las personas vinculadas por razones familiares o de hecho, la decisión debe adoptarse atendiendo siempre al mayor beneficio para la vida o salud del paciente.

Así pues, el consentimiento por representación solo puede ejercerse en beneficio del representado, el menor, atendiendo cuál es la mejor decisión para preservar su vida o salud. Por ello, el mismo apartado 6 dispone a continuación que «*aquellas decisiones que sean contrarias a dichos intereses deberán ponerse en conocimiento de la autoridad judicial, directamente o a través del Ministerio Fiscal, para que adopte la resolución correspondiente, salvo que, por razones de urgencia, no fuera posible recabar la autorización judicial, en cuyo caso los profesionales sanitarios adoptarán las medidas necesarias en salvaguarda de la vida o salud del paciente, amparados por las causas de justificación de cumplimiento de un deber y de estado de necesidad*».

El médico, por tanto, podrá adoptar una medida en salvaguarda de la vida o salud del menor, aun en contra de la voluntad de los padres y sin necesidad de autorización judicial, cuando por razones de urgencia no hubiera tiempo para recabar esta.

Por último, debemos recordar también que el citado interés superior del menor se convierte por obra de la reforma de 2015 en un principio prioritario. El artículo 2 de la Ley Orgánica 1/1996, tras la redacción que introduce la Ley Orgánica 8/2015, viene a disponer que «*en la aplicación de la presente ley y demás normas que le afecten, así como en las medidas concernientes a los menores… primará el interés superior de los mismos sobre cualquier otro interés legítimo que pudiera concurrir*».

Por todo ello, si la vacunación del menor constituye su interés superior, lo que, desde la perspectiva de protección de la salud es evidente, difícilmente podrán los padres negarse a vacunarle en ejercicio de las facultades que les confiere la patria potestad.

Es importante, pues, no confundir la inexistencia de una norma legal que imponga en nuestro sistema jurídico con que los padres, acogiéndose a dicha ausencia de deber legal, puedan negarse a que su hijo se vacune. Tal decisión de los padres iría en contra del interés superior del menor que es el principio estelar que rige las decisiones sobre el menor. Más aún, en aquellos casos en los que se produzca tal negativa, pueden ser actualmente considerados como «situación de riesgo», permitiendo poner en funcionamiento lo dispuesto en el artículo 17.10 de la Ley Orgánica 1/1996, de 15 de enero, de protección jurídica del menor: *«Las autoridades sanitarias pondrán inmediatamente en conocimiento de la autoridad judicial, directamente o a través del Ministerio Fiscal, tales situaciones a los efectos de que se adopte la decisión correspondiente en salvaguarda del mejor interés del menor»*.

Gracia Guillén nos recuerda, de manera magistral, que *«la familia es, desde su raíz, una institución de beneficencia. Así como la función del Estado es la no maleficencia, la de la familia es la beneficencia. La familia es siempre un proyecto de valores, una comunión de ideales, una institución de beneficencia. Lo mismo que los familiares tienen derecho a elegir la educación de sus hijos, o a iniciarlos en una fe religiosa, tienen también derecho a dotar de contenido a la beneficencia del niño, siempre y cuando, naturalmente, no traspasen el límite de la no maleficencia. Los padres tienen que definir el contenido de la beneficencia de su hijo, pero no pueden actuar nunca de modo maleficente»* y, por ello, *«ni el médico ni el Estado tienen capacidad para definir lo que es el mayor beneficio de un niño. Esta capacidad no les corresponde más que a los padres o a los tutores. La función del Estado no es esa, sino otra muy distinta, que consiste en vigilar para que padres y tutores no traspasen sus límites y, so pretexto de promover la beneficencia de sus hijos, no estén actuando en perjuicio suyo, es decir, maleficentemente»*.

Así, recurriendo a los clásicos principios bioéticos, puede afirmarse que los padres ostentarían la decisión siempre que actuasen en el mejor interés del menor de edad, es decir, de acuerdo con el principio de beneficencia. En el caso de que la decisión fuera maleficiente, el Estado vendría a suplir tal representación, operando entonces el principio de no maleficencia. Los principios de beneficencia y no maleficencia cobran especial singularidad en estos casos de decisiones sobre los tratamientos médicos del menor, porque a diferencia de los mayores de edad, no puede operar el principio de autonomía al carecer de la necesaria capacidad, que es precondición de la autonomía, el sujeto sobre el que se aplicará el tratamiento médico.

Para concluir con este apartado, simplemente comentar que, desde la perspectiva del interés superior del menor, podría afirmarse que mientras las tasas de vacunación sigan siendo próximas al cien por cien en la población de menores de edad, el denominado *efecto rebaño* puede relativizar los efectos en la salud colectiva de la negativa de unos padres a vacunar a su hijo. Sin embargo, tampoco puede olvidarse que si legitimamos dicha actitud, podemos estar precisamente poniendo en riesgo la salud colectiva, ya que por debajo de determinados porcentajes el riesgo de contagio e incluso epidemia se incrementa notablemente. Una cuestión sería aceptar excepcionalmente lo que podría traducirse en una objeción de conciencia a un deber legal de vacunación por motivos ideológicos o religiosos y otra bien distinta es afirmar que la negativa de unos padres a vacunar a sus hijos no merece una respuesta del Derecho, debiendo ser respetada al no existir verdadero riesgo por las tasas actuales de vacunación, cuando la generalización tal conducta va a terminar por poner necesariamente en riesgo a la colectividad. La afirmación de que no cabe vacunación obligatoria por existir una alta tasa de vacunación carece de consistencia.

Bibliografía

1. Calandrillo, S.P. (2004): «Vanishing vaccinations: why are so many Americans opting out of vaccinating their children?», *University of Michigan Journal of Law Reform* 37, págs. 353-440.
2. Ciolli, A. (2008): «Mandatory School Vaccinations: The Role of Tort Law», *Yale Journal of Medicine and Biology* 81, págs. 129-137.
3. Comité de Bioética de España, *Cuestiones ético-legales del rechazo a las vacunas y propuestas para un debate necesario*, Madrid, 19 de enero de 2016. Puede accederse a dicho Informe a través de la página web del Comité, en www.comitedebioetica.es
4. Criado, M.T., Sánchez, S. y Ferreirós, C.M. (2008), «Vacunología clásica y nuevas tecnologías en el diseño de vacunas», *Enferm Infecc Microbiol Clin*, vol. 26, núm. 9.
5. De los Reyes López, M. y Sánchez Jacob, M. (2010): *Bioética y Pediatría, Proyectos de vida plena*, Madrid, Sociedad de Pediatría de Madrid y Castilla-La Mancha.
6. De Montalvo Jääskeläinen, F. (2019), *Menores de edad y consentimiento informado*, Tirant lo Blanch, Valencia.

7. De Montalvo Jääskeläinen, F. (2012): «Rechazo a las políticas públicas de vacunación. Análisis constitucional del conflicto desde los sistemas español y norteamericano», Derecho privado y Constitución, nº 26, enero-diciembre, págs. 203 a 237.

8. De Montalvo Jääskeläinen, F. (2014): «El paradigma de la autonomía en salud pública ¿una contradicción o un fracaso anticipado?: el caso concreto de la política de vacunación», Derecho y Salud, vol. 24, núm. Extraord., págs. 27-40.

9. El-Amin A.N., Parra M.T., Kim-Farley R., Fielding J.E. (2012): «Ethical issues concerning vaccination requirements», *Public Health Reviews* 34.

10. García Ruiz, Y. (2009): «¿Vacunaciones obligatorias de menores contra la voluntad de sus padres?», *Humanitas Humanidades Médicas. Tema del mes on line* 35.

11. Gostin, L.O. (2007): «A theory and definition of Public Health Law», *Journal of Health Care Law & Policy*, vol. 10, núm. 1.

12. Gracia, D., Jarabo, Y., Martín Espíldora, N. y Ríos, J. (2001), «La toma de decisiones en el paciente menor de edad», *Medicina Clínica*, vol. 117, núm. 5.

13. Menniti, C. (2021), «Autonomy vs. beneficence. A bioethical inquiry for Covid-19 mandatory vaccination», *Medicina e Morale*, núm. 3.

14. Navarro Alonso, J.A. (2002), «Inmunización: saltos al futuro. La vacunología en los albores del siglo XXI (I)», *Atención Primaria*, vol. 29, núm. 9, mayo.

15. Quan, K. *et al.* (2012): «Voluntary to mandatory: evolution of strategies and attitudes toward influenza vaccination of healthcare personnel», *Infection Control and Hospital Epidemiology*, vol. 33, núm. 1, enero, pp. 63 a 70.

16. Sepell, L. y Green, J. (2006): «Parental decision-making in childhood vaccination», Vaccine, May 8;24(19):4041-6.

17. Stewart, A.M. (2009): «Mandatory vaccination of health care workers», *New England Journal of Medicine*, 361(21), pp. 2015 a 2021.

18. Tolosa Tribiño, C. (2021), «Problemas legales de la vacunación en España», *Diario La Ley*, núm. 9784.

CAPÍTULO 18

INTERNET Y VACUNAS, INFORMACIÓN DE LAS VACUNAS EN MANOS DE LOS MEDIOS DE COMUNICACIÓN. ACTUACIÓN ANTE LOS BULOS

Begoña Reyero Ortega

VÍDEO DE PRESENTACIÓN DE LA AUTORA:
INTERNET Y VACUNAS, INFORMACIÓN DE LAS VACUNAS EN MANOS DE LOS MEDIOS DE COMUNICACIÓN. ACTUACIÓN ANTE LOS BULOS

CAPÍTULO 18

INTERNET Y VACUNAS, INFORMACIÓN DE LAS VACUNAS EN MANOS DE LOS MEDIOS DE COMUNICACIÓN. ACTUACIÓN ANTE LOS BULOS

Begoña Reyero Ortega

18.1 Introducción. Medios de comunicación

La comunicación es el intercambio de información que se lleva a cabo entre dos o más individuos. El objetivo de la comunicación es aportar información y recibirla. En este proceso intervienen como mínimo dos personas, cada una de la cuales actúa como sujeto, al menos un emisor y un receptor, además del mensaje que se pone de manifiesto[1]. La comunicación cumple una función esencial en la sociedad. La comunicación puede aportar información, tener objetivos persuasivos, formativos o incluso buscar el entretenimiento si hablamos de temáticas artísticas, por ejemplo.

Un medio de comunicación es un instrumento por el cual se realiza este proceso de comunicación y está en permanente evolución. Desde que los medios de comunicación nacieron y se desarrollaron, se han vuelto una gran fuente de poder e influencia social a nivel mundial. A partir de la década de los 60, la información y la comunicación en las diferentes sociedades y el mundo entero se han ido transformando. Si echamos la vista 5, 10 o 15 años atrás, nos daremos cuenta de que tenemos ciertas prácticas cotidianas y usamos cierto lenguaje nuevo e inexistente en los años 80 o 90; redes sociales, teletrabajo, páginas web, googlear, blogs, apps, navegar en la web, etcétera[1,2].

No cabe duda de que la información a través de los medios de comunicación, en las últimas décadas, ha cambiado de escenarios y son múltiples los factores que intervienen ahora en todo este proceso. Hoy en día existe un exceso de información de todo tipo, en el caso de los conocimientos biomédicos, por ejemplo, su vida media es cada vez más corta, lo que conlleva que la gestión de esta información generada se haga más complicada de procesar.

A todo es proceso de exceso de información y dificultad para gestionarla, por su gran volumen, se le denomina infoxicación[3].

Dentro de las características positivas de los medios de comunicación podemos señalar que posibilitan que amplios contenidos de información lleguen a extenderse a múltiples lugares del planeta, como pueden ser noticias, avances tecnológicos, descubrimientos científicos, etc. De esta forma, un mayor número de personas tiene acceso a este tipo de información de forma inmediata.

Sabemos que el propósito principal de los medios de comunicación es comunicar con objetividad, pero no siempre es así, según su tipo de ideología pueden especializarse en: informar, educar, transmitir, entretener, formar opinión o enseñar, pero también controlar, mentir y difundir información «basura» o de poco valor, que se descontextualiza creando información falsa, bulos o las tan conocidas *fake news* y es aquí donde también tenemos que detenernos y resaltar las características negativas de los medios de comunicación que recaen en la manipulación de la información[2].

En el ámbito de la comunicación en salud, en general, y en el campo de la vacunación, en particular, también está ocurriendo esta transformación. La OMS ya describe este fenómeno de alta velocidad y la intensidad del intercambio de información, en la cobertura de noticias en las redes sociales y la capacidad del público para distinguir la información confiable y basada en evidencia de las falsedades con el término infodemia[4].

18.2 Internet y vacunas

Internet es una red que conecta a otras redes y dispositivos para compartir información[5]. Sus orígenes se remontan a 1969, cuando se estableció la primera conexión de computadoras, conocida como ARPANET[6], entre tres universidades en California (Estados Unidos) y que ha promovido el desarrollo y la masificación de nuevos aparatos tecnológicos, como computadores personales, teléfonos inteligentes y tablets, generando una modificación de los paradigmas de la comunicación.

Dentro de la variedad de formas de comunicación basadas en internet tenemos las redes sociales (abreviada como RR.SS.). Las redes sociales se definen como una página web o aplicación que sirve como herramienta de comunicación entre los usuarios que las utilizan[5]. Principalmente, se comparte información en formato de texto, imágenes, audios o vídeos. En España hay 40,7 millones de usuarios de redes sociales, lo que supone un 87,1 % de la población. La red social que actualmente tiene más usuarios en España es YouTube con 37,4 millones, donde cada usuario utiliza de media 6 plataformas diferentes de redes sociales, siendo las 5 más populares: YouTube, Instagram, Facebook, TikTok y LinkedIn, siguiendo este orden. Del total de usuarios de redes sociales en España, el 51 % son mujeres y el 49 % son hombres[7].

Podemos hacer una clasificación entre las principales redes sociales, dividiéndolas entre horizontales y verticales. Las particularidades de cada una de ellas son:

- Redes sociales horizontales: Estas plataformas están dirigidas a todo tipo de usuarios, sin una temática definida o interés común. La gente accede a ellas con el fin de interactuar, comunicarse u opinar sobre cualquier asunto. También son conocidas como redes sociales generalistas. Algunas de las más conocidas y utilizadas son: Facebook, Twitter, Instagram, TikTok, Snapchat, etcétera.
- Redes sociales verticales: Estas plataformas están caracterizadas por la especialización de un tema en concreto, ya sea música, trabajo, moda, etc. Por lo tanto, llegan a grupos sociales delimitados por la temática en concreto de dicha red social. Algunas de las más destacadas en esta categoría son: LinkedIn, InfoJobs, 21Buttons, Spotify, Pinterest, Flickr, etcétera.

La cibercomunicación se define como el proceso de la comunicación mediatizado a través de internet, y a través de las redes sociales en general. Nace dentro de un contexto cultural denominado cibercultura, que se define como una «cultura nacida de la aplicación de las nuevas tecnologías de la información y la comunicación, en medios masivos como internet»[8].

Según el informe, realizado por Doctoralia, el *marketplace* de salud más grande del mundo, y el Instituto #SaludSinBulos en colaboración con la Asociación Española de Vacunología (AEV)[7], el 56 % de los pacientes buscan información sobre vacunas en internet. Entre las herramientas más utilizadas por los pacientes para consultar información sobre vacunas en la red destacan las plataformas de organizaciones científicas, en un 51 %; los medios de comunicación, en un 43 %; las plataformas especializadas (37 %); y, finalmente, las redes sociales (27 %)[9].

Internet es una herramienta de fácil acceso y de difusión de grandes cantidades de información, pero en ocasiones esa información puede ser falsa y sin contrastar, incluso las personas jóvenes y expertas en el ámbito digital tienen dificultades para identificar las noticias que han sido manipuladas. En el contexto de las vacunas, falsas informaciones o bulos pueden poner en peligro la vacunación y, por tanto, la salud global de la población generando dudas o reticencias hacia las vacunas, una medida eficaz de Salud Pública que durante años ha salvado la vida de millones de personas en todo el mundo, aunque también cabe destacar que a través de internet se pueden trasmitir mensajes claros y seguros, y ser un gran aliado para desarrollar plataformas con contenido veraz, científico y serio sobre información relativa a la vacunación.

La Organización Mundial de la Salud (OMS) declaró en 2019 que las dudas sobre la vacunación son una de las diez mayores amenazas a la salud global y expertos internacionales piden acciones firmes para frenar la desinformación sobre vacunas[10].

La desinformación y los bulos sobre las vacunas son una de las principales amenazas para conseguir la vacunación universal y la protección de la población frente a enfermedades inmunoprevenibles por vacunación y que pueden llegar a producir epidemias o pandemia como la gripe o la actual pandemia de la COVID-19.

La desinformación se combate con una comunicación eficaz. Dentro de los programas o campañas de vacunación, la estrategia de comunicación es esencial para lograr trasmitir información veraz de salud sobre las enfermedades inmunoprevenibles por vacunación, los beneficios de las vacunas, alcanzar coberturas adecuadas de vacunación y minimizar al máximo la desinformación. Para crear este tipo de estrategias de comunicación necesitamos basarnos en varios pilares básicos.

Entre los pilares o principios de una estrategia de comunicación en vacunación se pueden encontrar[11]:

- Veracidad: la información debe estar basada en la evidencia científica disponible sobre los beneficios y riesgos de la vacunación.
- Transparencia: Se proporcionará en todo momento información veraz de forma clara y accesible que incluya también las incertidumbres.
- Participación: será necesaria la escucha de las dudas o motivos de reticencia de la población y del personal sanitario con el objetivo de planificar actividades dirigidas a responder estas necesidades existentes.

- Equidad: adaptación de los mensajes y lenguaje a la audiencia para garantizar que se comprende la información y, especialmente, se prestará atención específica a las personas con discapacidad.
- Evaluación: como en toda estrategia será necesario una fase de revaluando periódicamente sobre las actualizaciones de las nuevas evidencias científicas con respecto a la eficacia y seguridad de las vacunas para garantizar su veracidad y también revaluar la propia eficacia, impacto y comprensibilidad de las medidas de la estrategia de comunicación establecidas.
- Cumplir el marco legal. Será clave proporcionar esta información para que pueda cumplirse con el deber legal de informar en el proceso de vacunación, conforme establece la Ley 41/2002 (Ley básica reguladora de la autonomía del paciente y de derechos y obligaciones en materia de información y documentación clínica) y las normas autonómicas de desarrollo.
- La comunicación se realizará preferiblemente por personal técnico, no político, que tenga credibilidad. La baja credibilidad en los políticos en España puede resultar un problema. Según informa el Eurobarómetro anual de la Comisión Europea (21/04/2021)[13], los españoles declaran que existe un recelo con la información emitida por los medios de comunicación y, sin embargo, el personal sanitario obtiene el mayor nivel de confianza a la hora de informar sobre salud, en general, y sobre la acción de dar consejo vacunal, en particular, con un 87 por ciento[14].

Para poder trazar esta estrategia de comunicación eficaz también será necesario marcar una serie de actividades dirigidas tanto a la población como a los profesionales sanitarios que son los actores clave en el proceso de vacunación.

Entre las actividades relativas a los profesionales sanitarios podemos encontrar:

- Formación continuada al personal sanitario sobre el desarrollo, la autorización, eficacia y seguridad de las vacunas, la utilización e indicaciones de las vacunas existentes y nuevas vacunas, actualización de la situación epidemiológica de las enfermedades inmunoprevenibles por vacunación, pautas y técnicas de vacunación, etc. Todo ello con el objetivo de poder cumplirse los principios de veracidad y transparencia de las estrategias sistemáticas de vacunación.
- Formación en el uso de las TIC.
- Formación sobre habilidades e intervenciones para la detección de bulos o población reticente a la vacunación.

Entre las actividades relativas a la población:

- Informar a la población general sobre el desarrollo, la autorización, eficacia y seguridad de las vacunas existentes y nuevas vacunas, la necesidad de inmunización a través de la vacunación basada en los beneficios de las vacunas frente a los posibles efectos adversos, etc. Considerando que para ello se hace también necesario contar con la participación de asociaciones poblacionales (asociaciones de pacientes).
- Crear y establecer una red de mentores entre la población para que sean ellos los que favorezcan información veraz, grupos focales.

Por otro lado, no podemos seguir ignorando los movimientos antivacunas y la anticiencia como amenaza para la Salud Pública y que cada día se fortalecen más la reticencia a la vacunación, que en los últimos años se ha incrementado y despertado las alarmas sanitarias[12]. Los movimientos anticientíficos del siglo XXI son diferentes en al menos dos aspectos a sus predecesores. En primer lugar, sus motivaciones no siempre están alineadas con los intereses económicos o de control biopolítico, y, en segundo lugar, porque ahora internet les permite que se expandan y organicen en redes acéfalas, donde pueden difundir y perpetuar sus ideas[12].

El término de reticencia vacunal hace referencia a la negativa o renuncia a vacunarse, a pesar de la disponibilidad de vacunas[13]. La reticencia a la vacunación es una de las grandes amenazas que tenemos hoy en día para la salud mundial la cual puede tener efectos graves, como el aumento mundial de la incidencia de enfermedades prevenibles y más cuando hay fuerzas oscuras que se esconden tras perfiles falsos en internet[14] que pueden potenciar aún más esta reticencia, falsas creencias y cambiar comportamiento saludables de la población.

El rechazo a la vacunación es el resultado de un complejo proceso de toma de decisiones, el cual está influenciado por múltiples determinantes, cabe resaltar que el estado socioeconómico y la educación no contribuyen de manera directa con la reticencia vacunal, ya que un grado de instrucción más alto puede estar asociada con niveles más bajos o más altos de aceptación de la vacuna.

Algunos determinantes de las reticencias vacunales son[14]:

1. Determinantes contextuales:

- Comunicación y medio ambiente.
- Líderes influyentes, responsables de los programas de inmunizaciones y grupos «provacunas» y «antivacunas».
- Influencias históricas.
- Religión, cultura, género y nivel socioeconómico.
- Políticas sanitarias.
- Barreras geográficas.
- Percepción de la industria farmacéutica.

2. Determinantes individuales y grupales:
   - Experiencia desagradable personal, familiar y/o comunitaria de la vacunación.
   - Creencias, actitudes sobre la salud y prevención de la enfermedad.
   - Conocimiento y conciencia.
   - Confianza en los servicios de salud.
   - Percepción sobre el riesgo/beneficio de las vacunas.
3. Vacuna/vacunación: problemas específicos directamente relacionados con la vacuna o la vacunación:
   - Riesgo/beneficio (evidencia epidemiológica y científica).
   - Introducción de una nueva vacuna, formulación o recomendación.
   - Costos.
   - Modo de administración.
   - Diseño del programa de vacunación.
   - Actitud de los profesionales de la salud.
   - Calendario de vacunación.

Un factor común adicional en relación a las vacunas que se ha visto en los últimos años con la llegada de las vacunas frente a la COVID-19 es la desconfianza en el conocimiento oficial, en el saber científico y cierta inclinación a aceptar teorías conspirativas con diverso grado de irrealidad (complots entre gobiernos y la industria farmacéutica, médicos guardando secretos de la cura de las enfermedades o su verdadera letalidad, hasta sistemas de control mental operados con las vacunas). Entre sus fundamentos de creencias concurren varias ideas, desde la quimiofobia, donde se promueve un estilo de vida antitecnológico, donde todas las creaciones humanas, particularmente aquellas mal catalogadas como «químicas» se consideran amenazas, encontrando acogida en estilos de vida *new age* (categoría ambigua donde todo cabe), y nuevas reglas del cuerpo, y su relación con él ambiente, propias más de países occidentales desarrollados. En otros casos, el motor es el miedo, impulsado por la percepción de que fuerzas oscuras ocultan la verdad al público sobre lo inseguras que son las vacunas, y en ese caso encuentran coincidencias con las teorías conspirativas de los Estados. Estos movimientos invitan a las personas a cuestionar lo que les han dicho, al tiempo que invitan a dudar, lo cual suena saludable, ya que la duda razonable es indispensable para el progreso del conocimiento. Todo ello a favor del detrimento de la ciencia, o de la lógica misma, y a favor de fuentes de información a las que no juzgan con la misma fuerza como a las científicas, sin notar sus inconsistencias lógicas, su falta de evidencia, e incluso el nivel de absurdo al que pueden llegar[15,16].

Cabría destacar que no todas las personas reticentes a la vacunación están incluidas en movimientos «no-científicos» o «antivacunas». En algunos casos, nos podremos encontrar con personas simplemente con dudas, miedos, falsas creencias, inconscientes, etc., que precisarán unas determinadas, específicas y diferentes intervenciones para poder conseguir un cambio en su actitud o comportamiento frente a la vacunación en general, o ciertas vacunas en particular.

Si analizamos, por ejemplo, los motivos de la no vacunación frente a la COVID-19 en nuestro país[17] podemos comprobar que gran parte de las respuestas podrían estar motivadas por posible desinformación o falsas creencias. Se han desarrollado muy rápido, no son seguras o están en fase experimental (55 %). «Estoy sano y no necesito vacunarme» (22,3 %), las vacunas son malas para la salud o les preocupan sus efectos secundarios, el 21,2 % opina que las vacunas no funcionan y no son necesarias por haber pasado la enfermedad y por lo tanto estar inmunizado (17,9 %) (Figura 1).

El camino para poder abordar la desinformación sobre las vacunas o contrarrestar estos movimientos «no-científicos» podría comenzar por entender las bases psicológicas y socioculturales de tales movimientos, estar dispuestos a sentarnos pedagógicamente a hablar con todos e investigar porque han perdido la confianza en la ciencia. Está claro que para combatir la desinformación sobre las vacunas o estos movimientos reticentes a la vacunación necesitamos hablar de las bases del pensamiento científico una vez más y todas las veces que sea necesario, ya que nuestro fin es preservar la salud de la población.

Figura 1

I Monitorización del comportamiento y las actitudes de la población relacionadas con la COVID-19 en España (COSMO-SPAIN)

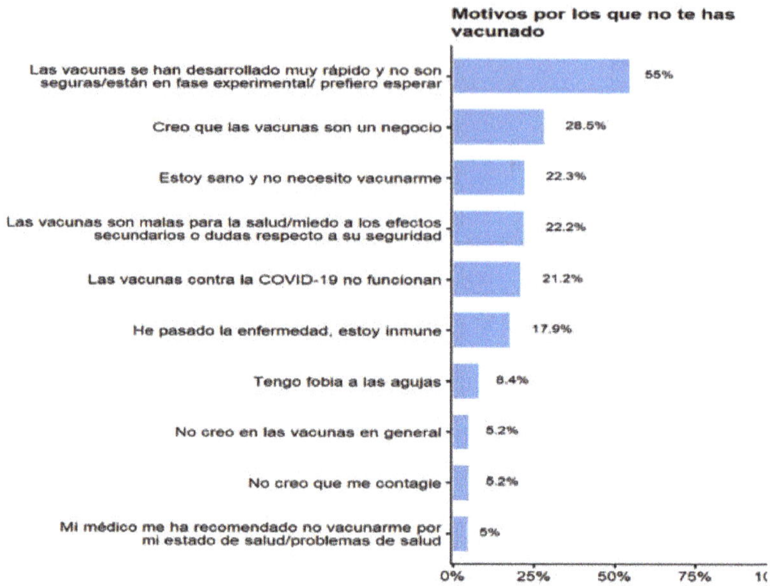

Fuente: Estudio OMS. https://portalcne.isciii.es/cosmo-spain/

Los profesionales de la salud deben contribuir en la alfabetización en salud corrigiendo la información engañosa y compartiendo información basada en evidencia científica[18].

Para abordar a estos grupos de población sería necesario identificar ante, quien o quienes, nos encontramos antes de generalizar un discurso u otro, según las necesidades de información o de apoyo que demanden o precisen. Algunas premisas básicas de abordaje a personas reticentes a la vacunación o grupos «antivacunas» podrían ser:

- Identificar tipo de usuario a abordar o grupos.
- Escucha activa: conocer sus necesidades de información, creencias sobre las vacunas, miedos, desconfianzas, etcétera.
- Generar un discurso de ambivalencia entre la posible desinformación, falsas creencias y la evidencia científica sobre los beneficios, eficacia y seguridad de las vacunas.

- Evitar la discusión, la confrontación o discursos castigadores.
- Facilitar los recursos de información que necesiten sobre las vacunas o la vacunación.
- Repetir tantas veces como haga falta mensajes de promoción de la salud y prevención de las enfermedades inmunoprevenibles a través de la vacunación.

Algunos investigadores dicen que la mejor manera de convencer a las personas que creen en las teorías de la conspiración es mostrar empatía, apelar al pensamiento crítico de la persona y evitar ridiculizarla[19].

18.3 Bulos sobre vacunas

La Real Academia Española define bulo como noticia falsa difundida con algún fin.

Otros autores define a los bulos como: «Todo contenido intencionadamente falso y de apariencia verdadera, concebido con el fin de engañar a la ciudadanía, y difundido públicamente por cualquier plataforma o medio de comunicación social»[20].

Una vez identificados los bulos se puede proceder a realizar un análisis de su contenido, que contemple algunas variables como:

- Plataforma de publicación del bulo (WhatsApp, Facebook, Twitter, Instagram, YouTube, redes sociales sin especificar, medios de comunicación, otras plataformas).
- Formatos empleados en el bulo (texto, audio, imagen, vídeo, otros).
- Temática del bulo (ciencia/salud, política/gobierno, otros).
- Fuente del bulo (anónima, suplantada, ficticia, real).
- Territorio del bulo (local, nacional, internacional, otros).
- Tipo de bulo según su gravedad. Los bulos son más graves e incluso punibles, cuanto mayor sea el nivel de falsedad y de voluntariedad en su difusión[21]. Según la gravedad del contenido de la información podemos clasificar a los bulos en cuatro tipos diferentes: bromas, exageraciones, descontextualizaciones y engaños (Figura 2).

Figura 2

Diagrama de gravedad de los bulos

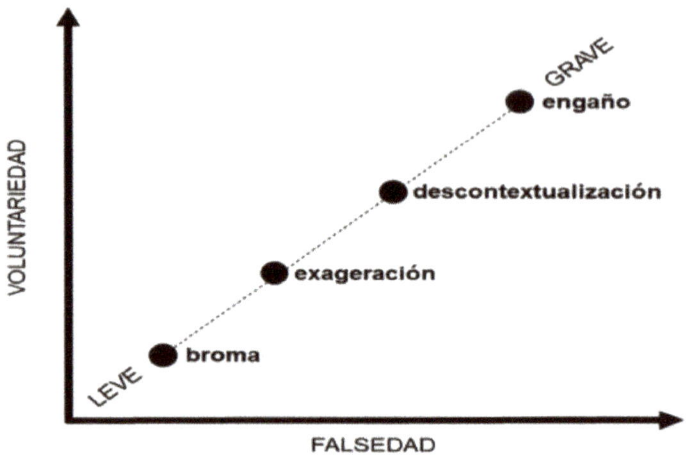

Fuente: Salaverría, R., Buslón, N., López-Pan, F., León, B., López-Goñi, I., Erviti-Ilundáin, M.-C. (2020). Desinformación en tiempos de pandemia: tipología de los bulos sobre la COVID-19. El Profesional de la Información, 29(3)

A menudo, los bulos utilizan emociones para captar la atención y aumentar las visitas en la plataforma desde donde es difundido. Los bulos mayoritariamente se difunden a través de diversas plataformas, aunque la inmensa mayoría (89,1 %) circulan en las redes sociales, muy por delante de los medios periodísticos (4 %) y de otros canales de comunicación interpersonal (6,9 %) como, por ejemplo, los SMS o el correo electrónico. Entre las redes sociales, WhatsApp fue donde más bulos se observaron, seguida de Twitter y, a mayor distancia, Facebook, YouTube e Instagram[20].

En España, las fuentes de los bulos más frecuentes son las suplantadas (38,4 %) y las anónimas (36,0 %) y los bulos sobre temáticas de Ciencia y Salud representan casi un 35 %, seguidos de bulos con temáticas de política y gobierno con un 26,7 %.

La distribución de bulos según su gravedad es: el engaño (64,4 %), seguida a gran distancia por la descontextualización (17,1 %) y la exageración (17,1 %), y, con una presencia casi testimonial, por la broma (1,4 %).

La infodemia e intoxicación dificulta y complica la identificación de bulos en internet pero si los identificamos, la actuación o abordaje más correcta ante estos bulos sería:

- No compartirlo. Si está frente a una información de cuya veracidad duda, haga una simple comprobación antes de reenviarla como ver si fuentes oficiales dan la misma noticia. Un dato significativo es que seis de cada diez noticias compartidas en las redes sociales ni siquiera han sido leídas antes por el usuario que las ha compartido. Como usuarios no podemos impedir que los bulos sigan apareciendo en internet, es posible contribuir no compartiendo cualquier información que no provenga de fuentes confiables, también se puede indagar, consultar en otros medios para cruzar información y confirmar si tal noticia que llega a nosotros es verdadera o no y de esta forma detener las cadenas de desinformación que los bulos provocan.

- Denunciar el bulo: Puede ponerse en contacto con la plataforma donde haya visto el bulo. Muchas compañías de redes sociales se han comprometido a trabajar contra la desinformación y bulos. También puede hablar con la fuente si cree que no tenía intención de difundir información incorrecta o denunciarlo en la Unidad de Delitos Telemáticos de la Guardia Civil o en el Cuerpo Nacional de Policía ya que tienen los recursos necesarios para poner fin a estas prácticas. Otra opción puede ser a través de la página web «salud sin bulos»[16,21].

- Contrarrestar los bulos o la información falsa por información veraz: informar sobre vacunas y añadir en esta información siempre la fuente de información científica haciendo cumplir los principios de una estrategia de comunicación relacionada con programas o planes determinados de vacunación.

Otras intervenciones pertinentes y aconsejables podrían ser[22]:

- Desarrollar un plan de vigilancia de bulos informativos, gracias a la nueva tecnologías.

- Crear una plataforma virtual que cuente con información sencilla y avalada por expertos sobre la importancia de la vacunación que ayude al control de la enfermedad indicada, a combatir la desinformación sobre vacunas y ser una fuente confiable de información, que además acerque a la población con un especialista que puedan brindar una asesoría sobre vacunas y otras medidas asociadas de prevención.

- Usar programas aplicativos que contrarresten esta divulgación con el bloqueo de usuarios y hashtags, para limitar la difusión de la información falsa

- Aprender o mejorar las habilidades de comunicación del profesional sanitario para ganar la confianza del paciente. Impulsar un estilo de comunicación empático ha demostrado que reduce la morbimortalidad
- Crear protocolos de comunicación clínica.
- Concienciar a los gobiernos de la importancia de informar es imprescindible.
- Para avanzar en el conocimiento de la tipología de los bulos, serán precisos nuevos estudios, basados en observaciones completas de las redes sociales, mediante metodologías de big-data.
- Monitorizar sobre que redes sociales son las más usadas actualmente y las edades para también poder describir población diana y el impacto que podemos esperar en estos grupos sociales.

18.4 Conclusiones

No cabe duda de que los medios de comunicación e internet pueden ser herramientas altamente beneficiosas para transmitir la información sobre vacunas, sus beneficios, eficacia y seguridad además de los cuidados de enfermería durante todo el proceso de vacunación, pero no podemos olvidarnos que deberían estar asesorados por personal sanitario formado y competente en esta materia.

El exceso de información y la continua aparición de bulos sobre vacunas hace que cada día sea más complicado hacer frente a la aparición de falsas creencias, dudas, miedos, reticencias a la vacunación o incluso movimientos «antivacunas» entre nuestra población. No debemos bajar la guardia, debemos mantenernos alerta y contrarrestar, en la medida que podamos, estos bulos. Como profesionales sanitarios tenemos una responsabilidad dentro de la Educación Sanitaria de nuestra población. La promoción de la salud y la prevención de enfermedades inmunoprevenibles atreves de la vacunación es un pilar fundamental para la Sanidad de un país y los enfermeros debemos ser referentes en este ámbito, para ello es imprescindible una formación continuada y el uso de las buenas prácticas enfermeras en materia de vacunación.

Varios estudios corroboran que la mayoría de las personas consideran al sanitario como la mejor y más confiable fuente de información sobre salud, por tanto, como medidas claves para hacer frente a los bulos y contribuir a la educación sanitaria en vacunas deberíamos usar los medios de comunicación e internet para:

- Dar consejo oportunista y hacer recomendaciones en materia de vacunación siempre que se pueda.
- Dar mensajes siempre en positivo y basados en beneficios de las vacunas.
- Dar información evidenciada de la eficacia, la seguridad, reactogenicidad, la necesidad de la vacuna y su papel en la prevención de enfermedades.
- Ofrecer información sobre enfermedades y nuevas vacunas.
- Apelar al altruismo y al comportamiento prosocial, para una protección colectiva.
- Abordar las barreras de los pacientes y contrarrestar las creencias erróneas, dudas, miedos.
- Para participar activamente en actividades globales de promoción de la vacunación a la comunidad y a nivel individual como enfermeros será necesario:
- Crear formaciones específicas para el profesional sanitario en materia de vacunas o enfermedades prevenibles por vacunación. Un profesional formado será un profesional que recomendará la vacunación.
- Crear formación específica sobre en comunicación y habilidades comunicativas.
- Motivar al profesional a través de Incentivos.
- Crear una red de mentores con la población que a su vez transmita un mensaje provacunación, para ello necesitamos fomentar la actividad comunitaria.
- Elaborar material de formación de apoyo para los propios profesionales sanitarios.
- Posicionar las vacunas en el contexto de estilo de vida saludable.

Bibliografia y fuentes

1. Rosario Peiró, 08 de abril, 2021. Comunicación. economipedia.com
2. https://es.wikipedia.org/wiki/Medio_de_comunicación
3. https://es.wikipedia.org/wiki/Sobrecarga_informativa
4. Organización Mundial de la Salud. Infodemia. https://www.who.int/health-topics/infodemic#tab=tab_1

5. https://www.fundeu.es/recomendacion/internet-terminos-relacionados-1315/

6. https://es.wikipedia.org/wiki/ARPANET

7. Estadística del uso de redes sociales en España. https://unavidaonline.com/estadisticas-redes-sociales/#:~:text=En %20Espa %C3 %B1a %20cada %20usuario %20utiliza %20de %20media %206,51 %25 %20son %20mujeres %20y %20el %2049 %25 %20son %20hombres

8. Avogadro, M. Comunicación, seguridad y nuevas tecnologías: un trinomio de tiempos virtuales. Razón y Palabra, 2012. México.

9. https://www.soziable.es/informe-doctoralia-bulos-internet-vacunas

10. Organización Mundial de la Salud. Diez amenazas para la salud mundial en 2019. https://www.who.int/news-room/spotlight/ten-threats-to-global-health-in-2019 (2019).

11. Estrategia de vacunación COVID-19. 2 diciembre 2020. https://www.sanidad.gob.es/profesionales/saludPublica/prevPromocion/vacunaciones/covid19/Actualizaciones_Estrategia_Vacunacion/docs/COVID-19_EstrategiaVacunacion.pdf

12. Fernández-Niño J, Baquero H. El movimiento anti-vacunas y la anti-ciencia como amenaza para la Salud Pública. Rev. Univ. Ind. Santander Salud. 2019; 51(2): 104-7. http://www.scielo.org.co/scielo.php?script=sci_arttext&pid=S0121-08072019000200103

13. MacDonald NE, SAGE Working Group on Vaccine Hesitancy. Vaccine Hesitancy: Definition, Scope and determinants. Vaccine. 2015 [acceso: 17/11/2019]; 33(34):4161-4. Disponible en: https://www.ncbi.nlm.nih.gov/pubmed/25896383

14. Aquino-Canchari Christian Renzo, Karla Guillen Macedo. La reticencia vacunal como una práctica cada vez más frecuente en el mundo. Rev Cubana Invest Bioméd vol.39 no.1 Ciudad de la Habana ene.-mar. 2020 Epub 01-Mar-2020 http://scielo.sld.cu/scielo.php?script=sci_arttext&pid=S0864-03002020000100002

15. Smith N, Graham T. Mapping the anti-vaccination movement on Facebook. Inf Commun Soc. 2017; 1(1): 1-18. doi: 10.1080/1369118X.2017.1418406

16. Evidence-Based Strategies for Clinical Organizations to Address COVID-19 Vaccine Hesitancy. Mayo Clin Proc. 2021 Mar; 96(3): 699–707.. Published online 2020 Dec 30

17. Monitorización del comportamiento y las actitudes de la población relacionadas con la COVID-19 en España (COSMO-SPAIN): Estudio OMS. https://portalcne.isciii.es/cosmo-spain/

18. Vacuna rápido pero no dejes a nadie atrás: un llamado a la acción para la vacunación contra el COVID-19 en España. Jeffrey V. Lázaro ,Quique Bassat ,Javier Crespo ,Gonzalo Fanjul ,Alberto L. García-Basteiro ,Marcos López Hoyos ,Carlos Mateos ,José Muñoz Gutiérrez ,Denise Naniche ,Miquel Oliu-Barton ,Kenneth H. Rabin ,Rafael Vilasanjuán ,Sonia Villapol yJosé M. Martín-Moreno

19. https://es.unesco.org/news/nuevos-recursos-combatir-teorias-conspiracion-pandemia-covid-19

20. Salaverría, Ramón; Buslón, Nataly; López-Pan, Fernando; León, Bienvenido; López-Goñi, Ignacio; Ervi , Ma- ría-Carmen (2020). «Desinformación en tiempos de pandemia: tipología de los bulos sobre la Covid-19». El profesional de la información, v. 29, n. 3, e290315. https://doi.org/10.3145/epi.2020.may.15

21. Salud sin bulos. Aianza contra los bulos en vacunas. https://saludsinbulos.com/alianza-bulos-vacunas/

22. World Health Organization (WHO). How to respond to vocal vaccine deniers in public. Best practice guidance. 2016.

CAPÍTULO 19

INMUNOSENESCENCIA

Fernando Fariñas Guerrero

VÍDEO DE PRESENTACIÓN DEL AUTOR:
INMUNOSENESCENCIA

CAPÍTULO 19

INMUNOSENESCENCIA

Fernando Fariñas Guerrero

19.1 El envejecimiento y la revolución de la longevidad

La revolución de la longevidad es un fenómeno novedoso y global que ha llegado para quedarse. Cada vez más personas llegan a mayores, a más mayores y en mejores condiciones, teniendo un peso relativo más importante en el conjunto de la sociedad. Este fenómeno constituye un éxito a nivel individual y social, aunque presenta «sombras alargadas».

Entre los subgrupos poblacionales, el de las personas mayores es el más heterogéneo y diverso (Figura 1). Tres de cada cuatro adultos mayores son personas con fenotipo robusto, es decir, personas sanas o con padecimientos crónicos que

Figura 1

Características del envejecimiento. Heterogeneidad

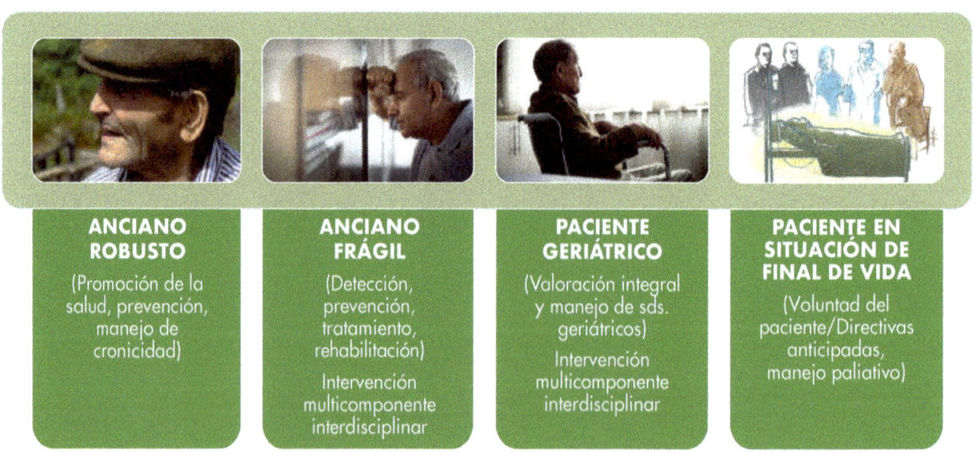
ANCIANO ROBUSTO
(Promoción de la salud, prevención, manejo de cronicidad)
ANCIANO FRÁGIL
(Detección, prevención, tratamiento, rehabilitación)
Intervención multicomponente interdisciplinar
PACIENTE GERIÁTRICO
(Valoración integral y manejo de sds. geriátricos)
Intervención multicomponente interdisciplinar
PACIENTE EN SITUACIÓN DE FINAL DE VIDA
(Voluntad del paciente/Directivas anticipadas, manejo paliativo)

Fuente: Gómez-Pavón J, Alcaraz López G, Cristoffori G, Aguado L, Ares Conde B. Concepto de fragilidad: detección y tratamiento. Tipología del paciente anciano. Valoración geriátrica integral y criterios de calidad asistencial. Medicine, 2018; 12(62): 3627-36

mantienen independencia funcional y autonomía para su desenvolvimiento cotidiano y el desempeño de su rol familiar y social. Aproximadamente, un 15-20 % de las personas mayores de 65 años (por encima del 30 % en los mayores de 80 años) que viven en la comunidad son mayores que presentan un fenotipo frágil. Estas últimas son personas en situación de riesgo aumentado de dependencia o muerte por disminución de la capacidad de reserva multiorgánica y de adaptación ante estresores (la enfermedad es el principal de ellos). Aproximadamente, un 10 % de las personas mayores presentan algún grado de dependencia, pluripatología, polifarmacia, etc. Una parte de ellos se encuentran en situación de final de vida por procesos oncológicos y, más frecuentemente, insuficiencias crónicas de órgano (insuficiencia cardíaca, respiratoria, renal, etc.) o enfermedades neurodegenerativas (Alzheimer, Parkinson, etc.) en fases avanzadas.

La funcionalidad y autonomía, esto es, la capacidad de autocuidado, de relacionarse con el entorno y de desempeñar el rol familiar y social correspondiente y habitual, es el principal marcador de calidad de vida percibida por las personas mayores, marcador pronóstico, de morbimortalidad y de consumo de recursos sociosanitarios. El concepto de envejecimiento saludable se asocia al de envejecer con buena capacidad funcional.

La feminización es otra característica fundamental del envejecimiento (Figura 2). En nuestro medio hay un 32 % más de mujeres mayores que de hombres mayores, sobre todo por encima de los 80 años. La morbimortalidad de las mujeres es diferente, por cuestiones biológicas y de biografía y rol social. Viven más, pero viven peor (mayor grado de dependencia, diferente epidemiología y repercusión de enfermedades cardiovasculares, inmunitarias, síndromes dolorosos, emocionales, etc.). La medicina personalizada y la atención centrada en la persona, objetivos asistenciales ineludibles en la época actual, deberán tener muy presente la cuestión de género.

La soledad residencial (vivir solo) es una característica creciente de nuestra sociedad. El 25 % de las personas mayores viven solas, el 75 % de ellas son mujeres y cuatro de cada 10 tienen más de 80 años. No es una soledad elegida para la inmensa mayoría. Sentirse solo/a (soledad emocional) o carecer de apoyos familiares o sociales formales o informales (aislamiento social) aumenta el riesgo de padecer enfermedades o síndromes físicos (cardiovasculares, nutricionales, inmunitarios, etc.), psicológicos y cognitivos (afectivos, deterioro cognitivo, conductuales, etc.), fragilidad y dependencia. Se consideran un nuevo síndrome geriátrico.

Figura 2

La feminización es otra característica fundamental del envejecimiento

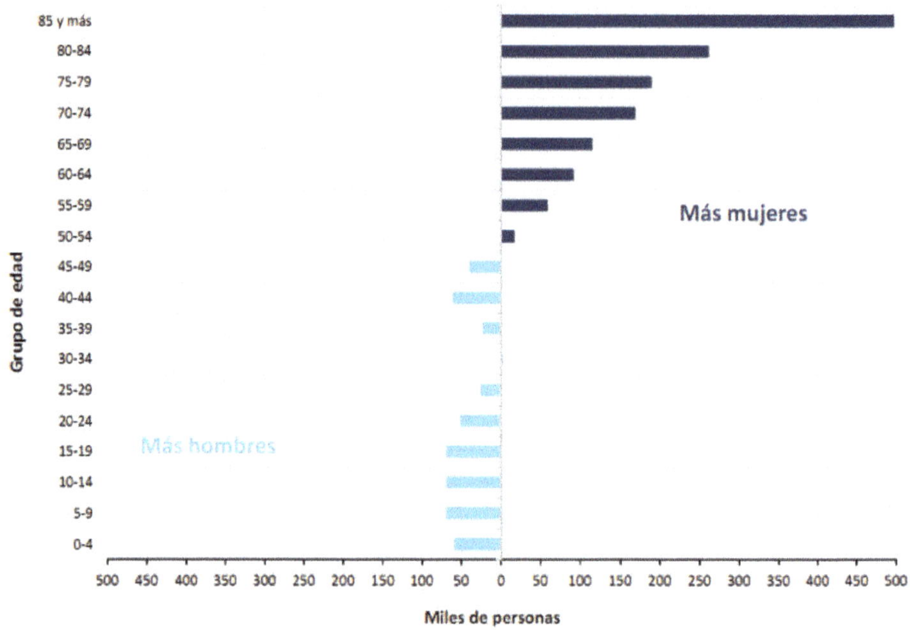

Fuente: INE: Estadística del Padrón continuo a 1-1-2020

El sobreenvejecimiento hace referencia al crecimiento exponencial de las personas mayores de 80 años. Para el año 2050, se espera que en nuestro país el 50 % de las personas mayores tengan más de 80 años. La importancia del fenómeno radica en que en estas edades aumentan las situaciones de pluripatología, polifarmacia, síndromes geriátricos y situaciones de dependencia.

El síndrome de fragilidad es un síndrome geriátrico multifactorial, complejo, donde los procesos que acompañan al envejecimiento (inflamación crónica de bajo grado, inmunitarios, nutricionales, estrés oxidativo, etc.), la comorbilidad, la sarcopenia, etc., interactúan generando una disminución de la capacidad de reserva, de la adaptación al estrés y del mantenimiento de la homeostasis. El fenotipo de fragilidad de L. Fried la define en función de la pérdida de peso, disminución de energía y resistencia, de la fuerza prensora y enlentecimiento de la velocidad de la marcha. La importancia del síndrome radica en que se correlaciona con un aumento de la morbilidad física y cognitiva, grado de inmunosenescencia y riesgo aumentado de dependencia y muerte. Puede ser detectado mediante cuestionarios fáciles de aplicar (*Frail, Short Physical Battery Performance*, por ejemplo) y prevenido y tratado mediante intervenciones multicomponente en las que el ejercicio, la nutrición, la estimulación cognitiva y las relaciones sociales ocupan un papel fundamental (Figura 3).

La pandemia de enfermedades crónicas está claramente ligada al envejecimiento. Tienden a aumentar al iniciar el último tercio de la vida en todos los mamíferos. Esto lleva a algunos autores a plantear una nueva aproximación global a la cronicidad poniendo el foco en los factores que condicionan el envejecimiento (senescencia celular, acortamiento de telómeros, *inflammaging*, estrés oxidativo, etc.), junto a los aspectos concretos de cada enfermedad.

La pluripatología y polifarmacia son muy frecuentes por encima de los 80 años, y si son manejadas de forma compartimentada, sin una visión integral de la persona, sus necesidades y deseos, suponen un riego importante de fragilidad, dependencia y muerte.

Los síndromes geriátricos son frecuentes en las personas mayores frágiles y dependientes (caídas, delirium, deterioro cognitivo, incontinencia urinaria, etc.), comparten factores de riesgo interactuando sinérgicamente sobre un sustrato predispuesto por la fragilidad y el envejecimiento. Requieren de una valoración que se aproxime a los problemas y capacidades físicas, psicológicas y cognitivas, funcionales y sociofamiliares de la persona para establecer un plan de atención integral, intervención y seguimiento.

Figura 3

Nueva morbilidad. Fragilidad

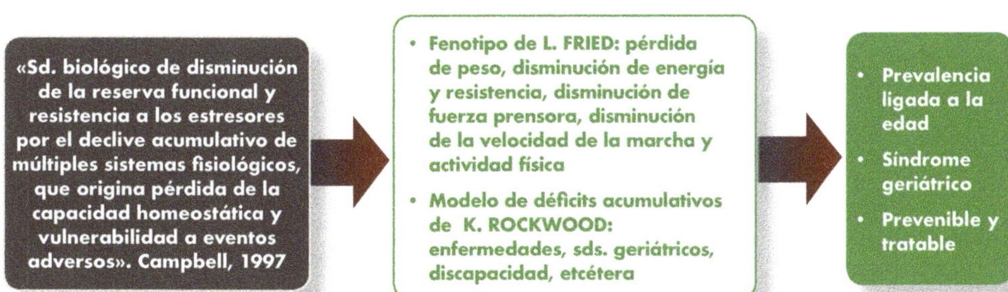
«Sd. biológico de disminución de la reserva funcional y resistencia a los estresores por el declive acumulativo de múltiples sistemas fisiológicos, que origina pérdida de la capacidad homeostática y vulnerabilidad a eventos adversos». Campbell, 1997
• Fenotipo de L. FRIED: pérdida de peso, disminución de energía y resistencia, disminución de fuerza prensora, disminución de la velocidad de la marcha y actividad física
• Modelo de déficits acumulativos de K. ROCKWOOD: enfermedades, sds. geriátricos, discapacidad, etcétera
• Prevalencia ligada a la edad
• Síndrome geriátrico
• Prevenible y tratable

Fuente: Freedman A, NicolleJ. Social isolation and loneliness: the new geriatric giants. Canadian Family Phisician, 2020; 66: 176-182 Vozikaki M, Papadaki A, Linardakis M, Philalithis A. Loneliness among older European Adults: results fron the survey of health aging and retirement in Europe. Journal of Public Health:from theory to Practice, 2018; 26: 613-624

El término edadismo hace referencia a la discriminación por la edad. Está alimentado por estereotipos negativos y falsos sobre el envejecimiento, que repercuten tanto a nivel individual como social y por prácticas discriminatorias. Entre ellas llama especialmente la atención la habitual exclusión por la edad avanzada o por situaciones de fragilidad, dependencia, síndromes geriátricos, etc., de ensayos clínicos farmacológicos de las personas en esa situación. Lo grave y paradójico es que esas personas, con frecuencia, serán los principales receptores de esos productos de cuyos ensayos se les excluye.

El objetivo del envejecimiento saludable (funcionalmente independientes) dependerá de la interacción de nuestra capacidad intrínseca y el entorno. La capacidad intrínseca está en relación con aspectos genéticos (16-20 %) y, sobre todo, con nuestras características personales y de salud a lo largo de nuestra vida. Un entorno amigable, accesible, protésico, puede compensar pérdidas puntuales o crónicas de capacidad intrínseca y mantener la capacidad funcional. La tecnología puede jugar un papel fundamental de apoyo, también en estas circunstancias.

19.2 Envejecimiento saludable

Durante el siglo pasado, los principales avances en la medicina, la salud pública y el desarrollo socioeconómico han dado lugar a una extensión sin precedentes de la esperanza de la vida humana en todo el mundo. En 2018, por primera vez la cantidad de personas mayores de 64 años superó la cantidad de niños menores de 5 años. Para 2050, alrededor del 20 % de la población mundial tendrá más de 65 años (Figura 4). En Europa esta proporción ya es real. A nivel biológico, el envejecimiento se caracteriza por la acumulación gradual, durante toda la vida, de daños moleculares y celulares, lo que produce un deterioro generalizado y progresivo de muchas funciones del cuerpo, mayor vulnerabilidad a factores del entorno y mayor riesgo de enfermedad y muerte.

El envejecimiento saludable consiste en desarrollar y mantener a edades avanzadas la capacidad funcional que hace posible el bienestar. Esta capacidad está determinada por factores intrínsecos de una persona (sus capacidades físicas y mentales) y por el entorno en el que vive (entendido en su sentido

Figura 4

Personas mayores de 60 años

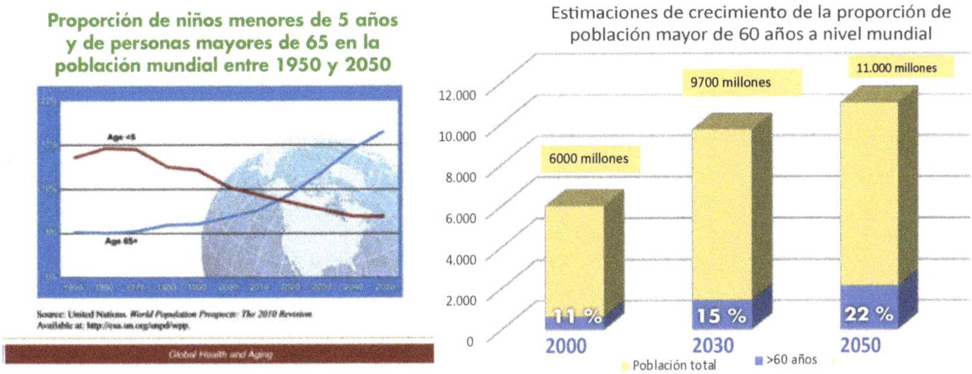

Fuente: Observatorio Banco Mundial. https://datos.bancomundial.org/indicator/SP.POP.65UP.TO.ZS Naciones Unidas. Envejecimiento. https://www.un.org/es/global-issues/ageing

más amplio e incluyendo el entorno físico, social y político) y, lógicamente, por las interacciones entre ambos. El acceso a un sistema sanitario capaz de proporcionar diagnóstico y asistencia fiables, seguros, y eficaces, así como medicamentos esenciales y vacunas, optimizan la capacidad intrínseca y funcional de las personas mayores. Es imposible envejecer bien en un entorno poco saludable o activamente inhóspito.

El índice de envejecimiento activo es una herramienta que mide el potencial de las personas mayores para un envejecimiento activo y saludable. Se elabora a partir de 22 indicadores individuales agrupados en cuatro áreas (empleo, participación social, vida saludable e independiente, capacidad y entorno favorable). En 2018, España obtuvo una puntuación de 33,7, mientras que la media europea fue 35,7, y los países mejor puntuados alrededor de 43 puntos.

19.3 Biomarcadores de envejecimiento

Los biomarcadores del envejecimiento son parámetros moleculares, celulares y fisiológicos que sufren cambios cuantitativos o cualitativos en el transcurso del tiempo (con la edad). Un buen biomarcador del envejecimiento debería predecir la salud restante o la esperanza de vida y, en el mejor de los casos, estar asociado causalmente con la biología subyacente del envejecimiento.

Los principales biomarcadores evalúan la respuesta al estrés (hasta qué punto un sistema puede tolerar perturbaciones y factores estresantes), el control de daño molecular (procesos de reparación que se activan después de que un sistema ha sido gravemente perturbado) y la remodelación constante (la capacidad de compensar para evitar daños o daños posteriores).

Existen numerosas bases de datos de biomarcadores de envejecimiento que engloban marcadores de tipo genéticos, moleculares, fisiológicos, patológicos y psicológicos. Así, se conocen más de 2500 alteraciones genéticas relacionadas con el envejecimiento y más de 3000 cambios moleculares (Figura 5). Como marcadores de longevidad, solo se han encontrado dos genes, APOE y FOXO3, que están asociados con una longevidad humana extrema.

Figura 5

Biomarcadores de envejecimiento

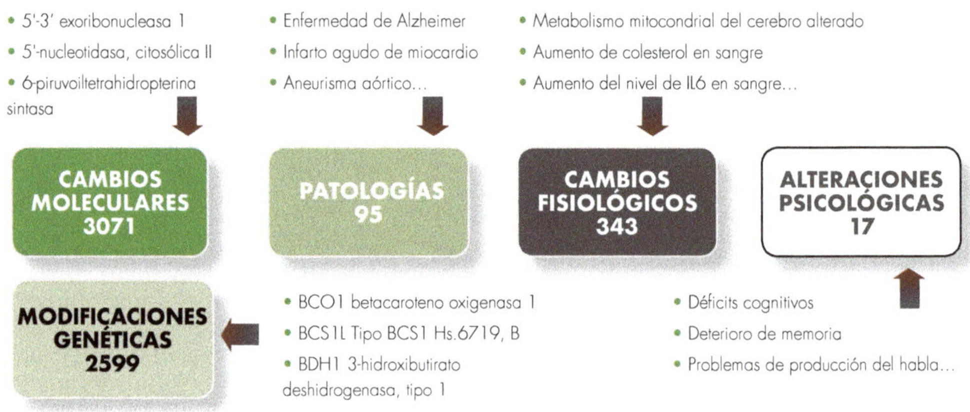

Fuente: Thomas Craig, Chris Smelick, et al. The Digital Ageing Atlas: integrating he diversity of age-related changes into a unified resouce. Nucleic Acids Research, Volume 43, Issue D1, 28 January 2015, Pages D873–D878

19.4 El problema de la inmunosenescencia y su abordaje

La inmunosenescencia se define como el declive de las funciones inmunitarias del individuo debido al proceso de envejecimiento. Las funciones inmunitarias que entran en declive o que se deprimen son realmente todas, desde los mecanismos de respuesta de inmunidad innata (células fagocitarias, linfocitos NK...), hasta los mecanismos de respuesta de inmunidad adaptativa, entre los que se incluyen la respuesta de inmunidad humoral (llevada a cabo por los linfocitos B) y celular (protagonizada por los linfocitos T). Todas esas funciones inmunitarias entran en declive con el devenir de los años. Este proceso de inmunosenescencia se asocia a un mayor número y gravedad de las infecciones, padecimiento de enfermedades autoinmunes e inflamatorias y cáncer (Figura 6). Pero no solo eso, la inmunosenescencia también se suele asociar a una peor respuesta a las vacunas en general.

La COVID-19 ha puesto sobre la mesa el problema del envejecimiento y su relación con el deterioro del sistema inmunitario. Pero esto no es algo nuevo. La es un problema candente. Tenemos una población con una edad cada vez más avanzada y esto da lugar a la existencia de una población muy vulnerable no solo para la COVID-19, sino para cualquier otro tipo de infección.

Si observamos cualquier gráfica de incidencia y de tasa de mortalidad en infecciones que no sean la COVID-19, desde la infección neumocócica hasta la

Figura 6

Inmunosenescencia

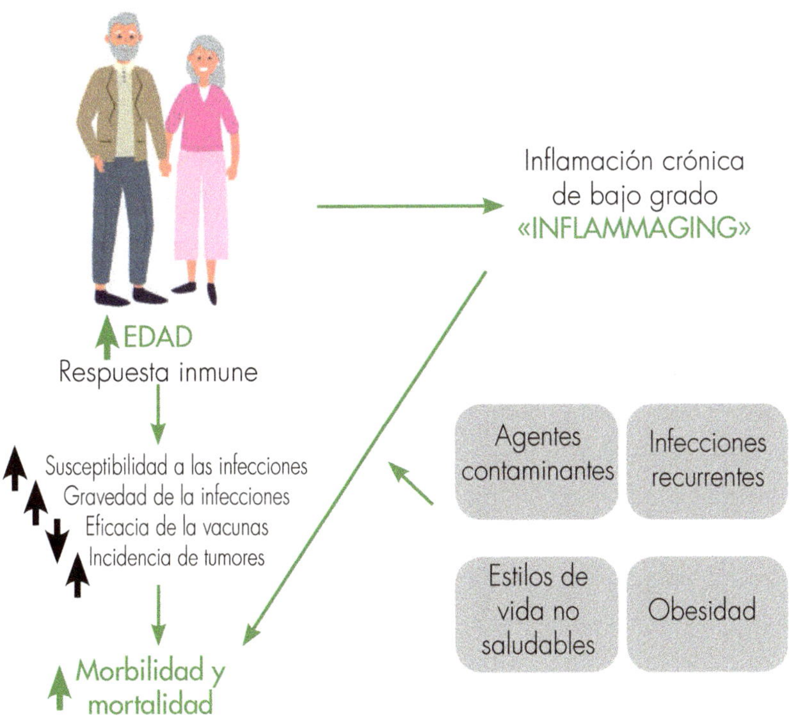

Traducción: Healthy Ageing

gripe o la sepsis, veremos que siempre la mayor mortalidad se produce en las personas mayores. Está claro que esto se debe al proceso en sí de la inmunosenescencia.

Cualquier agente infeccioso «prende» mucho más en una persona que esté en un proceso incipiente de inmunosenescencia que una persona que no. Incrementa no solo el número de infecciones, sino también la gravedad de las mismas.

Aparte de ese declive de la función inmunitaria que incide en una mayor susceptibilidad a las infecciones, también se producen otras alteraciones que impiden que la persona mayor pueda controlar de forma adecuada el proceso inflamatorio. Al no controlar la respuesta inflamatoria de forma adecuada, en muchas ocasiones, no es el agente infeccioso el que acaba con la vida de la persona mayor, sino el propio proceso inflamatorio descontrolado, que es lo que ocurre con la COVID-19, con una sepsis o con una gripe. El virus no es eliminado de forma efectiva ni a tiempo y el organismo va «llamando» cada vez a más células inflamatorias al lugar de infección, intentando compensar así esa respuesta poco efectiva. Finalmente, ese proceso inflamatorio exacerbado y fuera de control produce un fallo multiorgánico y la muerte del individuo.

19.4.1 ¿Qué factores influyen en la inmunosenescencia?

La constitución genética del individuo es evidentemente muy importante y cada persona está programada genéticamente para presentar un proceso de inmunosenescencia más o menos acelerado. Pero sabemos que los factores ambientales tienen también una influencia decisiva en este proceso. La interacción entre la genética y los factores ambientales determinan lo que llamamos *inmunobiografía* de la persona. Una dieta adecuada o el ejercicio físico moderado, por ejemplo, pueden aminorar o ralentizar el proceso de inmunosenescencia, mejorando la inmunobiografía (Figura 7). Sabemos que existen determinadas vitaminas y oligoelementos que podrían ayudar, como la vitamina D o el zinc, de las que existe una alta prevalencia de déficit en la población mayor.

El ejercicio físico moderado incrementa en la persona mayor su capacidad de respuesta frente a las infecciones y las vacunas, además de aportar una optimización de controlar el proceso inflamatorio (Figura 8). Por supuesto, hay otros factores importantes como los psicosociales. Se ha demostrado que en las per-

Figura 7

Inmunobiografía

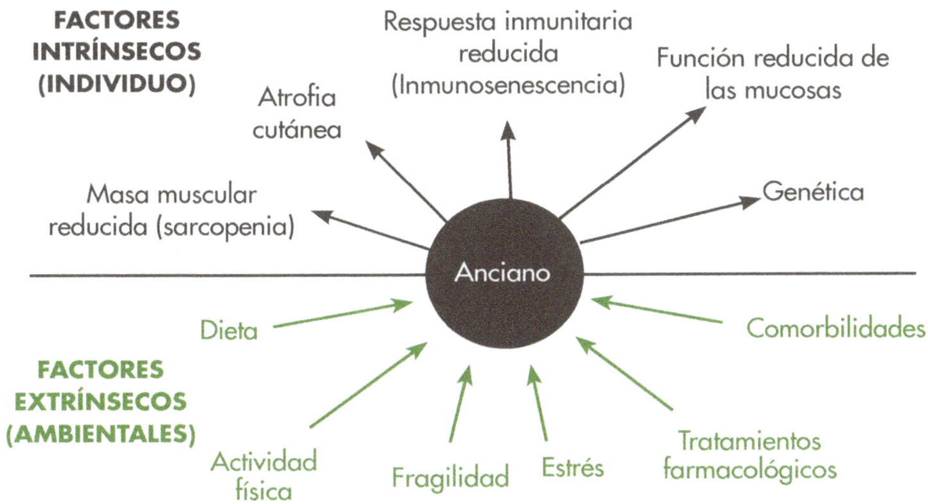

Fuente: Del Giudice G, Goronzy JJ, Grubeck-Loebenstein B, et al. Fighting against a protean enemy: immunosenescence, vaccines, and healthy aging. NPJ Aging Mech Dis. 2017;4:1. Published 2017 Dec 21

sonas mayores que viven solas o se sienten solas (soledad emocional), con muy poca interacción social y con depresión, se acelera el proceso de inmunosenescencia. Contrariamente, en las personas mayores que ven a sus hijos, están con sus nietos, tienen un grupo de amigos o salen y, por lo tanto, no experimentan soledad emocional, el proceso de inmunosenescencia se desacelera. Si controlamos todos esos factores ambientales, no solo contribuimos a que el individuo desarrolle menos infecciones y menos severas, sino que también ayudamos a controlar mejor la inflamación y a generar mejores respuestas a las vacunas.

19.4.2 ¿Cuándo se inicia este proceso de la inmunosenescencia?

Normalmente, no se asocia a una edad determinada y fija. No se trata de que a partir de los 65 años comienza de repente el proceso de inmunosenescencia. Es un proceso progresivo. Como ya se ha definido en apartados anteriores, se han descrito dos fenotipos de senescencia: el fenotipo frágil y el fenotipo robusto. El primero se refiere a aquella persona mayor, «que se le nota que es mayor», que va arrastrando los pies, que está muy delgada, frágil Estas

Figura 8

Impacto del ejercicio en el sistema inmune

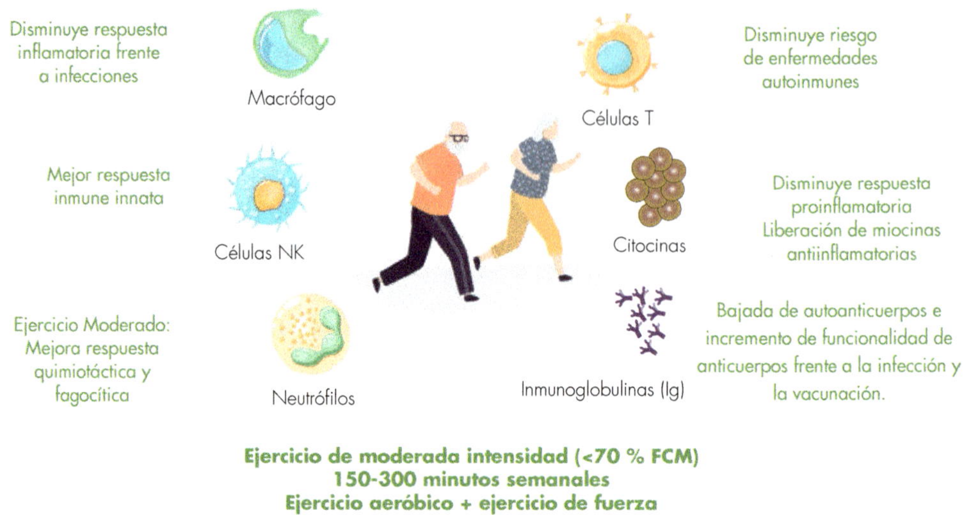

Fuente: Duggal NA, Niemiro G, Harridge SDR, Simpson RJ, Lord JM. Can physical activity ameliorate immunosenescence and thereby reduce age-related multi-morbidity? Nat Rev Immunol. 2019 Sep;19(9):563-572. Valenzuela PL, Simpson RJ, Castillo-García A, Lucía A. Physical activity: A coadjuvant treatment to COVID-19 vaccination? Brain Behav Immun. 2021 May;94:1-3 Sharif K, Watad A, Bragazzi NL, Lichtbroun M, Amital H, Shoenfeld Y. Physical activity and autoimmune diseases: Get moving and manage the disease. Autoimmun Rev. 2018 Jan;17(1):53-72.

personas suelen responder mal a las infecciones, son más propensas a padecer procesos inflamatorios y cáncer, además, son las que suelen responder peor a la vacunación. Sin embargo, las personas mayores que muestran un fenotipo robusto parece que tienen un proceso de inmunosenescencia menos grave y por lo tanto una mayor capacidad para responder a infecciones y para responder de forma más efectiva a las vacunas.

Pero no nos equivoquemos, también puede haber gente muy joven, con 30, 35 o 40 años que, sin embargo, y a pesar de su edad cronológica, pueden presentar rasgos inmunosenescentes, es decir, que su edad cronológica puede indicar una cosa, pero su sistema inmunitario funciona como si fuese mucho mayor. Las causas de este proceso de inmunosenescencia temprana pueden ser genéticas y/o ambientales (epigenéticas). Las drogas de abuso, el alcohol, tener un alto nivel de estrés, una mala dieta, etc., contribuye a que incluso una persona joven pueda desarrollar rasgos inmunosenescentes. No todo es la edad cronológica.

19.4.3 ¿Existen biomarcadores para detectar de forma precoz la inmunosenescencia?

Los investigadores buscan sin descanso biomarcadores de senescencia en general y de inmunosenescencia en particular. No hay un biomarcador en sí, sino un conjunto de biomarcadores. Desde el punto de vista genético, no hay un gen en particular, porque son muchos los genes que intervienen en el proceso de envejecimiento. Actualmente, tenemos algunos marcadores de inmunosenescencia e incluso se han establecido lo que se llaman los PRI *(Perfiles de Riesgo Inmunitario)*. Son datos que se obtienen a través de un estudio inmunológico y genético de la persona. Pueden predecir si un individuo va a desarrollar una inmunosenescencia temprana o está en un proceso de inmunosenescencia incipiente. Sin embargo y a pesar de estos, actualmente no tenemos un marcador capaz de detectar aquellas personas que van a sufrir un proceso de inmunosenescencia más severo. También existen ciertos virus que pueden tener un papel relevante en este proceso de envejecimiento inmunitario. Uno de estos virus es el citomegalovirus (CMV). La existencia de infección por CMV (serología positiva) es un predictor de inmunosenescencia acelerada, y sobre todo los «repuntes serológicos» o reactivaciones de este virus en el individuo infectado.

19.4.4 ¿Hasta qué punto influye el fenotipo en la estrategia de vacunación?

Las estrategias de vacunación se basan en la edad cronológica. Se está haciendo bajo ese criterio que es artificial, es un criterio poblacional y de salud pública pero no individual. Ampliar el calendario de vacunación a todas las edades es algo de lo que también llevamos mucho tiempo hablando. Las vacunas no son solo cosa de niños. Hay dos grupos de edad que, desde el punto de vista inmunitario son población de riesgo. Unos son los niños menores de 5 años, debido a su inmadurez inmunitaria y otros son las personas mayores por el «exceso de madurez» o la inmunosenescencia, y sobre todo aquellos que presentan un fenotipo frágil. Evidentemente, son dos grupos de población que necesitan aún más si cabe el apoyo de la vacunación. Es una necesidad médica el llevar a cabo un calendario de vacunación para los adultos y muy especialmente para los adultos mayores. La vacunación frente a infecciones muy frecuentes en este grupo de edad como son la gripe, el neumococo, el herpes zóster y ahora la COVID-19 deben de ser una prioridad. Pero también, por ejemplo, es necesaria la vacunación/revacunación frente a enfermedades como la tosferina, que todo el mundo cree que es una enfermedad de niños y no es así. De hecho, en muchos países se ha implantado la vacunación de tosferina en personas mayores. Pueden ser además vehículo de transmisión de esta bacteria a los nietos y los más jóvenes.

Se está investigando en la actualidad la vacuna contra el virus respiratorio sincitial (VRS). Varios candidatos se encuentran en ensayo clínico avanzado y se está planteando no solo vacunar a los niños y a las gestantes, sino también las personas mayores, ya que es un virus que produce cada año numerosas hospitalizaciones y muertes en los mayores, además de ser un virus que puede ser especialmente importante en adultos con enfermedad respiratoria crónica como la enfermedad pulmonar obstructiva crónica (EPOC) o el asma.

19.4.5 Inmunofitness: ¿se puede entrenar el sistema inmunitario?

Llamamos *inmunofitness, fitness inmunológico* o *entrenamiento inmunitario* al establecimiento de unos hábitos de vida que puedan mejorar nuestra capacidad inmunitaria. Actualmente, sabemos que tener buenos hábitos alimentarios, buenas relaciones sociales, no fumar, limitar el consumo de alcohol, hacer ejercicio, controlar los niveles de estrés y establecer un correcto programa de vacunación, tiene un impacto muy positivo sobre la calidad de la respuesta inmunitaria, permitiendo incluso ralentizar el proceso de inmunosenescencia.

El vínculo entre inmunidad y nutrición

La nutrición guarda una estrecha relación con el funcionamiento de nuestro sistema inmunitario, siendo esta relación bidireccional. Esto significa que los hábitos nutricionales pueden modular la respuesta inmunitaria, haciendo que tengamos una mayor o menor predisposición a padecer de forma más o menos severa, enfermedades infecciosas, inflamatorias e incluso a desarrollar algunos tipos de cáncer.

Son innumerables los estudios que avalan el efecto positivo, y también negativo, que diversos nutrientes ejercen sobre la capacidad inmunitaria de los individuos. ¿Quién no ha oído hablar del efecto antiinflamatorio de las grasas poliinsaturadas, la inmunoestimulación ejercida por diversas vitaminas, oligoelementos y aminoácidos, o como la obesidad y el envejecimiento determinan un estado de *inflamación crónica de bajo grado*, que es perfectamente modificable a través de la dieta? Queda, por lo tanto, claro, que una nutrición adecuada puede ayudar a mejorar la edad inmunológica.

La dieta mediterránea o la restricción calórica muestran un efecto muy positivo sobre el control de la inflamación y el estrés oxidativo, además de establecer las condiciones para mantener una microbiota sana y adecuada. Otras estrategias se basan en la suplementación con micronutrientes como el zinc y las vitaminas D, E y C, las cuales han demostrado su capacidad inmunomoduladora. Así, y en relación al zinc, este se trata de un micronutriente/oligoelemento esencial que interviene en la regulación de las respuestas de inmunidad innata y adaptativa. La principal causa de la deficiencia de zinc es la desnutrición, conduciendo esta a un estado de disfunción inmunitaria que impide una correcta respuesta frente a las infecciones y las vacunas. Algunos estudios demuestran que un porcentaje importante de personas mayores muestran una disminución de la ingesta y la absorción de zinc, lo que contribuye al proceso de inmunosenescencia.

El papel de la vitamina D en el metabolismo osteocálcico es ampliamente conocido desde hace ya muchos años. Sin embargo, se conoce menos su efecto antiinfeccioso e inmunomodulador. La vitamina D es la precursora de ciertos compuestos llamados genéricamente *péptidos antimicrobianos*, entre los que se incluyen algunos como las *catelicidinas y defensinas*, y que ejercen un potente efecto antimicrobiano. Pero, además, la vitamina D es capaz de incrementar la capacidad fagocítica de neutrófilos y macrófagos. Aparte de esta actividad antiinfecciosa, otra de las funciones más interesantes de esta vitamina es su capacidad de regular y controlar la inflamación a través de la activación de los llamados linfocitos T reguladores, verdaderos artistas del control inflamatorio. No es raro encontrar de forma frecuente niños y adultos, y especialmente adultos mayores, con deficiencias de vitamina D.

Por otra parte, varios estudios publicados muy recientemente han puesto de manifiesto que la calidad de la microbiota intestinal podría tener relación con la respuesta a infecciones y vacunas. Durante el envejecimiento se producen alteraciones en la calidad y biodiversidad de la microbiota intestinal, incrementándose significativamente la permeabilidad del intestino (*Leaky Gut Syndrome*), lo que puede contribuir de forma importante al proceso de disfunción inmunitaria. La relación entre microbiota, infección y vacunas ha servido como punto de partida para el desarrollo de investigaciones que han valorado si el uso de determinados probióticos podría mejorar las respuestas a ciertos agentes infecciosos y ciertas vacunas.

Ejercicio

El ejercicio tiene un efecto muy importante en la regulación del sistema inmunitario. Las sesiones de ejercicio inducen un efecto dependiente de la intensidad. Así, el ejercicio regular de intensidad moderada ejerce efectos inmunorreguladores beneficiosos sobre el control de la inflamación asociada a la obesidad, la diabetes tipo 2 o las enfermedades cardiovasculares, contrarrestando igualmente los efectos de la inmunosenescencia. El ejercicio físico regular y de intensidad moderada ayuda a modular los efectos del envejecimiento, reduciendo la liberación de *sustancias/citocinas proinflamatorias* e induciendo la liberación de *miocinas* (citocinas producidas por el tejido muscular) de acción antiinflamatoria. Como ya se ha comentado, las personas mayores que realizan ejercicio diario muestran unos mejores niveles de control de la inflamación, y mejor respuesta a infecciones y vacunas. En consecuencia, el ejercicio representa una poderosa intervención conductual que tiene el potencial de mejorar tanto la función inmunológica como la salud general en sujetos de todas las edades.

Bienestar psicosocial

Actualmente, disponemos de numerosos estudios que ponen de relieve el efecto del estrés y otros trastornos psicológicos sobre nuestras defensas. Existen indicios de cómo la manera de afrontar el estrés, el estado anímico y la psicoterapia inciden de forma directa sobre la evolución y la supervivencia de pacientes con enfermedades graves como el SIDA, cáncer de mama o en personas con riesgo de enfermedad cardiovascular (infarto de miocardio e ictus, principalmente). En particular, la disminución de la actividad social, de la interacción con otras personas, influye de forma significativa en la capacidad del sistema inmunitario. Las personas mayores que viven solas o que se sienten solas (soledad emocional) suelen manifestar una peor respuesta inmunitaria a la infección e incluso a vacunas.

Debido a que el estado mental puede afectar a la inmunidad, determinadas intervenciones psicológicas pueden influir en la evolución y desenlace de las enfermedades.

Otro factor importante que afecta a la inmunidad es el sueño, o, mejor dicho, la falta de este. La privación del sueño se asocia a fenómenos de desregulación inmunitaria que resultan en una mayor susceptibilidad a padecer cuadros de inflamación crónica, infecciones más frecuentes y peor respuesta a las vacunas. Por el contrario, una cantidad y calidad de sueño adecuadas favorecen la función inmunitaria, y reduce los riesgos infecciosos, mejorando también las respuestas a la vacunación.

Comorbilidades

Muchas son las comorbilidades que pueden acelerar el proceso de inmunosenescencia. Hábitos tóxicos, desarreglos nutricionales, y también patologías como la EPOC, el asma o la diabetes, entre otras muchas, se comportan como cebadores del proceso de envejecimiento inmunitario. La obesidad también es un factor que influye sobremanera, ya que se sabe que esta se encuentra asociada a numerosas alteraciones inmunitarias. De hecho, en la obesidad se describen desarreglos inmunitarios semejantes a los que ocurren en la inmunosenescencia, alterando de forma notable la capacidad del individuo para hacer frente a infecciones y buenas respuestas vacunales. En este último caso, se han publicado trabajos que ponen en evidencia como los individuos obesos y con sobrepeso responden peor a vacunas como la de la gripe, hepatitis B, rabia y tétanos. No es extraño, por lo tanto, que la obesidad sumada a una edad avanzada conlleve un alto riesgo de infecciones más severas y peor control de la inflamación. La obesidad es la gasolina que alimenta el fuego de la inflamación y la inmunosenescencia.

Fármacos

Actualmente, se están desarrollando estrategias terapéuticas que persiguen prevenir o retrasar los efectos derivados de la senescencia, acuñándose para el conjunto de estas el concepto de *senoterapias*. La senoterapia está basada en dos enfoques; por un lado, el uso de productos senolíticos, cuyo objetivo es eliminar el acúmulo de las células envejecidas o senescentes en gran parte responsables de todos los procesos de envejecimiento de los tejidos, y por otro, los tratamientos gerontoprotectores, que intentan contrarrestar el cuadro inflamatorio de bajo grado que se desarrolla durante el envejecimiento. Entre las estrategias senolíticas se incluyen desde moléculas como el dasatinib, la quercetina o el péptido FOXO4, hasta tratamientos a base de anticuerpos antisenescentes o la terapia celular. Dentro de los fármacos gerontoprotectores tenemos algunos muy conocidos como la metformina, la rapamicina o el ruxolitinib.

Vacunación

El objetivo principal de la vacunación es la prevención de la infección por patógenos específicos, jugando un papel muy importante en el mantenimiento de la homeostasis, que se da a través de la prevención de complicaciones inducidas por infecciones. Otros efectos positivos de la vacunación es la ralentización del proceso de inmunosenescencia, alterando el reloj epigenético y aprovechando el conjunto de células inmunitarias para mejorar las respuestas a nuevas infecciones. Las vacunas pueden explotar la plasticidad del sistema inmunitario para impulsar respuestas inmunitarias a más largo plazo que promuevan la salud a un nivel más amplio que la simple prevención de infecciones individuales y específicas. Sin duda alguna, las vacunas pueden contribuir positivamente a la *aptitud inmunitaria* en formas y con mecanismos que comienzan ahora a entenderse. Por lo tanto, la vacunación a lo largo de la vida es una herramienta fundamental para lograr un envejecimiento saludable (Figura 9). Dentro de las vacunas destinadas a mayores se deberían incluir, además de la DTPa, gripe y neumococo, la de meningococo, herpes zóster y en cuanto esté disponible, la vacuna de VRS.

Figura 9

Calendario vacunal a lo largo de toda la vida 2022

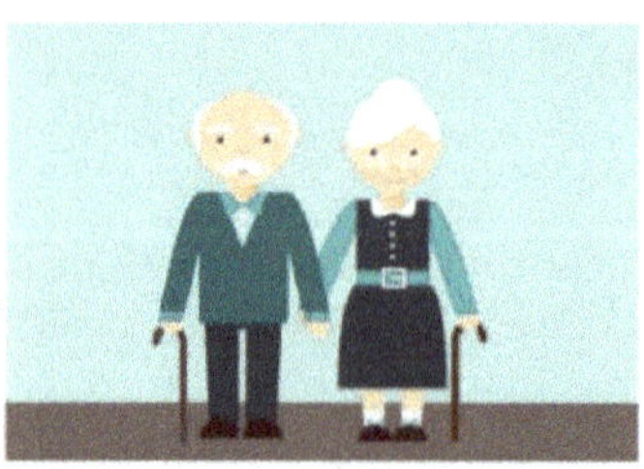

Vacunas adaptadas para mayores, que compensen de alguna forma el declive inmunitario asociado a la inmunosenescencia: vacunas de alta carga, vacunas adyuvadas

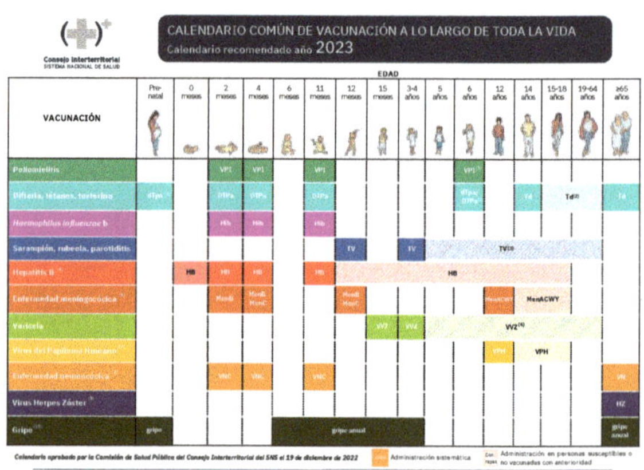

Fuente: https://www.sanidad.gob.es/profesionales/saludPublica/prevPromocion/vacunaciones/calendario-y-coberturas/home.htm

Lo que nos queda muy claro es que las vacunas destinadas a los adultos mayores han de ser adaptadas a estas edades. Esto significa desarrollar vacunas basadas en estrategias que conlleven una mayor inmunogenicidad y eficacia. Entre estas estrategias están la administración de vacunas de alta carga (como la de la gripe) o las adyuvadas con potentes adyuvantes (como el adyuvante AS01B incluido en la vacuna de subunidades frente al herpes zóster), que consiguen en parte contrarrestar las malas respuestas que caracterizan a este proceso de envejecimiento inmunitario (Figura 10).

Figura 10

Estrategias actuales para la vacunación del adulto mayor

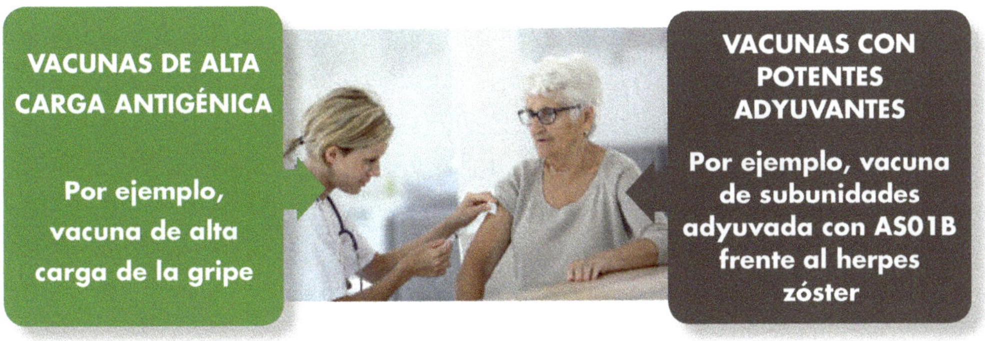

Fuente: Del Giudice G, Goronzy JJ, Grubeck-Loebenstein B, Lambert PH, Mrkvan T, Stoddard JJ, Doherty TM. Fighting against a protean enemy: immunosenescence, vaccines, and healthy aging. NPJ Aging Mech Dis. 2017 Dec 21;4:1

En definitiva, una nutrición adecuada acompañada de un buen control del estrés y de las relaciones sociales, junto a la práctica rutinaria de ejercicio y la administración de vacunas adecuadas y adaptadas para la edad, pueden establecer en el individuo un *patrón inmune óptimo* del que depende el estado de salud en general y el estado inmunológico en particular. Sin duda, estas medidas junto a la futura aparición de fármacos antienvejecimiento y otras vacunas, como la dirigida frente al citomegalovirus (que actúa de forma importante en el proceso de inmunosenescencia), conseguirán mejorar aún más nuestra inmunobiografía, lo que sin duda contribuirá positivamente a un envejecimiento saludable.

Bibliografía

1. Envejecimiento Activo. Un marco político ante la revolución de la longevidad. Edita: International Longevity Centre Brazil (Centro Internacional de Longevidade Brasil), 2015
2. Edición en castellano: Escuela Andaluza de Salud Pública, www.easp.es.
3. Informe Mundial sobre el Envejecimiento y la Salud. Organización Mundial de la Salud, 2015
4. Transforming the future of ageing. Evidence review Report nº 5. Science Advice for Policy by European Academies (SAPEA), 2019. DOI 10.26536/ageing www.sapea.info/ageing
5. Pérez Díaz J, Abellán García A, Aceituno Nieto P, Ramiro Fariñas D. «Un perfil de las personas mayores en España, 2020. Indicadores estadísticos básicos». Madrid, 2020, Informes Envejecimiento en red nº 25.
6. Gómez Pavón J, Alcaraz López C, Cristoffori G, Aguado R, Ares Conde B. Concepto de fragilidad: detección y tratamiento. Tipología del paciente anciano. Valoración geriátrica integral y criterios de calidad asistencial. Medicine, 2018; 12(62): 3627-36
7. Nwagwu V, Cigolle C, Suh T. Reducing Frailty to Promote Healthy Aging. Clin Geriatr Med, 2020; 36: 613-630
8. Freedman A, Nicolle J. Social isolation and loneliness: the new geriatric giants. Approach for primary care. Canadian Family Physician, 2020; 66 : 176-182
9. Inouye SK, Studenski S, Tinetti M, Kuchel GA. Geriatric Syndromes: Clinical, Research and Policy Implications of Core geriatric Concept.J Am Geriatr Soc, 2007; 55:780-791
10. Amblás-Novellas J, Espauella-Panicot J, Inzitari M, Rexach L, Fontecha B, Romero-Ortuno R. En busca de respuestas al reto de la complejidad clínica en el siglo XXI: a propósito de los índices de fragilidad. Rev Esp Geriatr Gerontol, 2017; 52(3): 159-166
11. Kalache A. Beyond hearts and minds to anti-ageism actions in the Global South. Nature Aging, 2021; 1: 148-149
12. OMS. Decenio del envejecimiento saludable 2021-2030. https://www.who.int/es/initiatives/decade-of-healthy-ageing

13. Informe Mundial sobre el envejecimiento y la salud. WHO 2015
14. Healthy Ageing and Longevity. Alexey Moskalev Edito. Chapter 3. Biological Age is a Universal Marker of Aging, Stress, and Frailty. Timothy V. Pyrkov and Peter O. Fedichev 2020
15. Age: the least important number? Editorial www.thelancet.com/healthy-longevity Vol 1 December 2020
16. *Angelique Mavrodaris, Calum Mattocks, Carol E Brayne* Open Access Published: January, 2021, olume 2, Issue 1, E10, www.thelancet.com/healthy-longevity Vol 2 January 2021
17. No healthy longevity without a healthy planet. Editorial The Lancet Healthy Longevity Open Access Published: January, 2021, volume 2, I DOI:https://doi.org/10.1016/S2666-7568(20)30072-6
18. Dzau Victor J, Finkelman Elizabeth M, Balabat Celyne A, Verdin Eric M and Pettigrew Roderic I. Achieving healthy human longevity: A global grand challenge. Science Translational Medicine 21 Oct 2020, Vol 12, Issue 566.
19. Fuentes E, Fuentes M, Alarcón M, Palomo I. Immune System Dysfunction in the Elderly. An Acad Bras Cienc. 2017 Jan-Mar;89(1):285-299
20. Fülöp T, Dupuis G, Witkowski JM, Larbi A. The Role of Immunosenescence in the Development of Age-Related Diseases. Rev Invest Clin. 2016 Mar-Apr;68(2):84-91.
21. Pera A, Campos C, López N, Hassouneh F, Alonso C, Tarazona R, Solana R. Immunosenescence: Implications for response to infection and vaccination in older people. Maturitas. 2015 Sep;82(1):50-5.
22. Fulop T, Dupuis G, Baehl S, Le Page A, Bourgade K, Frost E, Witkowski JM, Pawelec G, Larbi A, Cunnane S. From inflamm-aging to immune-paralysis: a slippery slope during aging for immune-adaptation. Biogerontology. 2016 Feb;17(1):147-57.
23. Fulop T, McElhaney J, Pawelec G, Cohen AA, Morais JA, Dupuis G, Baehl S, Camous X, Witkowski JM, Larbi A. Frailty, Inflammation and Immunosenescence. Interdiscip Top Gerontol Geriatr. 2015;41:26-40.
24. Marcinkiewicz J, Witkowski JM, Olszanecki R. The dual role of the immune system in the course of COVID-19. The fatal impact of the aging immune system. Cent Eur J Immunol. 2021;46(1):1-9.

25. Ray D, Yung R. Immune senescence, epigenetics and autoimmunity. Clin Immunol. 2018 Nov;196:59-63.
26. Aiello A, Farzaneh F, Candore G, Caruso C, Davinelli S, Gambino CM, Ligotti ME, Zareian N, Accardi G. Immunosenescence and Its Hallmarks: How to Oppose Aging Strategically? A Review of Potential Options for Therapeutic Intervention. Front Immunol. 2019 Sep 25;10:2247.
27. Del Giudice G, Goronzy JJ, Grubeck-Loebenstein B, et al. Fighting against a protean enemy: immunosenescence, vaccines, and healthy aging. NPJ Aging Mech Dis. 2017;4:1. Published 2017 Dec 21.
28. Villar-Álvarez F, Martínez-García MA, Jiménez D, Fariñas-Guerrero F, Ortiz de Lejarazu-Leonardo R, López-Campos JL, et al. Recomendaciones SEPAR sobre la vacuna COVID-19 en las enfermedades respiratorias. Open Respiratory Archives. 2021;3:100097.
29. Bowdish DME. The Aging Lung. Chest 2019; 155(2):391-400.
30. Laupèze B, Del Giudice G, Doherty MT, Van der Most R. Vaccination as a preventative measure contributing to immune fitness. NPJ Vaccines. 2021 Jul 27;6(1):93.
31. Franceschi C, Bonafè M, Valensin S, Olivieri F, De Luca M, Ottaviani E, De Benedictis G. Inflamm-aging. An evolutionary perspective on immunosenescence. Ann N Y Acad Sci. 2000 Jun;908:244-54.
32. Martínez de Toda I, Vida C, Díaz-Del Cerro E, De la Fuente M. The Immunity Clock. J Gerontol A Biol Sci Med Sci. 2021 Oct 13;76(11):1939-1945.
33. Feehan J, Tripodi N, Apostolopoulos V. The twilight of the immune system: The impact of immunosenescence in aging. Maturitas. 2021 May;147:7-13.
34. Aiello A, Farzaneh F, Candore G, Caruso C, Davinelli S, Gambino CM, Ligotti ME, Zareian N, Accardi G. Immunosenescence and Its Hallmarks: How to Oppose Aging Strategically? A Review of Potential Options for Therapeutic Intervention. Front Immunol. 2019 Sep 25;10:2247.
35. Fariñas F. En defensa propia: aventuras y desventuras del sistema inmunológico. Amazing Books; N.° 1 edición (1 abril 2017). ASIN: B06XWF24CG.
36. Gammoh NZ, Rink L. Zinc in Infection and Inflammation. Nutrients. 2017 Jun 17;9(6):624.
37. Haase H, Mocchegiani E, Rink L. Correlation between zinc status and immune function in the elderly. Biogerontology. 2006 Oct-Dec;7(5-6):421-8. doi: 10.1007/s10522-006-9057-3

38. Charoenngam N, Holick MF. Immunologic Effects of Vitamin D on Human Health and Disease. Nutrients. 2020 Jul 15;12(7):2097
39. Pletz MW, Terkamp C, Schumacher U, Rohde G, Schütte H, Welte T, Bals R; CAPNETZ-Study Group. Vitamin D deficiency in community-acquired pneumonia: low levels of 1,25(OH)2 D are associated with disease severity. Respir Res. 2014 Apr 27;15(1):53.
40. Fisher SA, Rahimzadeh M, Brierley C, et al. The role of vitamin D in increasing circulating T regulatory cell numbers and modulating T regulatory cell phenotypes in patients with inflammatory disease or in healthy volunteers: A systematic review. PLoS One. 2019;14(9):e0222313.
41. Valdez Y, Brown EM, Finlay BB. Influence of the microbiota on vaccine effectiveness. Trends Immunol. 2014 Nov;35(11):526-37.
42. Duggal NA, Niemiro G, Harridge SDR, Simpson RJ, Lord JM. Can physical activity ameliorate immunosenescence and thereby reduce age-related multi-morbidity? Nat Rev Immunol. 2019 Sep;19(9):563-572.
43. Kohut ML, Cooper MM, Nickolaus MS, Russell DR, Cunnick JE. Exercise and psychosocial factors modulate immunity to influenza vaccine in elderly individuals. J Gerontol A Biol Sci Med Sci. 2002 Sep;57(9):M557-62.
44. Besedovsky L, Lange T, Haack M. The Sleep-Immune Crosstalk in Health and Disease. Physiol Rev. 2019 Jul 1;99(3):1325-1380.
45. Ovadya Y, Krizhanovsky V. Strategies targeting cellular senescence. J Clin Invest. 2018 Apr 2;128(4):1247-1254.
46. Fariñas F. Manual de Inmunosenescencia. Envejecimiento. Inmunidad y vacunas. Amazing Books 2022.
47. Soto-Gamez A, Demaria M. Therapeutic interventions for aging: the case of cellular senescence. Drug Discov Today. 2017.

CAPÍTULO 20

VACUNACIÓN EN EL ADOLESCENTE Y ADULTO SANO

Inmaculada Cuesta Esteve

VÍDEO DE PRESENTACIÓN DE LA AUTORA:
VACUNACIÓN EN EL ADOLESCENTE Y ADULTO SANO

CAPÍTULO 20

VACUNACIÓN EN EL ADOLESCENTE Y ADULTO SANO

Inmaculada Cuesta Esteve

20.1 Introducción

La vacunación es una de las medidas de salud pública que mayor impacto positivo ofrece sobre la morbilidad y la mortalidad de toda la población. Además, proporciona amplios beneficios generales y debe llevarse a cabo en el transcurso de todas las etapas de la vida.

Desde el año 2018, en España, el calendario vacunación infantil se ha convertido en el calendario común de vacunación a lo largo de toda la vida[1].

La vacunación debe prolongarse más allá de la infancia, llegando hasta la adolescencia y la edad adulta, para que su acción preventiva sea eficaz y no puedan reaparecer enfermedades con graves complicaciones.

Según la Real Academia Española (RAE), la adolescencia es el periodo de la vida humana que sigue a la niñez y precede a la juventud[2].

La adolescencia es un periodo con cambios significativos en el desarrollo de la persona, de carácter físico, psicosocial y conductual. Se establecen, por tanto, patrones de comportamiento que determinan la salud actual y futura. Abarca aproximadamente la segunda década de la vida y se suele esquematizar en tres fases o etapas que pueden superponerse: adolescencia inicial, media y tardía.

A pesar de que la adolescencia está considerada como una etapa saludable de la vida, en su transcurso de la misma también se producen fallecimientos, enfermedades y traumatismos en una proporción considerable. Gran parte de esos problemas se pueden prevenir o tratar. Durante esta fase, los adolescentes establecen pautas de comportamiento como, por ejemplo, las relacionadas con la alimentación, la actividad física, el consumo de sustancias psicoactivas y la actividad sexual. La forma de comportarse y relacionarse con su entorno puede proteger su propia salud y la de otras personas a su alrededor o, por el contrario, poner su salud en riesgo en ese momento y en el futuro[3].

Desde el punto de vista de la vacunación, se puede considerar el adolescente sano a toda persona mayor de 12 años y hasta los 18 años de edad, que no está incluida en grupos de riesgo de vacunación[4].

Según la Real Academia Española (RAE), la persona adulta es la que ha llegado a la plenitud del crecimiento o desarrollo[2].

Cuando hablamos de la persona adulta, hacemos referencia a un organismo con una edad tal, que ha alcanzado su pleno desarrollo orgánico, incluyendo la capacidad de reproducirse. En el contexto humano el término tiene otras connotaciones asociadas a aspectos sociales y legales. La adultez puede ser definida en términos fisiológicos, psicológicos, legales, de carácter personal, o de posición social. Así, en el *Homo sapiens* se divide en tres etapas: adultez temprana, desde los 20 años hasta los 40 años; adultez media, desde los 40 años hasta los 60 años, y la adultez tardía, de los 60 años en adelante.

Se considera, por tanto, a la persona adulta sana aquella que ha alcanzado la madurez biológica y no sufre anomalías o enfermedades congénitas o adquiridas que requieran tratamiento o atención sanitaria.

Desde el punto de vista de la vacunación, se considera adulto sano a toda persona mayor de 15 años (la edad cubierta por el calendario común de vacunación infantil abarca desde el nacimiento a los 14 años) que no esté incluida en grupos de riesgo de vacunación[5].

20.2 El adolescente sano

20.2.1 Características de la vacunación

En los primeros años de vida se concentra la mayoría de las vacunas. Así, desde su nacimiento, el niño va inmunizándose en diferentes momentos. La vacunación no se pierde en la adolescencia.

Aunque reciba mucho menos interés, en este periodo los jóvenes deberían seguir cumpliendo con las pautas sistemáticas establecidas por las autoridades sanitarias, al margen de situaciones puntuales como la provocada por la pandemia de COVID-19, no dejando en ningún momento de lado las vacunas y la vacunación para estar protegido frente a enfermedades inmunoprevenibles y gozar de una buena salud[6].

Conforme el niño va cumpliendo años y llega a la adolescencia, las revisiones médicas sistemáticas se distancian en el tiempo y, además, los procesos de enfermedad son menos frecuentes, lo que supone que ya no acudan regularmente a los centros sanitarios.

Además, a los 14 años de edad, los adolescentes pasan para la asistencia sanitaria sistemática del Pediatra, con el que se suele mantener un contacto más estrecho en los primeros años de vida, al Médico de Familia, donde las visitas son mucho más esporádicas. El contacto con la Enfermera de Adultos también es más infrecuente en relación con la Enfermera de Pediatría.

Todo ello puede hacer que si los padres, madres o tutores del adolescente, junto con las Enfermeras de Adultos, no están todos atentos, se olviden y, por tanto, no se administren algunas vacunas contempladas durante esta etapa, según el calendario común de vacunación a lo largo de toda la vida, como por ejemplo la vacuna frente a varicela, meningitis ACWY, VPH y dT, así como la valoración y la actualización del mismo calendario con las pautas correctoras del calendario acelerado si procede[1-7].

En la misma línea, la vacunación frente a la COVID-19, dado que estamos todavía en pandemia, debe ser valorada e implementada si es necesario, por la Enfermera de Adultos revisando en todo momento el estado vacunal y completando la pauta del adolescente sano[8,9].

20.2.2 Calendario de vacunaciones

En España es el Consejo Interterritorial del Sistema Nacional de Salud el que establece las recomendaciones de la vacunación del adolescente sano, a través del calendario común de vacunación a lo largo de toda la vida[1].

Figura 1

Calendario común de vacunación a lo largo de toda la vida. CISNS. Ministerio de Sanidad

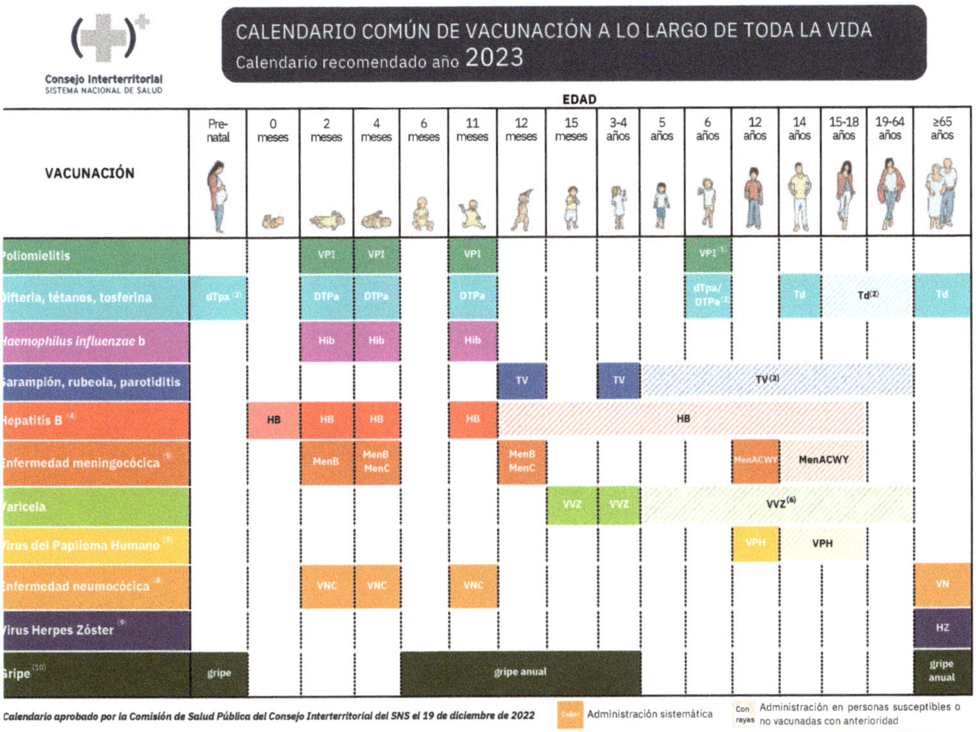

Fuente: https://www.sanidad.gob.es/profesionales/saludPublica/prevPromocion/vacunaciones/calendario-y-coberturas/home.htm

Así, se incluyen las siguientes recomendaciones de vacunación para el adolescente sano::

- Vacuna antimeningocócica tetravalente conjugada ACWY a los 12 años de edad, con dosis única.
- Vacuna frente al virus varicela-zóster (VVZ), en los adolescentes que no refieran antecedentes de haber pasado la enfermedad y no se hayan vacunado previamente. Se administrarán 2 dosis de VVZ separadas por un intervalo mínimo de 4 semanas entre dosis (preferiblemente 8 semanas) o se completará la pauta si se ha recibido una sola dosis con anterioridad.

- Vacuna frente al virus del papiloma humano (VPH) a los 12 años de edad para chicos/as, se administrarán 2 dosis con una separación de al menos 5-6 meses (según vacuna utilizada).
- Si la vacunación se establece después de los 12 y hasta los 18 años de edad, se vacunará solo a las mujeres no vacunadas, o vacunadas parcialmente, con anterioridad. Si se inicia la vacunación a partir de los 15 años de edad, se administrarán 3 dosis de vacuna con pauta 0, 1-2, 6 meses (según vacuna utilizada). Se completará la pauta en función de la edad de la primera dosis.
- Vacuna frente a tétanos y difteria de baja carga antigénica (Td) a los 14 años de edad con dosis única siempre que el adolescente tenga los antecedentes vacunales correctos para su edad.
- Vacunación de rescate si procede a los 15-18 años de edad, con la vacuna frente a Td, poliomielitis, triple vírica, hepatitis B, antimeningocócica conjugada ACWY, varicela y VPH.
- Vacuna frente al SARS-CoV-2 (vacuna ARNm) desde los 5 años y repesca durante toda la adolescencia
- Según acuerdo de la Comisión de Salud Pública de 14 de marzo de 2019, para la vacunación a los 12 años de edad se sustituyó la vacuna frente al meningococo C por la vacuna tetravalente conjugada ACWY. Además, recomendaba que se realizara una captación activa y la vacunación de varias cohortes de adolescentes y adultos jóvenes. También, apuntaba que con la finalidad de establecer una protección comunitaria, se implementara una vacunación de rescate de manera coordinada en todas las comunidades autónomas, durante 2-3 años, para cubrir la población hasta los 18 años de edad[10].

El Comité Asesor de Vacunas (CAV) de la Asociación Española de Pediatría (AEP), todos los años, elabora, recomienda y publica un calendario de inmunizaciones en base a la evidencia disponible sobre la efectividad, la eficiencia y la seguridad de las vacunas, así como la epidemiología de las enfermedades inmunoprevenibles en nuestro país[11].

Figura 2

Calendario de vacunaciones. Comité Asesor de Vacunas. Asociación Española de Pediatría

Calendario de inmunizaciones
de la Asociación Española de Pediatría **2023** www.vacunasaep.org

VACUNA	Edad en meses						Edad en años				
	2	3	4	11	12	15	3-4	6	12	14	15-18
Hepatitis B[1]	HB		HB	HB							
Difteria, tétanos y tosferina[2]	DTPa		DTPa	DTPa				DTPa/Tdpa	Tdpa		
Poliomelitis[3]	VPI		VPI	VPI				VPI			
Haemophilus influenzae tipo b[4]	Hib		Hib	Hib							
Neumococo[5]	VNC		VNC	VNC							
Rotavirus[6]	RV	RV	(RV)								
Meningococo B[7]	MenB		MenB		MenB						
Meningococos C y ACWY[8]			MenC		Men ACWY				Men ACWY		
Gripe[9]				Gripe (6 meses a 59 meses)							
Sarampión, rubeola y parotiditis[10]					SRP		SRP				
Varicela[11]						Var	Var/SRPV				
SARS-CoV-2[12]								SARS-CoV-2 (a partir de 5 años)			
Virus del papiloma humano[13]									VPH		
Virus respiratorio sincitial[14]	AcVRS (hasta los 6 meses)										

Fuente: https://vacunasaep.org/profesionales/noticias/calendario-de-inmunizaciones-de-la-aep-2023

Supone, por tanto, una mejora y complemento al calendario común de vacunación a lo largo de toda la vida. Establece para el año 2023 y en la etapa de la adolescencia añadir las siguientes vacunas:

- Vacuna frente a la vacuna tétanos, difteria de baja carga antigénica y tosferina de baja carga antigénica y acelular (Tdpa), como 5ª dosis de la pauta del calendario de vacunación entre los 12 y 14 años de edad.
- Vacuna frente al virus del papiloma humano (VPH) como vacunación sistemática universal frente a la enfermedad tanto para chicas como para chicos, a los 12 años de edad con 2 dosis.

- Vacuna frente a meningococo del serotipo B, como recomendación individual con cualquiera de las dos vacunas (4CMenB o MenB-fHbp), respetando la edad mínima autorizada y la pauta de vacunación, para cada una de ellas según la ficha técnica. La vacuna 4CMenB (bexero) se puede utilizar a partir de los 2 meses de edad, mientras que la vacuna MenB-fHbp está autorizada en personas de 10 años de edad.

En Estados Unidos, el centro de Control y Prevención de Enfermedades (CDC) también realiza recomendaciones de vacunación por edad. En concreto, para los adolescentes establece como recomendación[12]:

Figura 3

2022: Vacunas recomendadas para los niños desde los 7 hasta los 18 años de edad. Centro para el control y prevención de enfermedades. (CDC-EEUU)

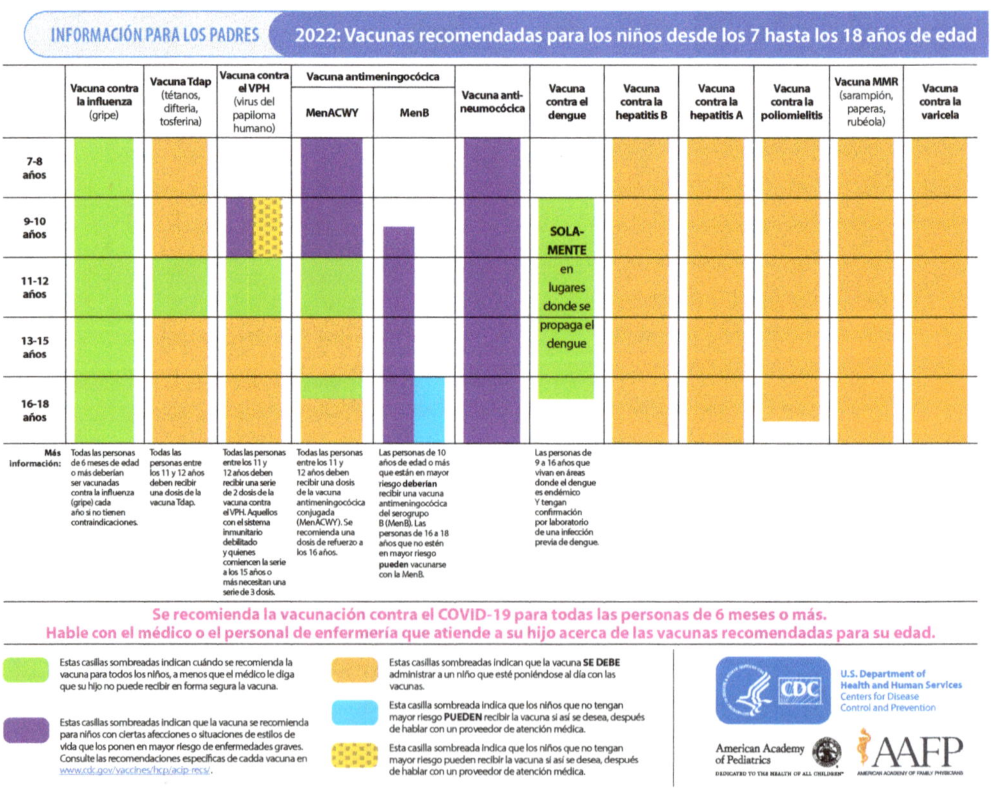

Fuente: https://www.cdc.gov/vaccines/schedules/easy-to-read/adolescent-easyread-sp.html

Entre los 11 y 12 años de edad[13]:

- 1 dosis de vacuna antimeningocócica tetravalente conjugada ACWY (1ª dosis).
- 2 dosis de vacuna frente al virus del papiloma humano (VPH).
- 1 dosis de vacuna frente a tétanos, difteria de baja carga antigénica y tosferina de baja carga antigénica y acelular (Tdpa).
- 1 dosis anual de vacuna frente a gripe.

Entre los 13 y 18 años de edad[14]:

- 1 dosis anual de vacuna frente a gripe.
- 1 dosis de vacuna antimeningocócica tetravalente conjugada ACWY (2ª dosis).
- 2 dosis de vacuna frente a meningococo del serogrupo B.

La vacunación frente a la COVID-19, por supuesto, está recomendada para todas las edades.

Por parte de la Unión Europea, en concreto, en el Portal Europeo de Información para la Vacunación, se hace referencia a la forma de protegerse frente a las enfermedades inmunoprevenibles a través de la vacunación para todas las edades de la vida[15].

20.2.3 Coberturas vacunales en España

Las coberturas vacunales de los adolescentes en España han sido históricamente menores a las obtenidas anualmente para la edad pediátrica[16].

Sin embargo, en los resultados obtenidos correspondientes al año 2021. Las coberturas de adolescentes frente a dT y VPH. se mantienen muy similares a als del año 2020[17].

En cuanto a las coberturas vacunales alcanzadas frente a la COVID-19 en España, en las personas por encima de los 12 años de edad donde se podrían incluir a los adolescentes sanos, los datos con pauta completa sobrepasan el 95 %, lo que significa que la adhesión a la vacunación por parte de estos, ha sido positiva[18].

Figura 4

Vacunación Td en adolescentes. Vacunas y programa de vacunación. Datos estadísticos. Ministerio de Sanidad. Cobertura año 2021

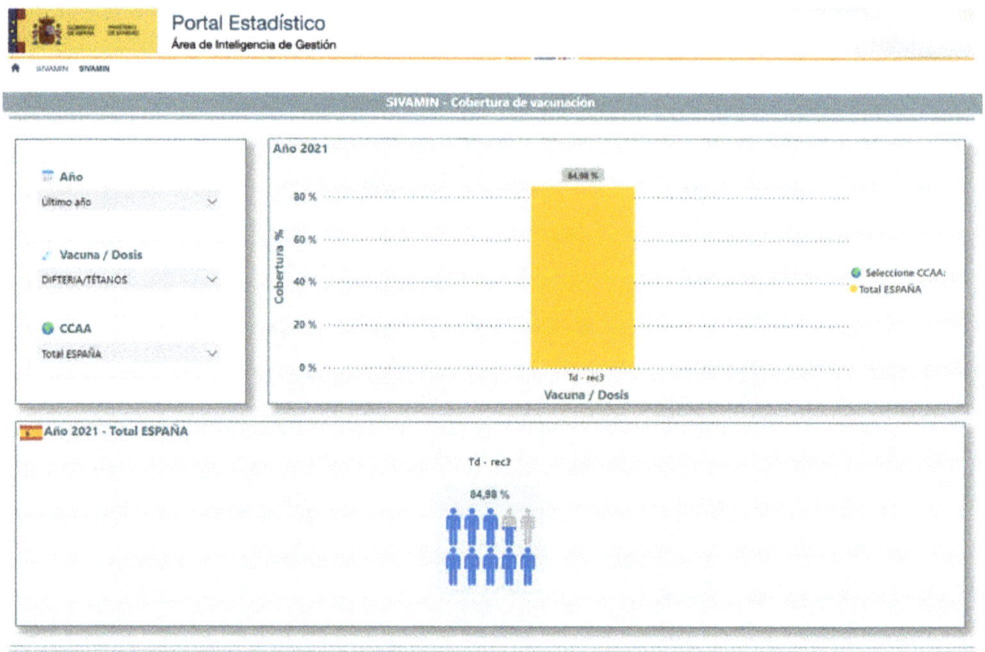

Fuente: https://pestadistico.inteligenciadegestion.sanidad.gob.es/publicoSNS/I/sivamin/sivamin

20.2.4 Medidas para mejorar la vacunación

- Aunar los esfuerzos por parte de las autoridades sanitarias, padres, madres y tutores y los propios sanitarios y en especial por las Enfermeras de Adultos, para mejorar la vacunación dirigida al adolescente.
- Las redes sociales y los medios de comunicación juegan en este aspecto también un papel importante a la hora de dirigir los mensajes positivos y alentadores, relacionados con las vacunas y la vacunación en este grupo de edad.
- La acción ejemplarizante de la vacunación de los padres, madres y tutores es fundamental y necesaria para recomendar la vacunación a sus propios hijos y al resto de progenitores.

- También los propios jóvenes si están bien informados, formados y motivados de los aspectos fundamentales de las vacunas y la vacunación como estilo de vida saludable, pueden ser un ejemplo para el resto de compañeros de edad.
- Acercar e implementar con seguridad, la vacunación a los lugares frecuentados por los adolescentes, escuelas profesionales, campamentos, universidades, facilitando el acceso a la vacunación.
- La formación e información, así como la actitud ejemplarizante por parte de las Enfermeras de Adultos en materia de vacunas y vacunación, debe intensificarse para adquirir habilidades de comunicación y llegar a interactuar en materia de promoción de la salud en este grupo de edad.

20.2.5 Conclusiones

- El adolescente tiene un perfil especial que precisa atención específica en materia de fomentar la vacunación.
- La implicación para vencer las barreras debe ser multidisciplinar, por parte de las autoridades sanitarias, medios de comunicación, progenitores y sanitarios, pero en especial de las Enfermeras de Adultos.
- El calendario vacunal vigente para este grupo de edad, puede ser mejorado con la incorporación de inmunógenos seguros y eficaces.
- Es prioritaria la formación e información dirigida a las Enfermeras de Adultos a la hora de recomendar e implementar la vacunación, sin desaprovechar cualquier oportunidad para vacunar.
- Las habilidades para interactuar con los jóvenes también requieren un aprendizaje por parte de las Enfermeras de Adultos.

20.3 El adulto sano

20.3.1 Características de la vacunación

Existen vacunas específicas para el adulto sano como son las dosis de recuerdo frente a Td (tétanos y difteria de baja carga antigénica) frente al virus de herpes zóster y las que se incluyen en el calendario para todas las etapas de la vida[1].

De forma histórica, la vacunación se ha asociado con los niños, pero esta desempeña un papel fundamental también en la población adulta, sobre todo, crucial en aquellas personas de edad más avanzada.

La mejora en la calidad de vida experimentada a lo largo de las últimas décadas ha incrementado progresivamente la esperanza de vida al nacer. Cada vez vivimos más años, pero en muchas ocasiones, este aumento se asocia con enfermedades no solo vinculadas al envejecimiento sino a muchas otras que pueden ser prevenidas mediante vacunación.

Sin embargo, la cultura de la vacunación en la persona adulta joven y sana no está muy arraigada, no demandando el propio individuo la protección frente a enfermedades inmunoprevenibles. Incluso por parte de los propios sanitarios y las Enfermeras de Adultos en particular, pensar en la vacunación de una persona adulta sana, muchas veces pasa desapercibida, lo que repercute negativamente en las coberturas vacunales.

A medida que cumplimos años, nuestro sistema inmunológico se debilita; es un proceso denominado «inmunosenescencia». El envejecimiento incrementa no solo el riesgo de padecer enfermedades infecciosas, sino que también aumenta las posibilidades de que estas se cursen con cuadros graves.

Las enfermedades infecciosas aumentan también el riesgo de hospitalización y muerte. Se erigen, además, como uno de los principales causantes de secuelas que pueden limitar la autonomía y reducir la calidad de vida.

La adhesión a la vacunación en las personas adultas de edad avanzada y en concreto para la vacuna frente a gripe ofrece en general resultados positivos, observándose también por parte de las Enfermeras de Adultos esa importancia de protección.

Disponemos de vacunas eficaces para proteger al adulto sano frente a enfermedades infecciosas como la gripe, enfermedades neumocócicas, el herpes zóster, la difteria, el tétanos y la tosferina. La eficacia de estas vacunas se ha demostrado en términos de reducción de las tasas de hospitalización, discapacidad, dependencia y muerte. Pero estos beneficios van un paso más allá, ya que la prevención de este tipo de enfermedades repercute directamente en la economía traduciéndose en ahorros en costes sanitarios y sociales a través de la vacunación del adulto sano.

Las necesidades de vacunación del adulto están en función de diferentes variables: la edad, antecedentes de vacunación en la infancia, estado de salud, estilos de vida, profesión, prácticas de riesgo, viajes a determinados países, etcétera.

En ocasiones, las pautas de vacunación de cualquier inmunógeno se ven interrumpidas o retrasadas, por lo que la Enfermera de Adultos puede retomar la vacunación a través calendario acelerado[7].

Con respecto a la vacunación frente a la COVID-19, es fundamental que se revisen y se completen las pautas de vacunación del adulto sano[19].

20.3.2 Calendario de vacunaciones

En España, es el Consejo Interterritorial del Sistema Nacional de Salud el que establece las recomendaciones de la vacunación del adulto sano a través del calendario común de vacunación a lo largo de toda la vida[1].

El documento técnico dirigido a profesionales sanitarios y, por supuesto, a las Enfermeras de Adultos, para la implementación de la vacunación en este grupo de edad, es una herramienta técnica que se basa en la necesidad de proteger a las personas susceptibles de padecer enfermedades y la necesidad de reforzar en la persona adulta las vacunas recibidas en la infancia[20].

Figura 5

Vacunación en población adulta. Ponencia de Programa y Registro de Vacunaciones. 2018. CISNS. Ministerio de Sanidad

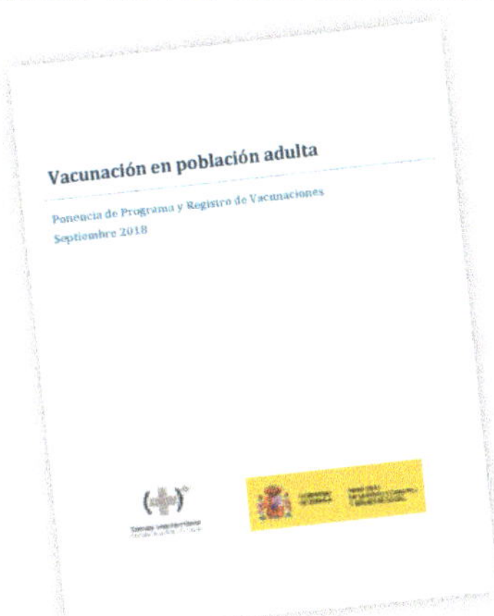
Vacunación en población adulta

Ponencia de Programa y Registro de Vacunaciones
Septiembre 2018

Fuente: https://www.sanidad.gob.es/profesionales/saludPublica/prevPromocion/vacunaciones/programasDeVacunacion/docs/Vacunacion_poblacion_adulta.pdf

Así, el calendario de vacunación del adulto sano hace referencia a los siguientes inmunógenos:

- Vacuna frente a tétanos y difteria de baja carga antigénica (Td):

  Verificar el estado de vacunación previo antes de iniciar o completar una pauta de primovacunación con Td en personas adultas y, en caso necesario, se vacunará con Td hasta completar 5 dosis. Se administrará una dosis de Td en torno a los 65 años a las personas que recibieron 5 dosis durante la infancia y la adolescencia.

- Vacuna frente a sarampión, rubéola y parotiditis (triple vírica):

  Se recomienda la vacunación en personas sin historia documentada de vacunación nacidas en España a partir de 1970. En caso necesario, se administrarán 2 dosis de TV con un intervalo mínimo de 4 semanas entre dosis. En caso de haber recibido una dosis con anterioridad se administrará solo una dosis de TV. Está contraindicada la vacunación de embarazadas y personas inmunodeprimidas.

- Vacuna frente a tosferina con vacuna combinada frente a tétanos, difteria de baja carga antigénica y tosferina de baja carga antigénica y acelular (dTpa):

  La vacunación frente a tosferina se recomienda a mujeres embarazadas en el tercer trimestre de la gestación para prevenirla en lactantes y en determinadas ocupaciones.

- Vacuna frente a poliomielitis con vacuna inactivada (VPI):

  Como muestran los estudios de seroprevalencia, se puede considerar que las personas nacidas en España son inmunes a la poliomielitis. Solo en caso de viajar a zonas específicas será necesaria la vacunación con vacuna inactivada frente a poliomielitis (VPI), así como en el caso del personal de laboratorio expuesto a poliovirus.

- Vacuna frente a hepatitis B (VHB):

  Se recomienda la vacunación frente al VHB a las personas ≤18 años de edad que no se hayan vacunado con anterioridad, con pauta de tres dosis (0, 1, 6 meses). En el resto de personas adultas solo está indicada la vacunación en personas con riesgo personal u ocupacional de adquirir la infección y en profilaxis postexposición percutánea a fluidos corporales infectados.

- Vacuna frente a gripe:

  Cada año se publican las recomendaciones de vacunación del CISNS para la campaña de la temporada de gripe correspondiente, a propuesta de la Ponencia de Programa y Registro de Vacunaciones.

- Vacuna frente a enfermedad neumocócica invasora (VN):

  Se recomienda la vacunación frente a neumococo a partir de los 60-65 años de edad y en personas que viven en instituciones cerradas. Cada comunidad autónoma establece la edad para la vacunación y la utilización de vacuna conjugada o de polisacáridos frente al neumococo.

- Vacuna frente a varicela (VVZ):

  En personas sin evidencia de inmunidad a la varicela en la población adulta se realizará determinación serológica (IgG). En caso de serología negativa se administrarán 2 dosis de vacuna frente a varicela separadas por un intervalo mínimo de 4 semanas (preferiblemente 8 semanas).

- Vacuna frente al virus del papiloma humano (VPH):

  Se recomienda la vacunación de mujeres ≤ 18 años de edad que no se hayan vacunado con anterioridad.

En Estados Unidos, el centro de Control y Prevención de Enfermedades (CDC) también realiza recomendaciones de vacunación por edad con el siguiente mensaje[21]:

«Todos los adultos necesitan vacunas para ayudarlos a prevenir y no contraer ni propagar enfermedades graves que podrían resultar en mala salud, falta de trabajo, facturas médicas y no poder cuidar a la familia».

Entre los 19 y los 26 años:

- Vacuna frente a gripe en cada temporada.
- Vacuna frente a virus de papiloma humano (VPH) para todas las personas hasta los 26 años de edad.
- Vacuna frente a hepatitis B (VHB) hasta los 59 años de edad.
- Vacuna frente a tétanos y difteria de baja carga antigénica (Td) o frente a tétanos, difteria de baja carga antigénica y tosferina de baja carga antigénica y acelular (Tdpa).

A partir de los 50 años de edad;

- Vacuna frente a gripe en cada temporada.
- Vacuna frente a herpes zóster (VVZ).
- Vacuna frente a enfermedad neumocócica invasora (VN).
- Vacuna frente a hepatitis B (VHB).

La vacunación frente a la COVID-19, por supuesto, está recomendada para todas las edades.

Por parte de la Unión Europea, en concreto, en el Portal Europeo de Información para la Vacunación, se hace referencia a la forma de protegerse frente a las enfermedades inmunoprevenibles a través de la vacunación, para todas las edades de la vida[16].

20.3.3 Coberturas vacunales en España

Para la obtención de las coberturas de vacunación se utilizan las definiciones propuestas por la Ponencia de Programa y Registro de Vacunaciones y acordadas por la Comisión de Salud Pública en octubre de 2017. Desde entonces, las coberturas de vacunación se calculan por cohortes de nacimiento de la población[22].

Los resultados de las coberturas vacunales en España para la edad adulta solamente hacen referencia a los siguientes inmunógenos y tramos de edad

- Vacunación frente a difteria, tétanos y tosferina (dTpa) en embarazadas: porcentaje de embarazadas que han recibido 1 dosis de dTpa durante el año analizado (Figura 6).
- Vacunación frente a la gripe (Figura 7):
  - Personas ≥ 75 años. Porcentaje de personas ≥ 75 años que han recibido una dosis de vacuna frente a la gripe en la temporada estacional indicada.
  - Personas de 65-74 años. Porcentaje de personas de 65-74 años que han recibido una dosis de vacuna frente a la gripe en la temporada estacional indicada.
  - Personas de 60-64 años. Porcentaje de personas de 60-64 años que han recibido una dosis de vacuna frente a la gripe en la temporada estacional indicada.

Figura 6

Coberturas de vacunación con dTpa en embarazadas. Vacunas y programa de vacunación. Datos estadísticos. Ministerio de Sanidad. Cobertura año 2021

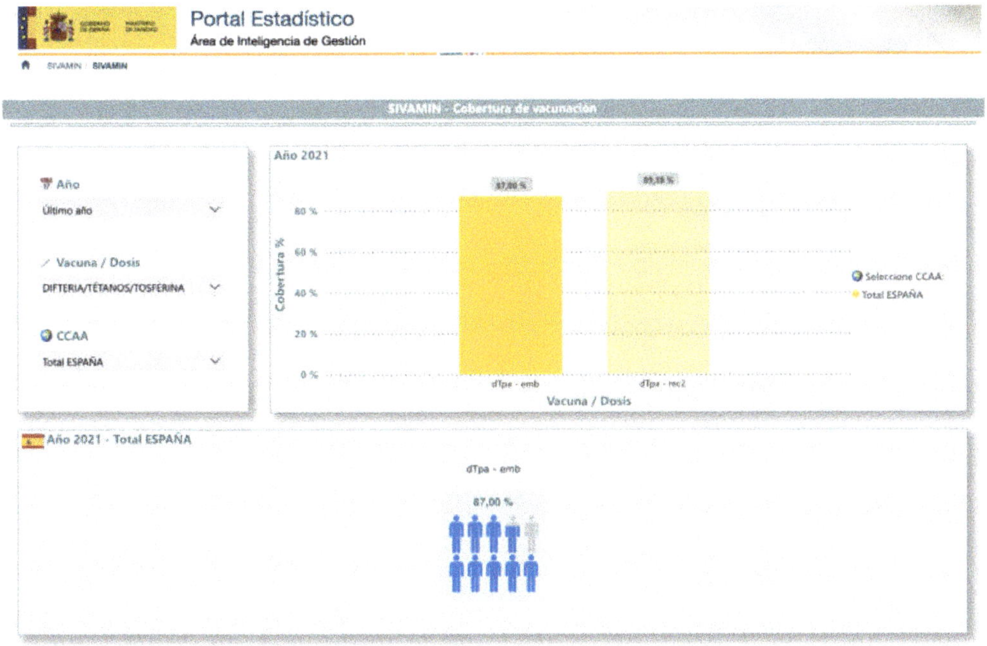

Fuente: https://pestadistico.inteligenciadegestion.sanidad.gob.es/publicoSNS/I/sivamin/sivamin

- Embarazadas. Porcentaje de embarazadas que han recibido una dosis de vacuna frente a la gripe en la temporada estacional indicada.
- Personal sanitario. Porcentaje de profesionales que han recibido una dosis de vacuna frente a la gripe en la temporada estacional indicada.

A pesar de que existen variaciones importantes entre las diferentes comunidades autónomas españolas con políticas vacunales propias, es uno de los países de Europa con coberturas de vacunación gripal más elevadas en los mayores. Sin embargo, para el resto de inmunógenos recomendados para la edad adulta queda todavía mucho camino a recorrer para que se asemejen a los resultados que se obtienen en la vacunación infantil.

Figura 7

Coberturas de vacunación frente a gripe en ≥ 65 años, en ≥ 75 años, personas de 65-74 años, personas de 60-64 años, embarazadas y personal sanitario. Toda España. Campaña 2021-2022

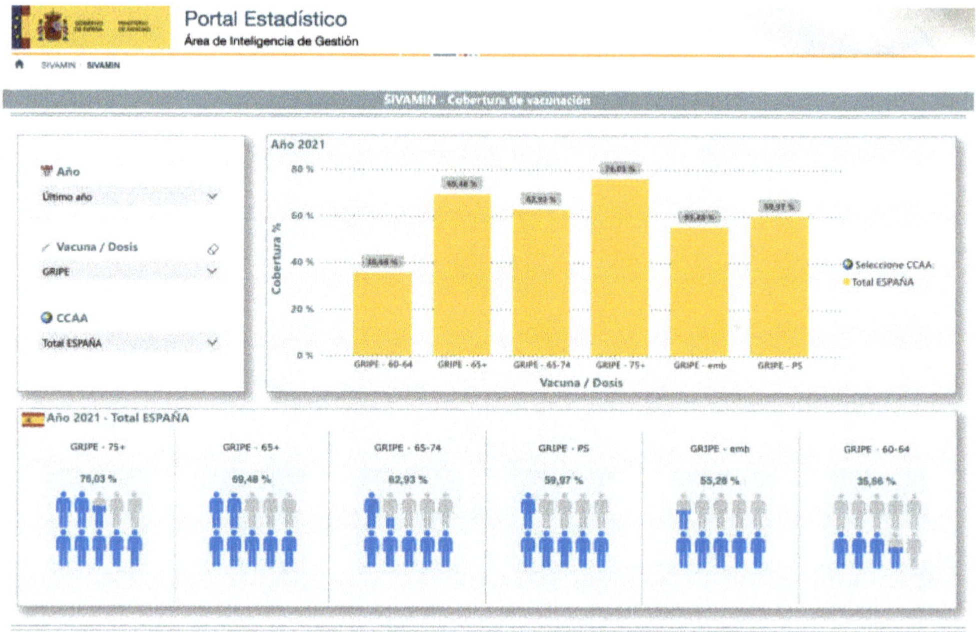

Fuente: https://pestadistico.inteligenciadegestion.sanidad.gob.es/publicoSNS/I/sivamin/sivamin

A lo largo del año 2021 se observó una tendencia ascendente en la vacuanción frente a tosferina en embarazadas, igual que en los últimos años, en España, se observaron coberturas altas en la vacunación frente a tosferina en embarazadas incluso ligeramente mayor al año 2020.

Además, se observó una notable mejoría en las coberturas de vacunación frente a la gripe en la temporada 2021-2021 en todos los grupos representados. A medida que aumenta la edad, aumenta el porcentaje de personas vacunadas.

En cuanto a las coberturas vacunales alcanzadas con la vacunación frente a la COVID-19 en España, en las personas por encima de los 19 años de edad los datos con pauta completa sobrepasan el 92 %, lo que significa que la adhesión a la vacunación ha sido positiva[18].

20.3.4 Medidas para mejorar la vacunación

- Aunar los esfuerzos por parte de las autoridades sanitarias, ciudadanos en general y los propios sanitarios y en especial por las Enfermeras de Adultos, para mejorar la vacunación dirigida al adulto sano.
- Dirigir al público en general mensajes positivos y alentadores por parte de las redes sociales y los medios de comunicación relacionados con las vacunas y la vacunación en este grupo de edad.
- Poner en valor la acción ejemplarizante de la vacunación en las personas adultas para que anime a otras a vacunarse.
- Proporcionar desde todos los ámbitos información clara, sencilla y basada en la evidencia científica, para favorecer la adhesión a la vacunación evitando bulos y temores.
- Evitar trabadas y dificultades para acceder a la vacunación, en el entorno sanitario tanto de atención primaria como de atención especializada y hospitalaria.
- La formación e información, así como la actitud ejemplarizante por parte de las Enfermeras de Adultos en materia de vacunas y vacunación, debe intensificarse para adquirir habilidades de comunicación y llegar a interactuar en materia de promoción de la salud en este grupo de edad.

20.3.5 Conclusiones de la vacunación

- La vacunación desempeña un papel fundamental para evitar el padecimiento de enfermedades inmunoprevenibles y sus complicaciones que pueden ser más graves en esta etapa de la vida.
- En el entorno sanitario la vacunación del adulto no recibe las mismas prioridades que la vacunación infantil, lo que se traduce en deficientes coberturas vacunales que requieren muchos esfuerzos para mejorarlas.
- La implicación para vencer la falta de adhesión a la vacunación debe ser multidisciplinar, por parte de las autoridades sanitarias, medios de comunicación, ciudadanos en general, industria farmacéutica y sanitarios en general, pero en especial de las Enfermeras de Adultos.

- El calendario vacunal vigente para este grupo de edad, puede ser mejorado con la incorporación de inmunógenos nuevos, seguros y eficaces como por ejemplo la vacunación frente a herpes zóster (20.4).
- Es prioritaria la formación e información en vacunas y vacunación dirigida a las Enfermeras de Adultos, a la hora de recomendar e implementar la vacunación, sin desaprovechar cualquier oportunidad para vacunar.
- Las habilidades para interactuar con las personas adultas, también requieren un aprendizaje por parte de las Enfermeras de Adultos, contribuyendo a que se conviertan en líderes de la vacunación.

20.4 Vacunación frente a herpes zóster

20.4.1 La enfermedad de herpes zóster

El virus varicela zóster (VVZ) forma parte del conjunto de 8 virus conocidos de la familia de los virus herpes. Afecta a todas las personas del mundo.

Cuando una persona se infecta por primera vez (primoinfección), causa la varicela.

En posteriores reactivaciones, causa el herpes zóster (HZ).

Aunque en la mayoría de los niños sanos la varicela se resuelve sola sin necesidad de tratamiento, la aparición de complicaciones potencialmente graves, como neumonía, hepatitis o encefalitis, es significativa en determinados grupos de población. Los grupos de mayor riesgo son los adultos, los lactantes (especialmente durante los primeros meses de vida), las embarazadas y las personas inmunodeprimidas.

Tras infectarse por el VVZ por primera vez, este queda latente en los ganglios sensoriales. Al disminuir la inmunidad, algo que puede ocurrir de manera natural con la edad avanzada o debido a medicamentos o enfermedades que causen una disminución de las defensas, los virus latentes pueden reactivarse y dar lugar al herpes zóster. La principal complicación del herpes zóster es la neuralgia postherpética, que consiste en dolor en la zona del territorio afectado que persiste más de un mes, incluso una vez curadas las lesiones en la piel.

El herpes zóster se caracteriza por presentar:

- Erupción en la piel sobre una base inflamatoria de similares características a la de la varicela, que puede llegar a ser sumamente dolorosa y que aparece siguiendo el territorio de un nervio sensitivo.
- Neuritis aguda: la neuritis, o inflamación de un nervio, produce dolor, que es el síntoma más común del herpes zóster. Aproximadamente, el 75 % de los pacientes tienen inicialmente dolor en el área donde luego aparecerá la erupción.

El padecimiento de herpes zóster tiene una importante carga social en el contexto del envejecimiento demográfico.

En nuestro país, más del 90 % de las personas adultas han sufrido infección por VVZ y, por tanto, pueden desarrollar herpes zóster. El riesgo de desarrollar herpes zóster se incrementa conforme cumplimos años y alcanza el 30-50 % en los mayores de 85 años de edad. Las personas inmunodeprimidas presentan un riesgo todavía mayor de desarrollar herpes zóster[1].

20.4.2 La vacunación frente a herpes zóster

En la actualidad, en nuestro país existe una vacuna disponible y autorizada para ser utilizada en personas adultas sanas a partir de los 50 años y, en adultos, a partir de los 18 años que tienen un mayor riesgo de HZ.

- Vacuna de subunidades que está compuesta por una glicoproteína (HZ/su) producida por técnicas de recombinación de ADN, recomendada en personas sanas a partir de los 50 años de edad, con pauta de 2 dosis separadas al menos 2 meses entre sí y también indicada en personas que pertenecen a determinados grupos de riesgo[3].

Desde el Ministerio de Sanidad en relación con la implementación de la vacunación en personas adultas frente a herpes zóster se establecieron en el año 2021 recomendaciones en el Consejo Interterritorial del Sistema Nacional de la Salud (CISNS), para la vacunación con vacuna de subunidades y adyuvada, para las personas por encima de los 18 años de edad con las siguientes condiciones de riesgo[2,3]:

a. Personas con trasplante de progenitores hematopoyéticos (TPH).
b. Personas con trasplante de órgano sólido (TOS).
c. Personas con tratamiento con fármacos anti-JAK.
d. Personas con VIH.
e. Personas con hemopatías malignas.
f. Personas con tumores sólidos en tratamiento con quimioterapia.

El documento de Sanidad recomienda además a todas las comunidades autónomas incorporar la vacunación sistemática frente a herpes zóster con la vacuna de subunidades y adyuvada en la población adulta sana, para las personas que cumplan 65 años a lo largo del año 2022.

Figura 8

Recomendaciones de vacunación frente a herpes zóster.
Ponencia de Programa y Registro de Vacunaciones 2020

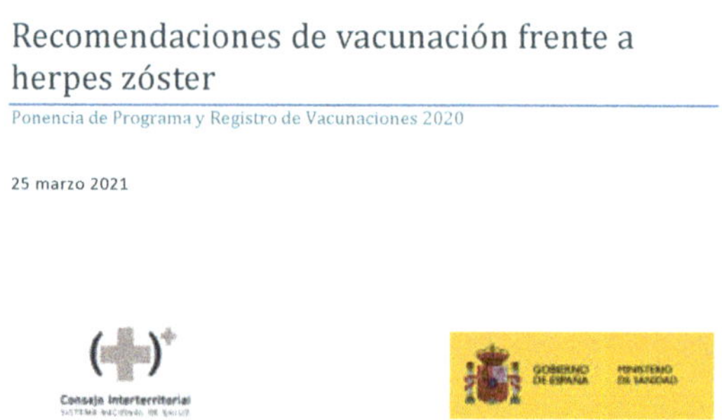
Recomendaciones de vacunación frente a herpes zóster

Ponencia de Programa y Registro de Vacunaciones 2020

25 marzo 2021

Fuente: https://www.sanidad.gob.es/profesionales/saludPublica/prevPromocion/vacunaciones/programasDeVacunacion/docs/HerpesZoster_RecomendacionesVacunacion.pdf

A principios del año 2023 con la publicación y recomendación del *"calendario común de vacunación a lo largo de toda la vida. calendario recomendado año 2023"*, se establece como novedad importante, la vacunación frente al virus de herpes zóster también para las personas sanas a los 65 años de edad (nacidos en 1958). Como pauta recomendada, se administrarán 2 dosis separadas por un intervalo mínimo de 8 semanas. Además, se podrán captar progresivamente cohortes entre 66 y 80 años comenzando por la población que cumple 80 años.

20.4.3 Medidas para mejorar la vacunación frente a herpes zóster

- Incluir la recomendación sistemática de vacunar frente a herpes zóster a las personas adultas sanas (según ficha técnica de los inmunógenos autorizados) en el calendario común de vacunación a lo largo de toda la vida.
- Formar e informar a todos los sanitarios y, en especial, a las Enfermeras de Adultos de la importancia de la prevención frente a herpes zóster en el adulto sano y en las personas con condiciones de riesgo,

20.4.4 Conclusiones de la vacunación frente a herpes zóster

- Previene la propia enfermedad y las complicaciones graves como la neuralgia postherpética.
- Evita los costes en las pérdidas de productividad por absentismo laboral al padecer la enfermedad.
- Mejora la carga social en el contexto del envejecimiento demográfico.

Bibliografía

1. Consejo Interterritorial del Sistema Nacional de Salud de España. Calendario común de vacunación a lo largo de toda la vida. Calendario recomendado año 2023. 2022:1-3.
2. Real Academia Española. Diccionario de la lengua española. 2022:1-4.
3. Organización Mundial de la Salud. Salud del adolescente. 2023:1-7.
4. Consejo Interterritorial del Sistema Nacional de Salud. Vacunación específica en menores y adolescentes (<18 años) en condiciones de riesgo. 2022:1.
5. Consejo Interterritorial del Sistema Nacional de Salud. Vacunación específica en personas adultas (≥18 años) con condiciones de riesgo. 2023:1-2.
6. World Health Organization. COVID-19 pandemic fuels largest continued backslide in vaccinations in three decades. 2022:1-5.

7. Consejo interterritorial del Sistema Nacional de Salud. Ministerio de Sanidad, Consumo y Bienestar Social. Gobierno de España. Calendario acelerado de vacunaciones. Ponencia de Programa y Registro de Vacunaciones. 2019:1-7.
8. Consejo Interterritorial del Sistema Nacional de Salud de España. Tabla resumen Vacunación COVID-19. 2023;1:1-6.
9. Ministerio de Sanidad. Gobierno de España. ¿Deben vacunarse los niños y las niñas? ¿Y la población adolescente? Estrategia de vacunación COVID-19. 2022:1-2.
10. Ministerio de Sanidad. Gobierno de España. Estrategia MenACWY en adolescentes y jóvenes. Vacunas y Programa de Inmunizaciones. 2022:1-3.
11. Asociación Española de Pediatría. Calendario de Vacunaciones AEP 2023. 2022:1-14.
12. Centers for Disease Control and Prevention. U.S. Department of Health & Human Services. Vaccines & Immunizations. 2022:1.
13. Centers for Disease Control and Prevention. U.S. Department of Health & Human Services. Vaccines at 11 to 12 Years. Vaccines by Age. 2020:1-2.
14. Centers for Disease Control and Prevention. U.S. Department of Health & Human Services. Vaccines at 13 to 18 Years. Vaccines by Age. 2020:1-2.
15. Portal Europeo de Información sobre la Vacunación. Vacunación. 2020:1-3.
16. Ministerio de Sanidad. Gobierno de España. Vacunas y Programa de Vacunación. Histórico de coberturas de vacunación. Prevención y Promoción. s. f.:1-2.
17. Ministerio de Sanidad. Gobierno de España. Evolución coberturas de vacunación frente a sarampión, rubeola y parotiditis y virus del papiloma humano 2021:1.
18. Ministerio de Sanidad. Gobierno de España. Cuadro de mando resumen de datos de vacunación 2022:1-2.
19. Ministerio de Sanidad, Ciencia e Innovación. Gobierno de España. Estrategia de vacunación COVID-19. 2022:1-6.
20. Consejo Interterritorial del Sistema Nacional de Salud. Ministerio de Sanidad, Consumo y Bienestar Social. Gobierno de España. Vacunación en población adulta. Ponencia de Programa y Registro de Vacunaciones. 2018:1-36.

21. Centers for Disease Control and Prevention. U.S. Department of Health & Human Services. What Vaccines are Recommended for You. Vaccine Information for Adults. 2022:1-4.

22. Ministerio de Sanidad. Gobierno de España. Coberturas de Vacunación. Datos Estadísticos. Vacunas y Programa de vacunación. 2017:1-5.

23. Gil de Miguel A, Eiros Bouza J, Martínez Alcorta L, Vallejo-Aparicio L, García A, Miñarro C, et al. Carga económica directa de enfermedades prevenibles por vacunación en el adulto mayor en España. XIX Congreso de la Sociedad Española de Salud Pública y Administración Sanitaria (SESPAS). 2021:1-5.

24. Ministerio de Sanidad. Gobierno de España. Centro de Información de Medicamentos (CIMA). Agencia Española de Medicamentos y Productos Sanitarios. Ficha técnica Shingrix. s. f.

25. Consejo Interterritorial del Sistema Nacional de Salud. Ministerio de Sanidad. Gobierno de España. Recomendaciones de vacunación frente a herpes zóster. Ponencia de Programa y Registro de Vacunaciones 2020. 2021:1-58.

26. Fariñas Guerrero, F, Ledo Varela, MT. 50 preguntas y respuestas herpes zóster, Zaragoza: Amazing Books; 2022

CAPÍTULO 21

VACUNACIÓN FRENTE A HERPES ZÓSTER

Inmaculada Cuesta Esteve, Julián Ojanguren Llanes,
José Antonio Forcada Segarra

VÍDEO DE PRESENTACIÓN DE LOS AUTORES:
VACUNACIÓN FRENTE A HERPES ZÓSTER

CAPÍTULO 21

VACUNACIÓN FRENTE A HERPES ZÓSTER

Inmaculada Cuesta Esteve, Julián Ojanguren Llanes,
José Antonio Forcada Segarra

21.1 Introducción

El herpes zóster es una enfermedad producida por la reactivación del virus varicela-zóster (VVZ). Durante el primer contacto con el virus, el organismo desarrolla la sintomatología típica de la varicela. El virus es transportado a través de las fibras nerviosas sensitivas al ganglio sensitivo de la raíz dorsal de la médula espinal, al trigémino o a otros pares craneales, en donde permanece latente durante varias décadas. Esta reactivación del VVZ puede desencadenarse de manera espontánea o tras algún factor desencadenante como la disminución de la inmunidad debido a la inmunosenescencia o por inmunosupresión (infección por VIH, enfermedad de Hodgkin, leucemia u otras neoplasias, tratamientos inmunosupresores citostáticos, radiaciones, corticoides o con inhibidores del complemento). También se ha descrito relación directa de activación del herpes zóster desencadenado tras situaciones de estrés o traumatismos físicos.

El herpes zóster (HZ) es una enfermedad muy prevalente, con mayor incidencia a partir de los 50 años y en mujeres, aumentando con la edad y, de manera considerable, con la presencia de inmunodepresión y ciertas condiciones de riesgo. Presenta una baja mortalidad, pero las complicaciones que puede presentar, sobre todo la Neuralgia Pos-Herpética (NPH), pueden ocasionar discapacidad y disminuir la calidad de vida, por lo que constituye una importante carga para la sociedad, tanto por los costes directos de la asistencia sanitaria (atención primaria, consultas especializadas, ingresos hospitalarios, prescripciones farmacológicas) como por la pérdida de productividad en las personas más jóvenes y de los cuidadores en los pacientes más mayores. Se espera un aumento de la incidencia debido al envejecimiento de la población y al creciente número de personas con comorbilidades y con inmunodepresión.

El herpes zóster se caracteriza por la aparición de una erupción vesicular muy dolorosa que recorre el territorio comprendido por el nervio. Esta erupción suele estar precedida unos días antes por dolor, el cual puede llegar a durar meses e incluso años después de resolverse la erupción.

Cuando el virus se reactiva, se replica en los ganglios, lo que ocasiona el dolor y necrosis neuronal, provocando neuritis intensa hasta liberarse en el área de la piel que inerva ese ganglio, apareciendo vesículas y ampollas. Estas vesículas evolucionarán a costras, las cuales pueden permanecer durante 2 o 3 semanas. La reepitelización total suele tardar en torno a 4 semanas, alargándose más tiempo en aquellos pacientes de mayor edad.

En un 10-15 % de los casos, puede verse afectado el trigémino, lo que puede ocasionar graves complicaciones como necrosis de retina, ulceración de la córnea, neuritis óptica, glaucoma e, incluso, provocar ceguera.

21.2 Epidemiología

La vigilancia del HZ se incorporó a la Red Nacional de Vigilancia Epidemiológica (RENAVE) en 2007, formando parte de un protocolo que tenía el objetivo de evaluar el impacto que la introducción de la vacunación de varicela en adolescentes pudiera tener sobre la epidemiología del HZ. Además de la notificación agregada de casos por grupos de edad y sexo, se incluía el seguimiento de la gravedad y las complicaciones del HZ mediante el análisis del Conjunto Mínimo Básico de Datos de ingresos hospitalarios (RAE-CMBD), así como el seguimiento de la mortalidad en las estadísticas de defunción del Instituto Nacional de Estadística (INE).

Se estima que entre el 15 % - 20 % de los individuos infectados con VVZ desarrollará un HZ en algún momento de su vida.

La transmisión del VVZ es posible desde los pacientes con HZ aunque es más baja que desde las personas que padecen varicela. La tasa de ataque de la enfermedad entre susceptibles es del 20% mientras que para las personas con varicela la tasa es del 60 - 100 %.

Se estima la tasa media de incidencia de HZ en 2014-2018 en 351,6 casos por 100.000 habitantes.

Figura 1

Incidencia de herpes zóster por 100.000 hab. Por grupo de edad y sexo. España 2014-2018

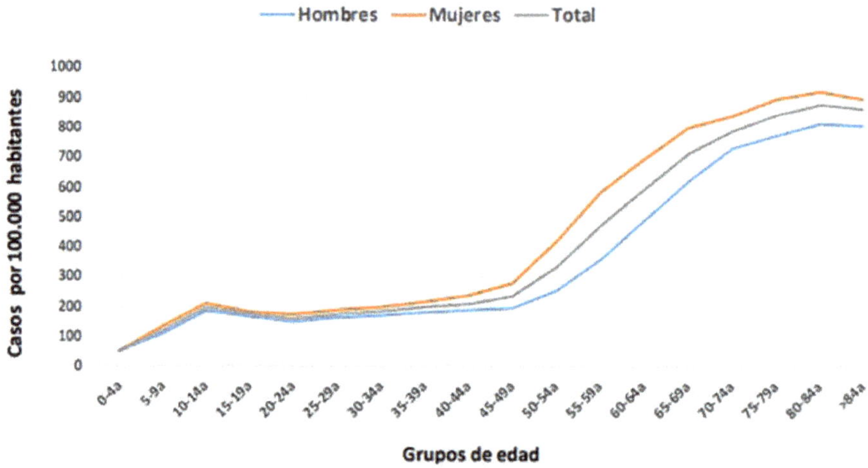

Fuente: Red Nacional de Vigilancia Epidemiológica (RENAVE): notificación individualizada de casos de HZ desde 11 CCAA: Aragón, C. Valenciana, Baleares, Galicia, La Rioja, Canarias, Madrid, Melilla, Castilla la Mancha, Murcia y Navarra en el periodo 2014-2018; Instituto Nacional de Estadística: cifras de población residente en España; estimaciones intercensales a 1 de julio

La tasa de incidencia de HZ es mayor en mujeres que en hombres en todos los grupos de edad. La incidencia de HZ muestra una tendencia creciente con la edad; la tendencia se acelera a partir del grupo de 50-54 años (la incidencia pasa de ser 235,7 casos por 100.000 hab. entre los 45-49 años a 333,5 en el grupo de 50-54 años, lo que supone un incremento del 41%). El incremento de la tasa se ralentiza a partir de los 75-79 años; la incidencia alcanza el máximo en el grupo de 80-84 años (877,1 casos por 100.000)

La complicación más frecuente del HZ es la Neuralgia Pos-Herpética (NPH), definida como un dolor persistente durante al menos 90 días tras la aparición de las vesículas. Es un dolor que interfiere en las actividades de la vida diaria, con la consiguiente merma de la calidad de vida. La NPH puede ocurrir hasta en un 34 % de los pacientes que sufren herpes zóster y su incidencia aumenta con la edad, dándose el 73 % de los casos en > 70 años. Se estima que a los 50 años el 18 % de los pacientes con HZ desarrollan NPH, y a los 80 años hasta el 33 %. Ocurre más frecuentemente en el sexo femenino. La incidencia del HZ y de la NPH se

Figura 2

Tasa de hospitalizaciones por herpes zóster por grupo de edad y sexo. España, 1998-2018

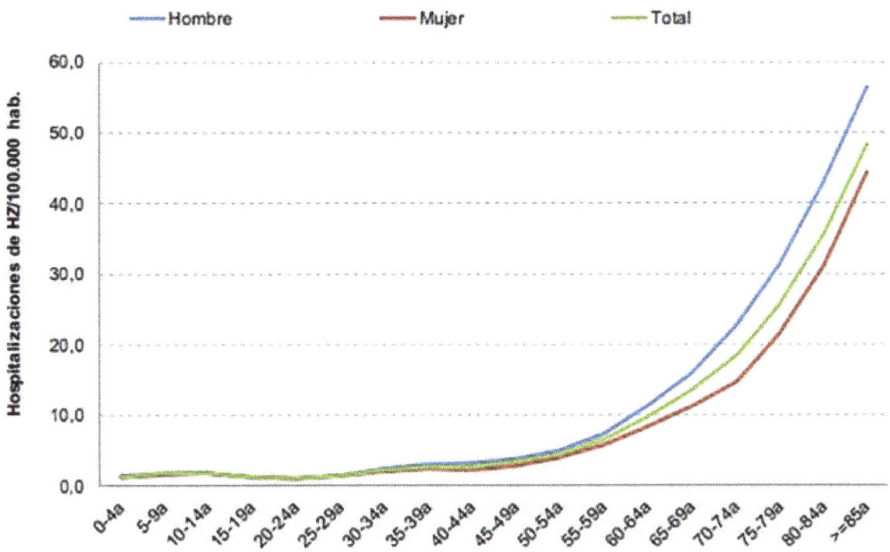

Fuente: Ministerio de Sanidad. Registro de Actividad de Atención Especializada (RAE-CMBD). Hospita-lizaciones con diagnóstico de HZ o sus complicaciones en todos los códigos diagnósticos (DP-D14). Instituto Nacional de Estadística: cifras de población residente en España; estimaciones intercensales a 1 de julio

incrementa con la edad. La tasa de recurrencia del HZ, asociada a la debilitación de la inmunidad, oscila entre el 3-5 % a lo largo de la vida; el cáncer, particularmente las leucemias y linfomas, la infección por VIH y los trasplantes, tanto de células madre como de órganos sólidos, son factores de riesgo para padecer HZ complicado.

Entre 1998 y 2017 se han identificado 59.297 hospitalizaciones por HZ. El promedio anual fue de 2965 hospitalizaciones con un mínimo de 2100 en 1999 y un máximo de 4429 en 2017. El número de hospitalizaciones por HZ aumenta con la edad. Las hospitalizaciones se incrementan a partir del grupo de edad 50-54 años (pasan de 2018 hospitalizaciones entre los 45-49 años a 2534 en el grupo de 50-54 años, incremento del 20 %). El grupo de edad que registra más hospitalizaciones es el de ≥85 años (8883). Expresado en términos porcentuales el 80,2 % de las hospitalizaciones por HZ ocurren en personas de 50 o más años, el 70,4 % en personas de 60 o más años y el 53,6 % en personas de 70 o más años.

Figura 3

Hospitalizaciones por Neuralgia Pos-Herpética por millón de habitantes, por grupo de edad. España, 1998-2017

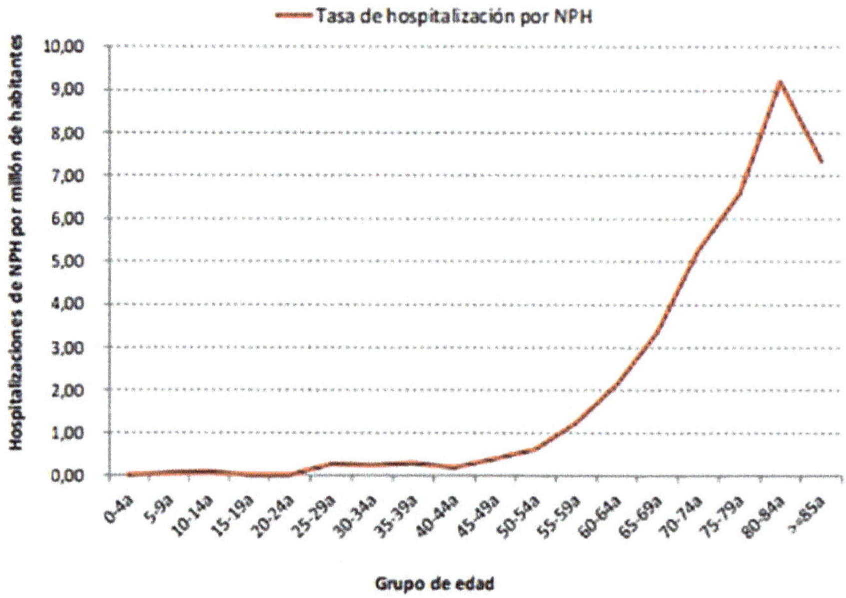

Fuente: Ministerio de Sanidad. Registro de Actividades de Atención Especializado — RAE-CMBD. Hospitalicaciones con diagnóstico de NPH en el Diagnóstico Principal. Instituto Nacional de Estadística: cifras de población residente en España; estimaciones intercensales a 1 de julio

En cuanto a las tasas de hospitalización por HZ ha ido aumentando a lo largo del periodo de estudio pasando de 5,23 hospitalizaciones por 100.000 hab. en 1999 a 9,57 hospitalizaciones por 100.000 hab. en 2017. La tasa de hospitalización es más alta para los hombres que para las mujeres en todos los grupos de edad. La tasa muestra una tendencia creciente con la edad; la tendencia se acelera a partir del grupo de 55-59 años (la tasa pasa de ser 4,43 en el grupo de los 50-54 años a 6,45 en el grupo de 55-59 años, lo que supone un incremento del 45%) hasta alcanzar el máximo en el grupo de 85 y más años (47,3 hospitalizaciones por 100.000).

La NPH es la principal complicación del HZ. Entre 1998 y 2017 se registraron un total de 1.186 hospitalizaciones con diagnóstico principal de Neuralgia Pos-Herpética, con un promedio anual de 59,3. El número de hospitalizaciones por NPH aumenta con la edad. Las hospitalizaciones se incrementan de manera creciente a partir del grupo de edad de 55-59 años (pasa de 35 hospitalizaciones entre los 50-54 años a 62 en el grupo de 55-59 años, incremento del 77 %). El grupo de edad que registra más hospitalizaciones por NPH es el de 80-84 años (209). Expresado en términos porcentuales el 91,3 % de las hospitalizaciones por NPH ocurren en personas de 50 o más años, el 83,2 % en personas de 60 o más años y el 63,1 % en personas de 70 años o más.

La tasa de hospitalización por NPH muestra una tendencia creciente con la edad; la tendencia se acelera a partir del grupo de 55-59 años (la tasa se duplica pasando de 0,61 hospitalizaciones por millón de habitantes en el grupo de los 50-54 años a 1,23 en el grupo de 55-59 años) hasta alcanzar el máximo en el grupo de 80-84 años (9,22 hospitalizaciones por millón)

Entre 1999 y 2017 se registraron un total de 352 muertes por herpes zóster lo que supone una media de 18,5 muertes al año, con un rango de valores comprendido entre 12 (en el año 2000) y 28 (en 2012). Globalmente para el conjunto de los años el 64 % (227/352) de las muertes por HZ se registraron en mujeres. Las muertes por HZ ocurren en adultos a partir del grupo de edad de 45-64 años, que acumula el 2,8 % del total de defunciones; el 33,2 % ocurren entre los 65-84 años y el 64,0 % en personas de 85 años o más.

Figura 4

Defunciones por herpes zóster por grupo de edad y sexo. España, 1999-2017

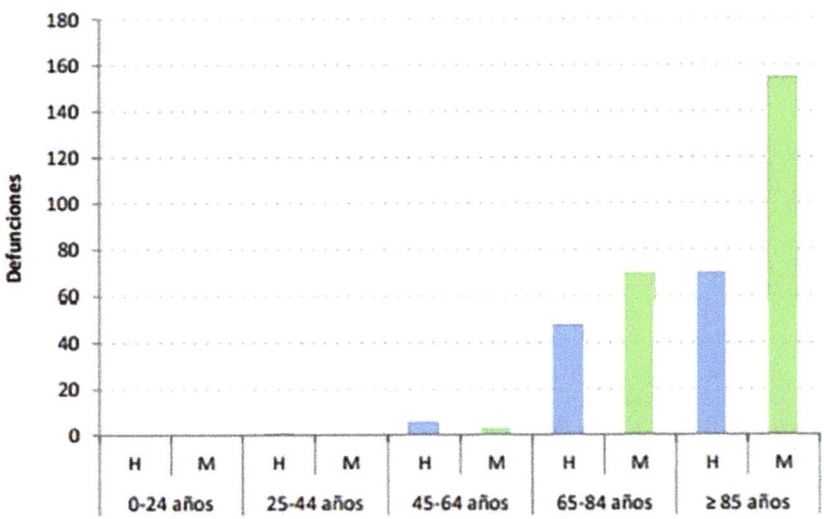

Fuente: Instituto Nacional de Estadística. Estadística de mortalidad según la causa de muerte

Diversos autores estiman que la incidencia de herpes zóster en el continente europeo oscila entre 400-450 casos por 100.000 personas. En nuestro país, según los datos publicados por el Centro Nacional de Epidemiología la incidencia anual se sitúa entre 339 y 364 casos por 100.000 habitantes, siendo mayor en mujeres e incrementándose con la edad, llegando a tener una incidencia de 877 por 100.000 habitantes en el grupo de 80-84 años.

La población > 60 años concentra el 52,7 % de todos los casos de herpes zóster, el 70,4 % de quienes precisaron hospitalización por esta patología y el 83,1 % de las Neuralgias Pos-Herpéticas.

21.3 Vacunas

Actualmente, solo hay una vacuna comercializada frente a HZ, indicada para la prevención del HZ y la NPH en personas a partir de los 50 años de edad y en personas a partir de 18 años con un mayor riesgo de HZ. La vacuna Shingrix (HZ/su), de la compañía GSK, autorizada por la Comisión Europea el 21 de marzo de 2018, es una vacuna que contiene la glicoproteína E del VVZ y el adyuvante AS01B.

Indicación

Está indicada para la prevención del herpes zóster (HZ) y de la Neuralgia Pos-Herpética (NPH) en:

- Personas adultas a partir de los 50 años de edad.
- Personas adultas a partir de los 18 años de edad que tienen un mayor riesgo de HZ.

Pauta

La pauta de primovacunación consiste en dos dosis de 0,5 ml cada una: una dosis inicial seguida de una segunda dosis 2 meses después.

Si se requiere flexibilidad en el esquema de vacunación, se puede administrar la segunda dosis entre 2 y 6 meses después de la primera dosis. En individuos que son o podrían llegar a ser inmunodeficientes o que están o podrían llegar a estar inmunodeprimidos debido a alguna patología o terapia, y que se podrían beneficiar de un esquema de vacunación más corto, se puede administrar la segunda dosis entre 1 y 2 meses después de la dosis inicial.

No se ha establecido la necesidad de administrar dosis de recuerdo tras la pauta de primovacunación.

Se puede administrar con el mismo esquema a sujetos previamente vacunados con la vacuna viva atenuada frente al herpes zóster.

No está indicada para la prevención de la infección primaria por el virus de la varicela. La vacuna es solo para uso profiláctico y no está destinada para el tratamiento de la enfermedad clínica establecida.

Vía de administración

Solo se debe administrar por inyección intramuscular, preferiblemente en el músculo deltoides. No se debe administrar por vía intravascular o intradérmica. No se recomienda la administración por vía subcutánea. La mala administración por vía subcutánea puede dar lugar a un aumento de las reacciones locales transitorias.

Contraindicaciones y precauciones de administración

Las contraindicaciones son la hipersensibilidad al principio activo o a alguno de los excipientes.

Como con todas las vacunas inyectables, se deberá disponer en todo momento del tratamiento y supervisión médica adecuados en el caso de aparición de una reacción anafiláctica tras la administración de la vacuna. Como con otras vacunas, se debe posponer la vacunación con Shingrix en personas que padezcan una enfermedad febril aguda y grave. Sin embargo, la presencia de una infección menor, como un resfriado, no debe dar lugar a un aplazamiento de la vacunación.

Se debe administrar con precaución a individuos con trombocitopenia o con cualquier trastorno de la coagulación ya que se puede producir sangrado en estos sujetos tras la administración intramuscular.

Después de cualquier vacunación, o incluso antes, se puede producir un síncope (desfallecimiento) como una reacción psicógena a la inyección de la aguja. Durante la recuperación, este puede ir acompañado de varios signos neurológicos tales como déficit visual transitorio, parestesia y movimientos tónico-clónicos en los miembros. Es importante que se disponga de procedimientos para evitar daños causados por estos desfallecimientos.

En un estudio observacional post comercialización en individuos a partir de los 65 años de edad se observó un aumento del riesgo de padecer síndrome de Guillain-Barré (estimado en un exceso de 3 casos por millón de dosis administradas) durante los 42 días posteriores a la vacunación. La información disponible no es suficiente para establecer una relación causal.

Se dispone de datos limitados que respaldan el uso de Shingrix en sujetos con antecedentes de HZ. Existen variaciones entre países sobre los intervalos recomendados, la ACIP recomienda que se vacune con Shingrix cuando haya pasado la fase aguda del episodio de zóster y los síntomas hayan disminuido. Varias autoridades sanitarias a nivel regional, como la Comunidad de Madrid, se posicionan en línea con las recomendaciones de la ACIP. En las recomendaciones de marzo de 2021, el Ministerio de Sanidad no especifica un intervalo de tiempo, pero indica que no está cuestionada la seguridad de la vacuna en personas que han sufrido un episodio de HZ previo a ser vacunados con Shingrix.

Administración con otras vacunas

Se puede administrar de forma concomitante con la vacuna inactivada no adyuvada frente a la gripe estacional, con la vacuna antineumocócica polisacarídica 23-valente (PPV23), con la vacuna antineumocócica conjugada 13-valente (PCV13) o con la vacuna antidiftérica, antitetánica y antitosferina (componente acelular) de contenido antigénico reducido (dTpa). Las vacunas se deben administrar en lugares de inyección distintos.

En cuatro ensayos clínicos de fase III, controlados, abiertos, se aleatorizaron adultos ≥ 50 años de edad para recibir 2 dosis de Shingrix con 2 meses de diferencia, administrando la primera dosis de forma concomitante o no concomitante con una vacuna inactivada no adyuvada frente a la gripe estacional (N=828; Zóster-004), con una vacuna PPV23 (N=865; Zóster-035), con una vacuna PCV13 (N=912; Zóster-059) o con una vacuna dTpa formulada con 0,3 miligramos de

Al3+ (N=830; Zóster-042). Las respuestas inmunes frente a las vacunas coadministradas no se vieron afectadas, a excepción de una media geométrica de las concentraciones (GMCs) más baja para uno de los antígenos de tos ferina (pertactina) cuando se coadministra con la vacuna dTpa. Se desconoce la relevancia clínica de estos datos.

Las reacciones adversas fiebre y escalofríos fueron más frecuentes cuando se coadministró Shingrix con la vacuna PPV23 (16 % y 21 %, respectivamente) que cuando se administró Shingrix sola (7 % para ambas reacciones adversas). Respecto al uso concomitante con otras vacunas, no se dispone de datos, pero actualmente hay diversos estudios en marcha para evaluar la coadministración con vacunas ARNm frente a COVID-19, así como con la vacuna antigripal adyuvada y la antigripal de alta carga antigénica.

Embarazo y lactancia

No hay datos del uso en mujeres embarazadas. Los estudios en animales no sugieren efectos perjudiciales directos ni indirectos en el embarazo, desarrollo embrionario y fetal, parto o desarrollo posnatal. Como medida de precaución, es preferible evitar su uso durante el embarazo, si bien en caso de que se administrase en una mujer que no conoce su estado de gestación no se prevén riesgos asociados, ya que se trata de una vacuna inactivada y no puede causar infección ni a la madre ni al feto.

No se ha evaluado el efecto en niños alimentados con leche materna tras la administración a sus madres. Se desconoce si se excreta en la leche materna.

Reacciones adversas

En adultos a partir de los 50 años de edad, las reacciones adversas notificadas con mayor frecuencia fueron: dolor en la zona de inyección (68,1 % total/dosis; 3,8 % graves/dosis), mialgia (32,9 % total/dosis; 2,9 % graves/dosis), fatiga (32,2 % total/dosis; 3,0 % graves/dosis) y cefalea (26,3 % total/dosis; 1,9 % graves/dosis). La mayoría de estas reacciones fueron de corta duración (mediana de la duración de 2 a 3 días).

Las reacciones notificadas como graves duraron de 1 a 2 días. En adultos ≥ 18 años de edad que son inmunodeficientes o están inmunodeprimidos debido a alguna patología o terapia (denominados inmunocomprometidos (IC)), el perfil de seguridad fue consistente con el observado en adultos a partir de los 50 años de edad. Hay datos limitados en adultos de entre 18 y 49 años de edad con mayor riesgo de HZ que no están IC. En general, hubo mayor incidencia de algunas reacciones adversas en los grupos de edad más jóvenes.

Eficacia

La eficacia de la vacuna HZ/su frente a HZ y NPH, así como su seguridad en adultos sanos a partir de los 50 años, se evaluó en dos grandes ensayos clínicos pivotales de fase III controlados con placebo: el estudio ZOE-50 en adultos ≥ 50 años (N=15.411); y el estudio ZOE-70, en ≥70 años. Para aumentar la potencia estadística de los datos en individuos ≥ 70 años, se realizó un análisis combinado del ZOE-50 y ZOE-70 (N=16.596). En cuanto a los resultados de ambos estudios, se observó una eficacia frente a HZ superior al 90 % independientemente del grupo etario. Respecto a la eficacia frente a la NPH en ≥ 70 años, la vacunación redujo la incidencia de NPH significativamente, siendo la eficacia de 88,8 % (IC95 %: 68,7; 97,1) y del 91,2 % (IC 95 %: 75,9-97,7) en ≥ 50 años.

En cuanto al seguimiento a largo plazo, se ha observado una eficacia del 89,0 % (IC 95 %: 85,6–91,3 %) en el periodo desde 1 mes tras la segunda dosis hasta aproximadamente 10 años después (con una media de seguimiento de 9,6 ± 0,3 años).

En pacientes inmunocomprometidos ≥ 18 años de edad se llevaron a cabo dos estudios de eficacia, de fase III, controlados con placebo y observador-ciego, recibiendo 2 dosis de HZ/su administradas con 1-2 meses de intervalo:

En el primero, participaron en el estudio 1846 adultos ≥ 18 años receptores de trasplantes autólogos de células madre hematopoyéticas (TPHa). La eficacia frente a HZ de la vacuna fue de 68,2 % (IC95%: 55,5 - 77,6) y frente a NPH fue de 89,3 % (IC95 %: 22,5 - 99,8).

En el otro estudio participaron 562 personas ≥ 18 años con hemopatías malignas durante el curso de una terapia antitumoral o tras completar dicha terapia. La eficacia fue de 87,2 % (IC 95 %: 44,2 - 98,6).

Por lo tanto, los datos de la vacunación muestran una eficacia alta en la prevención de HZ y NPH en personas a partir de los 50 años, incluyendo personas muy mayores, con enfermedades autoinmunes y con inmunodepresión. En todas ellas se recomienda la administración de la pauta de dos dosis.

21.4 Recomendaciones oficiales de vacunación

El Consejo Interterritorial del Sistema Nacional de Salud (CISNS), en el documento «Recomendaciones de vacunación frente a herpes zóster», Ponencia de Programa y Registro de Vacunaciones 2020, 25 marzo 2021 (https://www.sanidad.gob.es/profesionales/saludPublica/prevPromocion/vacunaciones/programasDeVacunacion/docs/HerpesZoster_RecomendacionesVacunacion.Pdf), recomienda la vacunación con HZ/su (Shingrix) en las personas con las siguientes condiciones de riesgo, a partir de los 18 años de edad:

a. Trasplante de progenitores hematopoyéticos (TPH).

b. Trasplante de órgano sólido (TOS).

c. Tratamiento con fármacos anti-JAK.

d. VIH.

e. Hemopatías malignas.

f. Tumores sólidos en tratamiento con quimioterapia.

También recomienda incorporar la vacunación sistemática frente a HZ con la vacuna HZ/su en la población general en la cohorte de 65 años en el año 2022. Se captará y vacunará al menos una cohorte por año comenzando por la cohorte que cumple 80 años y descendiendo en edad hasta alcanzar a la primera cohorte que se vacunó a los 65 años. Se podrá vacunar a las personas que han recibido vacuna ZVL (Zostavax, actualmente no comercializada) con anterioridad, administrando la primera dosis de HZ/su al menos 5 años después de ZVL.

Algunas CCAA ya han incorporado la vacunación sistemática a los 65 años, algunas también a los 80 años, y se espera que durante 2023 se incorporen a esta vacunación dos cohortes de edad el resto de las CCAA.

A principios del año 2023 con la publicación y recomendación del «calendario común de vacunación a lo largo de toda la vida. Calendario recomendado año 2023» se establece como novedad importante, la vacunación frente al virus de herpes zóster también para las personas sanas a los 65 años de edad (nacidos en 1958). Como pauta recomendada, se administrarán 2 dosis separadas por un intervalo mínimo de 8 semanas. Además, se podrán captar progresivamente cohortes entre 66 y 80 años comenzando por la población que cumple 80 años.

21.5 Medidas para mejorar la vacunación frente a herpes zóster

- Incluir la recomendación sistemática de vacunar frente a herpes zóster a las personas adultas sanas (según ficha técnica de los inmunógenos autorizados) en el calendario común de vacunación a lo largo de toda la vida.
- Las recomendaciones oficiales incluyen la vacunación a los 65 años, y captar progresivamente cohortes entre los 66 y los 80 años de edad, quedando a criterio de las CCAA la inclusión de otras cohortes.
- Formar e informar a todos los sanitarios y, en especial, a las enfermeras de adultos de la importancia de la prevención frente a herpes zóster en el adulto sano y en las personas con condiciones de riesgo.

21.5 Conclusiones de la vacunación frente a herpes zóster

- Previene la propia enfermedad y las complicaciones graves como la Neuralgia Pos-Herpética.
- El perfil clínico de HZ/su ha demostrado que HZ/su es una vacuna eficaz, inmunógena y segura en adultos sanos y en distintos grupos de inmunocomprometidos
- Evita los costes en las pérdidas de productividad por absentismo laboral al padecer la enfermedad.
- Mejora la carga social en el contexto del envejecimiento demográfico.

Bibliografía

1. Dworkin RH, Portenoyb RK. Pain and its persistence in herpes zoster [Internet]. Vol. 67, Pain. 1996. (Consultado 21 febrero 2023). Disponible en: http://journals.lww.com/pain
2. Elsam Koshy, Lu Mengting, Hanasha Kumar, Wu Jianbo. Epidemiology, treatment and prevention of herpes zoster. Indian Journal of Dermatology, Venereology and Leprology. Vol.84.May-June 2018.
3. Aarli JA, Abramsky O, Yawn BP, Gilden D. Global Perspectives Section Editors [Internet]. 2013. (Consultado 21 febrero 2023). Disponible en: www.neurology.org

4. Ojeda Ruiz E, Cordero BV, Sastre M, Amillategui R, Santos D, Masa-Calles J, et al. Red Nacional de Vigilancia Epidemiológica Herpes Zóster. 1998.

5. Masa-Calles J, López-Perea N, Vila Cordero B, Carmona R. Vigilancia y epidemiología del herpes zóster en España. [Internet]. Rev Esp Salud Pública. 2021; 95: 25 de junio de 2021. (Consultado 21 febrero 2023). Disponible en: https://www.sanidad.gob.es/biblioPublic/publicaciones/recursos_propios/resp/revista_cdrom/VOL95/ORIGINALES/RS95C_202106088.pdf

6. Centro Nacional de Epidemiología. CIBERESP. Instituto de Salud Carlos III. Informe epidemiológico sobre la situación del Herpes Zóster en España, 1998-2018. Madrid, agosto 2020. (Consultado 21 febrero 2023). Disponible en: https://www.isciii.es/QueHacemos/Servicios/VigilanciaSaludPublicaRENAVE/EnfermedadesTransmisibles/Documents/archivos%20A-Z/HERPES%20ZOSTER/Informe_HZ_Espa%C3%B1a_1998-2018.pdf

7. Ficha técnica Shingrix polvo y suspensión para suspensión inyectable [Internet]. (Consultado 21 febrero 2023). Disponible en: Consultado 21/feb/2023. Disponible en: https://cima.aemps.es/cima/dochtml/ft/1181272001/FT_1181272001.html

8. Grupo de trabajo de vacunación frente a herpes zóster de la Ponencia de Programa y Registro de Vacunaciones. Comisión de Salud Pública del Consejo Interterritorial del Sistema Nacional de Salud. [Internet]. [Internet]. Ministerio de Sanidad, marzo 2021. (Consultado 21 febrero 2023). Disponible en: https://www.sanidad.gob.es/profesionales/saludPublica/prevPromocion/vacunaciones/programasDeVacunacion/docs/HerpesZoster_RecomendacionesVacunacion.pdf

9. Consejo Interterritorial del Sistema Nacional de Salud de España. Calendario común de vacunación a lo largo de toda la vida. Calendario recomendado año 2023. [Internet]. (Consultado 21 febrero 2023). Disponible en: https://www.sanidad.gob.es/profesionales/saludPublica/prevPromocion/vacunaciones/calendario-y-coberturas/docs/CalendarioVacunacion_Todalavida.pdf

10. Comunidad de Madrid. DGSP. Consejería de Sanidad. Preguntas y Respuestas más frecuentes sobre la vacunación frente al herpes zóster. (Consultado 21 febrero 2023). Disponible en: https://www.comunidad.madrid/sites/default/files/doc/sanidad/prev/2022.04.29_preguntas_y_respuestas_vacunacion_hz.pdf

11. Dooling KL, Guo A, Patel M, et al. Recommendations of the Advisory Committee on Immunization Practices for Use of Herpes Zoster Vaccines. MMWR Morb Mortal Wkly Rep. 2018 Jan 26;67(3):103-108. (Consultado 21 febrero 2023). Disponible en: https://www.researchgate.net/publication/322723696_Recommendations_of_the_Advisory_Committee_on_Immunization_Practices_for_Use_of_Herpes_Zoster_Vaccines

12. ClinicalTrials.gov. Simultaneous RZV and aIIV4 Vaccination. (Consultado 21 febrero 2023). Disponible en: https://clinicaltrials.gov/ct2/show/NCT05007041

13. ClinicalTrials.gov. A Study on the Immune Response and Safety of the Shingles Vaccine and the Influenza Vaccine When Either is Given to Healthy Adults at the Same Time or Following a COVID-19 Booster Vaccine. (Consultado 21 febrero 2023). Disponible en: https://clinicaltrials.gov/ct2/show/NCT05047770

14. Naficy, A et al. No safety concerns observed when the adjuvanted recombinant zoster vaccine (RZV) and the COVID-19 mRNA-1273 booster were coadministered in ≥50-year-olds. Póster presentado en: International. Congress on Infectious Diseases (ISID), 17–20 November 2022, Kuala Lumpur, Malaysia.

15. Documento de Preguntas y respuestas sobre el Herpes zóster y la vacunación para su prevención. Región de Murcia. (Consultado 21 febrero 2023). Diciembre 2022. Disponible en: https://www.murciasalud.es/pagina.php?id=497755&idsec=85

CAPÍTULO 22

EL FUTURO ENFERMERO DE LAS INMUNIZACIONES Y LAS VACUNAS

José Antonio Forcada Segarra, Inmaculada Cuesta Esteve

VÍDEO DE PRESENTACIÓN DE LOS AUTORES:
EL FUTURO ENFERMERO DE LAS INMUNIZACIONES Y LAS VACUNAS

CAPÍTULO 22

EL FUTURO ENFERMERO DE LAS INMUNIZACIONES Y LAS VACUNAS

José Antonio Forcada Segarra, Inmaculada Cuesta Esteve

22.1 Introducción

En este capítulo vamos a tratar sobre algunos aspectos del futuro que ya está ahí y que las enfermeras debemos conocer para prepararnos para lo que nos vamos a encontrar en poco tiempo.

Cuando hablamos del futuro de las inmunizaciones, podemos pensar inmediatamente en las plataformas de desarrollo, en tecnologías, en las nuevas vacunas que van a aparecer, en las posibles nuevas vías de administración de las que ya se habla, pero la parte esencial de este capítulo va a ir encaminada a hablar del futuro de las enfermeras en la gestión y desarrollo de los programas de vacunación y en la captación de las personas a vacunar, lactantes, niños/as, adolescentes, adultos y, especialmente, a todas aquellas personas que presentan alguna patología o situación de riesgo que precisan de la inmunización para prevenir enfermedades, evitar complicaciones y mejorar su calidad de vida.

Estamos asistiendo a un cambio en el concepto de las inmunizaciones, desde los calendarios de vacunación infantil hasta el actual calendario de vacunación a lo largo de toda la vida. Este cambio de paradigma refleja la situación actual, las vacunas son para todas las personas y durante toda la vida. Toda persona es susceptible de una recomendación vacunal. Mejorar la calidad de vida, prevenir las enfermedades y sus complicaciones y proteger la salud es el objetivo fundamental en los cuidados de las enfermeras, por lo que las inmunizaciones son una parte muy importante en la actuación de las enfermeras con personas de todas las edades, pero cada día con más personas mayores que padecen de comorbilidades y con compromisos inmunitarios, por patologías o bien simplemente por la edad.

Otro importante hito es gestionar con éxito la educación y transmisión del conocimiento científico sobre las vacunas a los profesionales de la salud, y se debe destacar en particular la importancia del personal de enfermería como principal motor para lograr las coberturas vacunales adecuadas, por ello es clave que las enfermeras conozcan a través de fuentes fiables, la evolución y novedades sobre las nuevas vacunas, pues hay que incidir en que la enfermería en su actividad clínica y su gran adherencia con los pacientes es quien aconseja y administra las vacunas, por lo tanto, su misión y su preparación, resultan clave para lograr los objetivos en materia de vacunación. Esta es la función de este manual, proporcionar información a las enfermeras fiable y de calidad.

Un mejor conocimiento de las vacunas y asegurarse de que todos los adultos estén al día con todas las vacunas recomendadas es una parte esencial del «envejecimiento saludable». Esto debería prevenir no solo las enfermedades prevenibles por vacunación, sino también reducir el riesgo de complicaciones en la edad adulta.

22.2 Demografía

La población española presenta unas características sociodemográficas que indican el aumento de personas mayores de 64 años y una baja natalidad.

En el año 2000, el porcentaje de niños/as menores (entre 0 y 14 años) era del 14,71 % y la de personas mayores de 64 años, del 16,64 %. En junio de 2022, el porcentaje de niños/as ha descendido casi un punto (13,84 %), pero el de mayores de 64 años ha aumentado casi 4 puntos, hasta un 20,20 % de la población total, lo que nos indica que la población está envejeciendo.

Figura 1

Piramides de poblacion en España 2003-2022

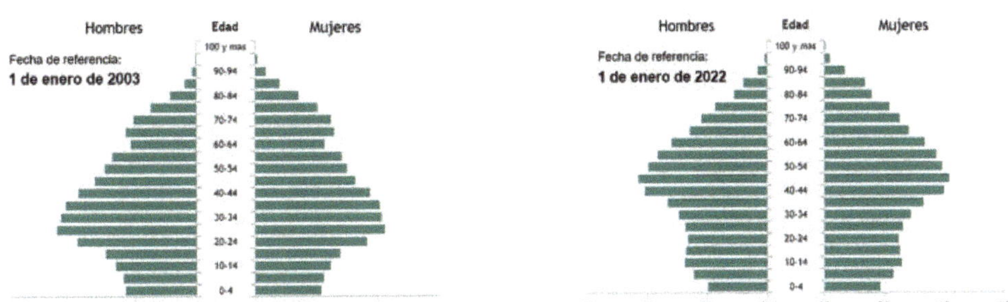

Fuente: INE. https://www.ine.es/covid/piramides.htm

Si observamos las pirámides poblacionales de diciembre de 2021 y 2022, podemos observar este envejecimiento.

España presenta una pirámide regresiva (o bulbo), con la base más estrecha que la zona central y un porcentaje de personas mayores significativo. Es una pirámide típica de países desarrollados, con tasas de natalidad y mortalidad bajas y un crecimiento natural muy bajo. Es por tanto una sociedad envejecida y con tendencia a serlo más.

Además, España tiene una tasa de natalidad muy baja, de tan solo el 7,12 ‰, y los españoles, que viven de media 83,07 años, tienen una esperanza de vida muy alta comparada con la del resto de los ciudadanos del mundo.

Según los últimos datos del Instituto Nacional de Estadística, en 2022 España ha registrado un nuevo máximo de envejecimiento, del 133,5 % o, lo que es lo mismo, ya se contabilizan 133 personas mayores de 64 años por cada 100 menores de 16. España no envejecía tanto desde hace 23 años.

Según las proyecciones de población del INE, la esperanza de vida seguirá creciendo en España, al menos, hasta el año 2050. El INE estima que, de mantenerse la tendencia demográfica actual, el porcentaje de población de 65 años o más, que actualmente representa el 20,2 % de la población, llegará a suponer el 30 % de la población en el año 2030.

Otro aspecto a tener en cuenta es que el número de personas que van a alcanzar los 100 años de vida también está en aumento.

Creo que todos nos damos cuenta adónde nos lleva esta situación en las próximas décadas, más población mayor, más personas que van a requerir cuidados y población mayor que vivirá más años.

22.3 Prevención de la enfermedad e inmunizaciones

Y para conseguir que esta población tenga una mayor calidad de vida, necesitamos poner en práctica el mayor número posible de actividades preventivas y de promoción de la salud. Que las personas mayores vivan durante más años con una mejor calidad de vida y con menos enfermedades, tanto crónicas como agudas, entre ellas, las enfermedades inmunoprevenibles que podamos prevenir mediante la inmunización.

Durante la pandemia por SARS-COV-2, hemos visto que las tasas de cobertura en la vacunación de las personas mayores han sido las más elevadas y consistentes. La adhesión a la inmunización frente a COVID-19 en este grupo etario ha sido muy positiva.

Tabla 1

DOSIS	> 60 AÑOS	60-69 AÑOS	> 70 AÑOS	70-79 AÑOS	> 79 AÑOS
PAUTA COMPLETA (2 dosis)		94,20 %		96,80 %	100 %
DOSIS DE RECUERDO	94,30 %		93,80 %		
DOSIS ADAPTADAS	60,50 %				76,60 %

Fuente: Elaboración propia a partir de datos del Ministerio de Sanidad

Podemos observar que en la primovacunación las tasas han sido excelentes, superando el 95 % en personas mayores de 60 años, en la revacunación (dosis de recuerdo), hay una pequeña caída (94,3 %), y en las dosis de recuerdo adaptadas, implementadas en el otoño de 2022, ya se observa una caída de más de 30 puntos, hasta el 60,50 % en mayores de 60 años, pero que sin embargo en mayores de 79 años aumenta hasta el 76,60 %.

En la vacunación frente a gripe, los datos de cobertura vacunal que aporta el Ministerio de Sanidad en las últimas campañas, y en personas mayores de 65 años son los siguientes:

Tabla 2

Fuente	2019-20	2020-21	2021-22	2022-23
Ministerio de Sanidad	54,7 %	66,44 %	69,48 %	
Gripómetro				67,3 %

Fuente: Elaboración propia a partir de datos del Ministerio de Sanidad

Con la aparición de la pandemia por SARS-COV-2, y ante el temor de coinfecciones, las tasas de cobertura han aumentado considerablemente en personas mayores de 65 años, acercándose al 70 %, pero sin alcanzar todavía la recomendación tanto de OMS como del Ministerio de Sanidad, cifrada en el 75 %.

Tampoco se dispone de datos actualizados de vacunación antigripal en grupos de riesgo, ya que datan de los años 2017 y 2021, donde podemos ver que están solo a partir de los 64 años de edad cuando las coberturas se acercan a la media.

Figura 2

Cobertura de Vacunación Antigripal en los grupos de riesgo

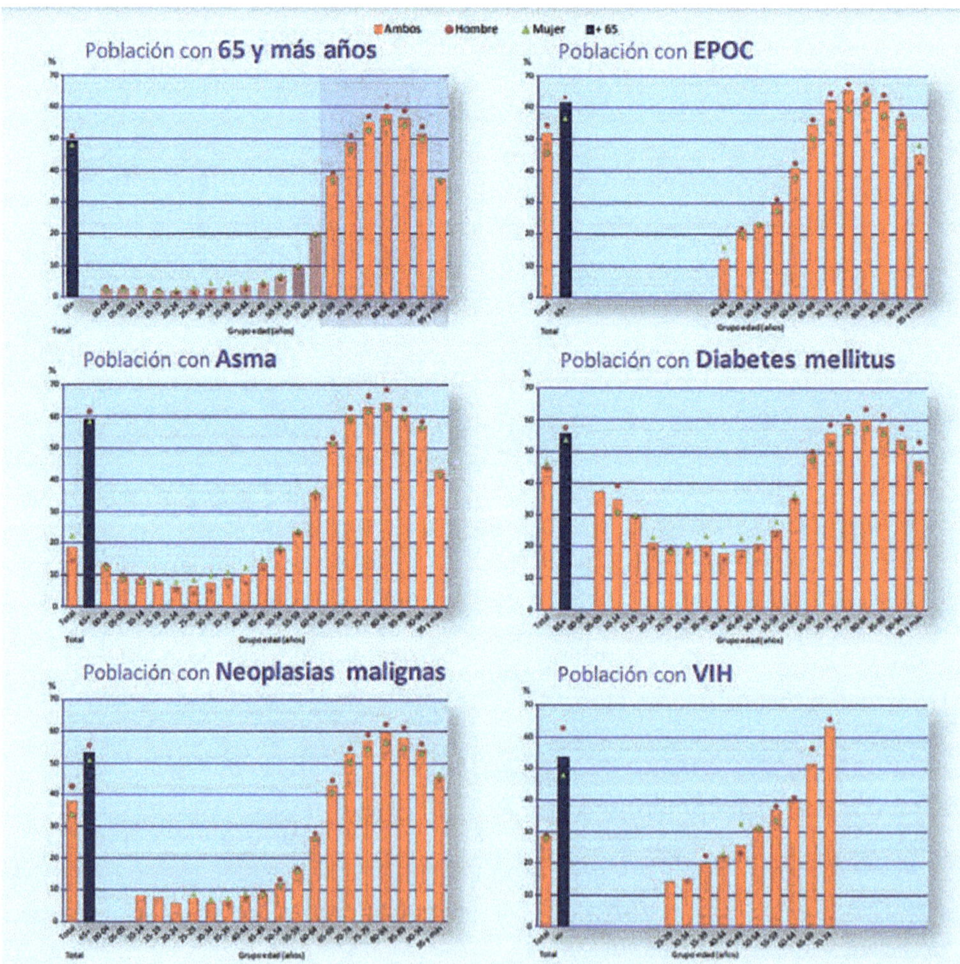

Fuente: Ministerio de Sanidad

La mayor cobertura vacunal en el conjunto de indicaciones por factores de riesgo es en EPOC (51,9 %), mayores de 64 años (49,2 %) y en diabetes *mellitus* (45,3 %). Y las menores en asma (18,5 %), VIH (28,7 %) y neoplasias malignas (38,1 %).

Este perfil no se mantiene en los mayores de 64 años: la cobertura en este grupo de edad es mayor que la poblacional, en todos los grupos de riesgo.

Desafortunadamente, no se dispone de datos de tasas de cobertura de vacunación frente a otras enfermedades, como sería la vacunación frente a neumococo, recuerdos de vacunación antitetánica-antidiftérica u otras vacunaciones en personas incluidas en grupos de riesgo, pero la sensación es que no alcanzan las tasas de cobertura que serían deseables, tal y como observamos en la vacunación antigripal.

Es por ello que uno de los objetivos de las enfermeras debe ser la captación, la recomendación y, por supuesto, de vacunación a las personas que detectamos como personas incluidas en grupos de riesgo y que requieren de una inmunización.

22.4 ¿Cuál va a ser el rol que debemos asumir las enfermeras en el campo de las inmunizaciones?

Las actividades se encaminan hacia los cuidados de la salud. Estos, a su vez, han ido variando en relación a los requerimientos sociales de cada momento. Por ello, la enfermería y las demás ciencias de la Salud comprendieron que tenían que ampliar el campo del individuo a la sociedad y que la prevención era incluso más importante. Así, se pasó a realizar una atención integral de las personas, familias y grupos, aportando beneficios al propio individuo y a la comunidad.

Pero para que las vacunas tengan los efectos esperados se requiere de una atención global, integrada e integradora a la vez que intersectorial, en el que tanto profesionales, ciudadanía, organizaciones sanitarias, instituciones y organismos nacionales e internacionales se impliquen de manera clara y decidida.

22.4.1 Funciones de las enfermeras

Las enfermeras desarrollan 4 tipos diferentes de funciones, encaminadas al cuidado integral de las personas, y que son aplicables a la gestión y desarrollo de los programas de inmunizaciones.

- Asistencial.
- Docente.
- Administrativa.
- Investigadora.

Función asistencial

Es la que va encaminada a apoyar al individuo en la conservación de su salud y le ayuda a incrementar esa salud y se encarga, además, de apoyar en la recuperación de los procesos patológicos.

Las actividades asistenciales se realizan en Atención Primaria, Atención Especializada, Servicios de Urgencias y Extrahospitalaria/comunidad.

Estas actividades son, entre otras:

- Formar parte del equipo multidisciplinario e intersectorial que participa en el cuidado integral de las personas, las familias y las comunidades.
- Cuidar la salud del individuo en forma personalizada, integral y continua, respetando sus valores, costumbres y creencias.
- Participar en la confección, análisis y discusión de la situación de salud de su población, detectando grupos vulnerables, factores de riesgo e implementando acciones tendentes a su disminución y/o eliminación.
- Realizar y controlar el proceso de Atención de Enfermería, como método científico de la profesión.
- Registrar en la historia clínica toda la información disponible sobre los problemas identificados en los individuos, la familia y la comunidad.
- Valorar la información recogida para realizar acciones de enfermería, registrándolas en la historia clínica
- Ejecutar actividades de promoción y fomento de la salud a los individuos, la familia y la comunidad.
- Capacitar al individuo y la familia para que asuma conductas responsables en el cuidado de su salud.
- Ejecutar actividades de prevención y protección de las enfermedades a individuos, familias y comunidad.
- Realizar acciones encaminadas a mantener la vigilancia en salud y control de enfermedades infecciosas a la población.

Función docente

La enfermería como ciencia tiene un cuerpo de conocimientos que le es propia y específica y que le crea la necesidad de trasmitirla. Por una parte, la formación de los futuros profesionales en los niveles de planificación, dirección, ejecución y control de la docencia. Por otra, como profesional sanitario que es y como parte de sus actividades, deseará intervenir en el proceso de educación para la salud de la población.

Las actividades de esta función pueden comprender:

- Diseñar, planificar y participar en programas de educación permanente para el personal de enfermería y otros profesionales de la salud.
- Planificar, ejecutar y controlar el proceso de enseñanza-aprendizaje en la formación del personal de enfermería.
- Desempeñar funciones directivas y docentes en carreras y escuelas universitarias y no universitarias nacionales e internacionales.
- Participar en programas de educación continua para el personal de enfermería y otros profesionales de la salud.
- Impartir docencia incidental en el puesto de trabajo.
- Desarrollar actividades formativas en los estudiantes ubicados en su servicio teniendo en cuenta la composición del Equipo de Trabajo de Enfermería.

Función administrativa

El propósito de la labor administrativa es lograr que el trabajo requerido sea efectuado con el menor gasto posible de tiempo, energía y dinero, pero siempre compatible con una calidad de trabajo previamente acordada.

Son muchas las actividades administrativas que realiza, desde los cargos directivos de todos los niveles (Consejerías de salud, direcciones generales, puestos de staff, dirección de equipos, coordinación y gestión de centros), hasta la enfermera asistencial, desde las enfermeras docentes (en las Universidades) a aquellas que desempeñan su labor en centros de Salud Pública o Comunitaria.

Sus actividades comprenden, entre otras:

- Planificar y controlar los cuidados de enfermería.
- Participar en el planeamiento de acciones multidisciplinarias e intersectoriales en los diferentes niveles de atención de salud.
- Administrar unidades y/o servicios de salud en los distintos niveles de atención.
- Dirigir el equipo de enfermería en unidades de atención comunitaria.
- Diseñar, implementar y participar en programas de evaluación de la calidad de la actividad de enfermería y establecer estándares para su medición.
- Establecer políticas de atención, educación e investigación en enfermería.
- Ejecutar y controlar el cumplimiento de los principios éticos y bioéticos.
- Participar en las técnicas administrativas y científicas de enfermería.
- Supervisar el área de desempeño de enfermería para mantener y mejorar los servicios.
- Participar en el planeamiento de acciones interdisciplinarias e intersectoriales en los diferentes niveles de atención de salud.

Función investigadora

En enfermería, como en todas las demás profesiones, la investigación es una actividad que se lleva a cabo con la finalidad de generar conocimiento. El conocimiento es la información que hemos adquirido sobre las cosas (la naturaleza) y sobre nosotros mismos.

Dependiendo de cómo se realiza la investigación, el conocimiento puede ser científico, intuitivo, de sentido común, estableciendo los campos en que se considera que enfermería desee trabajar.

Entre sus características destacan que:

- Permite aprender nuevos aspectos de la profesión.
- Permite mejorar la práctica enfermera.

Algunos campos de investigación son:

- La comunidad sobre la cual se actúa.
- El alumno a quien se enseña la materia docente.

Figura 3

Funciones y roles de enfermería

INVESTIGACIÓN

El profesional de enfermería con cierto grado de inquietud se acaba haciendo preguntas o se plantea hipótesis que probablemente aún no estén resueltas y una opción para ello es investigar, esta acción científica requiere ser abierto y creativo, tener ideas o preguntas o sospechas de hipótesis y sobre todo vivir la necesidad de resolverlas. Evidentemente, hace falta conocer la metodología científica, la estadística, la búsqueda bibliográfica y otras técnicas que se plasmen en un artículo de investigación.

GESTIÓN

El objetivo de la gestión administrativa es lograr una ejecución eficiente del trabajo requerido, minimizando el uso de tiempo, energía y recursos financieros, pero sin comprometer la calidad del trabajo acordada previamente.

Algunas de las actividades que se incluyen en este tipo de gestión son: planificar y supervisar los cuidados de enfermería, colaborar en la planificación de acciones interdisciplinarias e intersectoriales en diferentes niveles de atención médica, y dirigir el equipo de enfermería en unidades de atención comunitaria.

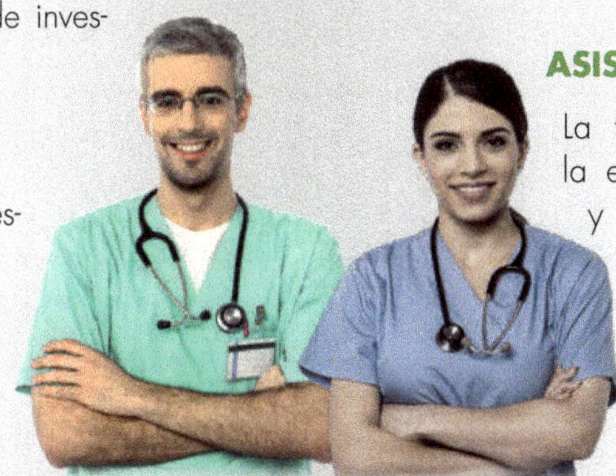

DOCENCIA

La ciencia de la enfermería cuenta con un conjunto de conocimientos únicos que deben ser transmitidos a través de una correcta formación de los futuros profesionales en áreas como la planificación, dirección, ejecución y para ello es clave la actividad docente. Es importante diseñar y planificar programas de educación continua para el personal de enfermería como también es esencial desarrollar actividades de formación para los estudiantes en periodo de formación.

ASISTENCIA

La función principal de la enfermería es ayudar y respaldar a las personas en la preservación y mejora de su salud, así como en su recuperación en caso de enfermedad o lesión. Además, forman parte de equipos multidisciplinarios que proporcionan atención integral en el cuidado de individuos, familias y comunidades. Los cuidados de enfermería se brindan de manera personalizada, integral y continua, y se basan en el proceso de Atención de Enfermería, el cual es un método científico de la profesión que se encarga de planificar, implementar y evaluar la atención brindada al paciente.

Fuente: elaboración propia

- Los procedimientos de enfermería y su efectividad.
- Las pruebas de nuevas técnicas.

Sus actividades comprenden:

- Realizar y/o participar en investigaciones en enfermería y otras áreas con el objetivo de contribuir al desarrollo profesional y al mejoramiento de la salud de la población.
- Divulgar y aplicar los resultados de las investigaciones, a fin de contribuir a mejorar la atención de salud, la atención de enfermería y el desarrollo profesional.
- Coordinar, controlar y participar en la ejecución de ensayos clínicos en centros de investigación.
- Participar en investigación en enfermería y otras áreas con el objetivo de contribuir al desarrollo profesional y mejoramiento de la salud de la población.
- Participar en la ejecución de ensayos clínicos en centros de investigación.

En todas y cada una de estas funciones y en las actividades que las desarrollan, están integradas las funciones y actividades de la gestión de los programas vacunales.

Como hemos podido ver, se puede gestionar, coordinar y participar en todos los niveles de gestión y en todas las funciones de las enfermeras, desde la más alta gestión hasta la enfermera que gestiona el último eslabón, la administración directa de la vacuna al individuo.

22.5 La indicación, uso y autorización de dispensación de medicamentos y productos sanitarios de uso humano por parte de los enfermeros. La prescripción

Se conoce como prescripción enfermera a la planificación y acciones que se basan en un juicio clínico realizado por el personal de enfermería. Se define como la propuesta de acciones dirigidas a obtener la satisfacción de las necesidades de salud de las personas y de la población, basadas en un juicio clínico y terapéutico de cuidados.

El Consejo General de Enfermería aporta la definición de la PE como «la capacidad del enfermero/a, en el marco de la dirección, evaluación y prestación de los cuidados de enfermería, de seleccionar, guiados por el criterio profesional, diferentes materiales, productos (dispositivos y medicación) encaminados a satisfacer las necesidades de salud del usuario y la población, apoyados por el juicio clínico enfermero y administrados en forma de cuidados».

En la actualidad, al profesional de Enfermería, de acuerdo con el Real Decreto 1302/2018 de 22 de octubre, se le reconoce un grado de autonomía, autogestión e independencia en cuanto a la competencia de la prescripción enfermera, pasando a tener reconocida esta competencia dentro de un marco legal.

El Real Decreto 1302/2018, establece que las actuaciones de indicación, uso y autorización de dispensación por parte de los profesionales de enfermería respecto de determinados medicamentos sujetos a prescripción médica, se desarrolla con un marcado carácter colaborativo.

Y que en los protocolos y guías de práctica clínica y asistencial deben figurar aquellos supuestos específicos en los que se precisa validación médica previa, además de las actuaciones que el personal médico y enfermero deberán llevar a cabo de forma colaborativa (art. 3.1. del R.D.). Para el caso de las vacunas solo se necesitará la orden de dispensación.

El Real Decreto especifica con las vacunas la diferencia entre las contempladas en el calendario vacunal y aquellas de campañas de salud que se determinen por las autoridades, para las que solo se necesitará la orden de la correspondiente dispensación, otorgando plena seguridad a los enfermeros en la campaña vacunal. Se especifica que en las vacunas no hace falta indicación médica previa, pero hay casos en que, por las circunstancias de un paciente complejo, sí puede exigirse valoración médica previa.

El Real Decreto también contempla la situación específica de las comunidades autónomas que legislaron con antelación y en las que ya han desempeñado las funciones que determina la regulación autonómica, estableciendo que los enfermeros podrán seguir aplicando los protocolos y guías establecidos en la norma por la que accedieron al ejercicio de las competencias.

¿En qué situación nos encontramos en este momento? No se han elaborado los protocolos y guías de práctica clínica y asistencial, por lo que la autonomía de dispensación se ciñe a las vacunas incluidas en los calendarios oficiales y en los programas o campañas de vacunación. También, a todas aquellas vacunas utilizadas para adaptar calendarios, basándonos en los oficiales.

La indicación y utilización de una vacuna viene determinada a partir de la ficha técnica, que es el documento oficial y legal que refleja toda la información científica para su autorización y comercialización.

Por otra parte, existen recomendaciones de utilización de vacunas de diferentes sociedades científicas, basadas en la evidencia científica y en la información de las fichas técnicas.

Disponemos de la información y recomendaciones de las autoridades sanitarias, de las sociedades científicas y de las fichas técnicas aprobadas por la Agencia Europea del Medicamento (EMA) y por la Agencia Española del Medicamento y Productos Sanitarios (AEMPS), por lo que la elaboración de estos protocolos y guías de práctica clínica y asistencial no deberían suponer un reto, ya que existe toda la información científica y técnica necesaria.

Con todo ello, las enfermeras podrían «prescribir e indicar» las vacunas que considere necesarias para cuidar, prevenir la enfermedad, proteger la salud y mejorar la calidad de vida de la población a la que atiende.

Hasta ahora, y dentro de este parámetro de vacunas no incluidas en calendarios y campañas, y, por lo tanto, no financiadas, debemos ser proactivos en la recomendación a la población para, una vez más, cuidar, prevenir la enfermedad, proteger la salud y mejorar la calidad de vida.

22.6 La enfermera de práctica avanzada en vacunaciones

La enfermera de práctica avanzada (EPA) es, según definición del Consejo Internacional de Enfermería, «una enfermera generalista o especializada que ha adquirido, mediante formación de posgrado (mínimo un título de máster), la base de conocimiento experto, habilidades para la toma de decisiones complejas y competencias clínicas para la práctica avanzada de la enfermera, cuyas características están modeladas por el contexto en el que se acredita para ejercer».

Según Hutchinson *et al.*, en los últimos años numerosos estudios han examinado a nivel mundial las características de la EPA. Aunque de manera general, la EPA puede ser caracterizada como el uso del conocimiento experto, habilidades complejas para tomar decisiones y desarrollo de competencias clínicas para la práctica de rol ampliado dirigido a poblaciones específicas, todavía se puede identificar la falta de acuerdo sobre qué dominios y actividades prácticas proporcionan una descripción exacta y significativa de lo que es la EPA.

El metaanálisis de estos autores reveló 7 dominios distintos de práctica y uno relacionado con la práctica «estándar» de la Enfermera registrada (RN por sus siglas en inglés).

Los 7 dominios identificados fueron:

- Práctica clínica ampliada autónoma o liderada por la enfermera.
- Desarrollo de la práctica de otros.
- Mejora de los sistemas de cuidado.
- Desarrollo y oferta de programas y actividades educativas.
- Diseño y liderazgo de investigación.
- Empleo de los resultados de investigación en la práctica.

La complejidad de los cuidados enfermeros ha permitido que las enfermeras hayan podido adquirir nuevas competencias. Las unidades funcionales que se están creando en centros sanitarios han posibilitado la formación de puestos de enfermera en práctica avanzada. Una enfermera experta en cualquier especialidad puede liderar el proceso de cuidado de la paciente, coordinándolo entre diferentes profesionales, realizando exámenes de salud, prescribiendo medicaciones, derivando a los distintos servicios y administrando tratamientos. Por otra parte, sería formadora de otros profesionales y de ella misma mediante la investigación y la evidencia científica. Sería el motor de cambio a través de su liderazgo, promoviendo, innovando, influyendo en la modificación de estilos de vida y participando en políticas de salud.

¿No parece beneficioso invertir en enfermeras de práctica avanzada para solucionar las nuevas realidades de los sistemas sanitarios? ¿Mejoraría la calidad asistencial?

El CIE ha señalado que la naturaleza de dicha práctica implica:

- Un alto grado de autonomía y ejercicio profesional independiente.
- El manejo de casos a través de poner en práctica competencias clínicas avanzadas reconocidas: para la valoración, el razonamiento diagnóstico y la toma de decisiones.
- Proveer servicios de consultoría a proveedores de salud.
- Desarrollar planes, implementación y evaluación de programas.
- Ser el primer punto de contacto reconocido para los pacientes.

La Atención Primaria de la Salud es una actividad clave de la EPA, ya que conjunta las actividades mencionadas previamente para encargarse del cuidado de la salud de las comunidades, incluso la enfermería ha sido reconocida como la profesión que cuenta con más integrantes dedicados al cuidado de la salud en EEUU, porque la educación que reciben les permite valorar el estado de salud de los pacientes, proveer tratamiento clínico y educar a los pacientes y familias sobre la prevención de enfermedades y el mantenimiento de su salud, a través de la valoración y reducción de riesgos en los individuos y comunidades; imparte educación para la salud, brinda asesoría a pacientes, familias y grupos, maneja enfermedades crónicas y asiste a pacientes y familias para interpretar y valorar información de salud aunado al uso de tecnologías.

El Consejo Internacional de enfermería (CIE), en el año 2020, ha definido nuevas directrices para determinar la enfermería de práctica avanzada a nivel mundial. Siempre deberían tener una gran preparación educativa, disponer de mecanismos regulatorios con políticas específicas en cada país que sostengan el ejercicio de las EPA y existir una naturaleza práctica, con capacidad para gestionar episodios complejos de cuidados y de integrar la investigación, la educación, el liderazgo y la gestión clínica como competencias.

Numerosas investigaciones científicas describen los beneficios del desarrollo de estas competencias enfermeras y que sus funciones son seguras y efectivas.

Analizando todo lo anteriormente dicho, estimamos sin lugar a duda que la EPA en el campo de las inmunizaciones colaboraría de manera determinante en la mejora de la calidad de los programas vacunales

22.7 Tecnología. Nuevas plataformas, nuevas vacunas y nuevas vías de administración

Avances en los campos de la inmunología, genómica, genómica funcional, inmunogenética, inmunogenómica, bioinformática, microbiología, ingeniería genética, biología de sistemas, bioquímica sintética, proteómica, metabolómica y nanotecnología, entre otros, facilitan nuevos enfoques en el desarrollo de vacunas. La mejor identificación de epítopos ideales, la potenciación de la respuesta inmunitaria gracias a los nuevos adyuvantes o la búsqueda de nuevas vías de administración son buenos ejemplos de avances que ya son una realidad y que favorecerán el desarrollo de más vacunas, su uso en grupos poblaciones indicados o el abaratamiento de su producción.

La carrera para desarrollar una vacuna contra el COVID-19 ha batido el récord de velocidad de la historia de la inmunización. Hasta 2020, la vacuna que se había desarrollado en menos tiempo, desde el muestreo del virus hasta su aprobación final, había sido la vacuna contra la parotiditis, con una duración de cuatro años.

La emergencia sanitaria global que supuso la expansión masiva del SARS-CoV-2 llevó a acelerar los procesos para obtener una vacuna en el mínimo tiempo posible sin comprometer la seguridad. El resultado ha sido la producción de una vacuna en solo ocho meses. Pero no se ha inventado nada, se ha partido de conocimientos ya existentes.

Cabe destacar un aspecto de gran importancia, nos referimos a la necesaria dedicación de la industria farmacéutica en la evolución y mejora constante en materia de seguridad con las actuales vacunas, invirtiendo en Investigación y Desarrollo (I+D), aumentando así esfuerzos en el conocimiento de la ciencia dedicada a conocer más sobre el sistema inmune, la genética humana y las tecnologías avanzadas en materia de biomedicina, y por ende también les corresponde la responsabilidad en desarrollar las nuevas vacunas, priorizando aquellas que protegen de las enfermedades con mayor transmisión y con menores medidas preventivas, incorporando en los programas de vacunación tanto en niños/as, para ofrecer a las nuevas generaciones un futuro saludable, como en la población adulta, máxime ahora, cuando la esperanza de vida aumenta cada año, evolucionando hacia una sociedad cada vez más mayor, longeva y activa, y donde el desarrollo de las nuevas vacunas puede permitir alcanzar una menor incidencia en las enfermedades infecciosas, evitando así presión asistencial en los sistemas de salud, pues está demostrado que una sociedad vacunada es una sociedad protegida ante las enfermedades infecciosas más prevalentes.

Nos podemos preguntar qué repercusión tendrá en el desarrollo de futuras vacunas o qué técnicas se están investigando actualmente para protegernos de las amenazas de patógenos del mañana.

22.7.1 Tipos de vacunas

Las vacunas las podemos clasificar en función de su capacidad en el huésped y/o la tecnología/plataforma utilizada en su fabricación.

Las vacunas convencionales utilizan uno o varios antígenos derivados de microorganismos inactivados o debilitados, o parte de sus componentes, como unidades proteicas o toxinas para generar una respuesta inmune. También, requieren más tiempo de producción, implican mayor riesgo de reversión a virulencia y necesitan un desarrollo personalizado contra patógenos emergentes o de rápida evolución.

Las nuevas estrategias para el diseño de vacunas y la ingeniería genética han contribuido al nacimiento de nuevas plataformas de última generación que permiten una respuesta inmunitaria más potente y se pueden desarrollar mucho más rápido.

Las nuevas plataformas de desarrollo de vacunas

Las modernas estrategias de desarrollo de vacunas abarcan todas las vacunas activas, vivas y muertas, virales o bacterianas, así como a los preparados de inmunoglobulinas específicas entre los que se incluyen los anticuerpos monoclonales. Para muchos patógenos, el desarrollo de una vacuna basada en esa proteína purificada es la estrategia de elección, suponiendo que una vacuna formada por el patógeno completo inactivado no sea efectiva o técnicamente posible.

Estas vacunas basadas en proteínas requieren el uso de técnicas inmunológicas, genéticas y bioquímicas para su desarrollo. Las tecnologías modernas han llevado a la formulación de un paradigma en la investigación de vacunas en el que los microorganismos se analizan a priori desde el punto de vista de las características de su genoma y/o su proteoma para identificar los factores que, teóricamente, estarían implicados en su virulencia o en la respuesta inmune y que puedan ser adecuados como candidatos vacunales.

- Tecnología del ADN recombinante: uno de los avances más considerables en este sentido son las tecnologías del ADN recombinante, que no es más que la aplicación de un conjunto de métodos de ingeniería genética, es decir, de métodos que nos permitan modificar deliberadamente la información genética de una célula.
- Utilización de vectores vacunales: dos son las estrategias en las que la tecnología del ADN recombinante se ha aplicado al desarrollo de nuevas vacunas virales vivas.

La primera consiste en provocar mutaciones específicas en el genoma viral, para lograr que los virus atenuados sean estables, esto es, incapaces de revertir al fenotipo de virulencia. La mayor estabilidad del fenotipo de atenuación se consigue induciendo modificaciones lo suficientemente amplias como para que la reversión pueda ser descartada, lo que puede ocurrir con los virus atenuados obtenidos por estrategias clásicas.

También explica las vacunas basadas en ARN Mensajero. Con este tipo de vacunas metemos al cuerpo las instrucciones para que nuestras propias células fabriquen el antígeno, son revolucionarias y están funcionando muy bien.

Además de las anteriores, existen otras vacunas que siguen técnicas diferentes, como la que usa proteína purificada del virus para inducir una respuesta inmunitaria; otras dos que emplean la estrategia de generar un virus real y luego matarlo, como se hace con la polio o la gripe; y otras basadas en el virus vivo, pero debilitado para no causar la enfermedad, pero sí provocar una respuesta del nuestro sistema inmunitario.

Otros puntos en los que se están desarrollando trabajos de experimentación son:

Monitorización y secuenciación de patógenos zoonóticos: del más de millón y medio de virus desconocidos que se estima que existen en mamíferos y aves, casi la mitad podrían infectar a humanos. Por tanto, sería conveniente anticiparse a ello mediante la secuenciación y monitorización genómica de estos patógenos zoonóticos. La secuenciación sistemática de los patógenos zoonóticos permitiría identificar las proteínas o partes clave en la infección, y así tener ya desarrollados prototipos de vacunas antes de que otro virus como el SARS-CoV-2 salte a humanos. Además de una reacción más rápida ante una futura pandemia, esto también permitiría el desarrollo de vacunas autopropagables.

Vacunas autopropagables: muchas de las más recientes emergencias sanitarias, brotes epidémicos y pandemias han sido causadas por patógenos zoonóticos que han saltado a los seres humanos. Las vacunas autopropagables o autodiseminables son una de las mejores alternativas para eliminar estas amenazas en origen y evitar que puedan llegar a afectar a nuestra especie.

Las vacunas autodiseminables son capaces de extenderse de forma autónoma a través de una población animal por dos vías: las vacunas transferibles se administran sobre el pelaje de uno o varios individuos en poblaciones de especies sociales. Dicho individuo actúa como difusor entre sus congéneres que la asimilan durante el acto social de desparasitación. La vacuna no se contagia entre individuos, sino que solo algunos la distribuyen. Por el contrario, las vacunas transmisibles sí se contagian y transmiten de unos individuos a otros. Son vacunas desarrolladas por ingeniería genética en las que un fragmento del ADN del patógeno se introduce en un virus inocuo que actúa como vector de trasmisión entre la población. Al contagiarse, cada nuevo infectado actúa como potencial transmisor.

Alimentos vacuna: a medio plazo, una alternativa que facilitaría la distribución global son las vacunas integradas en los alimentos. No se trata de una idea radicalmente nueva, sino de reciclar unas tecnologías y una logística que ya han funcionado en un escenario similar: el empleo de cultivos modificados genéticamente como forma de garantizar el acceso a nutrientes esenciales, como la vitamina A en el arroz dorado. De hecho, ya hay alimentos vacuna para enfermedades como la polio en ensayos clínicos con prometedores resultados.

Vacunas para enfermedades infecciosas crónicas: durante el año 2020, la malaria habría causado en África cuatro veces más muertes que el COVID-19. Un dato tan terrible como revelador que pone de manifiesto que, a día de hoy, el gran reto en el campo de la vacunación es desarrollar vacunas para las enfermedades infecciosas crónicas como la malaria, la tuberculosis o el sida, que año tras año provocan incontables muertes.

Los patógenos responsables de este tipo de infecciones suelen ser mucho más complejos (el parásito causante de la malaria tiene más de 5000 genes frente a los 12 del SARS-COV-2); lo que convierte en una tarea titánica el identificar las proteínas o regiones clave para desarrollar las vacunas. No solo eso, sino que han evolucionado junto a los seres humanos durante miles de años y han desarrollado sofisticados mecanismos para engañar a nuestro sistema inmune.

Las nuevas vacunas

En estos momentos se están investigando y desarrollando nuevas vacunas, algunas para mejorar las ya existentes, otras que van a acompañarnos en breve y otras que tardarán algo de más tiempo, pero que nos vamos a encontrar en poco tiempo.

En el año 2015, había en desarrollo más de 130 nuevas vacunas frente a las enfermedades infecciosas más deseadas (malaria y VIH), las que más dificultades están planteando (citomegalovirus y virus respiratorio sincitial), graves infecciones reemergentes (dengue o ébola), enfermedades parasitarias cada vez más presentes en nuestro medio (enfermedad de Chagas o leishmaniasis) o emergentes infecciones bacterianas nosocomiales (*Clostridium difficile* o *Staphylococcus aureus*).

Algunas de ellas ya están disponibles (ébola, dengue, anticuerpo monoclonal frente a VRS), otras serán autorizadas próximamente (VRS en adultos y embarazadas) y otras están en una fase muy avanzada de investigación (tuberculosis, malaria).

Otro de los campos con una amplia investigación son las vacunas frente al cáncer basadas en la tecnología ARNm. Esta tecnología serviría para modificar las instrucciones que se dan a las células con el objetivo de que estas produzcan los antígenos de la superficie de las células cancerosas, alertando al sistema inmunitario sobre su presencia y desencadenando un ataque. Se trataría de fabricar vacunas «personalizadas» para cada persona, a partir de una biopsia de la masa tumoral.

También, a partir de esta plataforma tecnológica, se está investigando en enfermedades cardiovasculares, enfermedades autoinmunes y enfermedades raras, entre otras

Vías de administración

La búsqueda de vacunas más fáciles de administrar y más seguras repercute directamente en una mejor aceptación poblacional y mayores niveles de cobertura vacunal, así como en una más cómoda infraestructura vacunal, ya que en algunos casos la estricta cadena de frío podría verse solventada, mejorando la distribución a lugares poco accesibles y evitando fallos vacunales. Algunas de estas nuevas vacunas podrían incluso resultar más baratas y fáciles de fabricar, lo que aumentaría la posibilidad de ser producidas directamente en países no desarrollados.

La tecnología transgénica permite incluir genes de microorganismos patógenos en el ADN de plantas que los expresen en los alimentos (patatas, plátanos, tomates, maíz, alfalfa, tabaco o yogur). La ingestión del alimento crudo, que actúa como vector, permite la expresión del antígeno vacunal y la aparición de respuesta inmune, convirtiéndose en *vacunas comestibles*. Se han expresado ya antígenos del virus Norwalk, influenza, papilomavirus humano, VIH, virus de la hepatitis B y hepatitis C y de *E. coli* enterotoxigénico. Se está trabajando en la producción de sistemas alimentarios alternativos, en forma de tableta deshidratada o en cápsulas de gelatina.

Las mucosas, que están expuestas a microorganismos y a agentes externos, son lugares de intensa actividad inmunitaria, convirtiendo a las *vacunas mucosas* ideales frente a infecciones con esa puerta de entrada, donde la inmunidad local juega mayor papel. Se investiga en la vía oral (en cápsulas y gotas), la vía rectal, la vaginal y la nasal. Esta última se emplea en una vacuna frente a la gripe, generando respuestas inmunitarias más rápidas, amplias y duraderas que con la vacuna inactivada vía parenteral.

Las *vacunas transcutáneas* se administran por la vía tópica, para lo cual se requiere su aplicación en piel intacta, hidratada y previamente lavada, en una cantidad suficiente, sin utilizar la punción. Se pueden administrar utilizando dispositivos *inyectores sin aguja* que introducen líquido a alta presión, dispositivos que aprovechan pequeñas descargas (pulsos) eléctricas, abrasión, hidratación o parches con microagujas autoinyectables. De esta forma, el antígeno entra en contacto en seguida con las células de Langerhans, muy abundantes en la dermis, que actúan como células presentadoras de antígenos. La administración concomitante de un adyuvante como el ácido transretinoico hace que se estimulen células B y T, dando respuestas locales muy intensas. También, se investiga la vía transcutánea en vacunas en polvo.

22.8 Resumen

El cambio en el concepto de las inmunizaciones, desde los calendarios de vacunación infantil hasta el actual calendario de vacunación a lo largo de toda la vida, refleja la situación actual, las vacunas son para todas las personas y durante toda la vida. Todos somos susceptibles de una recomendación vacunal. Mejorar la calidad de vida, prevenir las enfermedades y sus complicaciones y proteger la salud es el objetivo fundamental en los cuidados de las enfermeras. Las inmunizaciones son una parte muy importante en la actuación de las enfermeras con personas de todas las edades, pero cada día con más personas mayores que padecen de comorbilidades y con compromisos inmunitarios, por patologías o bien, simplemente, por la edad.

Un mejor conocimiento de las vacunas y asegurarse de que todos los adultos estén al día con todas las vacunas recomendadas es una parte esencial del «envejecimiento saludable». Esto debería prevenir no solo las enfermedades prevenibles por vacunación, sino también reducir el riesgo de complicaciones en la edad adulta.

La situación que nos vamos a encontrar en las próximas décadas es más población mayor, más personas que van a requerir cuidados y población mayor que vivirá más años. Necesitamos poner en práctica actividades preventivas y de promoción de la salud. Que las personas mayores vivan durante más años con una mejor calidad de vida y con menos enfermedades, tanto crónicas como agudas, entre ellas las enfermedades inmunoprevenibles que podamos prevenir mediante la inmunización.

Los objetivos de las enfermeras deben ser la captación, la recomendación y, por supuesto, la vacunación a las personas que detectamos como incluidas en grupos de riesgo y que requieren de una inmunización.

Las enfermeras desarrollan cuatro tipos de funciones, encaminadas al cuidado integral de las personas: asistencial, docente, administrativa e investigadora, y que son aplicables a la gestión y desarrollo de los programas de inmunizaciones.

La indicación y utilización de una vacuna viene determinada a partir de la ficha técnica, que es el documento oficial y legal que refleja toda la información científica para su autorización y comercialización. También existen recomendaciones oficiales del Consejo Interterritorial de Salud del Ministerio de Sanidad (Calendario común de vacunación a lo largo de toda la vida – 2023 https://www.sanidad.gob.es/profesionales/saludPublica/prevPromocion/vacunaciones/calendario-y-coberturas/docs/CalendarioVacunacion_Todalavida.pdf, Vacunación en grupos de riesgo de todas las edades y en determinadas situaciones – 2018 https://www.sanidad.gob.es/profesionales/saludPublica/prevPromocion/vacunaciones/programasDeVacunacion/riesgo/docs/VacGruposRiesgo_todas_las_edades.pdf, Recomendaciones de vacunación frente a herpes zóster – 2021 https://www.sanidad.gob.es/profesionales/saludPublica/prevPromocion/vacunaciones/programasDeVacunacion/docs/HerpesZoster_RecomendacionesVacunacion.pdf) y de diferentes sociedades científicas (SEMPSPGS, SEGG, AEP, SEMERGEN, etc.), basadas en la evidencia científica y en la información de las fichas técnicas.

Las enfermeras podrían «prescribir e indicar» las vacunas que consideren necesarias para cuidar, prevenir la enfermedad, proteger la salud y mejorar la calidad de vida de la población a la que atienden. Debemos ser proactivas en la recomendación a la población para prevenir la enfermedad, proteger la salud y mejorar la calidad de vida.

La formación de enfermeras de práctica avanzada en el campo de las inmunizaciones colaboraría de manera determinante en la mejora de la calidad de los programas vacunales.

Avances en los campos de la inmunología, genómica, genómica funcional, inmunogenética, inmunogenómica, bioinformática, microbiología, ingeniería genética, biología de sistemas, bioquímica sintética, proteómica, metabolómica y nanotecnología, entre otros, facilitan nuevos enfoques en el desarrollo de vacunas. Nuevas plataformas de desarrollo de vacunas, nuevas vacunas y nuevas vías de administración son campos en los que se está y se debe seguir avanzando.

Bibliografía

1. España, pirámide de población. 2023. [Internet] (Consultado 10 abril 2023). Accesible en: https://datosmacro.expansion.com/demografia/estructura-poblacion/espana#:~:text=Su%20poblaci%C3%B3n%20tiene%20un%20alto,solo%20el%207%2C12%E2%80%B0
2. De Gomensoro E, Del Giudice G, Doherty TM. Desafíos en la vacunación de adultos. Anales de Medicina, 2018 VOL. 50, núm. 3, 181–192 [Internet] (Consultado 10 abril 2023). Accesible en: https://doi.org/10.1080/07853890.2017.1417632
3. GIV COVID. Gestión integral de la vacunación COVID-19. Ministerio de Sanidad. Fecha del informe 31/3/2023. [Internet] (Consultado 10 abril 2023). Accesible en: https://www.sanidad.gob.es/profesionales/saludPublica/ccayes/alertasActual/nCov/documentos/Informe_GIV_comunicacion_20230331.pdf
4. Portal Estadístico. Área de inteligencia de gestión, SIVAMIN. Ministerio de Sanidad. [Internet] (Consultado 10 abril 2023). Accesible en: https://pestadistico.inteligenciadegestion.sanidad.gob.es/publicoSNS/I/sivamin/sivamin
5. Gripómetro. Coberturas de vacunación temporada 2022-2023. [Internet] (Consultado 10 abril 2023). Accesible en: https://www.vacunas.sanofipasteur.es/agenda/vacunacion-gripe/coberturas-vacunacion
6. Cobertura de Vacunación Antigripal en los grupos de riesgo. Ministerio de Sanidad. [Internet] (Consultado 10 abril 2023). Accesible en: https://www.sanidad.gob.es/estadEstudios/estadisticas/estadisticas/estMinisterio/SIAP/4Cob_vac_antigripal.pdf
7. Enfermería y vacunas. Proyecto Avatar. Asociación de Enfermería Comunitaria. [Internet] (Consultado 10 abril 2023). Accesible en: http://proyectoavatar.enfermeriacomunitaria.org/enfermeria-y-vacunas
8. Funciones y roles de enfermería (2023). [Internet] (Consultado 10 abril 2023). Accesible en: https://todoentrada-com.ngontinh24.com/article/funciones-o-roles-de-enfermeria
9. Real Decreto 1302, de 22 de octubre, por el que se modifica el Real Decreto 954/2015, de 23 de octubre, por el que se regula la indicación, uso y autorización de dispensación de medicamentos y productos sanitarios de uso humano por parte de los enfermeros. BOE núm. 256, del 23 de octubre del 2018; 102636. [Internet] (Consultado 10 abril 2023). Accesible en: https://www.boe.es/diario_boe/txt.php?id=BOE-A-2018-14474#:~:text=A%2D2018%2D14474-,Real%20Decreto%20

1302%2F2018%2C%20de%2022%20de%20octubre%2C%20por,por%20parte%20de%20los%20enfermeros

10. Nivela I *et al.* Prescripción enfermera. Situación anterior y actual en España. Revista Sanitaria de Investigación. 2021. https://revistasanitariadeinvestigacion.com/prescripcion-enfermera-situacion-anterior-y-actual-en-espana/
11. Fernández MN *et al.* Situación actual de la prescripción enfermera en España. Revista Rol de Enfermería. 2022. https://e-rol.es/situacion-actual-de-la-prescripcion-enfermera-en-espana/
12. Córdoba Rosales R. Prescripción enfermera. Estado actual de su desarrollo en España. Trabajo Fin de Grado 2021. Facultad de Enfermería y Fisoterapia de Cádiz. [Internet] (Consultado 10 abril 2023). Accesible en: https://rodin.uca.es/bitstream/handle/10498/25266/TFG_C%C3%B3rdobaRosalesRaquel.pdf?sequence=1&isAllowed=y
13. Pérez Tris E. ¿Podría llegar a ser yo una enfermera de práctica avanzada? Escuela de liderazgo FUDEN. 2021. [Internet] (Consultado 10 abril 2023). Accesible en: https://www.fuden.es/escuela-liderazgo/la-escuela/podria-llegar-a-ser-yo-una-enfermera-de-practica-avanzada/
14. Peña- Morán L. La Enfermería de Práctica Avanzada, ¿qué es?, y ¿qué podría ser en América Latina? Enfermería Universitaria. Vol. 14. Núm. 4. páginas 219-223 (octubre - diciembre 2017). [Internet] (Consultado 10 abril 2023). Accesible en: https://www.sciencedirect.com/journal/enfermeria-universitaria
15. Barral M. Cuatro tecnologías para una nueva revolución en las vacunas. 2021. [Internet] (Consultado 10 abril 2023). Accesible en: https://www.bbvaopenmind.com/ciencia/apuntes-cientificos/tecnologias-nueva-revolucion-en-vacunas/
16. Ayllón J. El desarrollo tecnológico de las vacunas y su potencial. [Internet] (Consultado 10 abril 2023). Accesible en: https://www.ubu.es/noticias/el-desarrollo-tecnologico-de-las-vacunas-y-su-potencial
17. González-Romo F, Picazo de la Garza J. El desarrollo de nuevas vacunas. [Internet]. 2015. Enfermedades infecciosas y Microbiología Clínica. [Internet] (Consultado 10 abril 2023). Accesible en: https://www.sciencedirect.com/science/article/abs/pii/S0213005X15002700
18. Ghattas M, Dwivedi G, Lavertu M, Alameh MG. Vaccine. Technologies and Platforms for Infectious Diseases: Current Progress, Challenges, and Opportunities. Vaccines 2021, 9, 1490. [Internet] (Consultado 10 abril 2023). Accesible en: https://doi.org/10.3390/vaccines9121490

ANEXO

ACTUALIZACIONES DEL MANUAL

José Antonio Forcada Segarra, Inmaculada Cuesta Esteve

En esta sección del manual, los coordinadores de la obra incluyen un apartado que permitirá a los lectores poder acceder a cualquier contenido relevante que sea necesario actualizar y que por su importancia deba estar incluido en el libro. Para ello se incluye un código QR, desde el cual, con su smartphone o tablet, podrán acceder a la sección actualizada. También se indica la dirección web por si desea hacer el acceso mediante su PC.

ACTUALIZACIONES DEL MANUAL

[INFORMACIÓN SOBRE LA RESPONSABILIDAD SOCIAL CORPORATIVA DE AMAZING BOOKS]

https://amazingbooks.es/editorial-ecosostenible

Responsabilidad Social Corporativa: para la edición de nuestras publicaciones se ha utilizado papel libre de cloro de acuerdo con los criterios medioambientales para el tratamiento de papel de forma sostenible, Amazing Books publica sus libros promoviendo la excelencia medioambiental y utilizando procesos que sean eco sostenibles respetando el medio ambiente. Amazing Books adquiere el compromiso de reciclar el stock sobrante de todas las ediciones que publica.

Compromiso de reciclaje

www.ingramcontent.com/pod-product-compliance
Lightning Source LLC
LaVergne TN
LVHW070529061026
849580LV00018B/2475